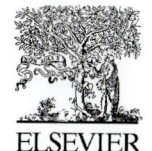

第5版
5TH EDITION

超声诊断学
DIAGNOSTIC ULTRASOUND

妇产分册

主　编 ◎ [美] 卡罗尔·M. 鲁马克（Carol M. Rumack）
　　　　[美] 黛博拉·莱文（Deborah Levine）
总主译 ◎ 梁　萍　张　运　姜玉新　李建初
主　译 ◎ 吴青青　杜联芳　郭　佳　黄品同　张　晶

科学技术文献出版社
SCIENTIFIC AND TECHNICAL DOCUMENTATION PRESS
·北京·

图书在版编目（CIP）数据

超声诊断学：第5版. 妇产分册 /（美）卡罗尔·M.鲁马克（Carol M. Rumack），（美）黛博拉·莱文（Deborah Levine）主编；吴青青等主译. —北京：科学技术文献出版社，2023.4
书名原文：DIAGNOSTIC ULTRASOUND（5TH EDITION）
ISBN 978-7-5235-0159-7

Ⅰ. ①超… Ⅱ. ①卡… ②黛… ③吴… Ⅲ. ①妇产科病—超声波诊断 Ⅳ. ① R445.1

中国国家版本馆 CIP 数据核字（2023）第 061370 号

著作权合同登记号 图字：01-2023-1679
中文简体字版权专有权归科学技术文献出版社所有

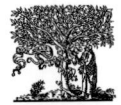

Elsevier (Singapore) Pte Ltd.
3 Killiney Road,
#08-01 Winsland House I,
Singapore 239519
Tel: (65) 6349-0200; Fax: (65) 6733-1817

DIAGNOSTIC ULTRASOUND (5TH EDITION)
Copyright © 2018 by Elsevier, Inc. All rights reserved.
Chapter 32: Mary C. Frates retains copyright for the original figures appearing in the chapter.
Chapter 42: Carol B. Benson and Peter M. Doubilet retain copyright for their original figures appearing in the chapter.
Previous editions copyrighted 2011, 2005, 1998, and 1993.
ISBN-13: 9780323401715

This translation of DIAGNOSTIC ULTRASOUND (5TH EDITION) by Carol M. Rumack and Deborah Levine was undertaken by Scientific and Technical Documentation Press Co., Ltd. and is published by arrangement with Elsevier (Singapore) Pte Ltd.

DIAGNOSTIC ULTRASOUND (5TH EDITION) by Carol M. Rumack and Deborah Levine 由科学技术文献出版社进行翻译，并根据科学技术文献出版社与爱思唯尔（新加坡）私人有限公司的协议约定出版。

《超声诊断学（第5版）：妇产分册》（吴青青等主译）
ISBN: 9787523501597

Copyright © 2023 by Elsevier (Singapore) Pte Ltd. and Scientific and Technical Documentation Press Co., Ltd.

All rights reserved. No part of this publication may be reproduced or transmitted in any form or by any means, electronic or mechanical, including photocopying, recording, or any information storage and retrieval system, without permission in writing from Elsevier (Singapore) Pte Ltd and Scientific and Technical Documentation Press Co., Ltd.

声明

本译本由Elsevier (Singapore) Pte Ltd.和科学技术文献出版社完成。相关从业及研究人员必须凭借其自身经验和知识对文中描述的信息数据、方法策略、搭配组合、实验操作进行评估和使用。由于医学科学发展迅速，临床诊断和给药剂量尤其需要经过独立验证。在法律允许的最大范围内，爱思唯尔、译文的原文作者、原文编辑及原文内容提供者均不对译文或因产品责任、疏忽或其他操作造成的人身及/或财产伤害及/或损失承担责任，亦不对由于使用文中提到的方法、产品、说明或思想而导致的人身及/或财产伤害及/或损失承担责任。

Printed in China by Scientific and Technical Documentation Press Co., Ltd. under special arrangement with Elsevier (Singapore) Pte Ltd. This edition is authorized for sale in the People's Republic of China only, excluding Hong Kong SAR, Macau SAR and Taiwan. Unauthorized export of this edition is a violation of the contract.

超声诊断学（第5版）：妇产分册

| 策划编辑：张 蓉 | 责任编辑：张 蓉 段思帆 | 责任校对：张吲哚 | 责任出版：张志平 |

出 版 者　科学技术文献出版社
地　　址　北京市复兴路15号　邮编　100038
编 务 部　（010）58882938，58882087（传真）
发 行 部　（010）58882868，58882870（传真）
邮 购 部　（010）58882873
官方网址　www.stdp.com.cn
发 行 者　科学技术文献出版社发行 全国各地新华书店经销
印 刷 者　北京地大彩印有限公司
版　　次　2023年4月第1版　2023年4月第1次印刷
开　　本　889×1194　1/16
字　　数　362千
印　　张　14.25
书　　号　ISBN 978-7-5235-0159-7
定　　价　125.00元

版权所有　违法必究

购买本社图书，凡字迹不清、缺页、倒页、脱页者，本社发行部负责调换

原书主编简介

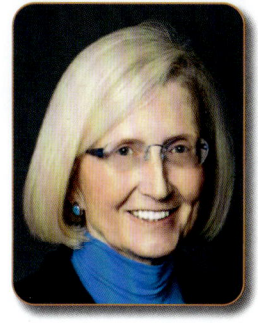

Carol M. Rumack
（MD, FACR）

Carol M. Rumack，医学博士，American College of Radiology 委员，科罗拉多州丹佛市科罗拉多大学医学院放射学和儿科学教授，在科罗拉多大学医院从事临床工作。主要研究领域为高危新生儿超声检查，尤其是在新生儿颅脑方面，发表大量论文并进行广泛宣讲。曾任Ultrasound Commission、American College of Radiology及American Association for Women Radiologists主席；现任American Institute of Ultrasound in Medicine和Society of Radiologists in Ultrasound委员。和丈夫Barry有两个孩子，分别是Becky和Marc，还有五个孙辈。

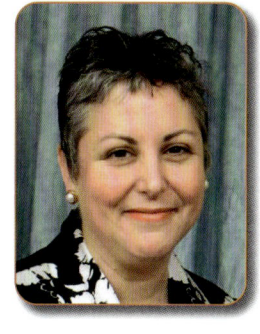

Deborah Levine
（MD, FACR）

Deborah Levine，医学博士，American College of Radiology 委员，波士顿贝斯以色列女执事医疗中心及哈佛医学院影像学教授。主要临床工作内容及研究领域为产科和妇科影像学。曾任American College of Radiology副主席；现任Society of Radiologists in Ultrasound委员（2016—2017年任主席），波士顿贝斯以色列女执事医疗中心放射科学术事务副主席，超声联合主任和妇产超声主任。和丈夫Alex有两个孩子，分别是Becky和Julie。

译者简介

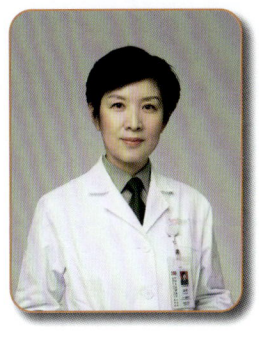

梁 萍

教授,主任医师,博士研究生导师,中国人民解放军总医院第五医学中心超声及介入超声科主任,国家自然科学基金杰出青年科学基金获得者。

【社会任职】

现任中华医学会超声医学分会主任委员,中国研究型医院学会肿瘤介入委员会主任委员,亚洲超声医学及生物学联合会理事。

【专业特长】

擅长腹部、浅表脏器疑难疾病的超声诊断,尤其是多脏器实体肿瘤的微创介入诊疗和热消融治疗;开创了微波消融治疗多脏器实体肿瘤和多模影像导航机器人穿刺等新方法。

【工作经历】

1986年毕业于第二军医大学,至今一直在中国人民解放军总医院从事超声及介入超声诊疗工作。

【学术成果】

作为主编编写中英文专著6部;以第一/通讯作者发表SCI收录论文204篇;制定国内外指南18部;承担"十四五"国家重点研发计划、"十三五"国家重点研发计划、"十二五"国家科技支撑计划,国家自然科学基金重大研究计划、重点项目、重大仪器项目等国家级课题20余项;获国内外发明专利11项;获国家技术发明奖二等奖、国家科学技术进步奖二等奖等国家和省部级二等奖以上奖励8项;培养硕士研究生、博士研究生共80余名。

译者简介

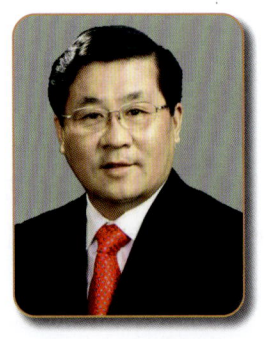

张 运

中国工程院院士,中国医学科学院学部委员,山东大学终身教授,现任山东大学校务委员会副主任、山东大学学位评定委员会副主任、山东大学络病理论创新转化全国重点实验室副主任、教育部和国家卫生健康委心血管重构与功能研究重点实验室主任、山东省心血管病临床医学中心主任。

【社会任职】

现任亚太超声心动图协会副主席,中国超声心动图学会主席,国家心血管病专家委员会副主任委员,中国心脏学会名誉会长等;担任 Frontiers in Pharmacology 副总编辑,Nature Reviews Cardiology、Journal of the American College of Cardiology 等 SCI 收录杂志国际编委;担任《中华心血管病杂志》《中国循环杂志》等国内 10 余个杂志的副总编辑或编委。

【专业特长】

超声多普勒和心血管疾病的基础和临床研究。

【工作经历】

1976 年本科毕业于山东医学院(现山东大学齐鲁医学院),1981 年硕士毕业于山东医学院,1985 年博士毕业于挪威奥斯陆大学(University of Oslo)。1981 年至今,在山东大学齐鲁医院心内科工作。

【学术成果】

作为主编编写专著 13 部,参编专著 33 部。迄今发表 SCI 收录论文 500 余篇,被引用 12 200 余次,H 指数 61,8 次入选"中国高被引学者"。承担国家高技术研究发展计划(863 计划)重大项目课题、国家重点基础研究发展计划(973 计划)项目课题、"十一五"国家科技支撑计划、"十二五"国家科技支撑计划等 40 余项国家和省部级科研课题。获国家自然科学奖二等奖 1 项,国家科学技术进步奖二等奖 1 项、三等奖 3 项,何梁何利基金科学与技术进步奖 1 项,山东省科学技术最高奖 1 项,省部级自然科学奖和科学技术进步奖一等奖 7 项、二等奖和三等奖 40 项。获国家级有突出贡献的中青年专家,"国家百千万人才工程"首批第一、第二层次入选者,全国有突出贡献的回国留学人员、全国卫生系统先进工作者、中华医学会"终身成就奖"、首届中国医师奖、全国首届中青年医学科技之星等荣誉奖励 20 余项。

译者简介

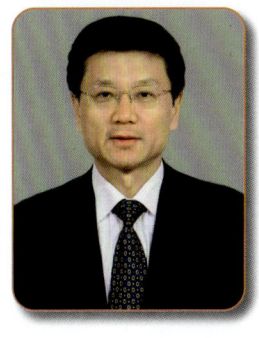

姜玉新

教授，主任医师，博士研究生导师，北京协和医院超声医学科。

【社会任职】

第十二、第十三届全国政协委员，全国政协教科卫体委员会委员，中国医师协会副会长，北京医学会副会长，中华医学会超声医学分会第五、第六、第九届主任委员，国际妇产超声学会中国分会主任委员，《中华医学超声杂志（电子版）》总编辑。

【专业特长】

擅长乳腺超声、甲状腺超声、血管与妇产科超声、超声造影等。

【工作经历】

1983—1991 年，任职于北京协和医院；1991—1993 年，任职于美国杰斐逊医院；1994 年至今，任职于北京协和医院。

【学术成果】

主编多部超声医学专著及教材。承担国家"九五"计划、国家高技术研究发展计划（863 计划）、"十一五"国家科技支撑计划、"十二五"国家科技支撑计划、国家自然科学基金、高等学校博士学科点专项科研基金等多项课题。获中华医学科技奖 4 项、教育部科学技术进步奖 3 项、华夏医学科技奖 2 项；获卫生部有突出贡献中青年专家、北京市优秀教师、全国医德标兵、中国医师奖等荣誉。

译者简介

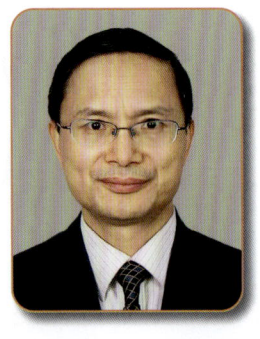

李建初

教授，北京协和医院超声医学科主任。

【社会任职】

现任中华医学会超声医学分会候任主任委员，中国医师协会超声医师分会常务委员，北京医学会超声医学分会候任主任委员，北京医师协会超声医学科医师分会会长，北京市超声医学质量控制和改进中心主任等。

【专业特长】

从事腹部、血管、浅表器官和妇产科超声工作近 30 年，尤其擅长腹部血管、颈部血管和周围血管领域的疑难杂症超声诊断工作；长期致力于肾动脉狭窄的超声研究，始终工作在临床第一线。

【工作经历】

自 1993 年开始，历任北京协和医院超声医学科住院医师、主治医师、副主任医师和主任医师。

【学术成果】

主持国家级和北京市基金课题 7 项；获省部级科学技术进步奖 5 项；发表专业学术论文百余篇；主编专著 6 部，作为副主编出版专著 8 部；牵头 5 项多中心临床研究。

译者简介

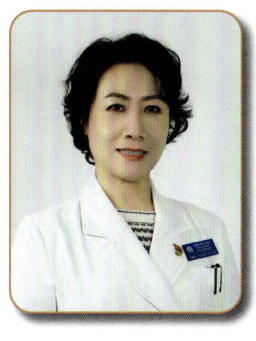

吴青青

主任医师，教授，博士研究生导师，首都医科大学附属北京妇产医院/北京妇幼保健院副院长、超声科主任，首都医科大学超声医学系副主任。

【社会任职】

现任国际妇产超声学会中国荣誉大使、国家卫生健康委员会妇幼健康司全国产前诊断专家组成员兼影像组组长、中华医学会超声医学分会常务委员兼妇产超声学组组长等；担任多个杂志的副主编、编委。

【专业特长】

擅长胎儿出生缺陷的系列研究、妇产科超声新技术的应用及人工智能在妇产科超声的应用等。

【工作经历】

从事妇产科临床及产前超声诊断工作34年。

【学术成果】

发表论文200余篇；培养硕士、博士研究生50余名。

【所获奖项及荣誉】

承担国家自然科学基金2项，牵头负责"十三五"国家科技支撑计划子课题、"十四五"国家科技支撑计划项目等。

译者简介

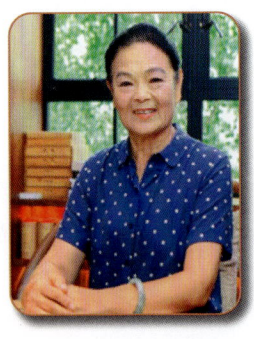

杜联芳

主任医师,二级教授,博士研究生导师,上海市第一人民医院超声医学科学科带头人。

【社会任职】
现任中华医学会超声医学分会常务委员兼介入学组副组长、中国医学影像技术研究会常务理事、上海市女医师协会超声女医师专业委员会会长。

【专业特长】
擅长超声造影、超声分子影像学研究。

【工作经历】
1983年9月至2003年8月于山西医科大学第二医院工作;2003年8月至今于上海市第一人民医院工作。

【学术成果】
发表各类学术论文400余篇,其中SCI收录论文130余篇;获授权发明专利2项。

【所获奖项及荣誉】
主持国家自然科学基金5项。

译者简介

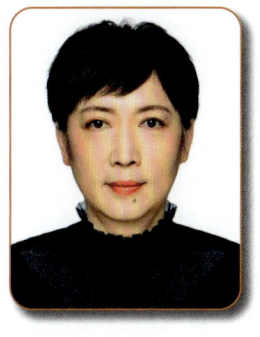

郭 佳

主任医师,教授,博士研究生导师,上海中医药大学附属曙光医院超声科主任。

【社会任职】

现任上海市医学会超声医学专科分会第十届委员会主任委员、上海市医师协会超声医师分会副会长、上海市医学会第三十七届理事会理事、上海市超声医学工程学会常务委员、上海市中西医结合学会超声医学专业委员会名誉主任、中华医学会超声专业委员会常务委员、中国中医药信息学会超声医学分会副会长、中国研究型医院学会肿瘤介入学专业委员会常务委员。

【专业特长】

在肝胆疑难疾病的超声诊断和超声介入治疗方面有较高的造诣,擅长运用5G和人工智能开展远程会诊、运用超声新技术在腹部诊断方面为临床诊疗提供新思路。

【工作经历】

从事临床和超声诊断、介入治疗工作37余年。

【学术成果】

发表论文70余篇;参编专著10余部,培养研究生20余名。

【所获奖项及荣誉】

承担军队和省部级课题7项。

译者简介

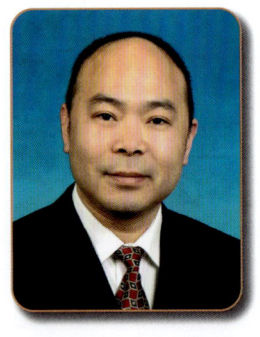

黄品同

主任医师，教授，博士研究生导师，浙江大学求是特聘学者，浙江大学医学院附属第二医院超声医学科主任。

【社会任职】

现任浙江大学医学院影像医学与核医学研究生教育委员会主任、国际超声造影学会理事；担任 *BIO Integration* 共同主编。

【专业特长】

擅长多种疾病的超声造影诊断、超声引导下的各类介入治疗。

【工作经历】

1993年至2010年于温州医科大学附属第二医院超声影像科工作，2010年至今于浙江大学医学院附属第二医院超声医学科工作。

【学术成果】

发表各类学术论文500余篇，其中SCI收录论文120余篇，高质量SCI论文20余篇；获授权发明专利11项，其中国际发明专利2项。

【所获奖项及荣誉】

主持国家自然科学基金重点项目、国家重大科研仪器研制项目等6项；作为首席专家主持"十三五"国家重点研发计划"数字诊疗装备研发"项目1项。

译者简介

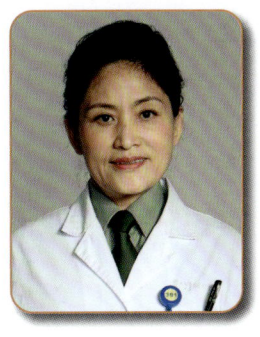

张 晶

主任医师，教授，博士研究生导师，中国人民解放军总医院第一医学中心介入超声科。

【社会任职】

曾任中国超声医学工程学会妇产超声专业委员会主任委员；现任中国超声医学工程学会妇产超声专业委员会名誉主任委员、中国研究型医院学会肿瘤介入学专业委员会常务委员、国际妇产科超声学会中国分会专家委员会成员；担任多家杂志编委等。

【专业特长】

擅长超声及介入超声对妇产科疾病的诊断与治疗、子宫肌瘤等妇产科疾病的超声引导热消融治疗。

【工作经历】

从医40余年，曾任中国人民解放军总医院第四医学中心超声科主任。

【学术成果】

发表论著80余篇；主编妇产超声及介入超声方面专著5部，作为副主编出版《微创妇科学》。

【所获奖项及荣誉】

主持国家自然科学基金及省部级课题8项，获国家及省部级奖8项。

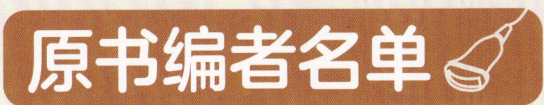

原书编者名单

Jacques S. Abramowicz, MD, FACOG, FAIUM
Professor and Director
Ultrasound Services Department of Obstetrics and
Gynecology University of Chicago
Chicago, Illinois
United States

Ronald S. Adler, MD, PhD
Professor of Radiology
New York University School of Medicine
Department of Radiology
NYU Langone Medical Center
New York, New York
United States

Allison Aguado, MD
Assistant Professor
Department of Radiology
Cincinnati Children's Hospital Medical Center
Cincinnati, Ohio
United States

Rochelle Filker Andreotti, MD
Professor of Clinical Radiology
Associate Professor of Clinical Obstetrics and Gynecology
Department of Radiology and Radiological Sciences
Vanderbilt University
Nashville, Tennessee
United States

Elizabeth Asch, MD
Instructor in Radiology
Harvard Medical School
Brigham and Women's Hospital
Boston, Massachusetts
United States

Thomas D. Atwell, MD
Professor of Radiology
Department of Radiology
Mayo Clinic
Rochester, Minnesota
United States

Amanda K. Auckland, BS, RT(R), RDMS, RVT, RDCS
Diagnostic Medical Sonographer
Division of Ultrasound/Prenatal Diagnosis and Genetics
University of Colorado Hospital
Aurora, Colorado
United States

Diane S. Babcock, MD
Professor Emerita of Radiology and Pediatrics
University of Cincinnati College of Medicine
Cincinnati Children's Hospital Medical Center
Cincinnati, Ohio
United States

Beryl Benacerraf, MD
Clinical Professor of Obstetrics and Gynecology and
Radiology
Brigham and Women's Hospital
Clinical Professor of Obstetrics and Gynecology
Massachusetts General Hospital
Harvard Medical School
Boston, Massachusetts
United States

Carol B. Benson, MD
Professor of Radiology
Harvard Medical School
Director of Ultrasound and Co-Director of High Risk
Obstetrical Ultrasound
Department of Radiology
Brigham and Women's Hospital
Boston, Massachusetts
United States

Raymond E. Bertino, MD, FACR, FSRU
Medical Director of Vascular and General Ultrasound
OSF Saint Francis Medical Center
Clinical Professor of Radiology and Surgery
University of Illinois College of Medicine
Peoria, Illinois
United States

Edward I. Bluth, MD, FACR, FSRU
Chairman Emeritus
Ochsner Clinic Foundation
Professor
Ochsner Clinical School
University of Queensland, School of Medicine
New Orleans, Louisiana
United States

Bryann Bromley, MD
Professor of Obstetrics, Gynecology and Reproductive
Biology, part time
Harvard Medical School
Department of Obstetrics and Gynecology
Massachusetts General Hospital
Brigham and Women's Hospital
Boston, Massachusetts
United States

Olga R. Brook, MD
Assistant Professor
Harvard Medical School
Associate Director of CT
Department of Radiology
Beth Israel Deaconess Medical Center
Boston, Massachusetts
United States

Douglas Brown, MD
Professor of Radiology
Department of Radiology
Mayo Clinic College of Medicine and Science
Rochester, Minnesota
United States

Dorothy Bulas, MD
Professor of Pediatrics and Radiology
George Washington University Medical Center
Pediatric Radiologist
Children's National Health Systems
Washington DC
United States

Peter N. Burns, PhD
Professor and Chairman
Department of Medical Biophysics
University of Toronto
Senior Scientist, Imaging Research
Sunnybrook Research Institute
Toronto, Ontario
Canada

Vito Cantisani, MD, PhD
Department of Radiologic, Oncologic and Pathologic Sciences
Policlinic Umberto I
Sapienza University
Rome
Italy

Ilse Castro-Aragon, MD
Assistant Professor of Radiology
Boston University School of Medicine
Section Head, Pediatric Radiology
Boston Medical Center
Boston, Massachusetts
United States

J. William Charboneau, MD
Emeritus Professor of Radiology
Department of Radiology
Mayo Clinic
Rochester, Minnesota
United States

Humaira Chaudhry, MD
Section Chief, Abdominal Imaging
Assistant Professor
Department of Radiology
Rutgers-New Jersey Medical School
Newark, NJ
United States

Tanya Punita Chawla, MBBS, FRCR, MRCP, FRCPC
Assistant Professor and Staff Radiologist
Joint Department of Medical Imaging
University of Toronto
Toronto, Ontario
Canada

Christina Marie Chingkoe, MD
Department of Radiology
Beth Israel Deaconess Medical Center
Boston, Massachusetts
United States

David Chitayat, MD
Professor
Department of Pediatrics, Obstetrics and Gynecology, Molecular Genetics and Laboratory Medicine and Pathobiology
Medical Director
The MSc program in Genetic Counselling, Department of Molecular Genetics
University of Toronto
Head
The Prenatal Diagnosis and Medical Genetics Program
Mount Sinai Hospital
Staff
Pediatrics, Division of Clinical and Metabolic Genetics
Hospital for Sickkids
Toronto, Ontario
Canada

Peter L. Cooperberg, OBC, MDCM, FRCP(C), FACR
Professor Emeritus
Department of Radiology
University of British Columbia
Vancouver, British Columbia
Canada

Lori A. Deitte, MD, FACR
Vice Chair of Education and Professor
Department of Radiology and Radiological Sciences
Vanderbilt University
Nashville, Tennessee
United States

Peter M. Doubilet, MD, PhD
Professor of Radiology
Harvard Medical School
Senior Vice Chair
Department of Radiology
Brigham and Women's Hospital
Boston, Massachusetts
United States

Julia A. Drose, RDMS, RDCS, RVT
Associate Professor
Department of Radiology
University of Colorado Hospital
Aurora, Colorado
United States

Alexia Egloff, MD
Diagnostic Imaging and Radiology
Children's National Health Systems
Washington DC
United States

Judy A. Estroff, MD
Instructor
Boston University School of Medicine
Department of Radiology
Boston Children's Hospital
Boston, Massachusetts
United States

Katherine W. Fong, MBBS, FRCPC
Associate Professor
Medical Imaging and Obstetrics and Gynecology
University of Toronto
Co-director, Centre of Excellence in Obstetric Ultrasound
Mount Sinai Hospital
Toronto, Ontario
Canada

J. Brian Fowlkes, PhD
Professor
Department of Radiology
University of Michigan
Ann Arbor, Michigan
United States

Mary C. Frates, MD
Associate Professor of Radiology
Department of Radiology
Harvard Medical School
Brigham and Women's Hospital
Boston, Massachusetts
United States

Hournaz Ghandehari, MD, FRCPC
Department of Medical Imaging
Abdominal Division
University of Toronto
Sunnybrook Health Sciences Centre
Toronto, Ontario
Canada

Phyllis Glanc, MDCM
Associate Professor
University of Toronto
Department Medical Imaging, Obstetric & Gynecology
Sunnybrook Health Sciences Centre
Toronto, Ontario
Canada

S. Bruce Greenberg, MD
Professor of Radiology and Pediatrics
Department of Radiology
University of Arkansas for Medical Sciences
Little Rock, Arkansas
United States

Leslie E. Grissom, MD
Clinical Professor of Radiology and Pediatrics
Department of Radiology
Sidney Kimmel Medical College at Thomas Jefferson University
Philadelphia, Pennsylvania
Attending Radiologist
Department of Medical Imaging
Nemours Alfred I. duPont Hospital for Children
Wilmington, Delaware
United States

Anthony E. Hanbidge, MB, BCh, FRCPC
Associate Professor
Department of Medical Imaging
University of Toronto
Site Director, Abdominal Imaging
Toronto Western Hospital
Joint Department of Medical Imaging
University Health Network, Mount Sinai Hospital and Women's College Hospital
Toronto, Ontario
Canada

H. Theodore Harcke, MD, FACR, FAIUM
Sidney Kimmel Medical College at Thomas Jefferson University
Chairman, Emeritus
Department of Medical Imaging
Nemours/A I duPont Hospital for Children
Wilmington, Delaware
United States

Christy K. Holland, PhD
Scientific Director of the Heart, Lung, and Vascular Institute
Professor
Department of Internal Medicine
Division of Cardiovascular Health and Disease
University of Cincinnati
Cincinnati, Ohio
United States

Thierry A.G.M. Huisman, MD
Professor of Radiology, Pediatrics, Neurology, and Neurosurgery
Director Pediatric Radiology and Pediatric Neuroradiology
Russell H. Morgan Department of Radiology and Radiological Science
The Johns Hopkins University School of Medicine
Baltimore, Maryland
United States

Bonnie J. Huppert, MD
Assistant Professor of Radiology
Consultant in Radiology
Department of Radiology
Mayo Clinic
Rochester, Minnesota
United States

Alexander Jesurum, PhD
Weston, Massachusetts
United States

Susan D. John, MD
Professor and Chair
Department of Diagnostic and Interventional Imaging
University of Texas Medical School Houston
Houston, Texas
United States

Neil Johnson, MBBS, FRANZCR, MMed
Professor
Department of Radiology and Pediatrics
Cincinnati Children's Hospital Medical Center
Cincinnati, Ohio
United States

Stephen I. Johnson, MD
Staff Radiologist
Department of Radiology
Ochsner Clinic Foundation
New Orleans, Louisiana
United States

Anne Kennedy, MB, BCh
Vice Chair Clinical Operations
Department of Radiology
University of Utah
Salt Lake City, Utah
United States

Julia Eva Kfouri, BSc, MD, FRCSC-MFM
Clinical Associate
Division of Maternal Fetal Medicine
Department of Obstetrics and Gynecology
Mount Sinai Hospital
Toronto, Ontario
Canada

Korosh Khalili, MD, FRCPC
Associate Professor
Department of Medical Imaging
University of Toronto
University Health Network
Princess Margaret Hospital
Toronto, Ontario
Canada

Beth M. Kline-Fath, MD
Professor of Radiology
Department of Radiology
Cincinnati Children's Hospital Medical Center
Cincinnati, Ohio
United States

Elizabeth Lazarus, MD
Associate Professor
Department of Diagnostic Imaging
Warren Alpert Medical School of Brown University
Providence, Rhode Island
United States

Deborah Levine, MD, FACR
Co-Chief of Ultrasound
Director of OB/Gyn Ultrasound
Vice Chair of Academic Affairs
Department of Radiology
Beth Israel Deaconess Medical Center
Professor of Radiology
Harvard Medical School
Boston, Massachusetts
United States

Mark E. Lockhart, MD, MPH
Professor of Radiology and Chief, Body Imaging
Department of Radiology
University of Alabama at Birmingham
Birmingham, Alabama
United States

Ana P. Lourenco, MD
Associate Professor of Diagnostic Imaging
Diagnostic Imaging
Alpert Medical School of Brown University
Providence, Rhode Island
United States

Martha Mappus Munden, MD
Associate Professor of Radiology
Department of Pediatric Radiology
Texas Children's Hospital
Houston, Texas
United States

John R. Mathieson, MD
Clinical Associate Professor
University of British Columbia
Vancouver, British Columbia
Medical Director and Department Head
Vancouver Island Health Authority
Victoria, British Columbia
Canada

Giovanni Mauri, MD
Division of Interventional Radiology
European Institute of Oncology
Milan
Italy

Colm McMahon, MB, BAO, BCh, MRCPI, FFR(RCSI)
Assistant Professor
Department of Radiology
Harvard Medical School
Beth Israel Deaconess Medical Center
Brookline, Massachusetts
United States

Rashmi J. Mehta, MD, MBA
Clinical Radiology Fellow
Department of Radiology
Beth Israel Deaconess Medical Center
Boston, Massachusetts
United States

Nir Melamed, MD, MSc
Associate Professor
Department of Obstetrics and Gynecology
University of Toronto
Sunnybrook Health Sciences Center
Toronto, Ontario
Canada

Christopher R.B. Merritt, MD
New Orleans, Louisiana
United States

Derek Muradali, MD, FRCPC
Associate Professor and Staff Radiologist
Department of Medical Imaging
St Michaels Hospital
University of Toronto
Toronto, Ontario
Canada

Elton Mustafaraj, DO
Resident, Department of Radiology
University of Illinois College of Medicine
Peoria, Illinois
United States

Lisa Napolitano, RDMS
Department of Radiology
Beth Israel Deaconess Medical Center
Boston, Massachusetts
United States

Sara M. O'Hara, MD
Professor of Radiology & Pediatrics
Department of Radiology
Cincinnati Children's Hospital
Cincinnati, Ohio
United States

Harriet J. Paltiel, MDCM
Associate Professor of Radiology
Harvard Medical School
Department of Radiology
Boston Children's Hospital
Boston, Massachusetts
United States

Jordana Phillips, MD
Department of Radiology
Beth Israel Deaconess Medical Center
Boston, Massachusetts
United States

Andrea Poretti, MD
Assistant Professor of Radiology
Section of Pediatric Neuroradiology
Division of Pediatric Radiology
Russell H. Morgan Department of Radiology and Radiological Science
The Johns Hopkins University School of Medicine
Baltimore, Maryland
United States

Theodora A. Potretzke, MD
Assistant Professor
Department of Radiology
Mayo Clinic
Rochester, Minnesota
United States

Rupa Radhakrishnan, MBBS
Assistant Professor
Department of Radiology
Cincinnati Children's Hospital Medical Center
Cincinnati, Ohio
United States

Carl Reading, MD
Professor of Radiology
Department of Radiology
Mayo Clinic
Rochester, Minnesota
United States

Michelle L. Robbin, MD, MS
Professor of Radiology and Biomedical Engineering
Department of Radiology
University of Alabama at Birmingham
Birmingham, Alabama
United States

Henrietta Kotlus Rosenberg, MD
Radiologist-in-Chief
Kravis Children's Hospital at Mount Sinai
Director of Pediatric Radiology
Department of Radiology
Mount Sinai Hospital
Professor of Radiology and Pediatrics
Icahn School of Medicine at Mount Sinai
New York, New York
United States

Carol M. Rumack, MD, FACR
Vice Chair of Education and Professional Development
Professor of Radiology and Pediatrics
Associate Dean for GME
University of Colorado School of Medicine
Denver, Colorado
United States

Eric Sauerbrei, BSc, MSc, MD, FRCPC
Professor of Radiology
Diagnostic Imaging
Queens University
Kingston, Ontario
Canada

Chetan Chandulal Shah, MD, MBA
Faculty, Department of Radiology
Mayo Clinic
Pediatric Radiologist
Department of Pediatric Radiology
Nemours
Wolfson Children's Hospital
Jacksonville, Florida
United States

Thomas D. Shipp, MD
Associate Professor of Obstetrics, Gynecology & Reproductive Biology
Harvard Medical School
Department of Obstetrics & Gynecology
Brigham & Women's Hospital
Boston, Massachusetts
United States

William L. Simpson, Jr., MD
Associate Professor
Department of Radiology
Icahn School of Medicine at Mount Sinai
New York, New York
United States

Luigi Solbiati, MD
Professor of Radiology
Department of Radiology
Humanitas University and Research Hospital
Rozzano (Milan)
Italy

Daniel Sommers, MD
Associate Professor
Department of Radiology
University of Utah
Salt Lake City, Utah
United States

Elizabeth R. Stamm, MD
Associate Professor
Department of Radiology
University of Colorado Hospital
Aurora, Colorado
United States

A. Thomas Stavros, MD, FACR
Medical Director
Ultrasound Invision
Sally Jobe Breast Center
Englewood, Colorado
United States

Maryellen R.M. Sun, MD
Department of Radiology
Lowell General Hospital
Lowell, Massachusetts
United States

Wendy Thurston, MD
Assistant Professor
Department of Medical Imaging
University of Toronto
Chief, Diagnostic Imaging
Department of Diagnostic Imaging
St. Joseph's Health Centre
Courtesy Staff
Department of Medical Imaging
University Health Network
Toronto, Ontario
Canada

Ants Toi, MD, FRCPC, FAIUM
Professor of Radiology and of Obstetrics and Gynecology
University of Toronto
Radiologist
Medical Imaging
Mt. Sinai Hospital
Toronto, Ontario
Canada

Laurie Troxclair, BS, RDMS, RVT
Ochsner Clinic Foundation
New Orleans, Louisiana
United States

Mitchell Tublin, MD
Professor and Vice Chair
Department of Radiology
University of Pittsburgh School of Medicine
Pittsburgh, Pennsylvania
United States

Heidi R. Umphrey, MD, MS
Associate Professor of Radiology
Department of Radiology
University of Alabama at Birmingham
Birmingham, Alabama
United States

Sheila Unger, MD
University of Lausanne
Lausanne
Switzerland

Patrick M. Vos, MD
Clinical Assistant Professor
Department of Radiology
University of British Columbia
Vancouver, British Columbia
Canada

Therese M. Weber, MD, MS
Professor of Radiology
Department of Radiology
University of Alabama at Birmingham
Birmingham, Alabama
United States

Kirsten L. Weind Matthews, PhD, MBBS, FRCPC
Lecturer, Medical Imaging
University of Toronto
Department of Medical Imaging
Mount Sinai Hospital
Toronto, Ontario
Canada

Stephanie R. Wilson, MD
Clinical Professor
Department of Radiology
Department of Medicine, Division of Gastroenterology
University of Calgary
Calgary, Alberta
Canada

Thomas Winter, MD
Professor and Chief of Abdominal Imaging
Department of Radiology
University of Utah
Salt Lake City, Utah
United States

Cynthia E. Withers, MD
Radiologist (retired)
Sansum Clinic and Santa Barbara Cottage Hospital
Santa Barbara, California
United States

Corrie Yablon, MD
Assistant Professor
Department of Radiology
University of Michigan
Ann Arbor, Michigan
United States

Hojun Yu, MD
Radiologist
Department of Diagnostic Imaging
Queen Elizabeth II Hospital
Grande Prairie, Alberta
Canada

译者名单

总主译
梁　萍　张　运　姜玉新　李建初

主　译
吴青青　杜联芳　郭　佳　黄品同　张　晶

副主译
周　青　李胜利　郭　君　戴　晴　张新玲　夏　焙

编写秘书
王　莉　孙丽娟　郝秀秀

译　者
（按姓氏笔画排序）

马晨瑶	王　莉	王瑞芳	石智红	曲恩泽	任　敏	闫亚妮
许丽梅	孙　杨	孙丽娟	杜　晶	杜联芳	李　凡	李　贞
李克婷	李秀敏	李胜利	杨　钰	吴青青	吴曼丽	张　莉
张　娟	张　晶	张　瑶	张　睿	张一休	张会萍	张冰松
张思敏	张新玲	陈　茜	陈　莹	陈　程	陈伟玲	陈俊雅
武　翀	林　欣	和　平	周　青	周　航	周毓青	孟祥丽
赵佳琦	郝秀秀	秦　越	夏　焙	柴苏婉	郭　君	郭　佳
郭翠霞	唐子鉴	黄　佳	黄品同	龚菁菁	董怡萍	董雪娟
焦志欣	廖伊梅	戴　晴				

原书前言

Diagnostic Ultrasound作为教科书供全世界医学影像学和相关专业使用，并在应用过程中得到了广泛认可与好评。Diagnostic Ultrasound（5TH EDITION）在第4版的基础上进行了重大修订，内容及参考文献均已更新。本书包含5800幅图片（2500幅为新增/修订图片）和480个动态视频（380余个为新增），侧重于对实时临床决策的阐释，大幅提升了疑似病变动态扫描的临床诊断准确性。

第5版在编写过程中发生了重大变故，在此我们向主编胃肠道超声相关章节的Stephanie Wilson和甲状腺介入超声相关章节的Bill Charboneau致以衷心的感谢和深切的缅怀。

在编写过程中我们邀请了近百位在超声医学领域具有丰富临床实践经验及较高技术水平的知名专家参与，并借鉴之前版本经验，以图片的形式细致讲解解剖学和病理学案例，直观展现病变部位的超声图像变化。

本书对内容格式进行了重新设计，章节开篇的章节大纲以特殊设计加以突出显示，并增加章节关键点总结。为引导读者扩展阅读相关领域文献，本书还提供了全部参考文献列表。

本书依旧分为两卷。第一卷由第一至第三部分组成。第一部分包含超声物理和生物学效应介绍及对弹性成像和造影剂的描述；第二部分涉及腹部超声检查，包括关于盆腔超声检查的两个新修订章节，以及介入治疗程序（包括胸部手术）和器官移植的章节；第三部分介绍了小部件成像，包括甲状腺、乳房、阴囊、颈动脉、一个新修订的颅外血管成像章节、两个新修订的肌肉骨骼成像章节，以及肌肉骨骼干预的更新章节。

第二卷从第四部分开始。第四部分包括产科超声检查、孕早期扫描和非侵入性胎儿染色体检测（包括无细胞胎儿DNA）的最新进展；第五部分全面介绍小儿超声检查，包括小儿介入超声检查，并在小儿椎管、小儿泌尿系统和肾上腺的新修订章节展示了大量新图和扫描技术。

本书适用于执业医师、住院医师、医学生、超声医师和其他有兴趣了解诊断超声检查在患者护理中广泛应用的专业人士。我们的目标是使Diagnostic Ultrasound一书继续成为超声文献中最权威的参考书，并为实现这一目标持续提升图书可读性和图像精准性。

Carol M. Rumack, MD, FACR
Deborah Levine, MD, FACR

原书致谢

我们对以下专家表示崇高的敬意和真诚的感谢：

致敬所有的编者，感谢他们结合多年临床经验，辛勤笔耕，为我们提供丰富、翔实的文字和图片。

感谢Alexander Jesurum博士，他的杰出努力使所有编者的参考文献不断更新，并协助进行作者间的联系与沟通。

感谢诊断学超声医师Lisa Napolitano，她花费数小时整理和剪辑视频。

感谢Elsevier执行内容策略师Robin Carter，他从 *Diagnostic Ultrasound*（5TH EDITION）开始就参与我们的合作。

感谢Elsevier的Taylor Ball和Dan Fitzgerald，协助修订编辑全书文字、图片。

过去的一年对我们每个人来说都是紧张的一年，我们为延续 *Diagnostic Ultrasound* 一书的精湛感到自豪。

原书献词

以此纪念我的父母，Ruth医生和Raymond Masters医生，是他们鼓励我享受医学的智力挑战，并对改善患者的生命质量保持热忱。

Carol M. Rumack

致Alex、Becky和Julie，是你们的关爱和支持让这部著作得以完成。

Deborah Levine

中文版序言

随着超声技术的发展和诊疗水平的提高，妇产科超声技术突飞猛进，许多以前未能发现的妇产科超声异常现在可以被识别，为疾病的精确诊断提供了帮助，使得更多妇产科疑难杂症和遗传综合征的超声识别成为可能。尤其是产科超声的发展，如妊娠早期胎儿畸形的产前诊断将重大结构畸形诊断的关口前移、胎儿神经学超声检查开辟了中枢神经系统畸形诊断的新领域。

由中华医学会超声医学分会妇产超声学组牵头翻译的《超声诊断学（第5版）：妇产分册》，邀请了国内知名的超声专家和青年学者共同审核及翻译，使得书籍的专业性和准确性得到了保证。

本书系统阐述了妇产科超声诊断，内容详细、图片清晰、实用性强，使读者能更好地理解。本书是对妇产科超声诊断工作的一大贡献，推荐从事妇产科超声及相关领域的医务人员学习参考！

姜玉新

中文版前言

妇产科超声发展至今，已成为妇产科临床诊治不可或缺的检查方法。在日常临床和教学工作中，时常可以看到临床医师和学生手捧超声书籍交流学习，该书也受到很多专家学者的肯定与称赞，让我们备受鼓舞，面对如此广大的读者群，我们也下定决心进行修订，力求做到精益求精。此次由全国几十位专家共同翻译的《超声诊断学（第5版）：妇产分册》，可以为妇产科超声医师及临床医师提供妇产科疾病的诊断思路及经验，提高临床诊断水平，进而提高超声诊断的准确性。

《超声诊断学（第5版）：妇产分册》是比较全面和实用的妇产科超声诊断用书。本书分为妇科和产科两部分，围绕子宫、附件、早期妊娠、多胎妊娠、染色体异常、胎盘与宫颈等内容进行阐述，并结合解剖、基础研究、超声操作技巧、动静态图像、特殊病例等内容进行讲解，既提高了本书的实用性及临床应用价值，又能结合国际进展，为疾病诊疗增添新思路和新方法。

现阶段，我国医疗卫生事业高速发展，特别是妇幼健康事业快速发展，更加艰巨的任务摆在我们面前，需要我们不断提高妇产科超声的诊断能力及水平，让超声检查在产前筛查和诊断、妇科疾病筛查和诊断中发挥重要作用，筑起出生缺陷防治屏障，守护全生命周期健康的第一步。

妇产科超声医师及临床医师承担着重要职责，任重道远，要将国际超声诊断的新技术和新进展与我国妇产科超声诊断工作的经验结合起来，形成符合我国国情的知识体系、实践模式和工作方法，更好地服务人民，报效国家。工欲善其事，必先利其器。诚恳希望大家在研究探索中，曾遇到的问题都能在书中找到答案，并激起你们学习妇产科超声诊断的信心与热情，能助以一臂之力，吾心甚慰。

在本书的翻译过程中，专家们不辞辛苦，翻译者们精益求精，反复修改，力争尊重原文，坚信这本凝结严谨治学态度的心血之作会使读者受益匪浅，但不免存在不足之处，敬请各位专家学者批评指正，以求实现新的提升。

Contents 目录

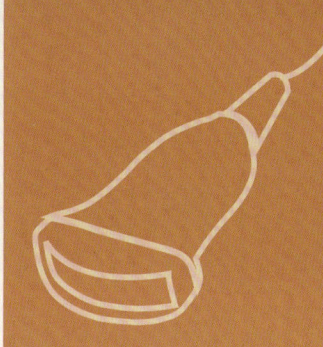

第一章 子宫 | 1

第二章 附件 | 31

第三章 产科影像学概述 | 61

第四章 产科超声波的生物效应及安全性 | 77

第五章 早期妊娠 | 89

第六章 染色体异常 | 123

第七章 多胎妊娠 | 147

第八章 胎盘的超声评估 | 161

第九章 宫颈超声与早产 | 183

动图目录

注：由于版权限制，书中动图需通过网址观看，具体操作步骤请见封二。

动图1.1　单角子宫
动图1.2　双角子宫
动图1.3　肌瘤囊性变
动图1.4　子宫腺肌病
动图1.5　脱垂性子宫息肉
动图1.6　子宫内膜息肉（1）
动图1.7　子宫内膜息肉（2）
动图1.8　子宫内膜癌
动图1.9　子宫内膜癌合并宫腔积血
动图1.10　宫腔粘连
动图1.11　子宫内节育器位置下移
动图1.12　妊娠残留物内的血流
动图1.13　剖宫产术后膀胱血肿及缝合
动图2.1　肠蠕动
动图2.2　出血性囊肿
动图2.3　子宫内膜异位囊肿
动图2.4　非典型子宫内膜异位囊肿
动图2.5　深部浸润性子宫内膜异位症
动图2.6　卵巢扭转
动图2.7　卵巢子宫内膜异位症合并透明细胞癌
动图2.8　卵黄囊瘤
动图2.9　70岁女性患者输卵管积水伴附件囊肿
动图2.10　35岁女性患者输卵管积水伴左侧附件复杂囊肿
动图2.11　淋病奈瑟菌引发的盆腔炎性疾病
动图3.1　正常妊娠6周胎芽及胎心搏动

动图3.2　正常妊娠早期胚胎菱脑发育（表现为头部的液体集聚）
动图3.3　妊娠17周胎儿矢状面超声表现（头位，前壁胎盘）
动图3.4　妊娠19周胎儿颅内正常解剖结构
动图3.5　胎儿四腔心切面显示胎心跳动
动图3.6　胎儿心脏结构扫查
动图3.7　正常肾脏和腰骶部脊柱
动图3.8　脊柱横切面扫查
动图3.9　膀胱和双侧脐动脉
动图5.1　早期胎心搏动
动图5.2　妊娠7周早期胚胎停育
动图5.3　未显示胎心搏动且羊膜腔增大的妊娠
动图5.4　妊娠10周胎停育合并卵黄囊钙化
动图5.5　小的绒毛膜下出血
动图5.6　人工加压探头可将右侧异位妊娠包块与卵巢囊肿分开
动图5.7　异位妊娠破裂
动图5.8　后位子宫剖宫产瘢痕妊娠
动图5.9　正常菱脑
动图5.10　持续性滋养细胞肿瘤
动图5.11　绒毛膜癌
动图6.1　颈项透明层
动图6.2　水囊瘤
动图6.3　妊娠早期胎儿鼻骨
动图6.4　肠管回声增强

动图6.5　羊膜腔穿刺针从羊水中撤出
动图7.1　妊娠9周的五胞胎
动图7.2　妊娠7周连体胚胎
动图7.3　妊娠26周单绒毛膜单羊膜囊双胎
动图7.4　妊娠13周三绒毛膜三胎可见3个独立胎盘
动图7.5　妊娠34周双胎脐带帆状附着
动图7.6　妊娠24周双绒毛膜双胎的生长发育情况和羊水差异
动图7.7　妊娠22周双胎输血综合征
动图7.8　妊娠16周双胎反向动脉灌注序列征
动图7.9　妊娠12周单绒毛膜单羊膜囊双胎
动图7.10　妊娠28周单绒毛膜单羊膜囊双胎
动图7.11　妊娠35周单绒毛膜单羊膜囊连体双胎
动图8.1　胎盘血池
动图8.2　胎盘增厚
动图8.3　胎盘粘连
动图8.4　胎盘植入
动图8.5　胎盘穿透
动图8.6　胎盘早剥（1）
动图8.7　胎盘早剥（2）
动图8.8　胎盘血肿（1）
动图8.9　胎盘血肿（2）
动图8.10　胎盘梗死（1）
动图8.11　胎盘梗死（2）
动图8.12　轮状胎盘（1）
动图8.13　轮状胎盘（2）
动图8.14　双叶胎盘
动图8.15　帆状脐带胎盘附着及单脐动脉
动图8.16　脐带胎盘附着
动图8.17　血管前置
动图9.1　宫颈扩张合并大的漏斗形成和胎膜膨出
动图9.2　宫颈管闭合，内口可见漂浮的羊膜腔碎屑
动图9.3　宫颈扩张，宫颈管临近外口处可见漂浮的碎屑

第一章 子宫

Douglas Brown and Deborah Levine

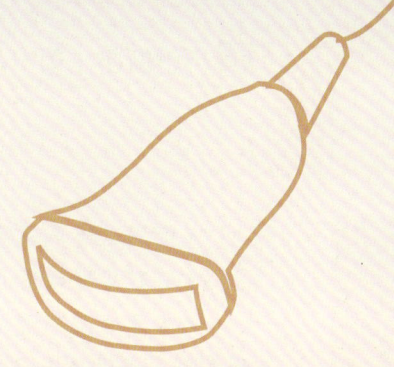

章节大纲

- 一、简介和检查技术
- 二、正常子宫的超声表现
- 三、米勒管发育异常
- 四、子宫肌层异常
    - （一）子宫平滑肌瘤
    - （二）子宫平滑肌肉瘤
    - （三）子宫腺肌病
- 五、子宫颈异常
- 六、子宫内膜异常
    - （一）绝经后子宫内膜
    - （二）绝经后出血
    - （三）子宫梗阻：阴道积液和阴道积血
    - （四）子宫内膜增生
    - （五）子宫内膜息肉
    - （六）子宫内膜癌
    - （七）子宫内膜肉瘤
    - （八）子宫内膜粘连
    - （九）子宫内膜消融术
- 七、避孕器的超声表现
    - （一）子宫内节育器
    - （二）输卵管阻塞器
- 八、产后的超声表现
    - （一）产后正常的超声表现
    - （二）产后出血的超声表现
    - （三）妊娠残留物的超声表现
    - （四）子宫内膜炎的超声表现
    - （五）动静脉畸形的超声表现
    - （六）剖宫产术后的超声表现

> **关键点总结**
>
> - 经阴道超声通常是评估子宫最佳的检查方法。
> - 引起非妊娠患者子宫增大最常见的原因是子宫肌瘤或子宫腺肌病。
> - 当子宫呈球形增大、子宫肌层不均匀或不对称性增厚、子宫内膜和子宫肌层间界线不清、肌层出现囊肿、条纹状或"结节样"回声时应考虑子宫腺肌病。
> - 子宫平滑肌肉瘤与更为常见的子宫平滑肌瘤的超声表现有重叠,因而鉴别诊断困难。
> - 如果宫内节育器在子宫内位置较低,应怀疑宫内节育器部分嵌入子宫肌层内。
> - 对于诊断常见的米勒管发育异常,应用三维超声在冠状面上评估子宫底部肌层和子宫内膜形态是非常重要的。
> - 少数情况下,超声无法完整、清楚地显示子宫内膜,此时应说明子宫内膜无法可靠测量。

一、简介和检查技术

超声检查在评估子宫方面起着不可或缺的作用。经腹部超声和经阴道超声在评估子宫增大和阴道异常出血方面是成熟的检查手段。子宫底和子宫体前方被腹膜覆盖,子宫前方的腹膜间隙是膀胱子宫陷凹,或称前穹隆,一般为空腔,也可包含小肠。后方腹膜反折延伸至阴道后穹隆,形成直肠子宫陷凹,或称后穹隆。侧方腹膜反折形成阔韧带,从子宫外侧延伸至骨盆侧壁外侧(图1.1)。圆韧带起自子宫角前方,经过输卵管前方,在阔韧带中向前外侧延伸,穿过腹股沟管进入大阴唇筋膜。

子宫颈位于膀胱后方,子宫颈外口开口于阴道上部。阴道位于中线上,是由纤维肌肉组织构成的管道,从子宫颈延伸至外生殖器前庭。子宫颈凸入至阴道近端,在阴道壁和子宫颈表面之间形成一个空间,称为阴道穹隆。

子宫的动脉血供主要来自子宫动脉,子宫动脉是髂内动脉前干的主要分支。子宫动脉在阔韧带中沿子宫外侧缘上行,在子宫角水平横向走行与卵巢动脉吻合。子宫动脉与阔韧带内走行的前弓状动脉和后弓状动脉在中线处广泛吻合,而后进入子宫肌层,子宫静脉与子宫动脉伴行。

采用经阴道超声通常可以得到子宫的最佳图像,在声束能够充分穿透子宫时使用尽可能高的频率。但当子宫增大和(或)子宫肌瘤位于子宫上方

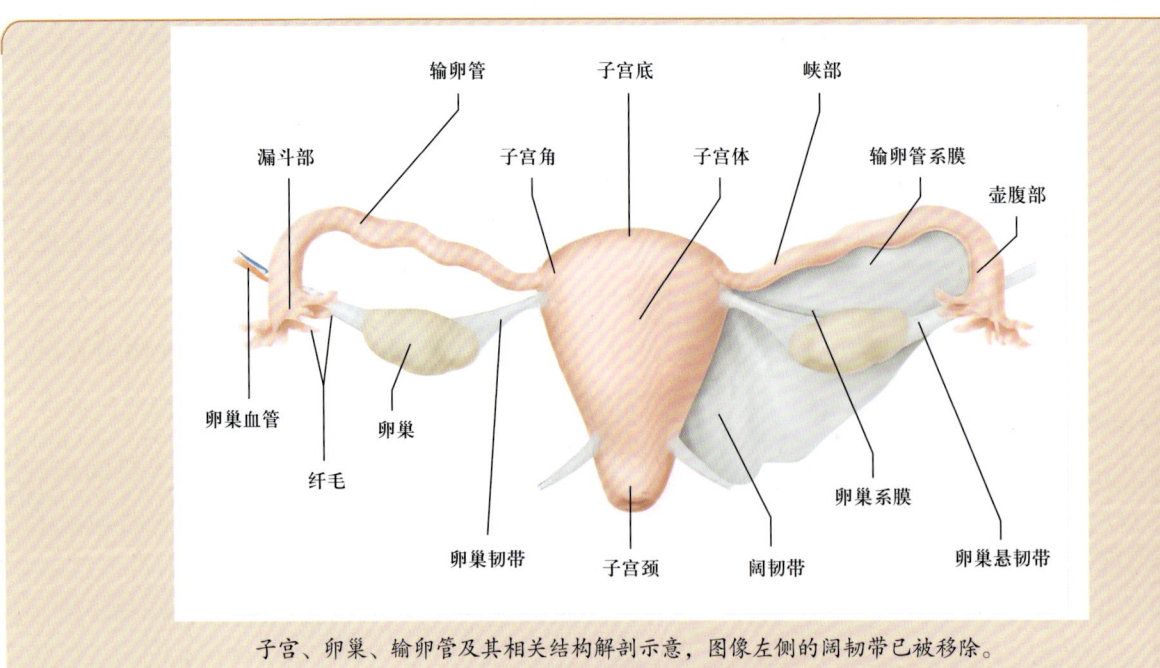

子宫、卵巢、输卵管及其相关结构解剖示意,图像左侧的阔韧带已被移除。

图1.1 正常妇科器官解剖结构示意

或侧方时，仅使用经阴道超声检查可能会错过一些重要的超声表现，经腹部超声检查常有所帮助。因此，不管膀胱充盈程度如何，应用经腹部超声快速检查也是很重要的。

经阴道超声检查的优势
使用分辨率更高的高频探头
可以对不能充盈膀胱的患者进行检查
可以对肥胖的患者进行检查
评估后倾或后屈的子宫
更好地显示盆腔包块的内部特征
更好地显示盆腔病变的细节
更好地显示子宫内膜的细节

多普勒超声评估（常采用常规彩色或能量多普勒）对某些患者是有帮助的。多普勒超声可用于评估有无脉管内血流，在选定的病例可评估血流的特征和分级。与彩色或能量多普勒超声成像的应用一样，对于不能确定为血管的彩色小像素，应使用频谱多普勒以区分动静脉血流与噪声信号。

三维超声成像对于评价子宫米勒管异常和宫内节育器位置异常是最有帮助的，通常使用经阴道超声探头进行检查。三维超声有助于确定子宫病变与子宫内膜关系及记录宫腔声学造影的表现。

宫腔声学造影可以通过扩张宫腔来评估子宫内膜或黏膜下肌层病变。大多数宫腔声学造影检查使用无菌生理盐水。现在有些研究机构也使用无菌凝胶。宫腔声学造影并不是常规检查项目，但对于经阴道超声或经腹部超声检查均不能充分评估子宫内膜及部分常规超声未能显示局部病变的阴道异常出血患者，宫腔声学造影检查则很有帮助。其他适应证包括评估子宫内膜和宫腔病变、经阴道超声检查发现的宫腔异常、不孕、可疑先天性子宫畸形及服用他莫昔芬的女性。

操作过程包括放置无菌窥阴器，使用无菌溶液清洗宫颈外口，并通过子宫颈放置无菌导管进入宫腔内。有几种导管可供选择，包括带球囊的导管（有助于防止生理盐水泄漏至子宫颈外）和不带球囊的导管。由于使用空气充盈球囊会遮挡部分子宫内膜，在使用带球囊的导管时，应向球囊内注入无菌生理盐水。取出无菌窥阴器，放入经阴道超声探头，超声检查期间缓慢注入生理盐水，同时充分检查整个子宫腔，检查结束前抽空球囊。通常，绝经前女性宫腔声学造影检查在月经周期的第4~10天进行，此时患者不再出血，处于月经周期的早期，但子宫内膜仍较薄，可避免月经后期子宫内膜生理性改变与病理性改变相似而导致的混淆。对接受激素替代治疗的绝经后女性，宫腔声学造影检查应在出血期结束后立即进行。对于未接受激素替代治疗的绝经后的女性，宫腔声学造影检查可随时进行。孕妇或急性盆腔炎患者不可进行宫腔声学造影检查。对一些如慢性盆腔炎和检查时发现输卵管积水的患者，可考虑预防性使用抗生素。

其他超声检查方法不常使用。当经阴道超声检查不充分、患者无性生活经历或需要其他影像资料以更好地评估子宫内膜和盆腔血流时，经直肠超声检查可用于评估子宫部分。经阴唇或经会阴超声检查虽然有助于评估盆底的异常，但很少应用于评估非妊娠患者的子宫病变。经静脉超声造影检查对子宫病变的评估，虽然目前仍处于初步阶段，但可用于评估子宫内膜病变等。超声弹性成像可有助于评估子宫肌瘤、子宫腺肌病或子宫肉瘤。后两种技术在常规应用于临床之前，尚待进一步研究。

二、正常子宫的超声表现

在解剖学上，子宫至少分为3部分，但超声很难判定其精确的边界。子宫底是子宫的最上部，通常定义为输卵管开口上方的部分。子宫体是子宫最大的部分，位于子宫底和子宫颈之间。有时使用的"峡部"或"子宫下段"一词通常是指子宫体位于子宫颈上方略变薄的区域。子宫颈是子宫下部，位于子宫颈外口和子宫颈内口之间的部分。非妊娠期子宫超声很难准确定位子宫颈内口。

子宫的位置可随膀胱充盈和（或）直肠膨胀的程度而变化（图1.2）。在超声检查过程中，子宫位置也可因检查者对经阴道超声探头或下腹壁施加的压力不同而发生改变。"倾"一词用于描述相对子宫颈矢状轴与阴道矢状轴的关系。"屈"一词用于描述子宫体矢状轴相对宫颈矢状轴的关系。这些通常是主观判断，虽然已经提出了客观标准，但尚未被广泛接受。通常，"屈"和"倾"的方向相同，最常见的子宫位置是前倾位和前屈位。子宫的前倾后屈位置与剖宫产史有关。当子宫与阴道位

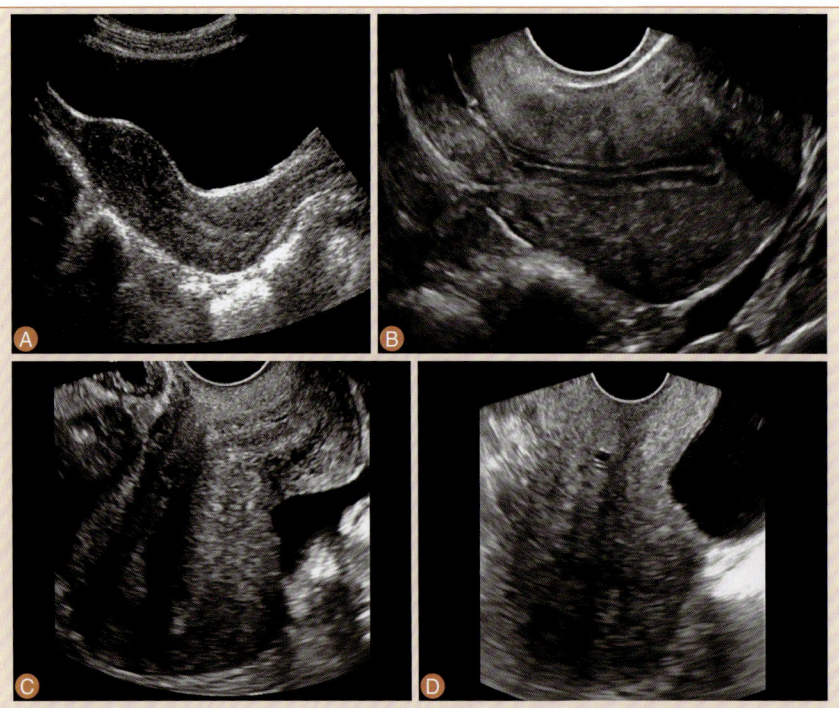

A. 经腹部超声显示子宫处于前倾、前屈位；B. 经阴道超声显示子宫处于后倾、后屈位；C. 经阴道超声显示子宫处于前倾、后屈位，此时子宫体和子宫底较难显示；D. 经阴道超声显示子宫轴位，处于这种位置时，子宫通常显示不清。

图1.2　子宫矢状面超声表现

于同一矢状轴时，通常会限制经阴道超声对子宫的评估。描述子宫后一种位置的术语，包括"轴向""垂直""中位""部分倒置"。可尝试将超声探头移入阴道前穹隆或后穹隆，使用探头和（或）非检查操作手对下腹壁施加一定压力来改变子宫位置。

子宫大小的变化取决于患者的年龄和妊娠状态。对于未生育过的成年女性，正常的子宫外形呈梨形，子宫体的直径和长度约是子宫颈的2倍。通常，子宫体长径 <8 cm，宽径 <5 cm，前后径 <4 cm。妊娠产次可使子宫体的各个径线较正常未孕子宫增大1～2 cm。绝经期后的女性子宫萎缩，在停经后的第一个10年子宫缩小的速度最快。年龄>65岁女性的子宫长径3.5～6.5 cm，前后径1.2～1.8 cm。

绝经期前的女性子宫内膜的形态和厚度随月经周期变化（图1.3）。子宫内膜由表浅的功能层和深部的基底层组成。功能层在月经周期中增厚并随月经脱落，基底层在月经周期中保持完整。当功能层变厚时，基底层中的螺旋动脉迂曲并延伸保障功能层内的血液供应。排卵前增殖期的女性子宫内膜受雌激素调控，而排卵后分泌期的子宫内膜主要受孕激素调控。

测量子宫内膜厚度时，应在子宫矢状面，垂直于子宫内膜长轴且在子宫内膜最厚处进行测量，包括前后两层内膜。如果子宫腔内有液体，测量时应排除液体的厚度。有多达10%的患者，超声检查不能显示完整的子宫内膜，这时不应报告子宫内膜的厚度测量值，而应报告子宫内膜厚度无法准确测量。子宫内膜评估的局限性可能由各种原因造成，包括纤维化、显著的肥胖和子宫位置。宫腔声学造影检查对这些患者可能有帮助。

月经期子宫内膜通常是"细线样"高回声，但可能是不规则"线样"或包含少量的血性液体。增殖期子宫内膜稍增厚，在增殖期的后期，子宫内膜呈多层表现，也就是熟知的3层。这3层的最内层代表子宫内膜黏膜面的纤细线性回声，中间是两侧子宫内膜功能层的相对低回声，最外层是由纤细的外轮廓线构成。纤细的外线回声可能是子宫内膜基底层或子宫内膜和子宫肌层的分交界。子宫内膜测量潜在的陷阱是把子宫内肌层的低回声误量为子宫内膜的一部分。由于增殖期子宫内膜的多层特征有明显的外层回声线，而低回声的内肌层没有典型的外层回声线，检查者通常能够区分子宫内膜和子宫肌层。排卵后，分泌

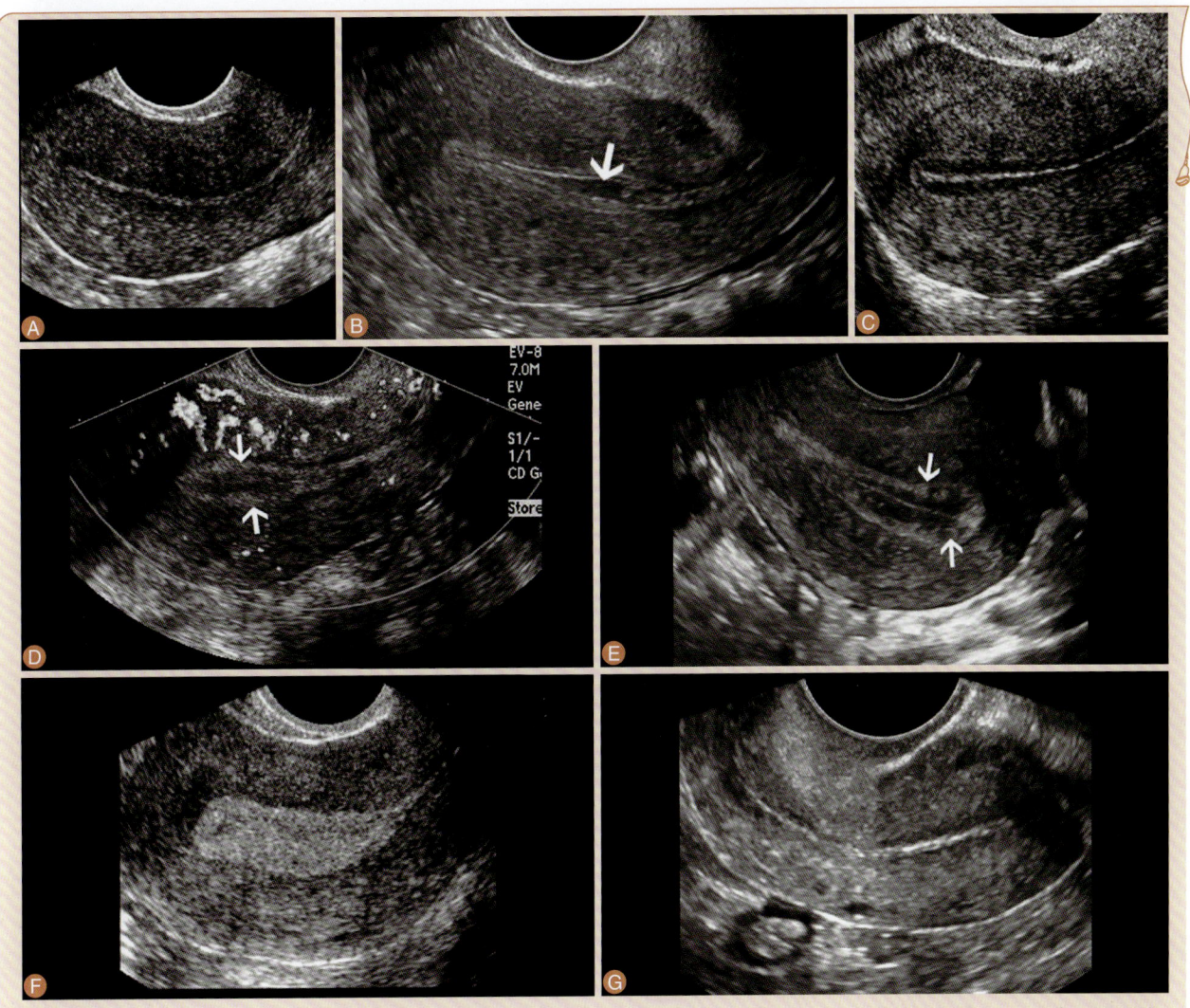

经阴道超声矢状面检查。A.正常厚度的子宫内膜，可在行经期或增殖极早期见到，正常绝经期后女性的表现与此相似；B.在月经期，正常厚度的子宫内膜及宫腔内微量的液体（箭头）；C.多层的，或称为"三层"（或三明治特征）子宫内膜，是增殖中晚期的内膜特征；D.分泌期，子宫内膜渐变为高回声，通常从外侧边缘（箭头）向内部进展；E.分泌期子宫内膜变为高回声，渐变不规则易被误认为子宫息肉，被称为子宫内膜团或假息肉（箭头），于增殖期重复检查有助于鉴别；F.分泌晚期，子宫内膜呈均匀高回声；G.绝经后正常子宫内膜菲薄，该患者的内膜厚度为2 mm。

图1.3　子宫内膜正常超声表现

期子宫内膜功能层变为高回声，通常从内膜外侧开始向内部发展。分泌期的中后期，子宫内膜变为均匀的高回声。在分泌期，子宫内膜常有远场回声增强，当子宫内膜显示不清晰时，这种回声增强容易被误认为是子宫内膜本身。分泌期子宫内膜厚度测值可达16～20 mm（虽然没有可接受的正常值上限），而且回声可能是不均匀的。在分泌期检查者可能会把重叠的子宫内膜误认为是息肉。月经期诊断息肉或子宫内膜的异常增厚需谨慎，可在增殖期通过超声复查随访。

绝经期后的女性子宫内膜通常表现为均匀的高回声。无阴道出血的绝经期后女性子宫内膜厚度可接受的上限是8～11 mm。需要注意的是，由于可能存在子宫息肉或子宫内膜增生，这些上限值大于萎缩子宫内膜预期的厚度。由于恶性病变倾向于早期发生出血，对于绝经期后无出血的女性子宫内膜厚度在较高上限时，是可被接受的，以限制对良性子宫内膜病变进行活检的次数。当出现阴道异常出血时，正常子宫内膜厚度的上限基于敏感度和特异度的平衡，现推荐的范围是3～5 mm。此内容将在"子宫内膜出血"部分详细讲述。

通常，子宫肌层的回声是均匀一致的。正常的子宫肌层包含3层，各层之间无法明确分开。中间层最厚，为均匀一致的低至中等回声。内肌层较薄，致密并相对少血供。内肌层回声低，包绕着相对高回声的子宫内膜，因此被称为子宫内膜下晕环。需要注意的是，这不一定是MRI上的结合带。薄的外侧肌层被弓形血管将其与中间肌层分开，回声较中间肌层稍低。

弓形动脉位于子宫外肌层和中间层之间，并分支为放射动脉，走行于中间层延伸至内层。放射动脉分支为螺旋动脉，进入子宫内膜并滋养功能层。子宫静脉较伴行的弓形动脉粗，在经阴道超声和经腹部超声检查时显像为小的、局灶性无或低回声区。这些静脉偶尔会显示为类似囊性区域（图1.4）。虽然多普勒超声有助于确定这些区域的血管特性，但也可能因血流速度过低而导致CDFI无法探测到。在这种情况下，能量多普勒超声可有帮助，采用实时二维灰阶成像通过增加增益设置，通常可以显示这些静脉内缓慢流动的回声，以此确定其为血管的特性。外层肌层可出现微小的钙化（图1.5），其被认为是在弓形动脉内，最常见于绝经期后的女性。这种情况被认为更多见于患有系统性疾病，如糖尿病和肾功能不全的女性，但迄今为止，文献描述了仅少数患者存在这种情况。血管钙化处于外周位置和弥漫线性的特征有助于与子宫肌瘤钙化相区分。

虽然子宫肌层的收缩更多见于妊娠期，但偶尔也可见于未孕女性的子宫内肌层。然而，这种收缩是轻微的，通常不如妊娠期的收缩有力，与病理性收缩也不同。

临近内膜或肌层交界处的子宫内肌层可出现不伴有声影的点状强回声（图1.6）。这方面的研究数

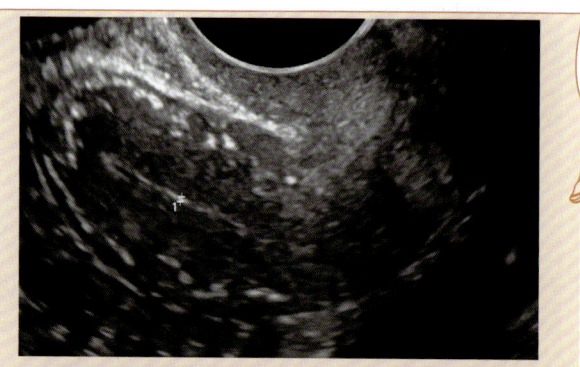

经阴道超声矢状面显示子宫外肌层由弓形动脉钙化造成的多发点状高回声（箭头），此例为绝经期后的患者，也显示了菲薄的正常子宫内膜。

图1.5　弓形动脉钙化

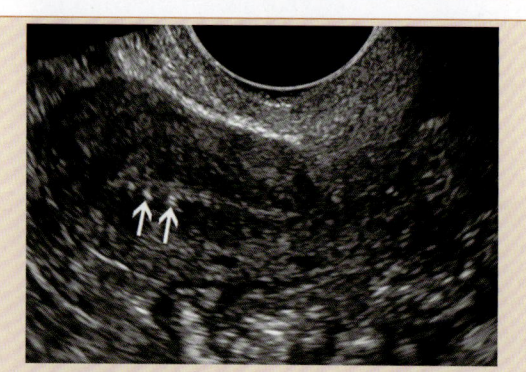

经阴道超声矢状面显示子宫肌层和子宫内膜交界处的少数局灶回声（箭头），可能由钙化引起，也可能与既往放置宫内节育器有关。

图1.6　子宫内膜或肌层交界处钙化

据较少，但似乎这种点状强回声没有显著的临床意义，可能是由既往子宫相关营养不良引起的。

子宫颈通常含有囊肿，其中大部分是黏液潴留囊肿，称为宫颈腺囊肿（纳氏囊）。一般表现为单纯性囊肿，囊液偶有回声（图1.7）。虽然大

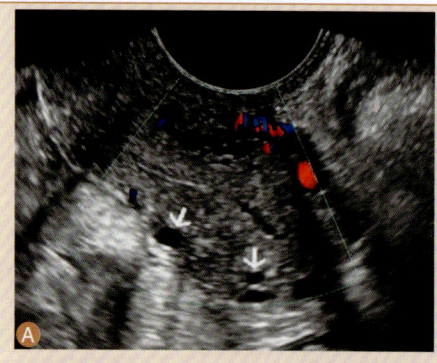
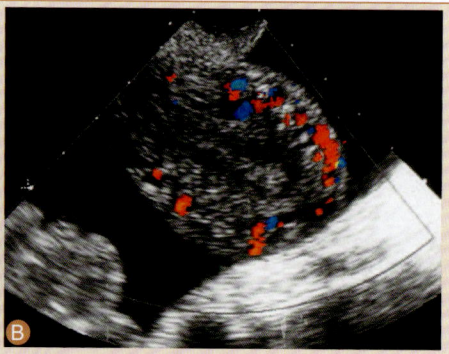

A.经阴道超声矢状面显示子宫外肌层突出的静脉，少数静脉可在多普勒超声中显示血流信号，由于流速缓慢，多数静脉（箭头）不能探及血流信号，实时二维灰阶超声显示静脉内有回声移动；B.另一个类似的病例，子宫周围有盆腔积液。

图1.4　子宫肌层的静脉

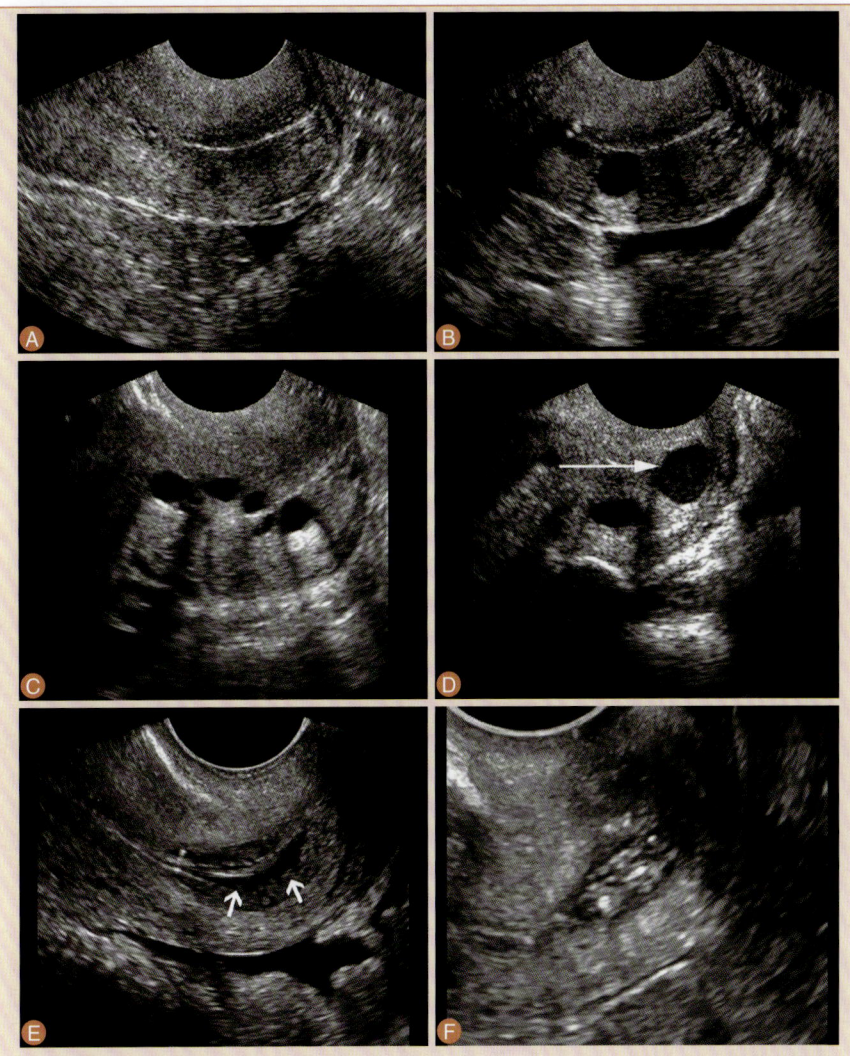

A.正常子宫颈；B.单个纳氏囊；C.多发纳氏囊；D.单个纳氏囊伴内部低回声（箭头），可能是由于蛋白质类物质或出血引起，同时存在一个单纯的纳氏囊；E.宫颈皱襞，又称棕榈襞，宫颈管内少量液体有助于观察不规则皱襞（箭头所示为其中两处），如本例所示，当宫颈管中有少量液体时，更容易显示宫颈皱襞；F.宫颈内多发微小回声灶。

图1.7　经阴道超声矢状面显示的正常子宫颈及轻微异常

小和数量不同，但大部分纳氏囊较小，无临床意义。子宫颈的黏膜皱襞，称为宫颈皱襞，多见于MRI检查，经阴道超声偶尔可显像（图1.7E）。子宫颈内部也可见点状强回声，可能是由点状钙化引起（图1.7F），与既往的子宫相关的营养不良有关，被认为是一种良性病变表现。与子宫颈外部相比，子宫颈内部回声略低，可呈类似团块的回声（图1.8），但该类团块回声可被较均匀拉长，此特征有助于与真正的团状回声区别。

三、米勒管发育异常

双侧米勒管（中肾旁管）在尾段融合形成子宫体、子宫颈及阴道上2/3部分。融合通常发生在双侧米勒管的内侧部分，可向头端、尾端或同时向头、尾进行融合。米勒管内侧壁形成中隔后被再次吸收，形成单一子宫腔。

米勒管发育不全、米勒管融合不良和（或）中隔吸收不全导致不同类型的米勒管发育异常。据统计，米勒管发育异常的患病率在普通人群中达6%，反复流产人群中达15%。正常变异型（弓形子宫伴轻微宫腔凹陷）不会导致不良妊娠结局，其他类型异常可导致不良妊娠结局（纵隔子宫）和各种产科并发症，如早产（双角子宫）。

通常根据胚胎学和形态学对该异常进行分类。最常用的分类法于1988年由美国生育协会，现称为美国生殖医学学会提出（图1.9）。米勒管融合障碍可导致双子宫或双角子宫，子宫纵隔吸收障碍可导

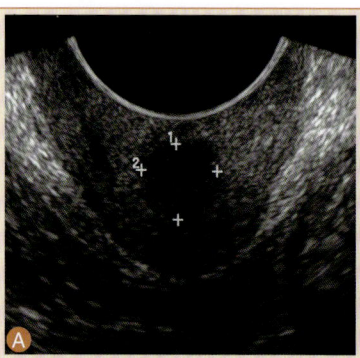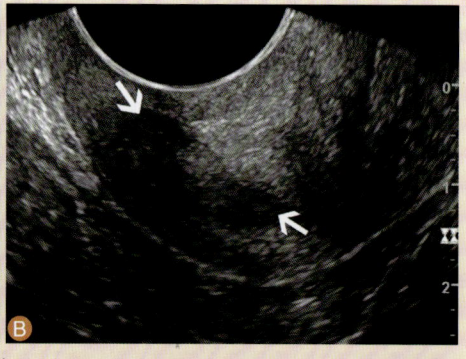

A.经阴道超声横切面显示宫颈中部有类似包块的低回声区（标尺）；B.同一患者，当子宫后倾时，经阴道超声矢状面显示宫颈低回声区可平滑拉长（2个箭头之间）。有时宫颈内部回声较外部低，表现可类似于包块。

图1.8　宫颈假包块

致纵隔子宫（米勒管发育异常最常见类型）。其他异常为宫内己烯雌酚暴露的患者，自从20世纪70年代初停止使用己烯雌酚以来，这种畸形已少见。在宫内己烯雌酚暴露中，超声检查可发现子宫弥漫性缩小和不规则的T型宫腔。

但是，上述分类系统仍存在问题：未涵盖所有类型的异常，包括阴道异常，且无明确特异度诊断的影像学特征。随着各种影像学诊断标准的提出，我们将更关注临床常用的诊断标准，须知晓关于最佳的分类标准目前还没有达成一致意见。现已提出替代性米勒管发育异常的分类系统。一些患者存在复杂的异常且不适用于上述分类系统，对于此类患者准确地描述异常的各个组成部分非常重要，可通过测量如子宫底凹陷的深度、隔膜的厚度和肌层的厚度来帮助诊断。

子宫冠状面对于多数米勒管发育异常的诊断非常重要（图1.10，动图1.1，动图1.2），尤其是当诊断较常见的异常，如纵隔子宫时。当经阴道二维超声检查无法获得子宫冠状面图像、膀胱内有少量尿液且子宫体前屈时，可通过经腹部超声检查获得子宫冠状面图像。一般情况下，可通过三维超声检查明确米勒管发育异常的类型。最新的一项关于米勒管发育异常诊断准确性的Meta分析（研究基于1988年的分类系统）表明，各种检查的诊断准确率从高

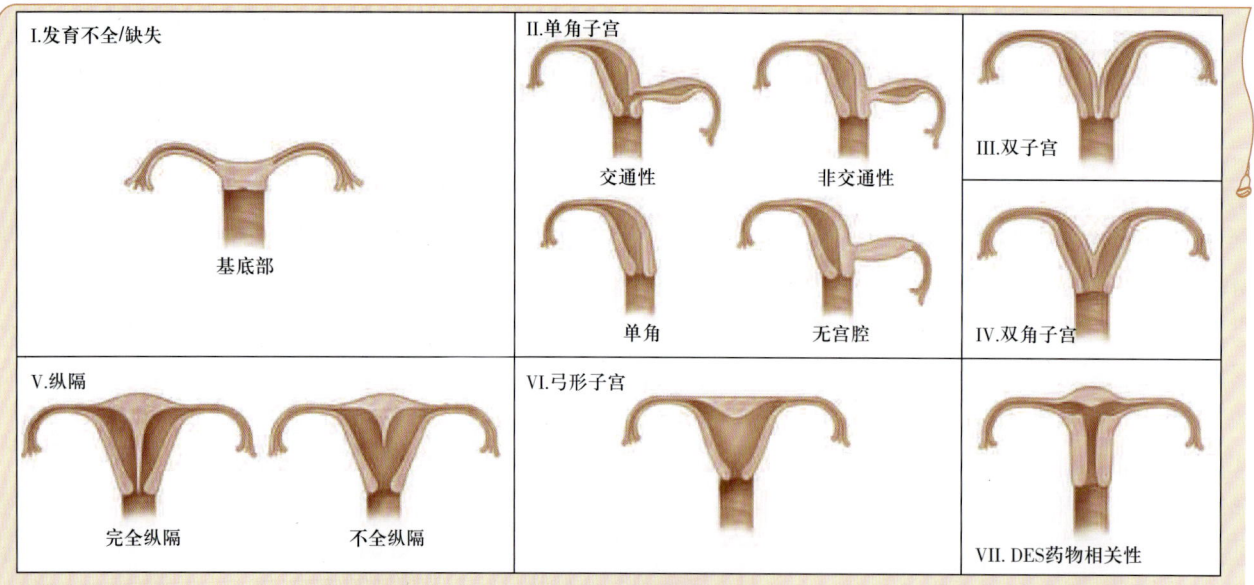

DES：己烯雌酚。

图1.9　米勒管发育异常

[Reprinted by permission from the American Society for Reproductive Medicine. The American Fertility Society classifications of adnexal adhesions, distal tubal occlusion, tubal occlusion secondary to tubal ligation, tubal pregnancies, müllerian anomalies and intrauterine adhesions. FertilSteril. 1988 Jun；49（6）：944-955.]

到低依次为：三维超声检查97.6%；宫腔声学造影检查96.5%；子宫输卵管造影检查86.9%；二维超声检查86.6%。

在临床实践中，最常见的鉴别诊断为二维超声显示子宫内膜轻微分开时，需要明确是否为弓形子宫、纵隔子宫或双角子宫。当米勒管发育异常被

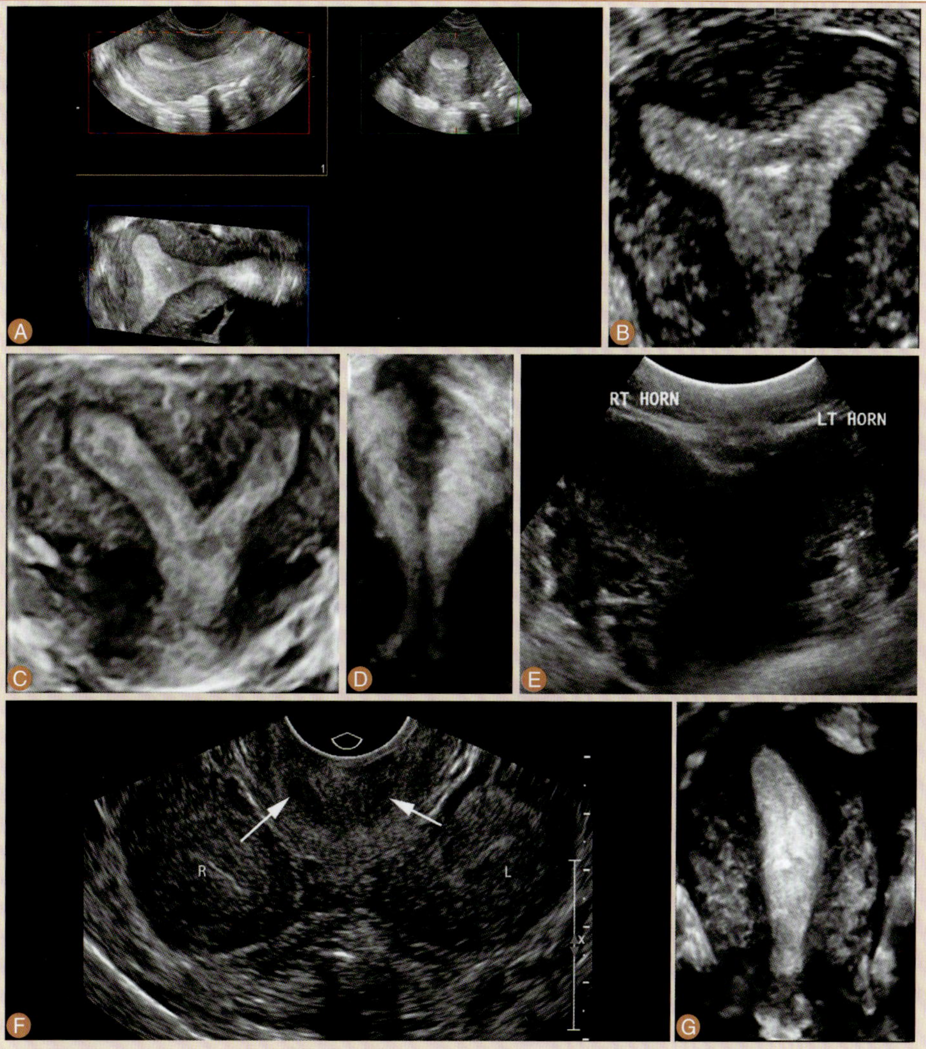

A.正常子宫的三维超声视图，重建冠状面对于评估米勒管异常通常有帮助；B.弓形子宫，为重建的冠状面三维图像；C.不全纵隔子宫；D.完全纵隔子宫，为重建的冠状面三维图像；E.双角子宫（注意2个角是如何连接在一起的），为二维超声检查的冠状面图像；F.二维超声检查的冠状面图像，双子宫，注意2个独立的宫腔（R，L）和2个子宫颈（箭头），宫腔总是分开的；G.单角子宫，为重建的冠状面三维图像。参见动图1.1和动图1.2。

图1.10　正常子宫和米勒管异常的冠状面表现

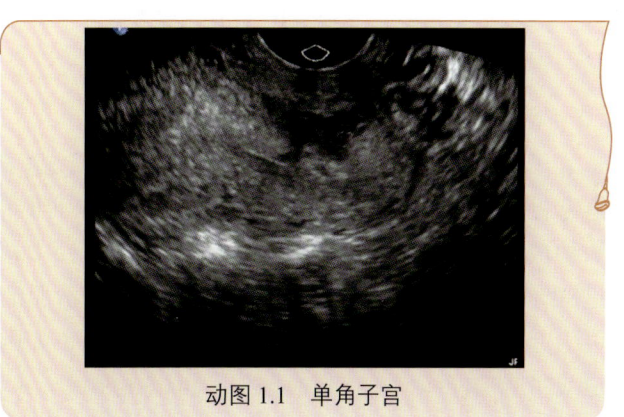

动图1.1　单角子宫

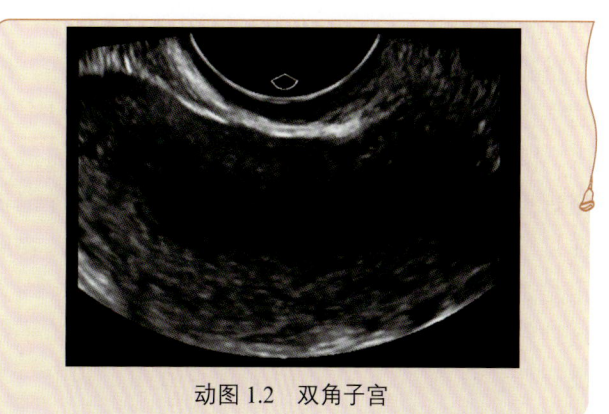

动图1.2　双角子宫

认为影响生育结局时，是需要处理的，此时鉴别诊断非常重要（特别是针对不孕患者）。由于纵隔可能含有纤维和（或）子宫肌层组织，造成血液供应不良，与反复的流产有关，通常需要对纵隔子宫进行手术治疗，而双角子宫一般不用手术治疗。检查者应使用经阴道三维超声检查重建子宫冠状面以评估子宫底部肌层外轮廓。如子宫底向外凸出或向内凹陷深度<1 cm（以横跨两侧宫角间的内膜上缘为参考线），则可鉴别纵隔（或不全纵隔）与弓形子宫。当纵隔没有从子宫底部延展至子宫颈时，称为"不全纵隔"或"部分纵隔"。虽然也有其他的鉴别诊断方法，但子宫底凹陷深度1 cm最常用于鉴别纵隔（或弓形子宫）与双角子宫。

弓形子宫的诊断意义和标准尚不清楚。弓形子宫指宫底肌层向子宫内膜面轻微凹陷。弓形子宫是属于真正的异常还是一种正常变异，以及有无重要临床意义仍存在争议。这些争议的难点在于所使用的诊断标准不确定。笔者亦不能明确轻度弓形子宫与正常子宫的鉴别标准。建议弓形子宫的诊断标准为：宫底凹陷成角＞90°或子宫肌层向子宫内膜面凹陷<1 cm（以横跨两侧宫角间的内膜上缘为参考线）。

当子宫底肌层凹陷深度＞1 cm，需要鉴别是双角子宫还是双子宫。双角子宫的2个宫腔通常在宫颈上方某一点连接在一起，可以是1个宫颈（双角单宫颈）或2个宫颈（双角双宫颈）。双子宫有2个独立的子宫角和2个子宫颈。但是，鉴别双角双宫颈子宫与双子宫可能较困难，且无临床意义。一个较新的分类系统更好地描述了纵隔子宫与双子宫的重叠部分。然而，根据这些定义，纵隔子宫有可能被过度诊断。

一侧米勒管发育受阻会导致形成各种形态的单角子宫。由于单角结构（有时被称为"香蕉形"）在重建的冠状面上通常表现明显，单角子宫在三维超声上较易识别。子宫内膜呈单角状，缺少1个角区，除非仔细观察，否则在二维超声上很容易被忽略。单角子宫可能会向骨盆一侧偏移，但这种偏移在二维超声上易被忽视。当发现单角子宫时，要确定是否有残角及该残角内是否含有子宫内膜，因为这种判断通常会影响患者的治疗。约1/3的单角子宫没有残角；约2/3的单角子宫有1个残角，其中一半残角内有子宫内膜。在大多数含有子宫内膜的残角子宫患者中，残角与另一个子宫角不相通。后一种情况（有子宫内膜的残角子宫）的患者患子宫内膜异位症和残角妊娠的风险增加，该角发生破裂的可能性较高。残角发生积水时，可能会被误认为子宫或附件肿块。对含有内膜的残角，特别是与对侧角不相通的残角，通常建议手术切除。目前，尚不清楚超声（无论是二维还是三维）如何可靠地排除残角的存在，因为有时残角很小，可能被肠道气体遮挡而不易显示。如果在超声检查中没有发现残角，则应该考虑使用MRI检查来证实。

子宫发育不全或发育不良的形式多种多样，而且往往很复杂。这类患者有些可能无法进行经阴道超声检查，需要MRI检查来全面确定其解剖结构，可能存在小的残余子宫，超声难以识别。最常见的类型是Mayer-Rokitansky-Kuster-Hauser综合征，大多数患者有子宫和阴道发育不全。

阴道隔可横向或纵向，最常见于双子宫，但也可发生于其他米勒管发育异常。阴道横隔可引起阻塞，导致阴道积血或阴道血肿。双宫颈是双子宫的组成部分，但也可见于其他异常中。除明显分开的宫颈外，超声检查很难区分真正的双宫颈和宫颈分隔。鉴于此，由于完全纵隔子宫和双子宫更为常见，对于双宫颈的女性来说，更重要的是评估完整的子宫解剖结构。

与一般人群相比，米勒管发育异常患者发生肾脏异常的概率增加，应对这些患者进行肾脏评估，最常见的肾脏异常是肾脏缺如或异位肾。与肾脏异常相关的米勒管发育异常的常见类型是双子宫（通常伴有发育不全肾与闭锁宫角同侧）和单角子宫（通常发育不全肾与残角同侧）。

四、子宫肌层异常

（一）子宫平滑肌瘤

子宫平滑肌瘤，通常被称为子宫纤维瘤，是子宫常见的良性肿瘤。由不同数量的平滑肌和纤维组织构成，子宫平滑肌瘤的患病率在黑种人女性中超过80%，在白种人女性中接近70%。子宫平滑肌瘤可引起异常阴道出血、疼痛或"包块"症状（如肠道或膀胱功能障碍），但有些患者可以无症状。

第一章 子宫

子宫增大的原因
正常变异
子宫肌瘤
子宫腺肌病
子宫梗阻
子宫恶性肿瘤
子宫内膜癌
子宫肉瘤
宫颈癌

子宫平滑肌瘤根据位置分类为：黏膜下（紧邻子宫内膜）、肌壁间（肌层内）和浆膜下（累及子宫浆膜表面）。有些浆膜下平滑肌瘤带蒂，通常定义为平滑肌瘤的中心位于子宫外，并通过一根小于平滑肌瘤直径50%的蒂连接于子宫上。如果同侧卵巢不能确定，则带蒂浆膜下平滑肌瘤与卵巢实性肿瘤可能很难区分。在这种情况下，通常使用彩色或能量多普勒超声来寻找连接子宫平滑肌瘤与子宫的血管，这对鉴别诊断很有帮助（图1.11）。子宫平滑肌瘤偶尔可发生在子宫颈。黏膜下平滑肌瘤通

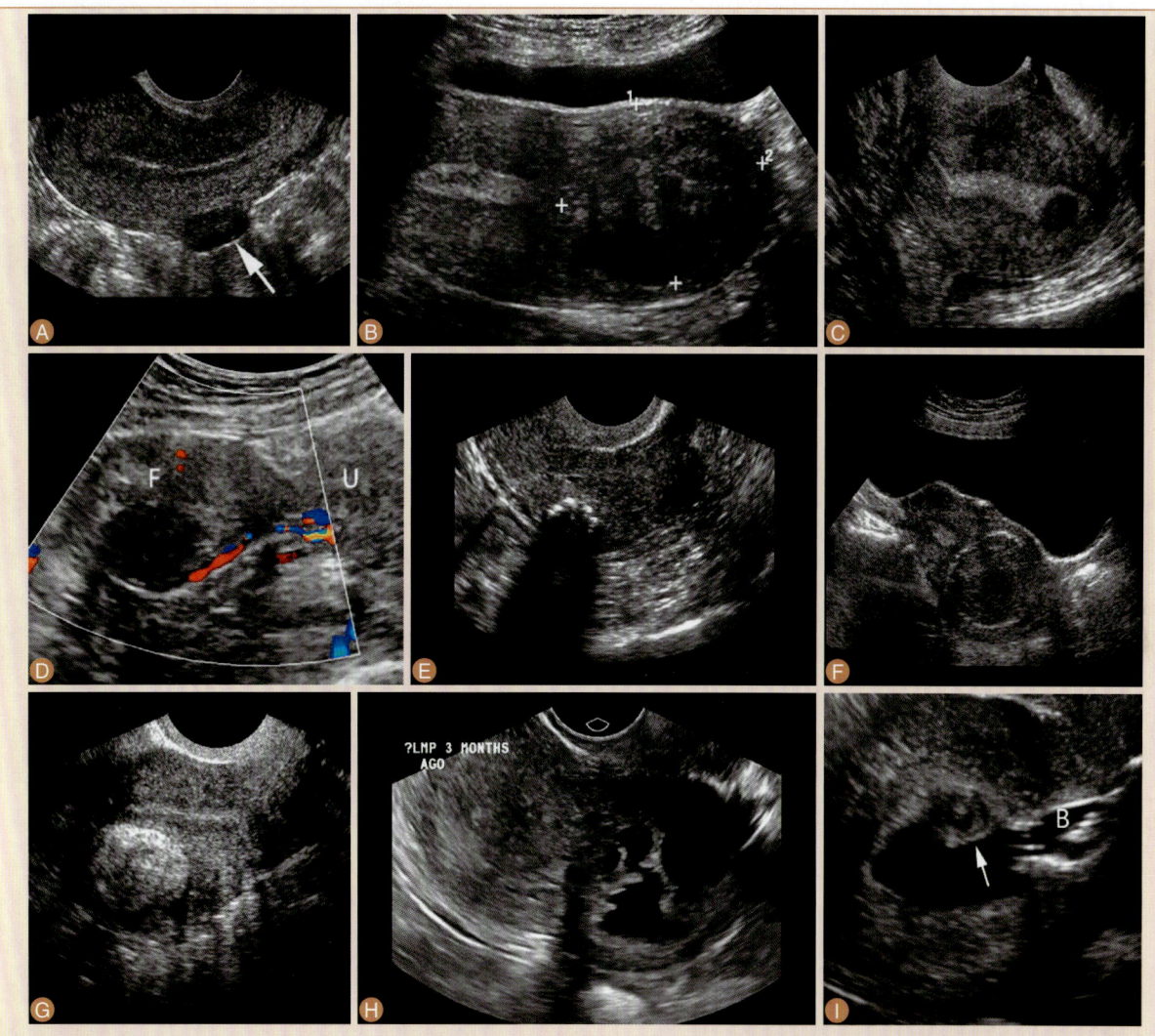

A.经阴道超声矢状面显示低回声的浆膜下子宫平滑肌瘤（箭头）；B.经腹部超声横切面显示肌壁间不均质低回声子宫肌瘤（标尺）；C.经阴道超声矢状面显示低回声的黏膜下子宫平滑肌瘤，几乎完全位于子宫内膜腔内；D.经腹部CDFI显示肌瘤（F）和子宫（U）之间有血管连接，证实为带蒂浆膜下子宫平滑肌瘤；E.经阴道超声显示球形钙化伴声影的子宫平滑肌瘤；F.经腹部超声矢状面显示伴周围钙化的子宫平滑肌瘤；G.经阴道超声横切面显示高回声肿块，为子宫肌瘤脂肪变的典型表现；H.经阴道超声矢状面显示子宫平滑肌瘤伴囊性变，这种有蒂的子宫平滑肌瘤，可能被误认为卵巢肿块，可参见动图1.3；I.经阴道超声矢状面结合宫腔声学造影显示子宫内膜（箭头）覆盖在黏膜下平滑肌瘤上，注意球囊导管（B）。

图1.11 子宫平滑肌瘤的多种外观表现

常分为如下亚型：为0型（肌瘤完全位于子宫内膜腔内）、Ⅰ型（肌瘤50%以上位于子宫内膜腔内）和Ⅱ型（肌瘤50%以下位于子宫内膜腔内），其中大部分黏膜下平滑肌瘤可以通过宫腔镜治疗。上述亚分类很重要，因为当黏膜下平滑肌瘤在子宫内膜腔内超过50%时，通常可以通过宫腔镜切除。在常规分类中，部分平滑肌瘤的位置跨越几个类型，为此，现已提出了更为详细的平滑肌瘤位置分类。当发现子宫平滑肌瘤使子宫内膜变形时，无论临床医师采用哪种分类系统，估计子宫平滑肌瘤占子宫内膜腔的百分比通常是有帮助的。虽然平滑肌瘤很小和（或）数量很少时采用经阴道超声检查就足够了，但采用经腹部超声评估也很重要。如果仅行经阴道超声检查，巨大的子宫平滑肌瘤、位于增大子宫上方的平滑肌瘤或是带蒂的浆膜下肌瘤，可能不易被发现或完全被忽略。

> **子宫平滑肌瘤：超声特征**
> 低回声或不均匀的实性肿块，偶见高回声
> 　圆形或椭圆形
> 子宫外部轮廓或子宫内膜变形，这取决于肌瘤
> 　的大小和位置
> 回声衰减或声影
> 钙化
> 变性或坏死引起的囊性区域

子宫肌瘤可以有各种不同的表现（图1.11，动图1.3），但大多数表现为边界清晰、球形至卵圆形的实性肿块，比正常子宫肌层回声低。子宫肌瘤往往是不均质的，常因它们的大小和位置对相邻结构产生占位效应。子宫平滑肌瘤可引起整个肿块深部的回声衰减，也可引起肿块内非高回声区域的带状声影，称为"顽固性声影"。少数子宫平滑肌瘤可发生钙化。钙化通常发生在一个或多个局灶性区域，并伴有声影。边缘钙化很少发生，一般见于红色变性或子宫动脉栓塞术后。与子宫肌层相比，子宫平滑肌瘤偶尔呈等回声或高回声。当遇到高回声平滑肌瘤时，应考虑脂肪平滑肌瘤，尽管所有的高回声平滑肌瘤不可能都是脂肪平滑肌瘤。脂肪平滑肌瘤中的脂肪可能是脂肪细胞分化引起，而非退行性改变所致。脂肪平滑肌瘤最常见于绝经期后的女性，临床病程通常呈良性。

子宫平滑肌瘤偶尔会发生各种形式的良性变性。许多类型的变性在声像图上表现不明显，在MRI上可能更易被发现。子宫平滑肌瘤内的囊性结构通常见于囊性变，但也可见于黏液性变。透明变性、红色变性和水样变性通常很难通过超声诊断。尽管目前有文献报道，红色变性可能表现为均质回声、边缘高回声，多普勒超声检测不到血流信号，但也可能没有任何声像图改变。子宫平滑肌瘤急性变时（典型的情况出现在孕期瘤体快速增长期或子宫动脉栓塞术后），患者的疼痛通常局限在肌瘤内正经历变性的部位，因此，即使变性的超声表现不明显，也会在超声检查报告中给出提示。

绝大多数子宫肌层肿块是由平滑肌瘤引起，此外，还有其他不常见的子宫肌层肿瘤，如细胞性平滑肌瘤和恶性潜能未定的平滑肌肿瘤，但目前还不清楚超声对此类肿瘤诊断的特异度。在极少情况下，平滑肌瘤有不寻常的生长模式，如静脉内平滑肌瘤、弥散性腹膜平滑肌瘤、良性转移性平滑肌瘤和寄生性平滑肌瘤。这些罕见的平滑肌瘤与常见的平滑肌瘤有相似的外观，但在生长部位上有很大的不同。

大多数子宫平滑肌瘤经子宫动脉栓塞无创治疗后，仍呈低回声，偶有囊性变或回声增高，CDFI显示血流减弱或缺失。子宫动脉栓塞术后出现的管状高回声结构是由于子宫动脉分支栓塞所致。瘤体内由于气体引起的局灶性高回声是子宫动脉栓塞术后的正常超声表现，需要进行临床评估来与脓性子宫肌瘤相鉴别。黏膜下子宫平滑肌瘤可能发生脱垂，该情况下可能于子宫内膜腔、子宫颈或阴道内发现肿块。有关MRI引导下聚焦超声消融治疗后子宫平滑肌瘤的影像学表现报道很少。

（二）子宫平滑肌肉瘤

子宫肉瘤并不常见。有些类型的子宫肉瘤发生

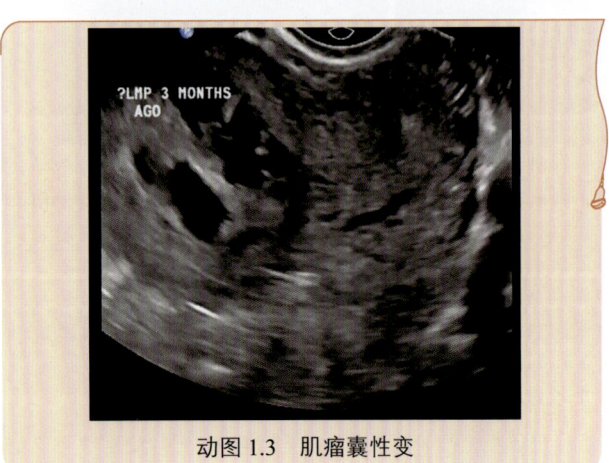

动图1.3　肌瘤囊性变

在子宫内膜，但更常见的是发生在子宫肌层的平滑肌肉瘤。子宫平滑肌肉瘤的危险因素包括对盆腔的辐射、他莫昔芬的使用和罕见的遗传综合征。由于平滑肌肉瘤的表现和增长速度与很多常见的平滑肌瘤有相似之处，通过超声或其他影像学方法诊断平滑肌肉瘤仍有难度。除转移的证据外，目前尚无影像学特征能够可靠预测。平滑肌肉瘤往往是巨大且回声不均的，并常伴囊性变（图1.12）。目前尚无证据表明多普勒超声对诊断有帮助。快速生长，尤其在绝经期后的患者，曾被认为是平滑肌肉瘤，需患者提高警惕，但"快速"并没有被很好地定义，快速生长的作用也不明确。尽管弥散加权成像对诊断可能有帮助，但平滑肌肉瘤的MRI诊断仍面临挑战。血清乳酸脱氢酶水平可能有助于平滑肌肉瘤的诊断。

（三）子宫腺肌病

子宫腺肌病是子宫内膜腺体或间质存在于子宫肌层而形成的一种良性疾病。通常，子宫腺肌病组织学诊断要求是子宫内膜腺体或间质存在于子宫肌层内，且距离子宫内膜外缘大于2.5 mm或3 mm。该病可引起疼痛、异常阴道流血或不孕，但有些患者没有症状。子宫腺肌病的患病率尚不确定，其患病率差异较大，5%~70%不等。子宫腺肌病与子宫内膜异位症可共同存在。据报道，子宫内膜异位症患者中22%~49%有子宫腺肌病。

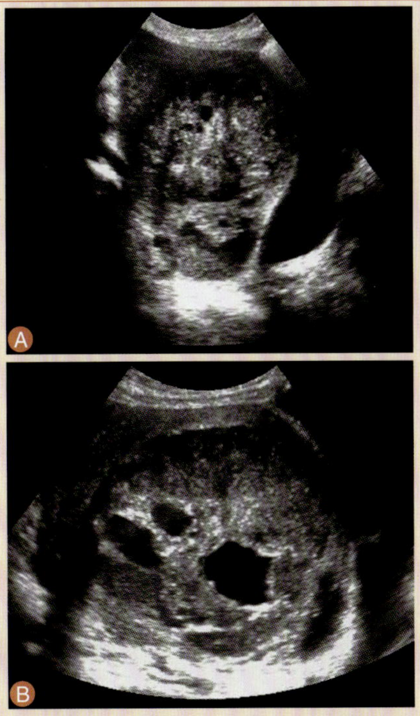

> **子宫腺肌病：超声特征**
>
> 弥漫性，有时呈球形，子宫增大
> 子宫肌层弥漫性不均质
> 肌层不对称增厚
> 模糊的低回声区域
> 肌层内囊性结构
> 子宫内膜-肌层界线不清
> 检查子宫时，可引起局部压痛
> 子宫内膜下呈线性条纹状回声
> 子宫内膜下有回声结节

子宫腺肌病多呈弥漫性影响子宫肌层，有时也可呈局灶性（当仅涉及部分子宫肌层时，称为"局灶性腺肌病"；当病灶边界较清晰时，称为"腺肌瘤"），子宫腺肌病很少以囊性形式呈现（"囊性腺肌瘤"）。尽管9%的腺肌病患者有正常的超声表现，但是超声是一种能够准确诊断子宫腺肌病的检查方法。弥漫性子宫腺肌病的声像图表现包括子宫呈球形增大、肌层回声不均、肌层不对称增厚、子宫内膜及子宫肌层间的界线不清、子宫肌层囊肿、子宫肌层呈条纹状或"结节样"回声（图1.13，动图1.4）。已有报道，在子宫腺肌病的声像图中，肌层回声不均最常见，但特异度较差，这可能与超声医师确定回声是否不均匀的主观性有关。因此，当发现子宫肌层回声不均时，寻找其他的声像图特征是很重要的。据报道，超声子宫肌层呈条纹状回声、子宫肌层囊肿、子宫呈球形及子宫肌层不对称增厚等，都有着较高的特异度。宫腔声学造影检查能展示出子宫腺肌病病灶与子宫内膜腔的联系，但并不常规用于子宫腺肌病的诊断。子宫腺肌病偶尔表现为一个孤立的囊性肿块，比典型的子宫腺肌病肌层中出现的小囊肿要大，被称为青少年型囊性子宫腺肌瘤。然而，这种孤立的大的肌层囊肿实际上可能是最近提出来的一种米勒管发育异常的罕见类型，附属的空洞性子宫肿物。现诊断附属的子宫空洞性肿物的特异标准已被提出。

子宫腺肌病与子宫平滑肌瘤常常共存。据报道，在外科手术的病例中，15%~57%有子宫平滑肌瘤的患者同时有子宫腺肌病。超声难于鉴别这两

经腹部超声矢状面（图A）和横切面（图B）显示巨大回声不均匀肿块，以实性成分为主并包含囊性部分，这很难与良性的有囊性变的平滑肌瘤鉴别开来，因为这二者的声像图表现有重叠。

图1.12 子宫平滑肌肉瘤

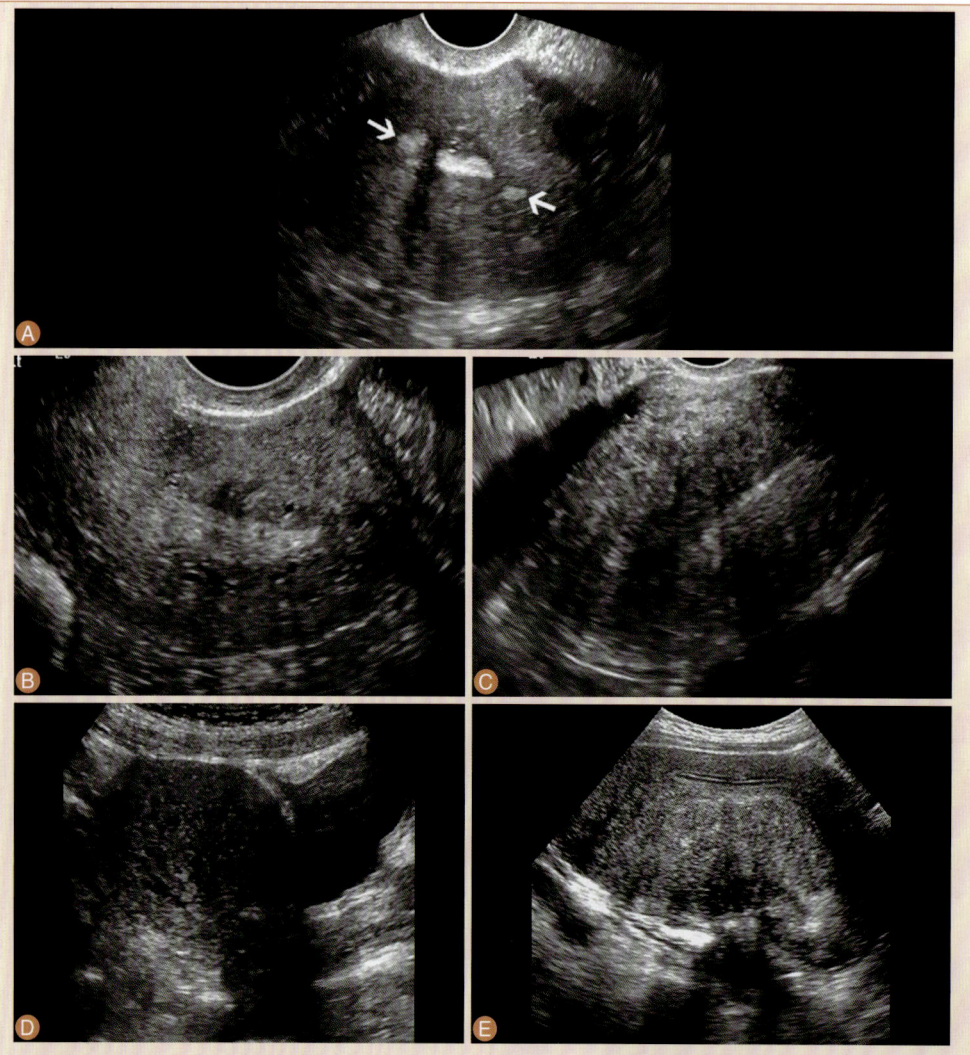

A.经阴道超声横切面显示了一些异常回声结节（箭头），图像中央的回声区是子宫内膜，条纹和结节可能是同样的特征（当形状更长时，称为"条纹"；当形状更圆时，称为"结节"）；B.经阴道超声矢状面显示子宫肌层有多个小囊；C.经阴道超声矢状面显示子宫肌层弥漫的回声不均匀，此外，子宫内膜也难于确定；D.经阴道超声矢状面证实子宫呈球形；E.经腹部超声矢状面显示子宫肌层不对称性增厚，后壁肌层较前壁肌层厚且回声不均匀，参见动图1.4。

图1.13　子宫腺肌病

种实性病变，或者两者是否同时存在。通常，局灶性子宫腺肌病是最难与子宫平滑肌瘤相鉴别的类型，边界清晰是平滑肌瘤的特征，而边界不清晰常提示是子宫腺肌病。现有报道，彩色或能量多普勒超声有助于鉴别局灶性子宫腺肌病和子宫平滑肌瘤，前者倾向于更中心化的血管分布，而后者绝大多数有周围血管分布。然而，用多普勒超声来鉴别二者的可靠性还未被充分的评估。当超声医师无法通过超声表现来判断患者是有子宫腺肌病还是子宫平滑肌瘤，抑或是两者共存时（而做出鉴别诊断对于临床处置十分重要），MRI检查有助于鉴别诊断。

尽管通常认为子宫腺肌病多数发生于绝经前的女性，但在绝经后的女性中也可见到。接受他莫昔芬治疗的乳腺癌女性有较高的子宫腺肌病发病率。这可能是由于他莫昔芬的雌激素激动剂效应作用于

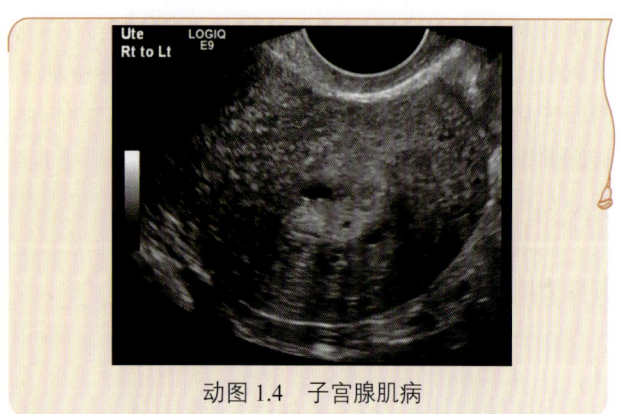

动图1.4　子宫腺肌病

子宫内膜组织，导致了子宫腺肌病的发生或者激活了原有的子宫腺肌病。

在没有子宫腺肌病其他超声表现的情况下，也可偶然在子宫内膜或肌层交界处发现一个或几个小囊肿。此孤立发现意义尚不明确。如前所述，组织学诊断子宫腺肌病通常要求子宫内膜腺体或间质位于距离子宫内膜外缘2.5 mm或3 mm以上处。因此，在缺乏子宫腺肌病的其他超声特征的情况下，医师不应仅根据子宫内膜或肌层边界的一个或几个小囊肿来诊断子宫腺肌病。

五、子宫颈异常

在子宫次全切除术后，超声检查应看到大部分或全部存留的宫颈，不应将存留的宫颈误认为是肿块（图1.14A）。偶尔在超声上可以观察到宫颈息肉（图1.14B），尽管许多在临床检查中已经明确。小的宫颈息肉很难通过超声检查发现，除非息肉周围有液体。有时子宫内膜息肉（或宫腔内的平滑肌瘤）可脱垂至子宫颈内。当观察到连接脱垂至宫颈管内病变的血管蒂时，医师可以做出诊断（图1.14C，图1.14D，动图1.5）

宫颈癌通常无须影像学检查即可诊断，但超声医师可偶然碰到宫颈癌患者。宫颈癌的典型表现为不均匀的低回声肿块（图1.14E）。尽管有报道显示，宫颈癌在多普勒超声上表现出血管增多，但通过超声仍难将其与平滑肌瘤相鉴别。

恶性腺瘤，又称宫颈微偏腺癌，是宫颈癌的一

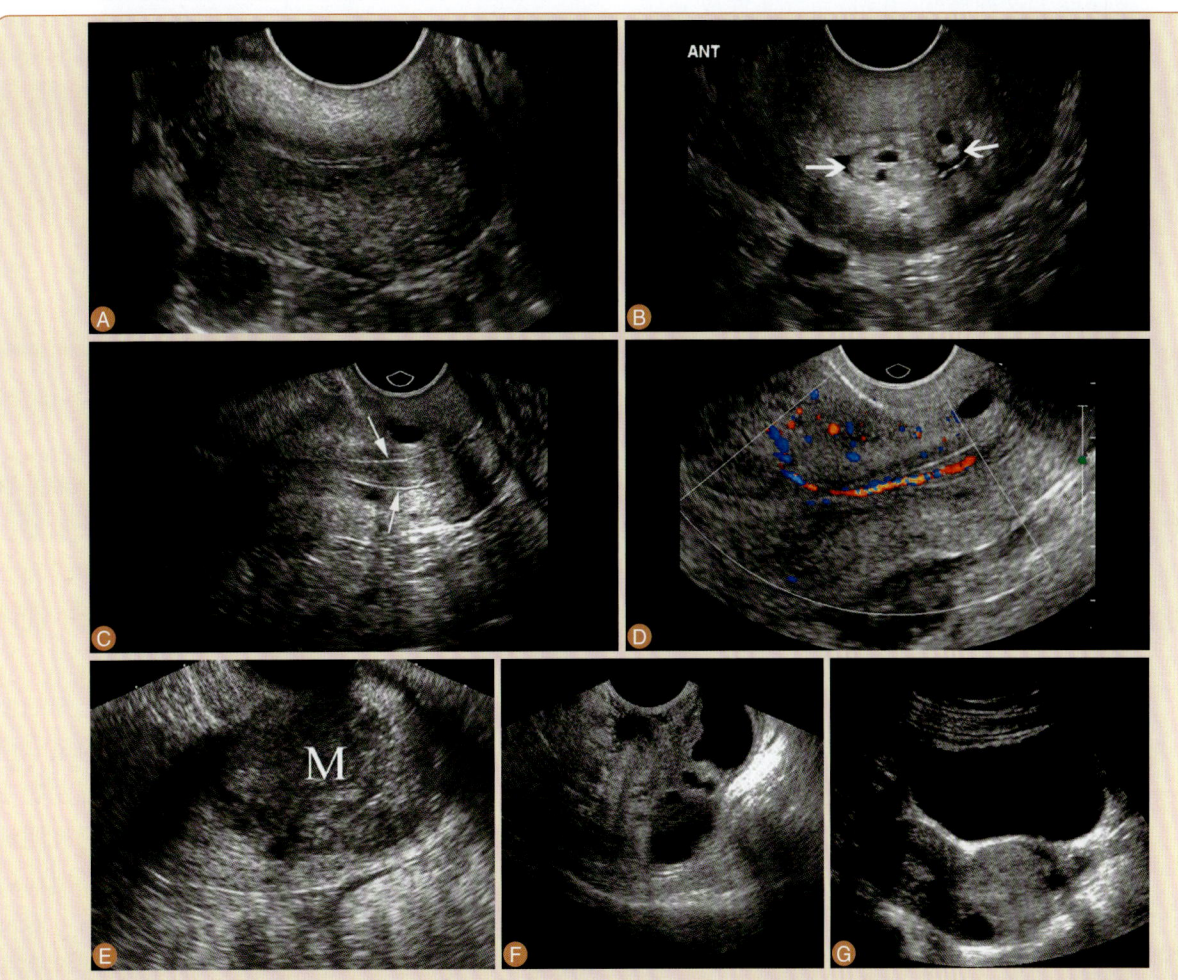

A.子宫次全切除术患者，经阴道超声矢状面显示存留的正常子宫颈；B.宫颈息肉患者，经阴道超声横切面显示宫颈息肉（箭头之间），此息肉内存在小的囊性区，小囊肿可能会被误认为纳氏囊，但本病例宫颈管里的少量液体帮助明确了息肉的边界；C、D.子宫内膜息肉脱垂至宫颈管内患者，经阴道二维超声矢状面（图C）和CDFI（图D），注意内膜息肉的血管蒂从宫腔延展至宫颈管，参见动图1.5；E.宫颈癌患者，经阴道超声矢状面显示宫颈癌的实性低回声肿块（M）；F、G.经阴道超声矢状面和经腹部超声显示一个囊实混合回声结节的腺癌。

图1.14 宫颈病灶

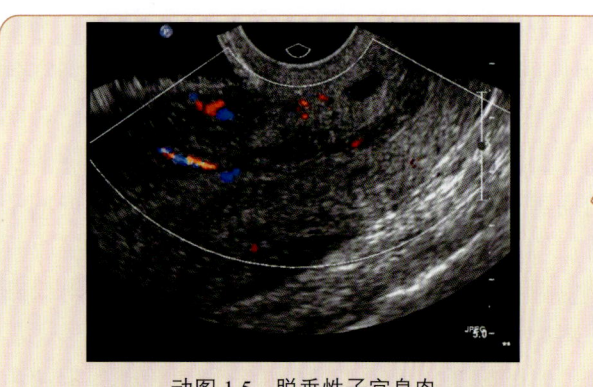

动图1.5 脱垂性子宫息肉

种少见类型，通常与波伊茨–耶格综合征相关。阴道"水样"分泌物已被认为是一种常见症状。超声表现常为伴有实性成分的多房性囊性肿块或完全实性的肿块（图1.14F，图1.14G）。多个相邻的纳氏囊可能会被误诊为这种病变，但是当有实性成分存在，尤其是通过CDFI观察到血流时，应考虑这种不常见的肿瘤。

六、子宫内膜异常

由于超声分辨率的提高，经阴道超声与经腹部超声相比，经阴道超声能更好地显示子宫内膜的细微异常，并清晰地确定子宫内膜或肌层的界面。正常子宫内膜超声表现随月经周期的时间、患者绝经状态及激素使用状况而变化，子宫内膜厚度正常测值上限亦会随之改变，了解这些变化有助于识别病理状态下的子宫内膜增厚。许多内膜病变，如子宫内膜增生、息肉和癌，都会出现阴道异常出血。异常出血可能表现为在预期的月经周期中月经量异常增大（月经过多，如由于子宫肌瘤或子宫腺肌病），在月经周期以外时间出血（子宫异常出血），或两者兼有（不规则过多子宫出血）。

子宫出血原因

妊娠
全身系统性疾病（肝病，血液病）
子宫内膜息肉或增生
子宫内膜癌
宫内节育器异位
剖宫产子宫瘢痕缺损

大量阴道出血通常是由子宫肌层或子宫内膜病变引起的，但异常出血亦可能有其他原因，如外阴或阴道出血（撕裂伤、感染或癌症）、宫颈出血（息肉、肌瘤或癌症）、输卵管出血（输卵管炎、肿瘤或输卵管妊娠）或继发于卵巢病变（产生雌激素的肿瘤、癌症、功能性卵巢囊肿）。

宫腔声学造影检查对进一步评估子宫内膜异常增厚有重要价值。其可以鉴别局灶性和弥漫性内膜病变，并有助于指导进一步治疗。如果是弥漫性异常，可以进行非定向活检，但局灶性病变（如息肉）通常需要在宫腔镜下行定向活检或切除。宫腔声学造影检查还有助于区分子宫内膜病变的良恶性。子宫内膜癌患者的宫腔可能扩张不良。

子宫内膜增厚的原因

妊娠
妊娠产物残留
子宫肌瘤（黏膜下或腔内）
子宫内膜炎
粘连
增生
息肉
癌症

（一）绝经后子宫内膜

激素替代疗法

医师在评估绝经后子宫内膜时，了解患者是否正在服用外源性激素（激素替代疗法）非常重要。这些激素曾被推荐长期服用以预防骨质疏松症和缓解更年期症状。由于雌激素替代疗法与患子宫内膜增生、癌的风险增加相关，所以常采用雌激素与孕激素联合或序贯给药方案。然而，由于已知的血栓栓塞、乳腺癌、不良心血管事件和中风的风险增加（这些并不能被降低结直肠癌和髋部骨折发病率的获益所抵消），这些激素已不再常规用于长期治疗。为帮助缓解绝经期症状，激素可在绝经期前后进行短时间使用。雌激素与孕激素联合给药方案可使子宫内膜变薄、萎缩。雌激素与孕激素序贯给药方案可导致子宫内膜发生类似于绝经前女性在激素治疗周期的后半程内膜增厚的表现。鉴于已知的子宫内膜癌风险的增加，应对服用非拮抗雌激素的女性进行监测，使之了解内膜癌增加的风险。

激素对绝经后女性子宫内膜的影响	
激素治疗方案	可能的子宫内膜表现
未用激素	薄，萎缩
非拮抗的雌激素	厚，可能不均匀
每日雌激素/孕激素	薄，萎缩
雌激素和孕激素序贯疗法	厚度随周期变化
他莫昔芬	厚，囊性区（有些改变发生在肌层）

他莫昔芬和其他用于治疗乳腺癌的激素可对子宫产生雌激素效应。据报道，接受他莫昔芬治疗的患者患子宫内膜癌、子宫内膜增生和息肉的风险增加。子宫内膜厚度的增加程度与他莫昔芬的累积剂量之间存在相关性。在超声图像上，与他莫昔芬相关的子宫内膜改变无特异度，与子宫内膜增生、息肉和癌症表现类似。增厚的子宫内膜内常可见囊性变（图1.15）。接受他莫昔芬治疗的女性比未接受治疗的女性患子宫内膜息肉的发病率高，并且息肉体积较大。此外，与普通人相比，服用他莫昔芬的女性子宫息肉发生癌变的比例更高，因此，这些女性的局灶内膜病变应进一步检查。在一些服用他莫昔芬的女性中，子宫内膜下的囊性变代表子宫内肌层的内膜异位灶被重新激活。在这些患者中很难区分子宫内膜和肌层的边界，宫腔声学造影检查可有助于判断异常是位于内膜还是内膜下。重要的是要认识到，这种子宫内膜囊性变是一种排除性诊断。当服用他莫昔芬的女性出现囊性子宫内膜改变时，不仅需要鉴别是否由他莫昔芬作用引起，同时也需要排除子宫内膜息肉、增生和癌症。

（二）绝经后出血

绝经后出血被认为是发生在女性绝经后的任意阴道出血，而不是经过序贯激素替代疗法后预期出现的周期性出血。由于子宫内膜癌的患病率较低，且在绝经后出血的病例中，子宫内膜萎缩者占较大比例，薄型子宫内膜的阴性预测价值较高。因此，薄的子宫内膜可以作为排除癌症较为可靠的指标。多项研究表明，在进行子宫内膜取样的绝经后出血患者中，子宫内膜测量值小于3 mm、小于4 mm或小于5 mm均可视为正常。这些患者的出血往往与子宫内膜萎缩有关。

绝经后子宫出血的女性多有子宫内膜萎缩。经阴道超声显示萎缩的子宫内膜薄且回声均匀。组织学上，子宫内膜腺体可能扩张，但细胞呈立方状或扁平状，间质呈纤维化。薄的子宫内膜伴囊性变在经阴道超声上可诊断为囊性萎缩，但当子宫内膜较厚时，其外观与囊性增生的外观无法区分。

对35项已发表的研究（包括5892名女性）进行Meta分析的结果表明，子宫内膜厚度≥5 mm可检出96%的子宫内膜癌和92%的任何子宫内膜疾病。对于绝经后阴道出血的女性，其子宫内膜厚度≥5 mm时，预测癌症概率为10%，当经阴道超声检查结果显示正常时，癌症概率降为1%。但该Meta分析中涉及的许多研究仅评估接受活检的患者，因此存在一定偏倚。Wong等对4383名绝经后出血的女性进行了一项研究，这些女性均接受了超声检查和活检，研究发现：子宫内膜厚度为3 mm是诊断子宫内膜癌的最佳阈值；子宫内膜厚度分别以3 mm、4 mm、5 mm为界值时，诊断子宫内膜癌的敏感度分

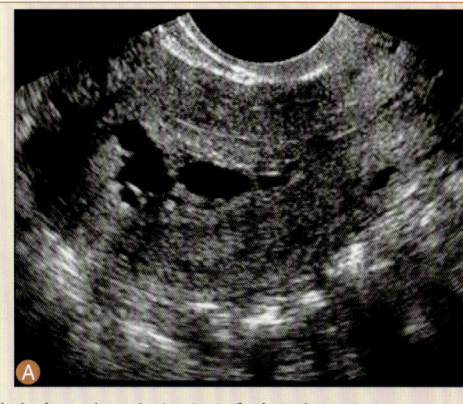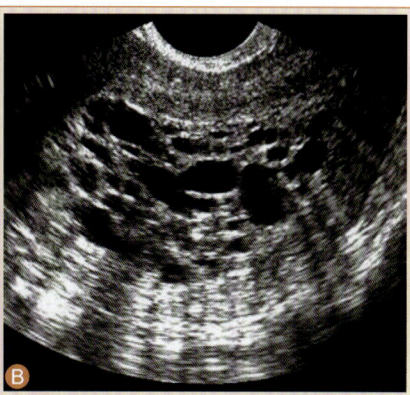

A.服用他莫昔芬患者，其子宫内膜增厚并发囊性改变；B.服用他莫昔芬患者，其宫腔内可见一大息肉，子宫内膜明显增厚并发囊性改变。

图1.15 服用他莫昔芬患者的子宫相关声像图改变

别为97.0%、94.1%、93.5%，特异度分别为45.3%、66.8%、74.0%。但该研究人群的子宫内膜癌发病率较低（3.8%，远低于绝经后出血女性的预期发病率10%），因此该结果可能无法在其他人群中复现。临床诊疗可界定患者及其医师可接受的诊断阈值。未来可能会使用个体化风险比来评估风险，风险因素包括年龄的增长、绝经年龄、体重指数、未产妇和糖尿病。若女性在超声检查正常的情况下继续出现绝经后出血，则应建议进行活检。

经阴道超声评估子宫内膜厚度已被证明具有高度可重复性、良好的观察者内和观察者间一致性。如果子宫内膜无法完整显示或边缘不清，医师应认为该检查是"不能诊断"的，需要进一步检查（如宫腔声学造影检查、宫腔镜检查）。某些学者建议，即使经阴道超声检查正常，所有绝经后出血的女性都应接受宫腔声学造影检查。但笔者认为如果经阴道超声检查可清晰显示子宫内膜薄且没有形态学异常表现，通常不需要进一步检查。Dubinsky等发现，在穿刺活检后1个月内出血且子宫内膜厚度>4 mm的81例绝经后女性中，有45例（56%）女性经阴道超声检查发现存在宫腔内肿块，但其中41例女性穿刺活检结果为假阴性。值得思考的是，对于患者来说，发现和治疗这些良性病变（如小息肉或肌瘤）能否改善生活质量、降低发病率和提高生存率，仍有待进一步研究。

另有研究评估无症状绝经后患者的子宫内膜，认为厚度≤8 mm的子宫内膜可被视为正常。大多数报道纳入接受和未接受激素替代治疗的混合组患者。在一组针对50岁及以上无出血或未接受激素替代治疗的绝经后女性的队列研究中，Smith Bindman等建议，若子宫内膜厚度>11 mm，其癌症风险为6.7%（与出血且子宫内膜厚度>5 mm的绝经后女性相似），此时应考虑进行活检。若子宫内膜厚度≤11 mm，因其癌症的风险极低，则无须进行活检。使用此截断值可在癌症检测和由偶发异常引起的不必要活检之间进行权衡。Jokubkiene等一项研究证实，即使存在子宫内膜局灶性病变，也可能没有恶性肿瘤。该研究纳入510例绝经后无症状女性，11%的患者子宫内膜厚度≥5 mm，34例（7%）接受宫腔镜手术或超声监测，每进行14.5次手术才诊断出1例癌前病变（子宫内膜增生），其中2例女性会

因宫腔镜检查而发生严重并发症。我们机构目前使用的子宫内膜厚度阈值为8 mm，其敏感度较高，但特异度较低。

（三）子宫梗阻：阴道积液和阴道积血

生殖道梗阻会导致分泌物和血液在子宫（子宫内）和（或）阴道（阴道内）聚积，聚积物具体位置取决于积聚量和梗阻程度。青春期之前，阴道和子宫内的分泌物聚积称为子宫阴道积液。月经来潮后，子宫阴道积血是经血滞留所致。梗阻可能是先天性的，通常是由处女膜闭锁引起的。其他先天性原因包括阴道隔膜或阴道闭锁，或不相通的残角子宫。子宫内膜或宫颈肿瘤引起的宫颈狭窄或放射后纤维化也可导致子宫积液和积血。

宫腔积液原因
先天性（处女膜闭锁，阴道隔膜，米勒管异常）
月经期
怀孕
近期使用仪器或外伤
辐射病史
感染
宫颈狭窄
梗阻性病变（子宫内膜癌或宫颈癌）

超声显示若阴道水平发生阻塞，阴道和宫腔会显著扩张，可见聚积的液体。青春期前聚积的液体通常为无回声。月经来潮后，由于陈旧性积血的存在，液体中会出现高回声物质（图1.16），也可存在无回声区分隔形成的液-液水平面。在少数情况下，血液只积聚在宫颈，被称为宫颈积血。

后天性宫腔积液或积血通常表现为宫腔扩张、液体填充，可有细密点状回声（图1.17）。超声检查难以区分积液合并感染（积脓）和单纯积液，临床上通常在积液存在的情况下做出此诊断。

由于随着年龄的增长，患子宫内膜癌的风险会增加，所以绝经后女性的宫腔积液更值得关注。但在该人群中，宫腔积液仍较大可能源于良性病变。经阴道超声检查到的宫腔内少量液体可能是无症状绝经后女性的正常表现（图1.18）。宫腔大量积液可能与良性病变有关，且通常与宫颈狭窄有关。

在一项针对1074例无症状绝经后女性的研究中，134例患者（12%）有宫腔积液。对131例患者

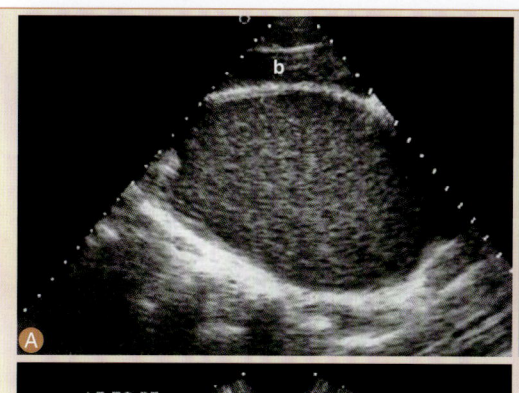
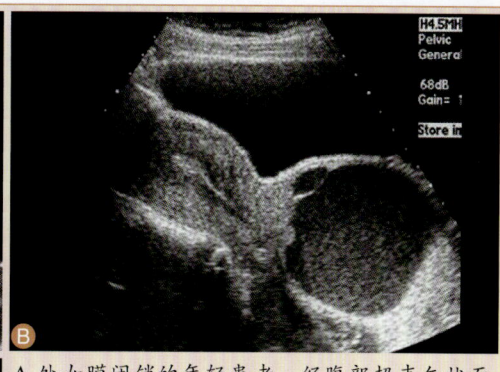
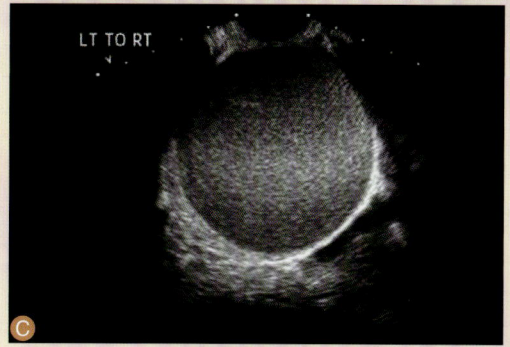

A.处女膜闭锁的年轻患者,经腹部超声矢状面显示阴道扩张明显,阴道内液体可见细密光点,并压迫膀胱(b)前部;B、C.良性阴道狭窄患者,26岁,经腹部超声(图B)和经阴唇超声(图C)显示阴道扩张积血。

图1.16 阴道积血

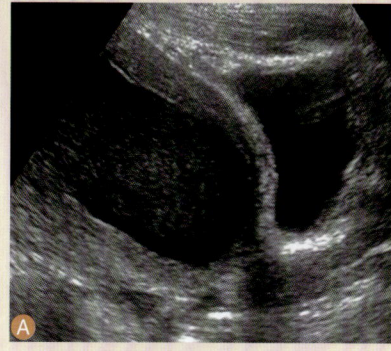
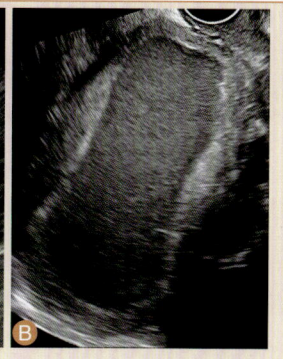

A、B.经腹部超声和经阴道超声显示宫腔扩张,其内充满中等回声的血液。肿瘤于宫颈水平造成梗阻,此图未显示。

图1.17 宫颈癌患者由于宫颈狭窄造成宫腔积血

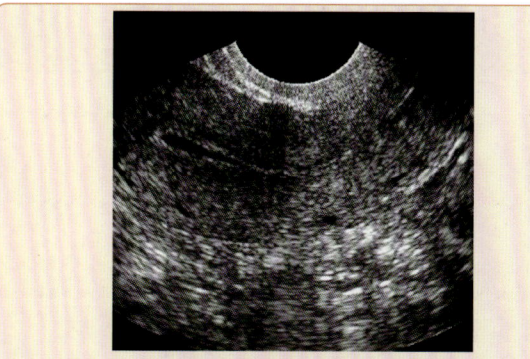

经阴道超声矢状面显示宫腔内有少量液体。

图1.18 正常绝经后患者的子宫内膜

进行活检,12例患者因宫颈狭窄无法取样,另32例患者有一定程度的宫颈狭窄(44/131=34%)。活检病理结果显示为息肉2例,囊性增生、腺瘤性增生、癌各1例。因此,在进行活检的131例患者中,只有2例(1.5%)涉及子宫内膜病变。

(四)子宫内膜增生

子宫内膜增生被定义为大小和形状不规则的腺体增生,与正常的子宫内膜相比,其腺体与间质的比例增加。该过程通常是弥漫性的,但有时可能会类似广泛的息肉样病变。组织学上,子宫内膜增生可分为无细胞异型性增生和有细胞异型性增生(非典型增生)。长期随访研究表明,约25%的非典型增生会进展为癌,而仅有不到2%的无细胞异型性增生会进展为癌。这些类型中的每一种都可以进一步细分为简单型或复杂型的增生,具体取决于腺体的复杂程度和聚集程度。在简单型(囊性)增生中,腺体呈囊状扩张并被丰富的细胞基质包围,而在复杂型(腺瘤)增生中,腺体聚集在一起,中间几乎没有基质。

子宫内膜增生是异常子宫出血的常见原因。内膜增生是由无拮抗的雌激素刺激引起的，可能由使用无拮抗的雌激素替代治疗、持续的无排卵周期（如多囊卵巢综合征）及肥胖女性内源性雌激素分泌增加所致。子宫内膜增生也可见于产生雌激素的肿瘤，如卵巢颗粒细胞瘤和卵泡膜瘤。

子宫内膜增生的超声表现为子宫内膜弥漫性增厚、回声稍增强、与子宫肌层分界清晰（图1.19）。子宫内膜可有局部或不对称增厚，囊性增生者其内可见小囊肿。子宫内膜囊性改变也可见于囊性萎缩性内膜和内膜息肉，囊性区域代表组织学中观察到的扩张囊性腺体。

增厚的子宫内膜的囊性改变通常见于良性疾病，亦可见于子宫内膜癌。由于子宫内膜增生的超声表现无特异度，因此活检对于诊断是必要的。

（五）子宫内膜息肉

子宫内膜息肉是常见的良性病变，常见于围绝经期和绝经后的女性。息肉可无症状，亦可导致月经周期内任意时间出血。组织学上，息肉由被上皮覆盖的子宫内膜组织增殖形成，突出于相邻的表皮之上，可有蒂或广泛基底，或可有细蒂。约20%的子宫内膜息肉为多发性息肉，少见恶变。息肉的蒂可较长，偶见突出到宫颈甚至阴道内。

子宫内膜息肉的超声表现为非特异度高回声子宫内膜增厚，可为弥漫性或局灶性，也可表现为宫腔内的局灶性圆形肿块回声（图1.20，动图1.6），亦可发生囊性变并充满宫腔（动图1.7）。绝经前患者子宫内膜处于增殖期，由于子宫内膜的回声通常低于息肉回声，此时子宫内膜息肉较易诊断。当宫腔内存在积液时可清晰显示肿块边缘，此时更易于诊断。宫腔声学造影检查时向宫腔内注入液体，是显示息肉的理想方法（图1.20C，图1.20D）。当经阴道超声检查无法区分子宫内膜息肉和黏膜下肌瘤时，宫腔声学造影检查是一项有价值的技术，息肉为子宫内膜病变，而黏膜下肌瘤为肌层病变，因此可在肌瘤表面观察到一层正常的子宫内膜（图1.11I）。息肉内可见囊性区域，代表组织学上扩张的腺体。CDFI通常可观察到息肉蒂部的供血动脉（"蒂动脉征"）。"高回声线征"也有助于鉴别息肉及子宫内膜的局灶性异常。

由于子宫内膜活检会漏刮蒂部较柔软的息肉，因此有时可能无法诊断子宫内膜息肉。若子宫内膜厚度>8 mm的绝经后女性在进行非诊断性刮宫术后，其异常出血仍持续存在，则建议行宫腔镜检查以直接观察宫腔情况。

（六）子宫内膜癌

子宫内膜癌是北美洲最常见的妇科恶性肿瘤。美国国立卫生研究院估计，2015年美国有54 870例子宫内膜癌患者，10 170例死亡，5年总生存率为82%。67%的子宫内膜癌确诊时肿瘤局限于子宫体，其5年生存率为95.3%。

75%~80%子宫内膜癌发生在绝经后，最常见的临床表现是子宫出血，但只有约10%的绝经后出血的女性有子宫内膜癌。绝经后雌激素替代治疗和绝经前无周期性排卵与子宫内膜癌密切相关。其他危险因素包括肥胖、糖尿病、高血压和生育次数过少。约25%的非典型子宫内膜增生会进展为分化良

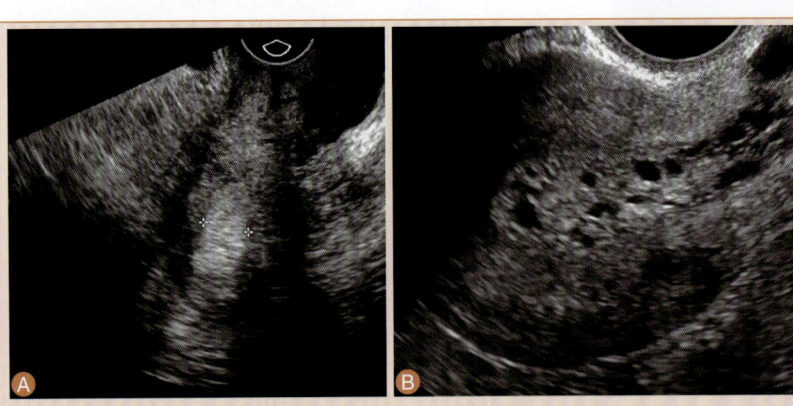

A.异常出血患者，58岁，子宫内膜增生（未服用激素），经阴道超声矢状面显示子宫内膜增厚（14 mm），呈均质高回声；B.绝经后阴道出血患者，52岁，无异型复杂子宫内膜增生，经阴道超声矢状面显示子宫内膜弥漫性分布大量小囊腔，内膜厚度达16 mm。

图1.19　两例子宫内膜增生患者的超声表现

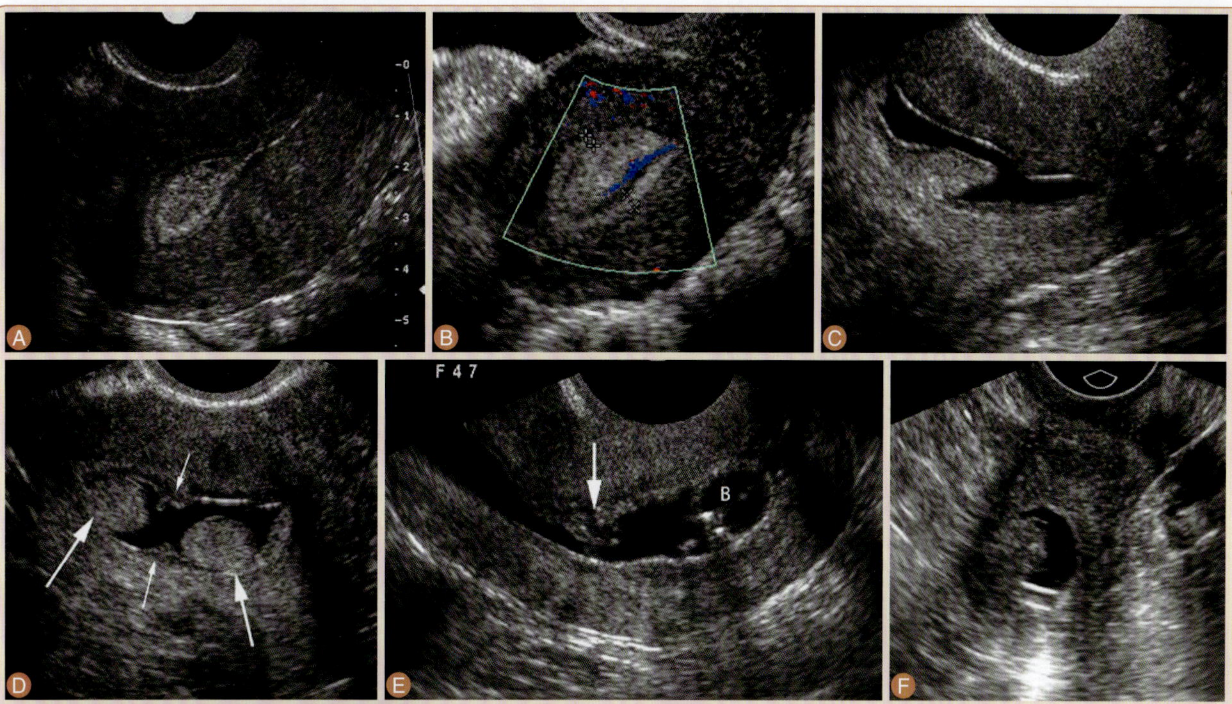

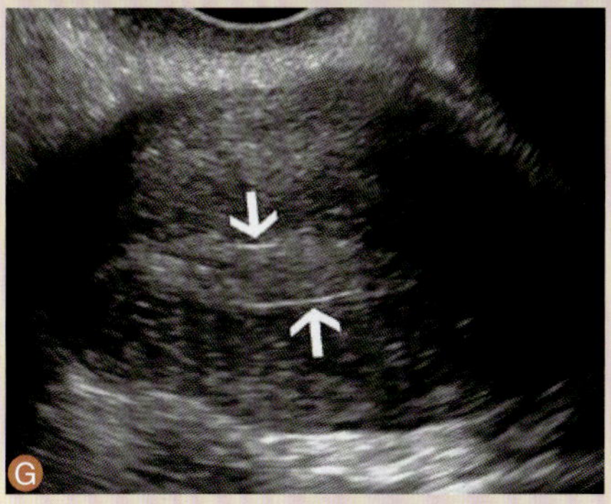

A.经阴道超声矢状面显示子宫内膜息肉呈稍低回声;B.经阴道超声矢状面显示子宫内膜息肉血流由单支血管供应,息肉周围可见少量液体,可分别测量两侧子宫内膜(标尺);C.宫腔声学造影矢状面显示由液体包围的息肉;D.宫腔声学造影横切面显示多发息肉,其中2个是圆形息肉(大箭头),2个是无蒂息肉(小箭头);E.宫腔声学造影显示球囊导管(B)和内部的1个小息肉(箭头);F.绝经后出血患者,60岁,宫腔声学造影矢状面显示息肉形态不规则,随后进行子宫内膜活检,结果显示为阴性,这说明了影像学和组织学相关性的重要,切除病变需要在直接可视化下进行活检;G.经阴道超声横切面显示沿子宫内膜两侧的息肉呈细高回声线(箭头),多普勒超声未发现明显肿块,也未检查到血管带,参见动图1.6和动图1.7。

图1.20 子宫内膜息肉

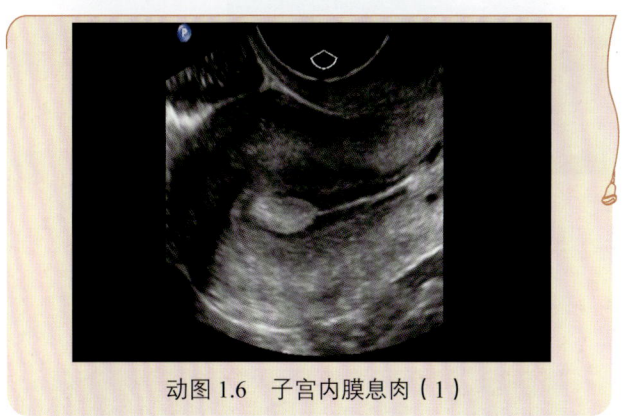

动图1.6 子宫内膜息肉(1)

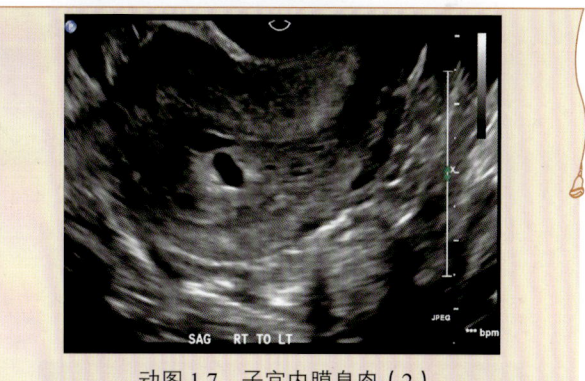

动图1.7 子宫内膜息肉(2)

好的子宫内膜癌。

子宫内膜癌的超声表现包括子宫内膜增厚、子宫内膜与肌层分界不清、子宫增大且内膜不清晰。增厚的子宫内膜可边界清晰,回声均匀,与增生和息肉无法鉴别。当子宫内膜边界回声不规则或呈边界不清晰的不均质回声时,癌症的可能性更大(图1.21,动图1.8,动图1.9)。当子宫肌层受到明确侵犯时,几乎可以肯定存在恶性肿瘤。虽然子宫内膜的囊性变更常见于子宫内膜萎缩、增生和息肉,但亦可见于癌。肿瘤也可阻塞宫腔,形成积血。尽管某些超声表现存在良性或恶性倾向,但因存在重叠特征,通常需要子宫内膜活检来明确诊断。

彩色和频谱多普勒超声在子宫内膜癌诊断中的作用仍存在争议。正常子宫内膜血流可能难以检测,但在子宫内膜癌中,可能观察到异常出现的血管(图1.21E)。通过经阴道的彩色和频谱多普勒超声来鉴别子宫内膜癌与正常绝经后子宫内膜或绝经后子宫内膜良性病变的初步研究表明,子宫内膜癌时,子宫动脉为低阻力血流;而正常女性子宫内膜或良性子宫内膜病变时,子宫动脉为高阻力血流。但后续报道显示,良性和恶性子宫内膜病变时,子宫血流量没有显著差异。子宫动脉呈低阻力与子宫

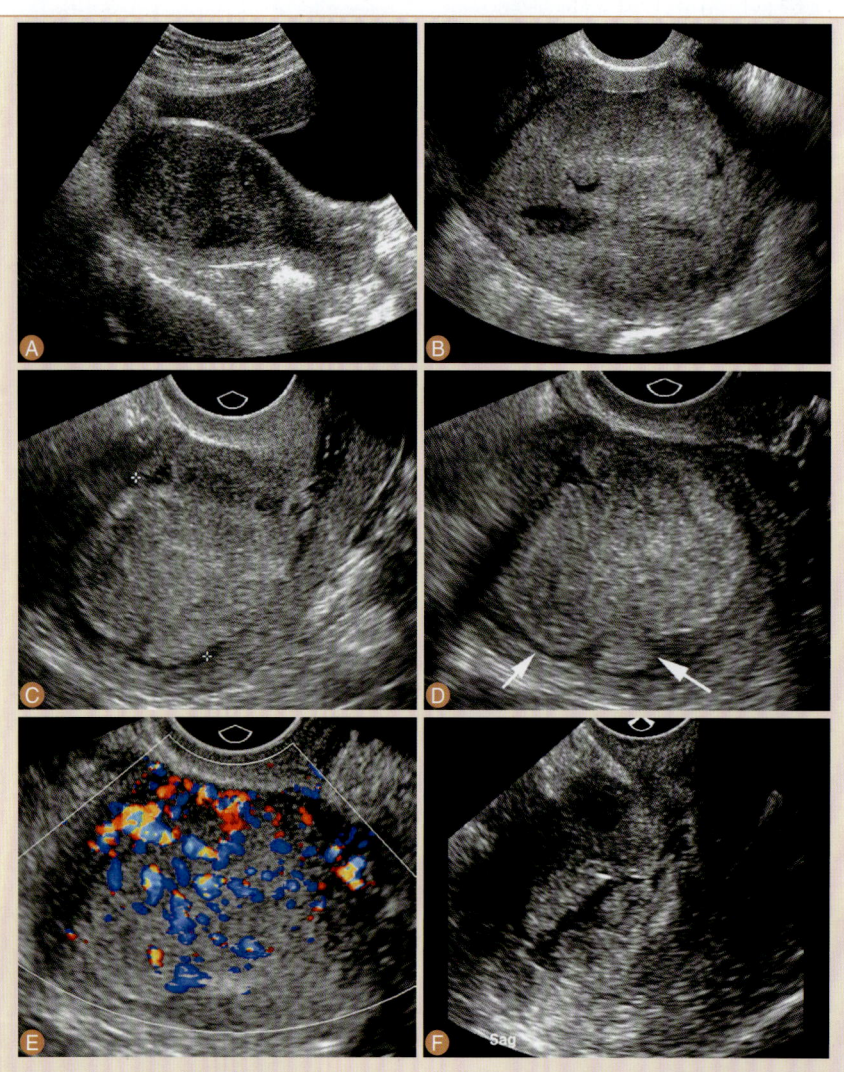

A、B.同一子宫内膜癌患者,经腹部超声(图A)和经阴道超声(图B)显示一较大不均质内膜肿块压迫子宫肌层;C~E.另一子宫内膜癌患者,子宫内膜厚度为33 mm(标尺间,图C),后方可见肌层浸润区域(箭头,图D),CDFI显示形态不规则肿瘤血供丰富(图E);F.子宫内膜癌伴多个不规则息肉样病变患者,参见动图1.8和动图1.9。

图1.21 子宫内膜癌

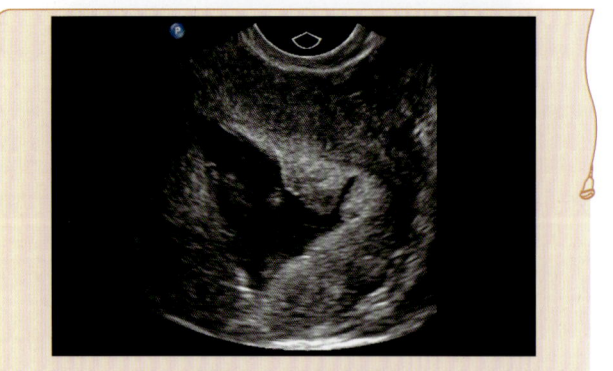

动图1.8 子宫内膜癌

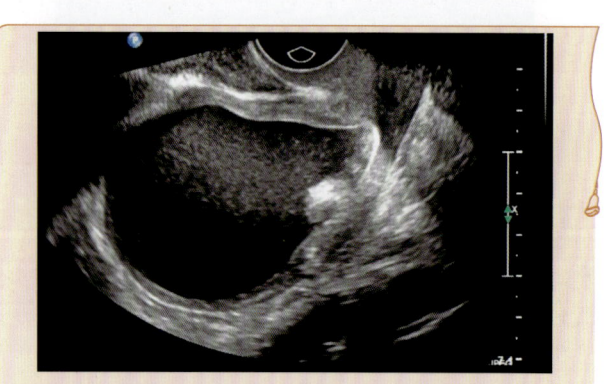

动图1.9 子宫内膜癌合并宫腔积血

肌瘤亦有关。一些报告显示，恶性内膜病变的子宫内膜下动脉和内膜内动脉的阻力较低，但其他报道未发现显著差异。Sladkevicius等发现，与子宫动脉、子宫内膜下动脉或子宫内膜内动脉的多普勒超声相比，子宫内膜厚度是区分正常和病理子宫内膜或良性和恶性子宫内膜的更好方法。

超声检查可对已知子宫内膜癌患者进行术前评估，以确定子宫肌层浸润的深度。完整的子宫内膜下晕（内肌层）通常提示表面浸润，晕的消失则提示深度浸润。一些客观的超声参数已被用于肿瘤分期评估，但对子宫肌层或宫颈浸润的主观评估已被证明与客观测量参数有同等价值或价值更高。据报道，经阴道超声和非增强T₂WI具有相似的准确性，但增强MRI已被证明在显示子宫肌层浸润方面优于前两者。IA期，癌症局限于子宫内膜或浸润深度不到子宫肌层的一半；IB期，肿瘤仍局限于子宫，但已侵犯超过子宫肌层的一半或更多；II期，癌症已经蔓延到子宫颈的结缔组织中，但尚未扩散到子宫外；III期，癌症已经扩散到子宫外或盆腔附近的组织中；IV期，癌症已扩散到膀胱或直肠（大肠下部）的内表面、腹股沟淋巴结和（或）远处器官，如骨骼、网膜或肺。MRI检查还可评估是否有宫颈蔓延（II期）和宫外扩散（III和IV期）。

（七）子宫内膜肉瘤

子宫肉瘤是一种罕见的异质性恶性肿瘤。子宫平滑肌肉瘤之前已经讨论过，其他子宫肉瘤可能来自子宫内膜，包括癌肉瘤（也称为"恶性混合米勒瘤"，许多学者现在认为这是癌的一种亚型，而不是肉瘤，图1.22）、子宫内膜间质肉瘤、腺肉瘤和未分化肉瘤。很少有关于这些罕见肿瘤的超声表现的描述，且其没有特异度的超声表现。子宫内膜间质肉瘤可能表现为弥漫性或局灶性肿块，可能侵及子宫肌层，而难以确定病变的起源，还可能被误诊为子宫平滑肌瘤。

（八）子宫内膜粘连

子宫内膜粘连常发生于宫腔创伤、感染或手术后，可能是不孕或复发性流产的原因。Asherman综合征是由于子宫内膜粘连导致月经紊乱或不孕等症状的综合征。在经腹部超声和经阴道超声检查中，子宫内膜可能表现正常，而经阴道超声检查有时可以发现子宫内膜粘连表现为子宫内膜回声不规则或

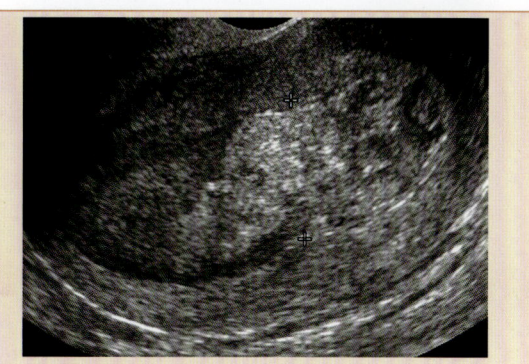

经阴道超声显示不均匀的子宫内膜肿块（标尺间），厚度为27 mm。

图1.22 子宫内膜肉瘤

出现桥带状低回声。超声检查最好在子宫内膜分泌期进行，因为此时子宫内膜是高回声的。除非有宫腔积液，否则超声诊断粘连存在一定困难。宫腔声学造影检查是一种能很好地显示粘连的技术。粗的、广泛的粘连会阻碍子宫腔的扩张，因此患者在宫腔注液时可能会感到疼痛。粘连可以表现为"桥带样"组织，造成宫腔形态不规则（图1.23，动图1.10），或是在实时超声检查中表现为薄的涌动的膜。粘连在宫腔镜下可以被分开。

（九）子宫内膜消融术

子宫内膜消融术后，子宫内膜的超声图像通常模糊不清（图1.24A）。当有残留的未消融的子宫内膜（这在进行子宫内膜消融时很常见）和临近的子宫内膜瘢痕形成时，可能会出现并发症。继而可能导致子宫角部积血（局限于子宫角区）或宫腔积血（宫腔内），两者都可能引起疼痛（图1.24B）。输卵管绝育术后综合征是子宫内膜消融术后的一种延迟并发症，其也可能发生在既往行输卵管结扎的患者中，这些患者通常因输卵管残端的近端出血和子宫角部积血引起疼痛。若要评估这些并发症，当患者有症状时，可利用影像学检查对上述并发症进行评估，因为在月经周期的其余时间，阻塞区域的液体可能会被吸收。

七、避孕器的超声表现

（一）子宫内节育器

子宫内节育器通常很容易通过超声识别（图1.25）。在北美洲遇到的大多数节育器都是T形的，而在中国圆形的子宫内节育器也多有使用，但是很少会遇到

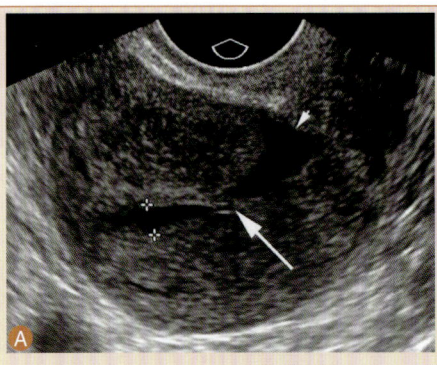
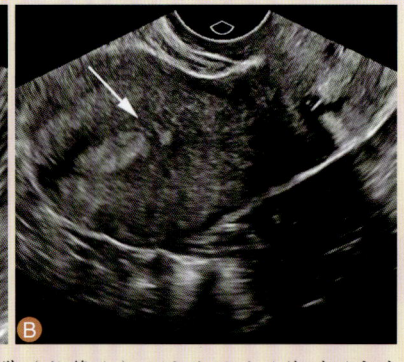

A.宫腔声学造影显示在宫腔内的液体中可以观察到一个粘连带（长箭头），液体同时延伸到剖宫产瘢痕缺损处（短箭头），当存在多处粘连时，患者在宫腔声学造影检查过程中常因宫腔扩张受限而感到疼痛，两标尺间显示宫腔内的液体；B.经阴道超声显示在分泌期的一条与子宫肌层（箭头）回声相似的粘连带，横跨宫腔前后。需要注意的是，子宫纵隔的方向是沿子宫纵轴从宫腔底部向下延伸。因此，在子宫短轴上显示的一条粘连带并不是由米勒管异常引起的，参见动图1.10。

图1.23　宫腔粘连

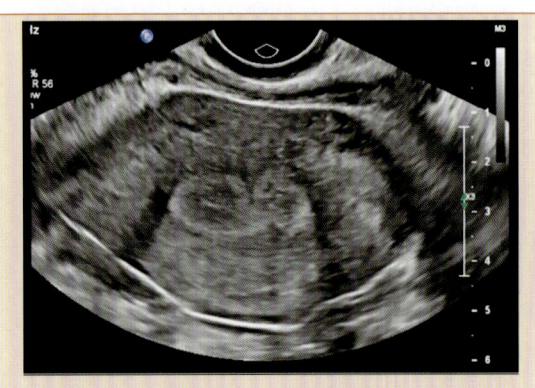

动图1.10　宫腔粘连

使用唇环节育器的患者。铜子宫内节育器可以放置长达10年。释放左炔诺孕酮的子宫内节育器可用于治疗异常子宫出血，而不是主要用于避孕，可放置长达5年。另一种释放左炔诺孕酮的子宫内节育器比Mirena子宫内节育器略小，可以放置3年。

一般而言，子宫内节育器呈高回声，容易识别，但释放左炔诺孕酮的子宫内节育器较铜子宫内节育器在二维超声中更难以识别。如果没有观察到释放左炔诺孕酮子宫内节育器的高回声，则应仔细观察来自子宫内节育器的体部或臂部的声影，以帮助定位。偶尔可能会遇到与子宫内节育器的超声表现相似的子宫内膜钙化，但钙化的不连续性有助于两者的鉴别。子宫内节育器上端和臂部通常应位于宫腔的最上段。如果子宫内节育器位于宫腔的下段（动图1.11），则应怀疑其单臂或双臂包埋在子宫肌层内。三维超声可能有助于识别子宫内节育器的位置异常。子宫内节育器最常见的移位部位是宫腔下段或宫颈。许多子宫内节育器的尾丝是高回声，不应与体部相混淆（图1.25F）。

如果超声检查未发现子宫内节育器，也不知道其是否已被排出，应通过超声检查对附件进行评估（图1.25G）。然而，如果子宫内节育器穿孔并位于

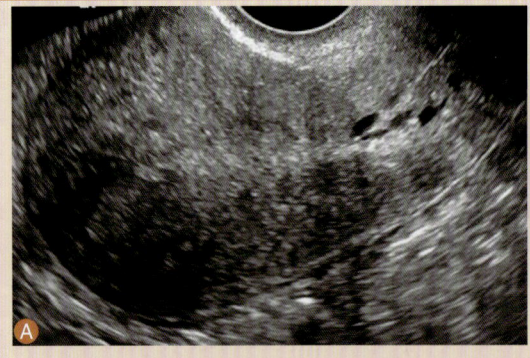
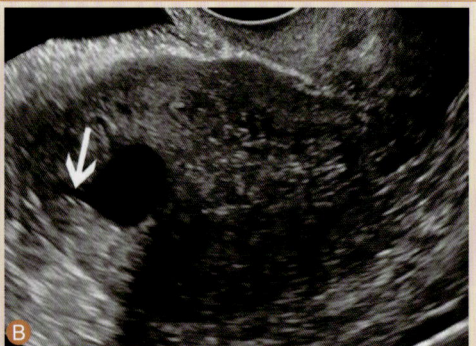

A.经阴道超声矢状面显示无明显的子宫内膜边界，这是子宫内膜消融术后常见的一种表现；B.经阴道超声矢状面显示左侧子宫角部积血，该患者还有微量液体延伸到输卵管壁内（箭头）。

图1.24　子宫内膜消融术

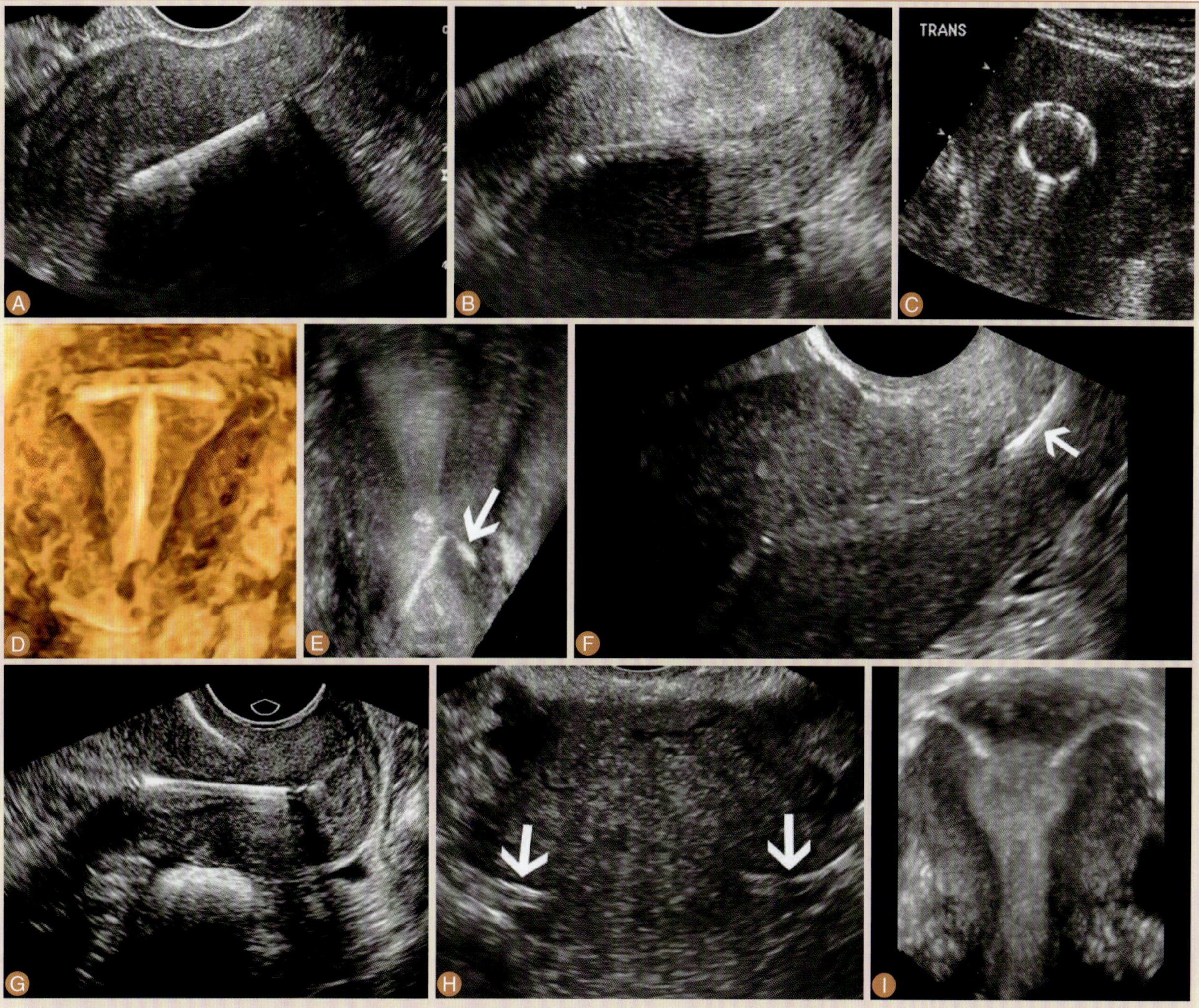

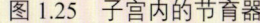

A.经阴道超声矢状面显示铜子宫内节育器,其位置正常,有明显的声影;B.经阴道超声矢状面显示释放左炔诺孕酮子宫内节育器,其位置正常,与铜子宫内节育器相比,其回声往往不明显,声影较弱;C.经腹部超声横切面显示中国常放置的圆形子宫内节育器;D.三维超声冠状面重建图像显示释放左炔诺孕酮的子宫内节育器,其位置正常;E.三维超声冠状面重建图像显示子宫内节育器的位置下移,位于宫颈和子宫下段,其左臂(箭头)包埋于子宫体部和颈部的肌层内;F.子宫内节育器的尾丝(箭头)位于子宫颈,但其位置正常(在该图中未显示),注意不要把尾丝误认为是子宫内节育器本身;G.经阴道超声显示子宫内节育器的位置下移,从宫腔中部延伸至子宫下段,参见动图1.11;H.经阴道超声横切面显示输卵管阻塞器(箭头)在双侧子宫角部的预期位置;I.三维超声冠状面重建图像显示输卵管阻塞器位于双侧子宫角部的预期位置。

图 1.25 子宫内的节育器

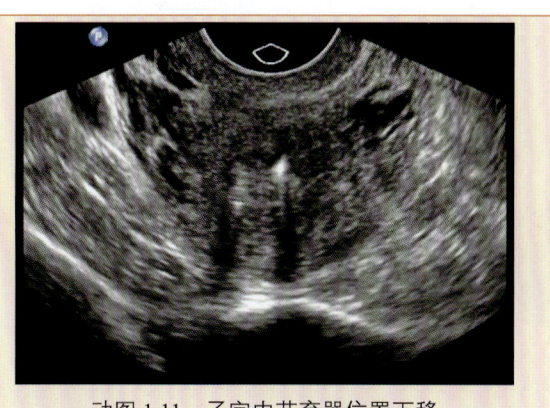

动图 1.11 子宫内节育器位置下移

盆腔,由于肠道气体的影响,超声检查可能很难确定。可进一步行腹部和盆腔的X线摄影,以确定腹膜腔内是否有子宫内节育器。

(二)输卵管阻塞器

输卵管阻塞器可经宫腔镜放置于输卵管内,以提供永久性的绝育。Essure器是最常用的。这些装置通常表现为双侧子宫角部的曲线型高回声结构(图1.25H,图1.25I)。在理想情况下,该器具跨越子宫输卵管交界处,向子宫内膜腔和输卵管方向轻度延伸。

Adiana器是一种不可吸收的硅胶基质，可将其插入近端输卵管，用于绝育。本品虽已停用，但仍可能遇到使用该器具的女性，其可能表现为子宫角部的一个小的高回声区。

八、产后的超声表现

（一）产后正常的超声表现

分娩初期子宫增大，通常在分娩后6~8周恢复到非妊娠大小。在分娩后的最初几天，子宫通常是柔软的，易于被超声探头压缩。经腹部超声检查即足以评估产后最初几周的子宫，因为增大的子宫通常可提供一个适当的声窗。产后晚期则多需使用经阴道超声检查。在产后早期可能出现子宫内肌层相对于子宫外肌层回声增高的表现，有可能将其误认为子宫内膜（图1.26A）。由空气引起的强回声灶是正常的，可以持续3周，由血凝块引起的少量液体和不均质组织回声常见于产后早期（图1.26B）。

（二）产后出血的超声表现

产后一定量的出血是正常的，因此，产后子宫内的血液和碎片的出现是正常的。当患者出血量异常、疼痛和（或）发热时，需要通过超声检查来评估原因，如是否有妊娠残留物或子宫内膜炎。

（三）妊娠残留物的超声表现

当发现钙化的成熟胎盘时，妊娠残留物的诊断是成立的。当宫腔内有血管化的组织（CDFI可检测到血流）时（图1.27），通常提示妊娠残留物。如果组织没有血管化，这可能是血凝块或妊娠残留物血流阻断所致。可疑妊娠残留物的大小对于指导治疗很重要。例如，在我们的一个机构中，药物治疗通常是在最初针对较小的局灶性妊娠残留物（通常是2 cm或更小）时使用，而非诊断性刮宫术通常用于较大的病灶，因为这些病灶可能对药物治疗不太敏感。如果发现妊娠残留物突破宫腔进入子宫肌层，这表明有侵袭性胎盘的情况，如胎盘植入。这个重要的诊断意味着在非诊断性刮宫术时胎盘不易清除，患者子宫破裂的风险增加。有时子宫肌层和子宫内膜会因妊娠残留物出现严重的血管化（图1.27C，图1.27D，动图1.12）。一项研究表明，在这些情况下，如果病灶内血流速度较高（>60 cm/s），可以在超声引导下手术切除残余组织。然而，这项研究未采用角度校正的速度测量，上述特定速度阈值的可靠性有限。

胎盘部位滋养层细胞肿瘤是产后出血的一种罕见原因，但当血清人绒毛膜促性腺激素水平持续较低和（或）人胎盘催乳素水平升高时，应予以考虑。与更常见的妊娠滋养层肿瘤相比，其血清人绒毛膜促性腺激素（hCG）水平往往较低，有时只是轻度升高。胎盘部位滋养层细胞肿瘤最常见的超声表现是累及子宫内膜和（或）子宫肌层的回声不均匀的实性成分为主的肿块，偶尔可能以囊性成分为主，有明显的血管，与动静脉畸形相似。这将在第五章进行深入地讨论。

（四）子宫内膜炎的超声表现

子宫内膜炎应被认为是产后发热和（或）疼痛的潜在病因。子宫内膜炎是一种临床诊断，其超声表现不一，也可能正常。子宫内膜炎患者的宫腔内可见液体和（或）空气，但这些可能是产后最初几周常见的

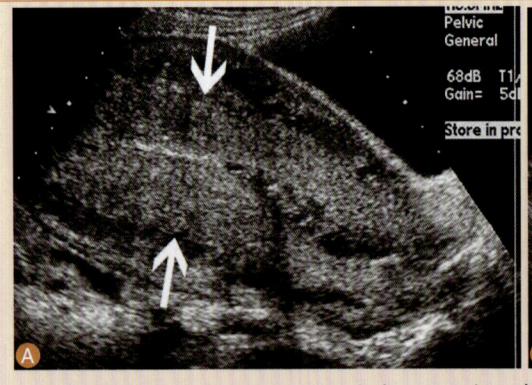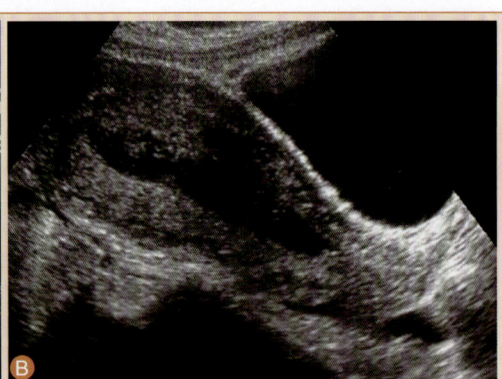

A.正常的高回声子宫肌层，阴道分娩后4天患者，经腹部超声矢状面显示子宫内肌层的高回声（箭头之间），医师可能会把整个区域误认为子宫内膜；B.正常的宫腔内液体，阴道分娩后9天患者，经腹部超声矢状面显示宫腔内有少量液体，这在产后的女性中很常见。

图1.26　产后正常的超声表现

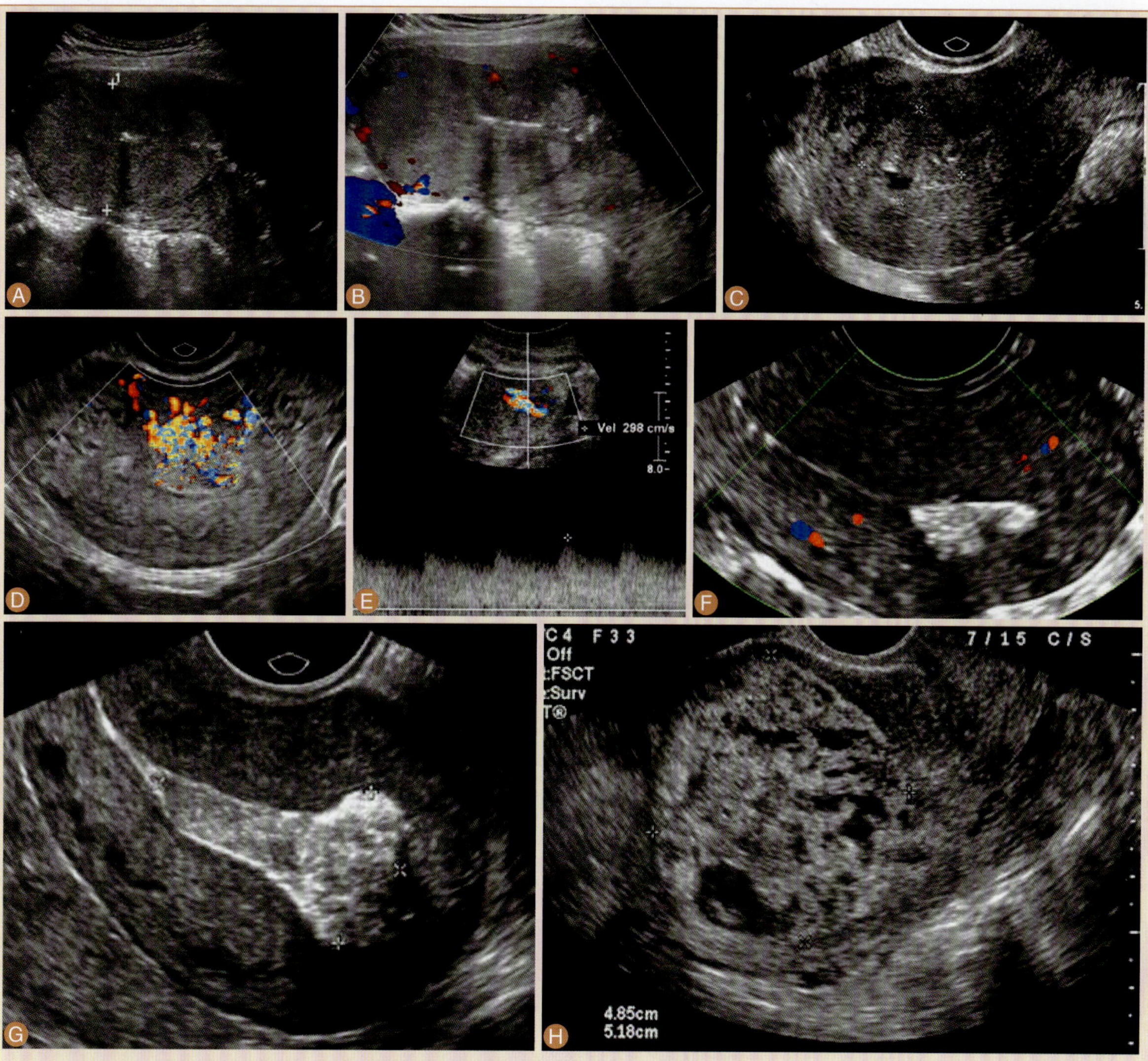

A、B.阴道分娩6天后患者，经腹部超声矢状面（图A）显示子宫上部有高回声肿块（标尺间），CDFI（图B）显示肿块周边的少许血流；C～E.流产后1个月妊娠物残留患者，宫腔内有高回声肿块（标尺间，图C），CDFI（图D）显示丰富的血流从子宫肌层延续至妊娠残留物内，角度矫正后的脉冲波多普勒（图E）显示动脉收缩期峰值速度为298 cm/s，参见动图1.12；F、G.来自2个不同患者的经阴道超声矢状面，在分娩几个月后出现妊娠残留物的钙化；H.超声矢状面显示剖宫产术后妊娠残留物面积较大，子宫肌层薄提示胎盘侵入。

图1.27　妊娠物残留

（A and B courtesy of Shannon Sheedy, MD.）

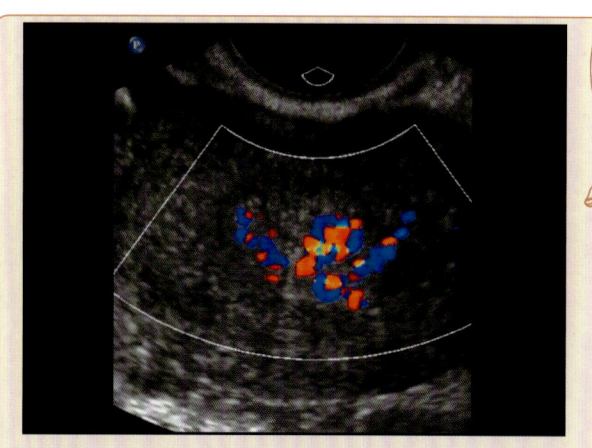

动图1.12　妊娠残留物内的血流

正常表现，从而限制了子宫内膜炎诊断的准确性。

（五）动静脉畸形的超声表现

动静脉畸形临床很少见。一般来说，动静脉畸形是由既往的宫腔操作史引起的继发性病变，最常见于产后或流产后，患者通常出现异常阴道出血。诊断动静脉畸形很重要，这可避免不适当的治疗引起的严重出血。

超声显示子宫肌层内有蜿行的管状局灶性区域时，应考虑动静脉畸形。典型的彩色或能量多普勒通常表现为丰富的动静脉血流（图1.28），频谱多普勒超声显示低阻的动脉血流。研究认为，动静脉

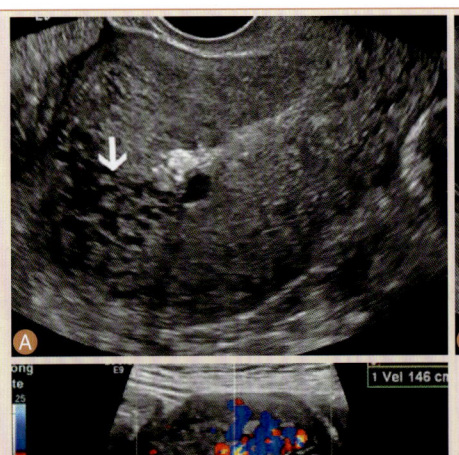
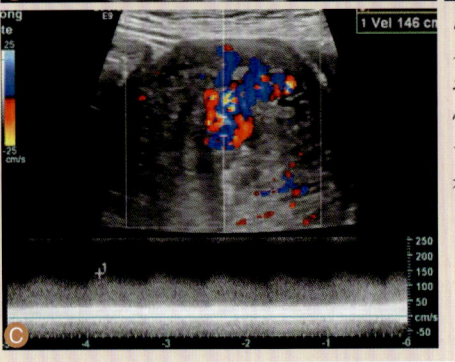
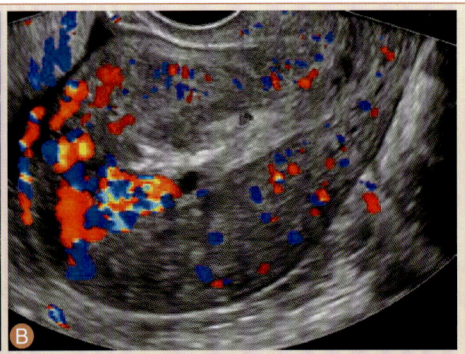

图1.28　获得性动静脉畸形

患者产后9周，诊断为动静脉畸形，行清宫术2周后，阴道持续出血。A.经阴道超声矢状面显示宫底部肌层内有一片囊性的局灶性区域（箭头）；B.经阴道超声矢状面显示在蔺行结构中有丰富的血流；C.经腹部超声矢状面显示高速、低阻动脉血流。

（Courtesy of Marilyn Morton，DO.）

畸形的动脉血流速度可以指导治疗，较高的动脉血流速度（>83 cm/s）表明需要栓塞治疗，动脉血流速度较低时则可保守治疗。然而，在大多数已发表的研究中，因为没有使用角度校正，所报道的动脉血流速度并不是真实的速度，从而影响了这些测量值的有效性。

子宫动静脉畸形在产后和流产后很容易被过度诊断。与真正的动静脉畸形相似的表现可能来自胎盘床的退化。因此，对病情稳定的患者应该尝试保守治疗，因为许多看似是动静脉畸形的病灶会自行消退。妊娠残留物和胎盘部位滋养层细胞肿瘤患者的子宫肌层中也可见到低阻力动脉血流的局灶性区域，类似于动静脉畸形。血清hCG阴性可能帮助鉴别，因为胎盘部位滋养层细胞肿瘤患者的hCG水平会显著升高，但血清hCG水平可能对诊断妊娠残留物没有帮助。据报道，约一半的妊娠残留物患者的hCG水平为阴性或只有轻微升高。

（六）剖宫产术后的超声表现

大多数剖宫产患者在子宫下段有一个横切口。在剖宫产术后的初期，由于缝线和（或）气体的影响，在子宫下段的前壁肌层内常会见到小的强回声灶（图1.29A，动图1.13），这种超声表现的持续时间无法确定，可能持续数周或数月。在子宫肌层的这一区域也可能由于小面积出血而出现不均匀回声。对于少数接受传统性子宫切开术的剖宫产患者，在子宫上有一个较高的纵向切口，此区域的子宫肌层可能会出现类似的不均匀回声和（或）强回声灶。

由于切口出血，子宫下段或子宫与膀胱之间可出现膀胱上血肿。超声表现为一个回声多样的肿块（图1.29B，动图1.13）。小血肿是常见的，但可能并无临床意义。虽然有学者认为小于4 cm的血肿不太可能有临床意义，但血肿的大小在临床上的重要性仍不确定。筋膜下血肿被认为是腹壁下血管破裂导致，位于腹膜外，超声表现为位于下腹壁腹直肌后方的不同回声的肿块（图1.29C）。筋膜下和膀胱上血肿可能发生在同一个患者身上，但如果计划进行手术治疗，则区分这二者非常重要，因为手术方法是不同的。

几个月后，当切口愈合时，在子宫下段可以看到一个微小的"线样"回声，代表子宫切开后的瘢痕，这属于正常的超声表现（图1.30A）。多次剖宫产的患者可能会看到一个以上的瘢痕。瘢痕上方的子宫肌层，或相邻的两个瘢痕之间，可能有突起的外轮廓，并可能被误认为是平滑肌瘤（图1.30B，图1.30C）。有时液体会自发的或于宫腔声学造影检查过程中在瘢痕处积聚。不同的术语可被用来描述这种瘢痕处的液体积聚：剖宫产瘢痕憩室、剖宫产瘢痕囊袋、剖宫产瘢痕缺损、子宫憩室和峡部膨出。一般来说，当液体无回声区延伸到子宫前下

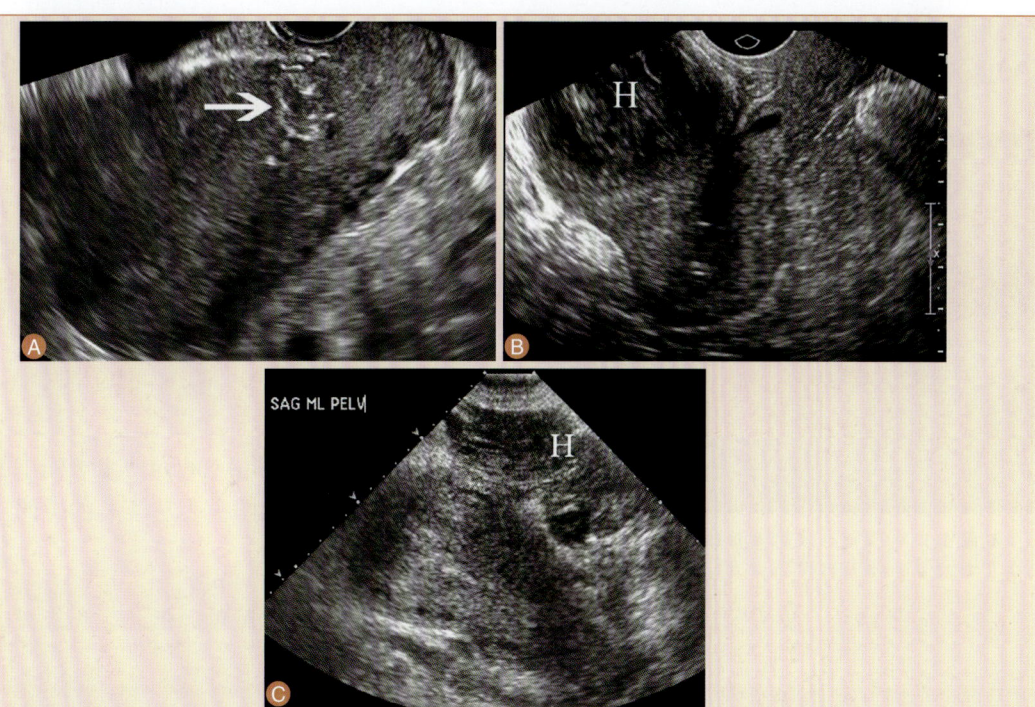

A.正常的子宫下段表现,剖宫产3周后患者的经阴道超声矢状面显示子宫下段由于缝合引起的高回声区(箭头);B.剖宫产数周后患者的经阴道超声矢状面显示由于膀胱血肿,子宫下段前部有一个不均匀回声的肿块(H),参见动图1.13;C.筋膜下血肿表现,剖宫产术后患者的经腹部超声正中矢状面显示血细胞比容显著下降,由于筋膜下血肿(H),子宫前方有一个巨大的不均匀回声的肿块。

图 1.29　剖宫产术后发现

[C reproduced with permission from Brown DL. Pelvic ultrasound in the postabortion and postpartum patient. Ultrasound Q. 2005; 21(1): 27-37.]

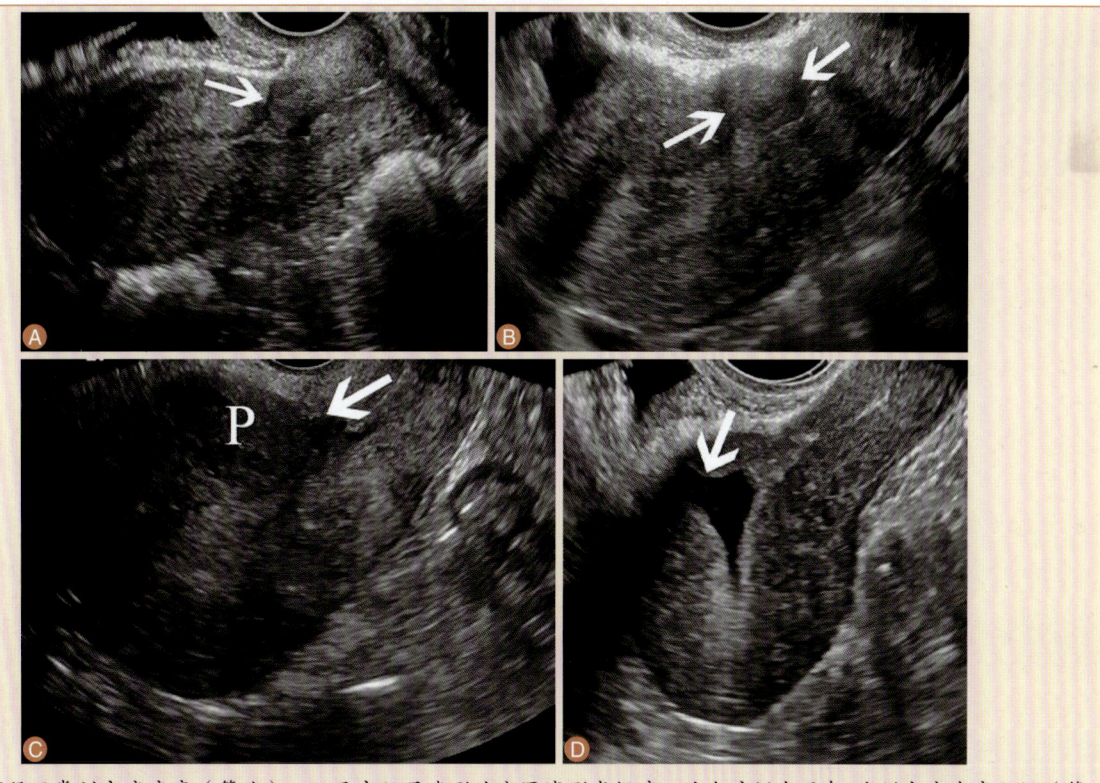

A.子宫前下段正常剖宫产瘢痕(箭头);B.子宫肌层球形改变区域形成假瘤,这个病例出现在2次剖宫产瘢痕之间(箭头),可能被误认为是子宫平滑肌瘤;C.剖宫产瘢痕上方出现的子宫肌层球形改变形成假瘤(P);D.液体(箭头)进入子宫前下段剖宫产瘢痕内,不同的术语如"峡部膨出",已被用来描述这一发现。

图 1.30　经阴道超声显示手术后的远期剖宫产瘢痕

段的三角形缺损时，可认为瘢痕处存在液体积聚（图1.30D），但没有标准界定。尚不清楚这种"缺损"是否一定是不正常的，因为许多患者是无症状的，但也有些"缺损"可能会引起月经间期出血，此时可以手术治疗。剖宫产瘢痕缺损也可能是痛经、慢性盆腔疼痛或不孕的原因。"缺损"较大时，子宫肌层变薄，似乎与随后妊娠子宫破裂的可能性较高有关，但目前尚不清楚这对临床处理有何影响。

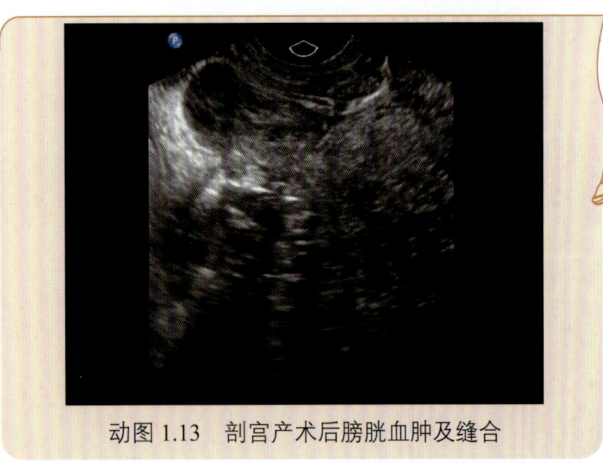

动图1.13　剖宫产术后膀胱血肿及缝合

致　谢

本章引用了Shia Salem博士著作中的部分章节，在此对Shia Salem博士表达衷心的感谢。

（张冰松，董雪娟，王瑞芳，柴苏婉，李秀敏，黄佳，陈茜译；张晶，郝秀秀，周青审校）

参考文献

扫码观看

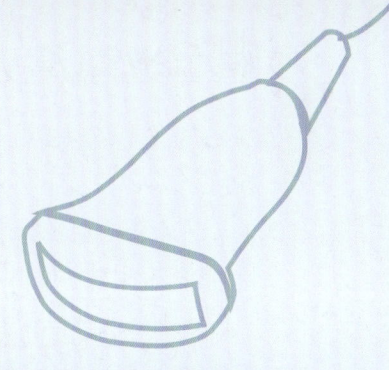

第二章 附件

Rochelle Filker Andreotti and Lori A. Deitte

章节大纲

一、正常解剖
 （一）检查技术
 （二）卵巢和输卵管的正常超声表现
 （三）月经周期中的变化
 （四）绝经后的卵巢
 （五）绝经后的卵巢囊肿

二、非肿瘤性病变
 （一）功能性卵巢囊肿
 （二）卵巢残余综合征
 （三）妊娠相关卵巢病变
 （四）表面上皮包涵囊肿
 （五）卵巢冠和输卵管旁囊肿
 （六）腹膜包涵囊肿
 （七）多囊卵巢综合征
 （八）子宫内膜异位症
 （九）附件扭转

三、卵巢肿瘤
 （一）卵巢癌
 （二）表面上皮间质肿瘤
 （三）生殖细胞肿瘤
 （四）卵巢性索间质肿瘤
 （五）转移性肿瘤

四、输卵管
 （一）盆腔炎性疾病
 （二）输卵管扭转
 （三）输卵管癌

五、附件区血管异常
 （一）卵巢静脉血栓或血栓性静脉炎
 （二）盆腔瘀血综合征

六、成年女性附件肿瘤的超声评估

七、非妇科来源的附件区肿瘤
 （一）术后盆腔肿瘤
 （二）胃肠道肿瘤
 （三）泌尿道肿瘤

关键点总结

- 由于受促性腺激素的影响，卵巢的正常超声表现随月经周期而改变。这些变化将一直持续至绝经期卵泡不再发育为止。
- 卵巢和附件的非肿瘤性病变通常为单纯性囊肿和出血性囊肿，多数为生理性。出血性囊肿和子宫内膜异位囊肿所含血液成分类型不同，可通过不同的超声表现进行鉴别诊断。其他常见的非肿瘤性囊肿包括卵巢冠囊肿、输卵管积水和腹膜包涵囊肿。
- 卵巢扭转是由卵巢带沿其轴旋转所致的外科急症，超声检查对其诊断有价值。
- 肿瘤的二维灰阶超声和多普勒超声表现有助准确鉴别肿瘤的良恶性。

超声检查因其无创、无电离辐射、成本低且应用广泛等特点，是检查包括附件在内的盆腔脏器的影像学方法之一。超声检查可以精准地显示子宫和卵巢的结构及血流。经阴道超声采用高频探头（高达10 Hz），且与子宫附件的距离更近，是盆腔超声检查的主要方法。当盆腔脏器位置较高、超出经阴道超声探头可及范围时，以及在儿科患者和无法耐受经阴道超声检查的患者中，经腹部超声仍然是最主要的盆腔检查方法。彩色和频谱多普勒超声检查可以用来评估正常和病理性血流。多普勒超声还可以区分血管结构和非血管结构，如输卵管扩张或充满液体的肠管。

关血管从子宫体向外侧延伸，形成盆腔附件。阔韧带由子宫两侧的腹膜反折形成，自子宫外侧缘延伸至盆腔两侧侧壁（图2.1）。阔韧带上缘和外侧缘局部增厚，形成卵巢悬韧带，即骨盆漏斗韧带。阔韧带的上缘游离，包裹输卵管，称为输卵管系膜。卵巢通过腹膜反折附着于阔韧带后层，称为卵巢系膜。圆韧带起源于子宫角，在阔韧带内走行于输卵管前方，向前外侧延伸，穿过腹股沟管，止于大阴唇筋膜。

输卵管长度一般为7～12 cm，包括间质部、峡部、壶腹部和漏斗部。壁内段又称间质部，长约1 cm，走行于子宫肌壁内，是输卵管最狭窄的部分。输卵管峡部构成输卵管内侧1/3部分，呈稍宽的圆管状，与壶腹部相延续，壶腹部较曲折，约占输卵管全长的1/2。壶腹部的最末端就是输卵管漏斗

一、正常解剖

双侧的阔韧带、圆韧带、输卵管、卵巢及其相

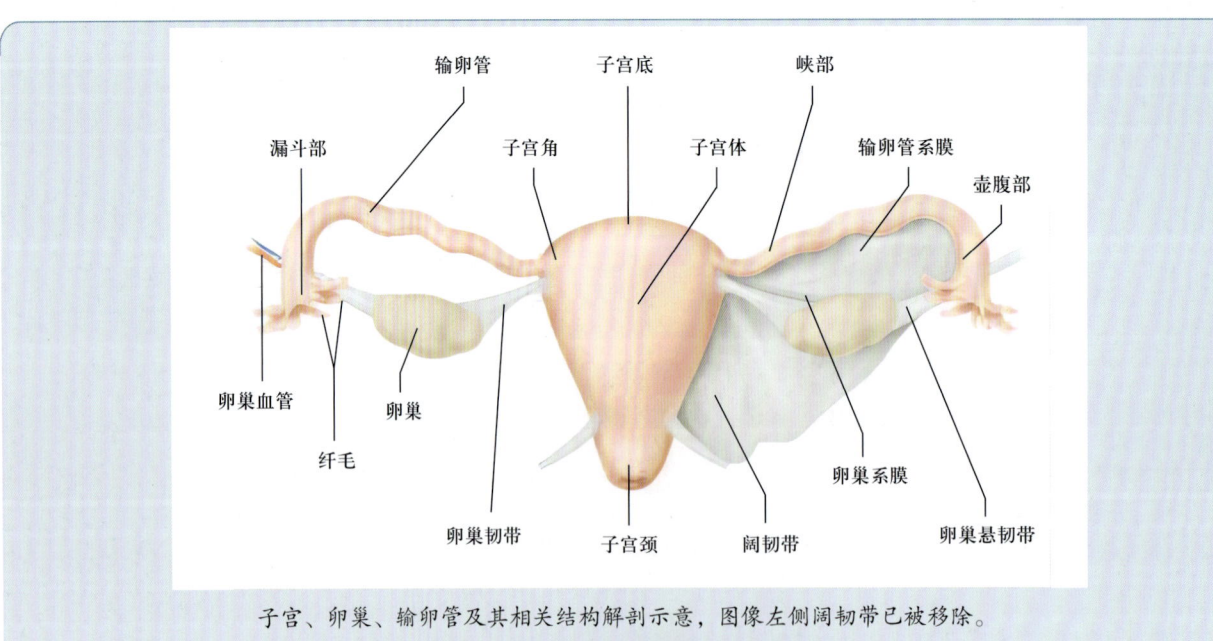

子宫、卵巢、输卵管及其相关结构解剖示意，图像左侧阔韧带已被移除。

图2.1 正常妇科器官解剖结构示意

部，又称伞部，呈漏斗形，与腹腔相通。

卵巢呈椭圆形，其长轴通常为垂直方向。卵巢表面无腹膜覆盖，而是被覆单层的立方上皮或柱状上皮，称为生发上皮，与卵巢门处的腹膜相延续。卵巢的内部结构由外皮质和内髓质组成。卵巢皮质包括间质结构（基质），由网状纤维和梭形细胞组成，其中包含卵泡和黄体。在生发上皮下方，致密的结缔组织形成纤维囊，称为卵巢白膜。髓质由纤维组织和血管组成，其体积小于皮质。未生育的女性，卵巢位于盆腔外侧壁的凹陷处，称为卵巢窝，前方是闭锁的脐动脉，后方为输尿管和髂内动脉，上方是髂外静脉。输卵管伞端位于卵巢外上方。卵巢前缘通过很短的卵巢系膜与阔韧带后层相连。卵巢上部通过侧方延伸的阔韧带，即卵巢悬韧带（骨盆漏斗韧带）连接到盆腔外侧壁。卵巢下部通过子宫-卵巢韧带与输卵管后方的子宫角相连。因为韧带富有弹性，所以卵巢的移动度较大，特别是在怀孕和子宫切除术后的女性中，卵巢的位置更加不固定。

附件为双重血供。卵巢主要由卵巢动脉供血，卵巢动脉是腹主动脉的一个分支，但通常通过子宫动脉的卵巢分支接受额外的动脉供血（图2.2）。卵巢静脉与卵巢动脉伴行，卵巢静脉收纳蔓状血管丛的血流，右侧卵巢静脉直接汇入下腔静脉，左侧卵巢静脉汇入左肾静脉。卵巢韧带包括阔韧带、卵巢固有韧带、骨盆漏斗韧带，包含了供应器官的血管、淋巴和神经。卵巢血管和神经在卵巢悬韧带（骨盆漏斗韧带）和子宫卵巢韧带中走行。卵巢的淋巴管伴随卵巢动脉至腹主动脉外侧及周围淋巴结。子宫动脉的卵巢分支位于子宫卵巢韧带的上方，起源于输卵管后方的子宫角，并在子宫卵巢韧带中与卵巢的下方相连。大量延伸到卵巢包膜的小动脉和卵巢内部的小穿支动脉来自卵巢动脉和子宫动脉卵巢分支。5~6支供应卵巢的动脉穿透卵巢被膜后形成了两大主干，进一步分为多个分支。

虽然直肠子宫陷凹或者后陷凹不是附件结构的一部分，但是经常作为附件评价的一部分。直肠子宫陷凹是腹膜腔的最后端也是最下端，位于直肠和阴道之间，又称为道格拉斯腔。阴道后穹隆和后陷凹密切相关，由阴道壁和腹膜隔开。直肠子宫陷凹是一个潜在空间，由于其位置特殊，腹腔积液经常最开始形成于此。经阴道超声可以检查到少至5 mL的积液。

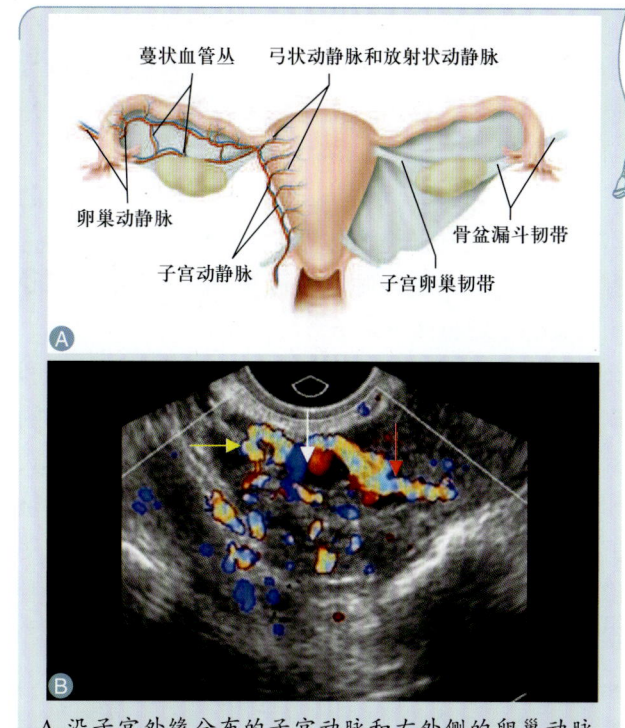

A.沿子宫外缘分布的子宫动脉和右外侧的卵巢动脉解剖结构示意，两者在卵巢前方连接形成蔓状丛；B.CDFI横切面显示右侧附件的卵巢动脉（黄箭头），子宫动脉（红箭头）和蔓状血管丛（白箭头）。

图2.2 附件血管

（一）检查技术

盆腔附件的规范检查是常规盆腔超声检查的一部分，由传统的经腹部超声和经阴道超声检查组成，通常同时使用彩色和频谱多普勒超声。经腹部超声利用充盈的膀胱作为声窗，显示盆腔的整体结构。当卵巢的位置较高，超出经阴道超声探头的检查范围时，经腹部超声检查更具优势。然而，探头与感兴趣区域的距离、腹壁造成的声束衰减可影响经腹部超声检查的效果。因此，不能通过使用更高频率的探头，从其固有的更高轴向和横向分辨率中获益。在可行的情况下，应尽可能地使用经阴道超声检查，探头频率更高，距离盆腔结构更近，能对附件结构进行更详细地评估。然而，经阴道超声检查不应用于月经初潮前、绝大多数从无性生活的女性或不愿意接受经阴道超声检查的患者。通常情况下，行经阴道超声检查时，患者无须充盈膀胱，除非有必要行经腹部超声检查或患者拒绝接受经阴道超声检查。可先让患者充盈膀胱，行经腹部超声检查，随后再行经阴道超声检查。当不能行经阴道超声检查时，患者需充盈膀胱，以更好地显示子宫、子宫内膜和附件。

经阴道超声检查时给腹部加压是提高附件显示率的有效方法。一只手握探头，同时另一只手进行腹部按压，推移肠道，使盆腔结构更接近探头，并确定压痛的位置。探头在盆腔内2个相邻结构之间施压，以确定它们是否一起移动，还是作为2个独立的实体有相对运动。这通常被称为"器官滑动征"，有助于证实一个附件肿瘤未附着于卵巢上或一个肿瘤是来源于卵巢而不是子宫。

通常用频谱、彩色和能量多普勒来观察卵巢和输卵管的血流信号，缩小鉴别诊断的范围。当怀疑有肿瘤或者盆腔疼痛的患者疑诊为盆腔炎性疾病、卵巢扭转或功能性囊肿时，血流信号特别有诊断价值。由于彩色或能量多普勒血流信号都可能存在伪像，因此都需要通过频谱波形来证实血流，这一点很重要。

（二）卵巢和输卵管的正常超声表现

由于韧带附着松弛，卵巢的移动度比较大，可能会位于盆腔的较高位置或者位于直肠子宫陷凹。子宫的位置影响卵巢的位置。对于中线部位的前倾子宫，正常卵巢通常位于子宫的外侧或后外侧。当子宫由于肿瘤压迫或正常变异而位于中线一侧时，同侧卵巢多位于子宫底的上方。对于后倾的子宫，卵巢往往位于外侧和上部，靠近子宫底。当子宫体积增大时，卵巢可能会向更上方和更外侧移位。行子宫切除术后的患者，其卵巢会向中线移位，直接位于阴道断端上方。卵巢通常位于卵巢窝内，尤其是未分娩的女性。在这个位置，椭圆形卵巢的头尾长轴与髂内血管平行，且髂内血管位于其后方，可作为卵巢定位的参考（图2.3）。卵巢窝也被前方闭塞的脐动脉、后方的输尿管和上方的髂外静脉所包围。因检查范围有限，经阴道超声检查无法显示位置过高或过于偏外侧的卵巢。

由于卵巢形状多变，卵巢体积是确定卵巢大小的最佳方法。卵巢体积的测量可根据长椭圆体的计算公式（0.523×长×宽×高）获得。在育龄期女性中，一个正常卵巢的体积可达22 mL。Cohen等通过经腹部超声检查评估了866个正常卵巢，并报告了平均卵巢体积为（9.8±5.8）mL，上限为21.9 mL。另一项研究使用经阴道超声检查评估了406例正常卵巢，报告的平均卵巢体积为6.8 mL，上限为18 mL。绝经前女性的卵巢体积与产次没有明显相关性。

点状强回声灶也是正常卵巢常见的超声表现（图2.4）。许多1~3 mm的微小强回声灶后方无声影，通常多发且分布在卵巢周边，也可呈弥漫性分布。Kupfer等检查了5例在卵巢外周有强回声灶的患者，这些患者随后因其他手术指征切除了双侧卵巢。10个卵巢标本均显示多发的表面上皮包涵囊肿伴"沙砾样"钙化。Muradali等对7个伴有强回声灶的正常卵巢进行了组织病理学相关研究。结果表明，这些强回声灶不是钙化，而是微小囊肿壁的镜面反射所致，囊肿直径低于超声空间分辨率，因此不能被显示。这些强回声灶并不表示有明显的潜在疾病，因此不需要进一步检查或随访。Brandt等报道偶尔可以在正常卵巢中看到伴后方声影的强回声灶，符合局灶性钙化。在组织学分析中，17个卵巢中有4个（24%）与良性肿瘤相关，而其余卵巢则不显著。有学者认为这些强回声灶代表了既往出血或感染的间质反应。Zeligs等报道了形态和分布不典型的卵巢强回声灶，并伴有卵巢之外的强回声灶分布。研究证实强回声灶与卵巢交界性浆液性肿瘤的卵巢外非侵袭性植入所形成的钙化相关。但是，这一发现并不常见，因为绝大多数不合并其他肿瘤的卵巢点状钙化通常为良性。当有相关肿瘤或钙化的形态或分布不典型时，建议进行其他影像学检查。

输卵管是肌膜性结构，长度可达12 cm，由间质部、峡部和壶腹部组成。虽然输卵管的检查不是正常盆腔超声检查的常规组成部分，但是在大多数患者中，至少可以显示每侧输卵管的一部分。在超声检查中，输卵管的全长可以通过包含管腔线状回声的管状结构来识别，该管腔可以追踪到子宫角。

（三）月经周期中的变化

卵巢的表现随年龄和月经周期而改变。在卵泡刺激素的刺激作用下，人类的卵泡从0.03 mm开始发育，经过150天以上的发育后具有排卵潜能。只有卵泡达到约4 mm时，常规超声才能显示。在月经周期第10天之前的早卵泡期，可以看到多个未成熟的、直径<10 mm的卵泡。随后，会有一个或多个优势卵泡，平均直径增加到18~25 mm。排卵时，优势卵泡的平均直径为20 mm，通常发生在正常28天月经周期中的第14天，其他卵泡则会闭锁。优势卵泡消失、盆腔内出现游离液体，意味着排卵。其他敏感度及特异度较低的征象可能包括原优势卵泡囊壁不规则、内部出现回声。如果没有排卵，由于卵泡

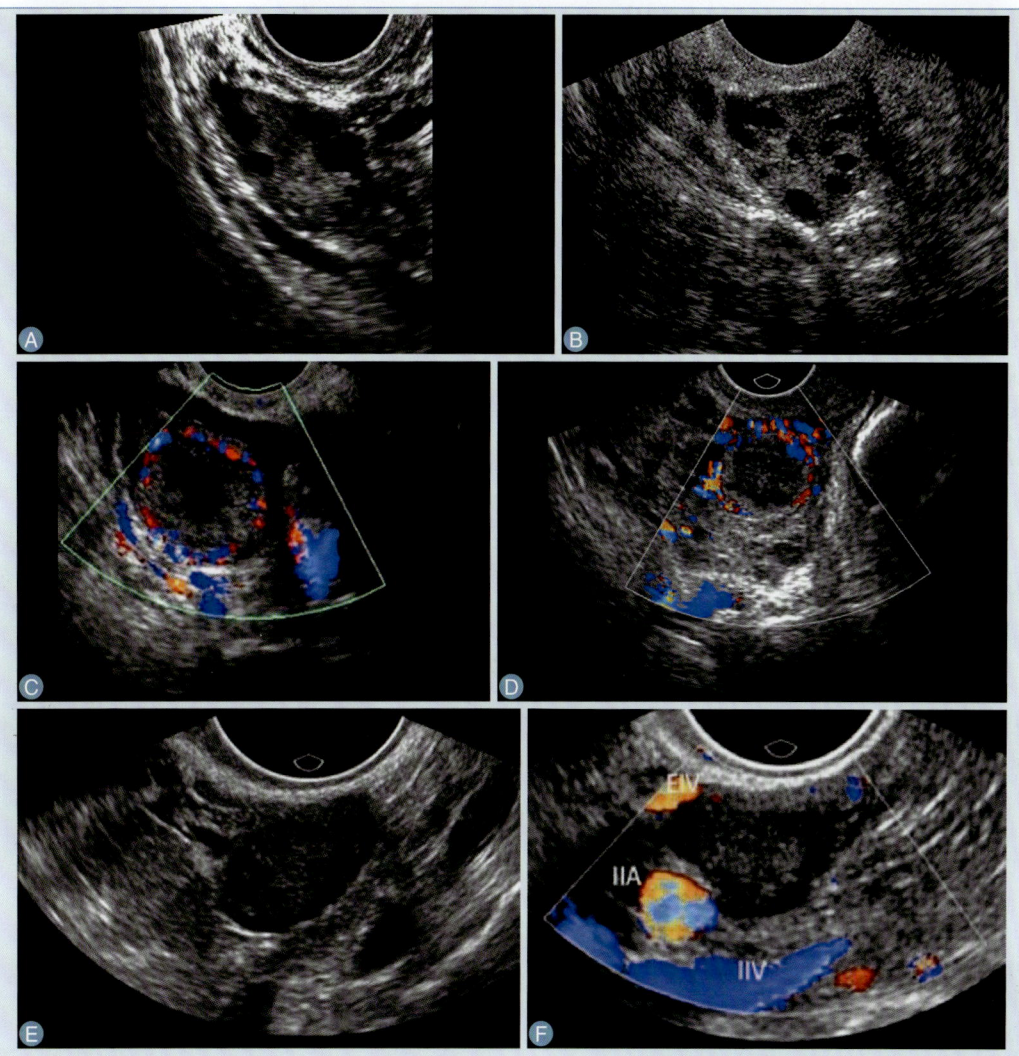

A、B.经阴道超声显示不同患者卵泡期的正常卵巢,包含少数发育中的卵泡,髂内静脉位于卵巢后方;C、D.早期和晚期黄体的经阴道CDFI检查,两者都显示周边血流信号,早期黄体内部呈低回声,与出血相符,而晚期黄体皱缩;E、F.分别为同一患者的二维灰阶超声横切面和经阴道CDFI矢状面,显示正常绝经后的左侧卵巢,位于髂内动脉(IIA)和静脉(IIV)内侧、髂外静脉(EIV)下方的卵巢窝内,卵巢体积小,缺乏卵泡。

图2.3　正常卵巢

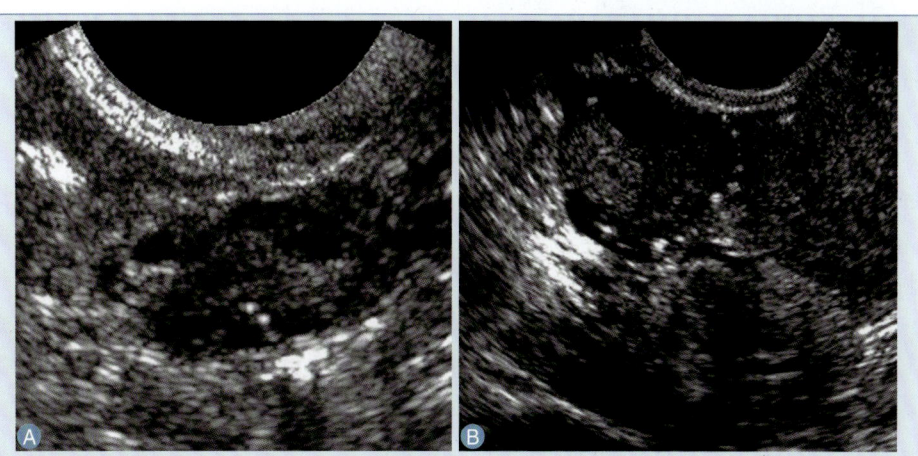

不同患者的经阴道超声检查。A.正常卵巢中有2个微小的强回声灶;B.多个外周微小强回声灶(未吸收的微小囊肿后壁)。

图2.4　卵巢点状强回声灶

刺激素的过度刺激而缺乏黄体生成素的高峰，卵泡继续生长，形成滤泡囊肿。

排卵后优势卵泡萎陷，黄体形成，表现为皱缩的厚壁囊肿，周边可见彩色多普勒血流信号。排卵后，由于内颗粒层的血管化，可能导致黄体内部出血，形成出血性黄体（图2.3C，图2.3D）。随着黄体的退化，黄体进一步塌陷，逐渐转变为更多实性回声的脂肪组织，即白体，通常超声无法很好地显示。但如果妊娠，黄体则持续存在以保持激素水平，直至妊娠10~13周，胎盘产生激素支持妊娠。

直肠子宫陷凹积液可以是正常表现，女性通常无临床症状（图2.5），在月经周期的各个阶段均可以看到。可能的来源包括血液或卵泡破裂产生的液体。血液来自经血逆流及受雌激素影响所致的卵巢表面毛细血管通透性增加。直肠子宫陷凹（道格拉斯腔）内病理性的液体积聚可能与全身性腹水、异位妊娠或出血性囊肿破裂产生的血液或感染引起的脓液有关。超声检查有助于区分液体类型，因为血液、脓液、黏液和恶性渗出液通常是有回声的，而浆液性液体（无论是生理性还是病理性）通常是无回声的。凝血块可能回声显著，类似于实性肿瘤。

必须缓慢地进行检查，观察是否蠕动（动图2.1）。然而，在超声检查期间结肠并不总是蠕动，因此没有蠕动还不足以鉴别诊断。文献报道，经腹部超声或经阴道超声检查对正常绝经后卵巢的显示率差异很大，20%~99%不等。这种差异可能与技术差异、绝经时间长短有关，显示比例高的研究可能包括一部分肠管，而不是卵巢。卵巢体积随着年龄的增长而缩小，绝经时间越长，卵巢越不容易显示。此外，子宫的缺失对卵巢的显示也会有一定的影响，因为子宫切除术后正常解剖标志缺失，使卵巢的显示更加困难。

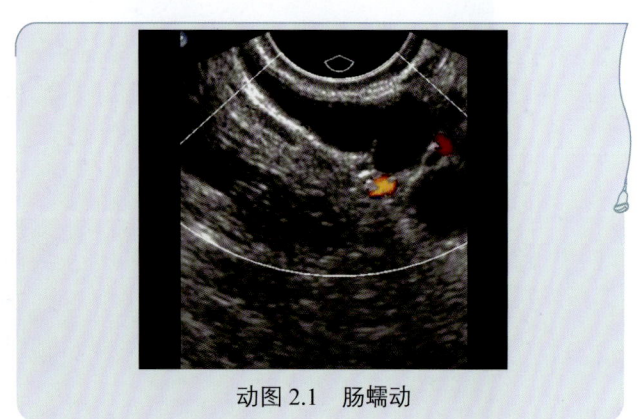

动图2.1 肠蠕动

Wolf等一项研究中纳入了290例绝经后患者的卵巢，使用经阴道超声检查卵巢的显示率为41%，使用经腹部超声检查卵巢的显示率为58%，同时使用两种检查的卵巢显示率可达68%。高位卵巢超出了经阴道超声探头的检查范围，经腹部超声检查无法显示体积过小或位置较深的卵巢。虽然卵巢未显示，不能排除卵巢病变，但是也令人安心，因为大多数卵巢肿瘤是囊性的，且卵巢肿瘤通常会挤压相邻的肠管，使其更容易显示。

据报道，绝经后卵巢的平均体积为1.2~5.8 mL。因为这些数据不包括未显示的卵巢，所以这些研究中的平均值可能偏高。一项研究通过经阴道超声检查评估了563例正常绝经后患者的卵巢，报告显示，绝经后卵巢平均体积为2.0 mL，正常上限为8.0 mL。如绝经后卵巢体积>8.0 mL，应考虑为异常表现。由于不同个体之间卵巢大小差异很大，一些学者认为当一侧卵巢体积超过对侧的2倍时，也应视为异常表现。

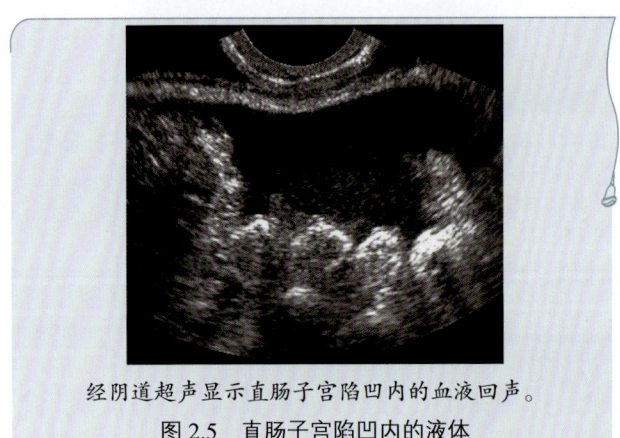

经阴道超声显示直肠子宫陷凹内的血液回声。

图2.5 直肠子宫陷凹内的液体

（四）绝经后的卵巢

围绝经期和绝经早期很难区分。围绝经期开始于末次月经结束后至少1年或更长时间。绝经早期（末次月经后1年至5年）可能会偶发排卵，卵泡可继续发育。一旦达到绝经后期（末次月经后5年以上），卵泡停止发育，卵巢萎缩，卵泡消失，卵巢体积随着年龄增长而萎缩。绝经后的卵巢由于缺乏卵泡且体积小，超声检查难以显示（图2.3E，图2.3F）。静止的肠管可能会被误认为正常卵巢，因此

（五）绝经后的卵巢囊肿

随着患者从绝经早期进入绝经晚期，单纯性小

囊肿越来越少见。单纯性小囊肿为薄壁、圆形或椭圆形的无回声囊肿，后方回声增强，内无实性成分或分隔，也无彩色多普勒血流信号。虽然在绝经早期仍有卵泡存在，但其他囊肿可能是卵巢冠囊肿、输卵管旁囊肿或卵巢表面上皮包涵囊肿。

一份报告表明，在多达15%的绝经后患者的卵巢中可能出现大小不一的单纯性囊肿，且与年龄、绝经后时间长短或激素的使用无关（图2.6）。经阴道超声探头的分辨率较高，可以发现直径更小的囊肿，但是在部分女性中，如行子宫切除术后的患者或卵巢位置过高的患者，囊肿只有在进行经腹部超声检查时才能看到。随着时间的推移，这些囊肿多数会慢慢变小或消失。其他报告表明，在绝经后期，虽然卵泡不太可能发育，但多达21%的女性仍可出现单纯性小囊肿。

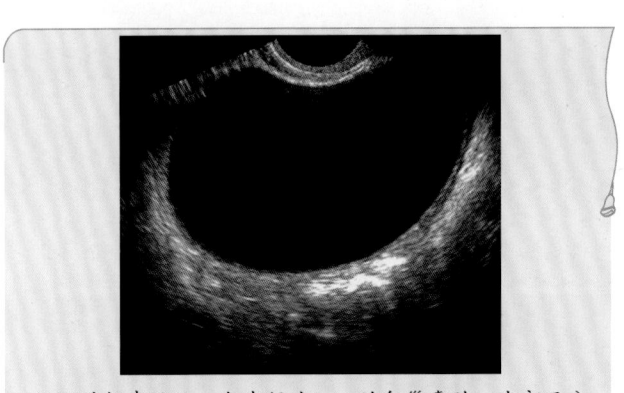

经阴道超声显示一个直径为7 cm的卵巢囊肿，内部无分隔及实性成分，4年内该卵巢囊肿大小无明显变化。

图2.6　绝经后巨大卵巢囊肿

一些研究表明，绝经后直径<5 cm、内部无分隔或实性成分的单房囊肿，为恶性肿瘤的概率极低。在外科手术切除的较大囊肿和（或）绝经后患者的病变中，84%的单纯性卵巢囊肿被证实为囊腺瘤。尽管卵巢囊腺瘤可能是交界性肿瘤（低恶性潜能和低级别癌）的前身，但是因其恶变速度极慢，因此可以认为这些病变是良性的，随诊观察是安全的，而不是手术切除。Ekerhovd等在247例经阴道超声检查发现单纯性卵巢囊肿并接受手术的绝经后女性中发现了4例（1.6%）交界性或恶性肿瘤。这4例肿瘤的直径均>7.5 cm。一般建议对于无症状的绝经期女性的单纯性囊肿（直径为1~7 cm）每年进行超声随访，无须手术干预，除非囊肿增大或特征发生改变。对于直径<1 cm的囊肿，几乎可以肯定是良性的，不需要进行随访。对于直径>7 cm的绝经后单纯性囊肿和内部有分隔或囊壁有一个或多个实性附壁结节的囊肿，通常建议手术。然而，超声可能会漏诊囊肿中小的附壁结节，MRI检查能够更好地描述这些较大囊肿的特征，因此MRI检查可能是术前检查的合理选择。

二、非肿瘤性病变

（一）功能性卵巢囊肿

功能性卵巢囊肿是卵巢的生理性改变而非肿瘤性改变，其出现和消失是由激素驱动的。这些囊肿可以是单纯性的，也可以是出血性的，通常分为3类：卵巢滤泡囊肿、卵巢黄体囊肿和卵巢黄素化囊肿。由内出血、破裂或渗漏引起的急性腹痛是最常见的症状，但盆腔不适可能只是由于囊肿直径超过2.5~3.0 cm所致。

当一个成熟的卵泡不能排卵或消退时，就形成卵巢滤泡囊肿。正常的卵泡为几毫米到2.5 cm不等，当其直径>2.5 cm时，即称为卵巢滤泡囊肿。因此，绝经前女性的单纯性囊肿（直径<2.5 cm）应被称为正常卵泡。卵泡和卵巢滤泡囊肿通常是单侧无症状的，多在超声检查中被偶然发现。卵巢滤泡囊肿通常会自行消退。

排卵后黄体形成，超声表现为卵巢内小的低回声或等回声结构。黄体通常为低回声，囊壁比卵泡厚，呈皱缩状。在CDFI检查中，其典型特征是囊壁上环状血流信号（"火环征"，图2.3C）。黄体通常在月经前消退，但由于吸收失败或内出血可能会持续存在。Timor-Tritsch和Goldstein建议对于直径≤4 cm的囊肿，称为黄体而不是卵巢黄体囊肿。卵巢黄体囊肿较卵巢滤泡囊肿少见，但往往更大，症状更明显。疼痛是其主要症状。这些囊肿通常是单侧的，容易出血，很少发生破裂。如果卵子受精，黄体继续发展为妊娠黄体，与原来的黄体相比，妊娠黄体可能呈更大的单纯囊状结构。妊娠黄体囊肿通常在妊娠8~10周时达到最大，16周前消失。

卵巢黄素化囊肿与高水平的β-人绒毛膜促性腺激素（β-human chorionic gonadotropin，β-hCG）有关，是最大的卵巢功能性囊肿，增加了卵巢扭转的风险。此类囊肿通常发生在患有妊娠滋养细胞疾病或药物治疗不孕症导致卵巢过度刺激综合征的患者中。卵巢黄素化囊肿在超声上通常表现为双侧，多房，且体积较大。与其他功能性卵巢囊肿类似，可能发生出血或破裂。

尽管所有类型的功能性卵巢囊肿都可能发生出血，但最常见于卵巢黄体囊肿。有出血性囊肿的女性常表现为急性发作的盆腔疼痛。由于血液的超声表现不同，出血性囊肿显示出一系列的征象（图2.7，动图2.2）。其超声表现取决于出血量和相对于超声检查时的出血时间。与经腹部超声检查相比，经阴道超声检查有更高的分辨率，内部结构显示得更清晰。急性出血性囊肿常呈高回声，与实性肿瘤相似。但大多后壁光滑，后方回声增强，表明该病变为囊性。出血性囊肿内部呈弥漫性低回声，

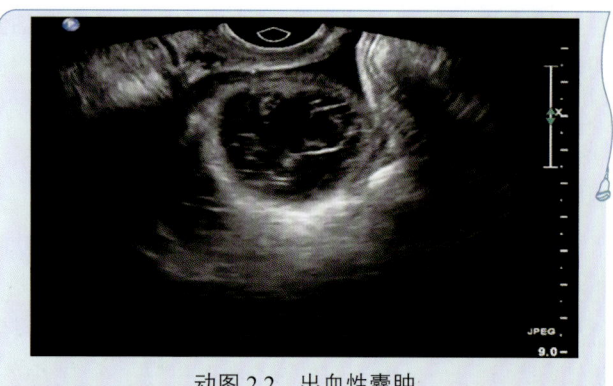

动图 2.2　出血性囊肿

不过这种低回声在卵巢子宫内膜样囊肿中更常见。当血凝块溶血时，内部出现网状结构，表现为相互交错的线性回声，代表纤维蛋白链。此征象不应与

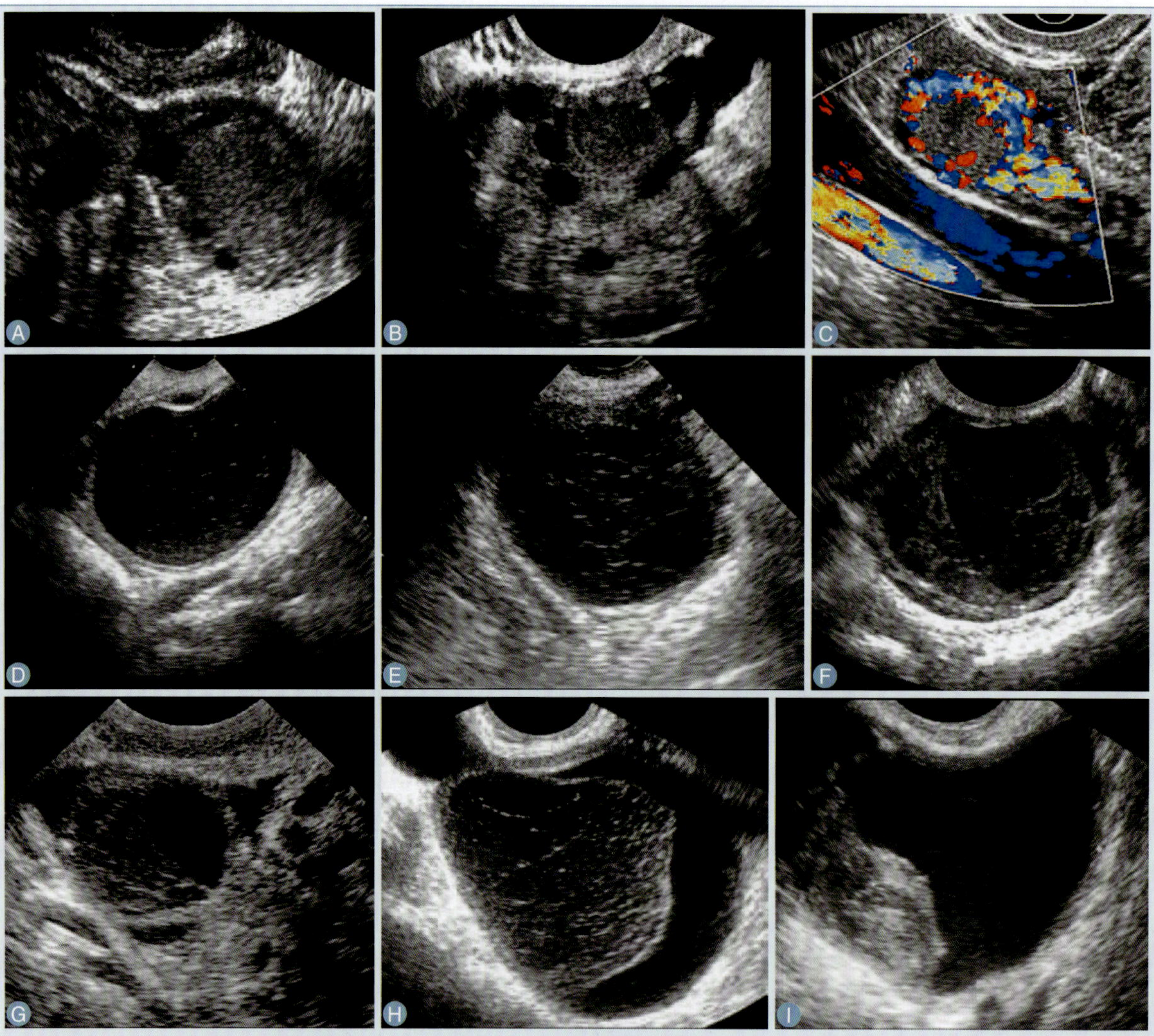

A.急性出血性囊肿呈高回声；B.类似实性病变的急性出血性囊肿；C.CDFI显示囊肿周围血管环（"火环征"），这是黄体的典型表现，但囊肿内没有血管分布；D.内部呈低回声的大囊肿；E.内部回声呈网状分布，囊肿内有分隔；F.囊肿内部呈网状；G~I.不同程度的血凝块皱缩，边缘凹陷是血凝块皱缩的标志（图G），血凝块显示为实性肿瘤回声（图I），缺乏血流信号支持其为良性囊肿，参见动图2.2。

图 2.7　经阴道超声显示出血性囊肿的一系列超声表现

更厚的隔膜相混淆。随着血凝块的回缩，其外轮廓凹陷成角，而实性附壁结节外轮廓呈凸形。CDFI显示血凝块内没有血流信号，而囊壁上可显示环绕的血管。当评估出血性囊肿时，医师应注意因血凝块的移动而产生的伪彩并不是真正的血管分布。频谱多普勒检查在这种情况下很有帮助。Patel等发现，约90%的出血性囊肿可通过显示网状结构或可回缩血凝块而做出特异度诊断。腹腔内游离液体回声有助于确诊渗漏或破裂的出血性囊肿。在血清β-hCG呈阳性的情况下，出血性囊肿破裂或渗漏伴有腹膜刺激征时，无论临床症状还是超声检查，都与异位妊娠破裂相似。

功能性囊肿是年轻女性卵巢增大的最常见原因。这些囊肿通常会在1~2个月经周期消失，所以对于小的单纯性囊肿或无症状的直径<5 cm的典型出血性囊肿，通常不需要随访。然而，对于较大的囊肿和有症状的患者，通常在6周内、1个正常月经周期后进行随访。由于超声可能无法识别较大囊肿内小的附壁结节，对于直径>7 cm的囊肿，通常建议进行手术干预或使用MRI进一步检查。

（二）卵巢残余综合征

少数情况下，双侧卵巢切除术后的患者，由于遗留了少量卵巢组织，残留的少量卵巢组织中可能会出现囊性肿瘤。由于子宫内膜异位症、盆腔炎性疾病或肿瘤引起的残余卵巢粘连增加了手术切除的难度。残留的卵巢组织也可发展为功能性囊肿，并产生盆腔疼痛和（或）对输尿管远端产生外源性压迫。超声检查可见囊肿大小不一，为单纯性或出血性囊肿。囊肿壁上通常存在一层薄薄的卵巢组织。

（三）妊娠相关卵巢病变

妊娠相关卵巢病变包括卵巢过度刺激、卵巢过度刺激综合征、卵巢黄素化囊肿、黄体过度反应和罕见的妊娠黄体瘤。这些病变大多数与卵巢对血清hCG水平的正常或异常反应有关。卵巢过度刺激是血循环中hCG水平升高的正常反应。卵巢过度刺激在接受促排卵治疗的女性中最为常见。超声表现为卵巢体积增大并伴有多个囊肿，其中一些可能是出血性的。增大的卵巢可能发生扭转，通常在孕期自行消退。

当卵巢过度刺激并伴有体液积聚时，称为卵巢过度刺激综合征（图2.8）。临床上将卵巢过度刺激综合征分为轻度、中度、重度三种程度。轻度卵巢过度刺激综合征患者表现为下腹部不适，但没有明显的体重增加，卵巢增大，平均直径<5 cm。中度卵巢过度刺激综合征患者表现为体重增加2.3~4.5 kg，卵巢增大5~12 cm，可能出现恶心和呕吐。重度卵巢过度刺激综合征患者体重增加>4.5 kg，通常会有严重的腹痛和腹胀，卵巢明显增大（直径>12 cm），包含多个大的薄壁囊肿，可取代大部分卵巢。合并腹水和胸腔积液时，可导致血管内液体和电解质丢失，血液浓缩并伴有低血压、少尿和电解质失衡。严重的卵巢过度刺激综合征患者通常采取保守治疗，以纠正血容量损耗和电解质失衡，多在2~3周恢复。

卵巢黄素化囊肿是最大的功能性卵巢囊肿，与高hCG水平相关。这些囊肿通常发生在妊娠滋养细胞疾病的患者中。然而，典型的卵巢黄素化囊肿一般并不见于早期妊娠滋养细胞疾病的患者中，因为这些患者妊娠早期hCG水平的高度还不足以维持卵巢黄素化囊肿的长时间生长。卵巢过度刺激综合征患者也可出现卵巢黄素化囊肿，是药物治疗不孕症的并发症。卵巢黄素化囊肿的超声表现通常是双侧多房的巨大囊肿，还可能有出血、破裂和扭转。

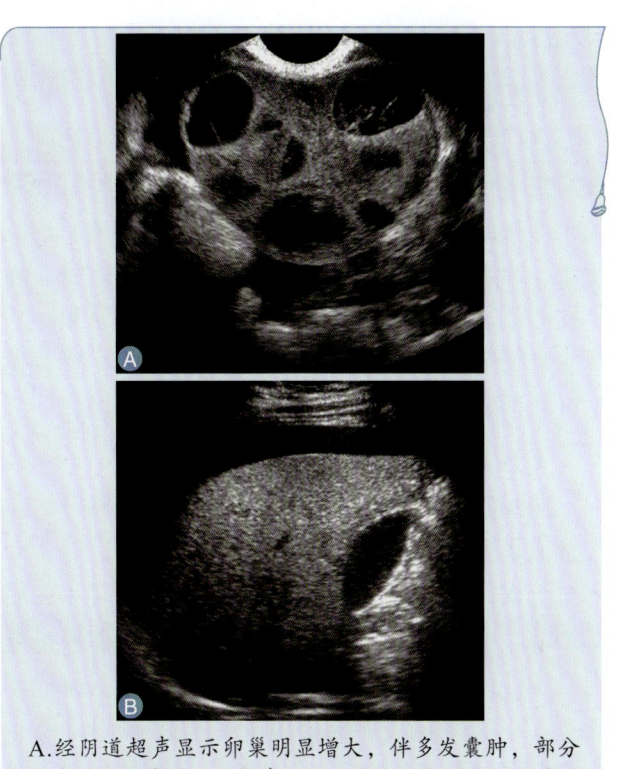

A.经阴道超声显示卵巢明显增大，伴多发囊肿，部分是出血性的囊肿；B.超声于右上腹肋间切面显示大量腹腔内游离液体。

图2.8　卵巢过度刺激综合征

黄体过度反应是在没有促排卵的情况下，卵巢对血hCG水平异常反应导致的。约60%的黄体过度反应病例发生在血hCG水平正常的单胎妊娠中。黄体过度反应通常发生在妊娠晚期，较少发生在产褥期。尽管高达25%的患者可能出现母体男性化，但大多数患者是无症状的。多囊卵巢综合征的女性，其黄体过度反应的发生率增加。与卵巢过度刺激综合征相比，体液积聚很少见。超声检查可见双侧卵巢增大，并伴有类似于卵巢过度刺激综合征的多个囊肿，但卵巢往往没有卵巢过度刺激综合征那么大，而且这种情况发生在妊娠后期。黄体过度反应是一种可自行消退的自限性疾病。

妊娠黄体瘤是妊娠相关卵巢病变中唯一的实性肿瘤，是一种罕见的妊娠期特有的良性病变，其病因是间质细胞具有激素活性，可产生雄激素并取代正常的卵巢实质。尽管产妇男性化发生率可高达30%，但是大多数患者无症状。这些孕妇的女性胎儿有50%的概率出现男性化。黄体瘤的超声表现通常为非特异度、以低回声为主的不均质实性肿瘤，可能血运丰富。黄体瘤是妊娠期间母体男性化最常见的原因，因此有卵巢实性肿瘤的孕妇出现男性化迹象应提示此诊断，通常在分娩后自行缓解，因此不建议进行手术。

（四）表面上皮包涵囊肿

表面上皮包涵囊肿是一种无功能性卵巢囊肿，可发生于任何年龄，但常见于绝经后的女性，通常位于卵巢的外周皮层，是卵巢表面上皮向皮层内陷所致。当囊肿非常小时，可能看不到囊肿本身，而是在卵巢表面出现点状回声。虽然囊肿通常很小，单房且壁薄，但其直径也可以达到数厘米。囊肿偶尔可能是出血性的，尤其是在卵巢发生扭转时。

（五）卵巢冠和输卵管旁囊肿

卵巢冠和输卵管旁囊肿是输卵管系膜内沃尔夫管或米勒管的遗迹，多位于子宫底上方，通常为内衬上皮的单纯性囊肿，个别呈多房或包含小的附壁结节。由于囊肿会出血，超声检查时偶尔可见囊内有实性回声。囊肿无月经周期性改变，其发病率为3%，占所有附件肿瘤的10%~20%。囊肿通常很小，但也可增大至8 cm，可发生在任何年龄段，最常见于30~50岁。虽然大囊肿可能会导致盆腔疼痛或囊肿可发生扭转，但大多数患者无症状。超声显

示正常同侧卵巢与囊肿相邻但又不相连时，才能对卵巢冠囊肿做出特异度诊断。

起源于卵巢冠的良性肿瘤，如囊腺瘤和囊腺纤维瘤并不常见。在组织病理学检查中，2%~3%的卵巢冠囊肿为恶性，在直径<5 cm的囊肿中，诊断为卵巢冠恶性囊肿的发生率更低。

（六）腹膜包涵囊肿

腹膜包涵囊肿见于腹膜粘连的患者，多发生于有腹部手术史的绝经前女性，也可见于有外伤史、盆腔炎性疾病或子宫内膜异位症的患者。在腹膜粘连患者中，卵巢产生的液体（女性腹膜积液的主要来源）可能在粘连处积聚并包裹卵巢，形成附件包块。腹膜包涵囊肿内衬间皮细胞。临床上，大多数患者表现为疼痛和（或）盆腔包块。

在超声检查中，腹膜包涵囊肿为多房囊性附件肿瘤，形状奇特，呈"蜘蛛网样"（图2.9）。其诊断要点是在分隔和液体中可见一个偏心的完整卵巢。分隔代表间皮组织和纤维束。液体通常为无回声，但由于囊肿出血或蛋白性液体，在某些分隔腔内可能有回声。多普勒超声可显示分隔内的血管分布，有时类似恶性肿瘤。

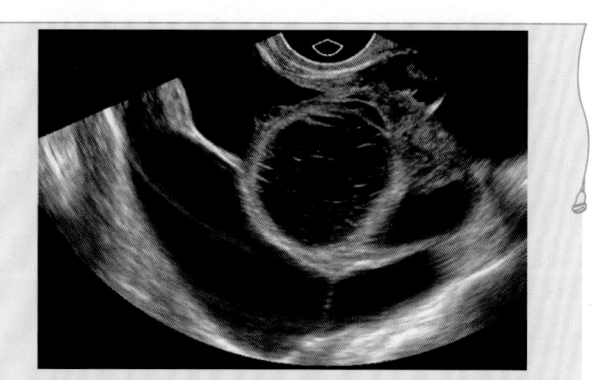

经阴道超声显示右侧卵巢有线状分隔的多房囊肿，该结构内包含一个出血性囊肿，此图显示粘连附着于右侧卵巢。

图2.9 腹膜包涵囊肿

腹膜包涵囊肿必须与其他卵巢外疾病，如卵巢冠囊肿和输卵管积水相鉴别。卵巢冠囊肿与卵巢是分离的，而卵巢位于腹膜包涵囊肿内。卵巢冠囊肿通常呈圆形或卵圆形，与盆腔手术史、创伤或炎症无关。输卵管积水表现为管状或卵圆形的囊性结构，常可见褶皱，卵巢表现为一个单独的实性结构。腹膜包涵囊肿的准确诊断十分重要，因为手术切除后复发的风险是30%~50%，建议采取保守治

疗,如口服避孕药抑制卵巢功能或进行液体抽吸。

(七) 多囊卵巢综合征

多囊卵巢综合征是指内分泌紊乱的卵巢功能障碍性疾病,包括雌激素和(或)雄激素分泌异常导致慢性无排卵和高雄激素血症。病理上,卵巢所含的卵泡数量增加,处于成熟和闭锁的不同阶段,局部雄激素浓度增加导致间质异常。多囊卵巢综合征是不孕症的常见原因,其早期妊娠流产率高于正常水平。多囊卵巢综合征的临床表现为从月经周期正常的消瘦女性伴有轻度高雄激素血症到典型的Stein-Leventhal综合征(月经稀发或闭经、多毛症和肥胖)等症状。

多囊卵巢综合征的典型超声征象是双侧卵巢增大,包含多个2~9 mm的小卵泡,间质回声增强(图2.10)。卵巢呈圆形,卵泡通常位于周围("串珠征"),也可随机出现在整个卵巢实质中。由于经阴道超声检查的分辨率更高,与经腹部超声检查相比,经阴道超声检出小卵泡更敏感。然而,许多多囊卵巢综合征女性并没有这些典型的超声表现。虽然30%的患者卵巢体积是正常的,但也有报道显示,经阴道超声检查时卵巢间质回声增强是诊断多囊卵巢综合征敏感而特异的征象,少数患者的超声表现可能是单侧的。

2003年,美国生殖医学学会和欧洲人类生殖与胚胎学学会共同发表了多囊卵巢综合征的专家共识,提出多囊卵巢综合征的诊断需要满足以下3个标准中的2个:①排卵稀发和(或)不排卵;②高雄激素血症,如临床和(或)生化;③多囊卵巢。血清黄体生成素水平升高和胰岛素抵抗也是其特征。以往血清黄体生成素水平升高、黄体生成素与卵泡刺激素的比值升高被作为诊断多囊卵巢综合征的指标。然而,由于黄体生成素的变化取决于患者在检查时距排卵的时间及黄体生成素在疾病管理中的重要性尚不明确,因此,建议不再把黄体生成素作为临床诊断多囊卵巢综合征的依据。

根据2003年Rotterdam共识,多囊卵巢的超声征象应包括整个卵巢内至少有12个直径为2~9 mm的卵泡,或卵巢体积增大(>10 mL)。尽管间质回声增强是多囊卵巢综合征特有的超声表现,但由于对这一判断的主观性较强,因此不列入诊断标准。专家共识认为,在临床实践中,卵巢体积的测量和间质评估一样有效。如果患者正在服用口服避孕药或优势卵泡的直径>10 mm,则这些标准不适用。最近,有报道称,使用更新、更高分辨率的超声技术和可靠的离线网络系统计算卵泡,有必要提高整个卵巢内卵泡计数的阈值,并以此来诊断多囊卵巢综合征。Lujan等提议将"整个卵巢内直径为2~9 mm的卵泡数有26个"作为多囊卵巢综合征更好的预测指标,而Christ等提议将这一指标中的卵泡数调整为28个。

由于无排卵在这种疾病中起着关键作用,后续研究中卵泡将持续存在。由此产生的高水平无拮抗的雌激素可能与子宫内膜癌、乳腺癌的风险增加有关,故建议对多囊卵巢综合征患者进行长期随访。

(八) 子宫内膜异位症

子宫内膜异位症是最常见的良性妇科疾病,其发病率很高,据估计,5%~45%的育龄期女性患有该病。子宫内膜异位症是一个主要的公共卫生问题,其临床症状包括盆腔疼痛、痛经、性交困难、排便困难、泌尿系统症状和不孕。

子宫内膜异位症是指子宫外存在有功能的子宫内膜组织,其表现形式不同,包括附件囊肿(子

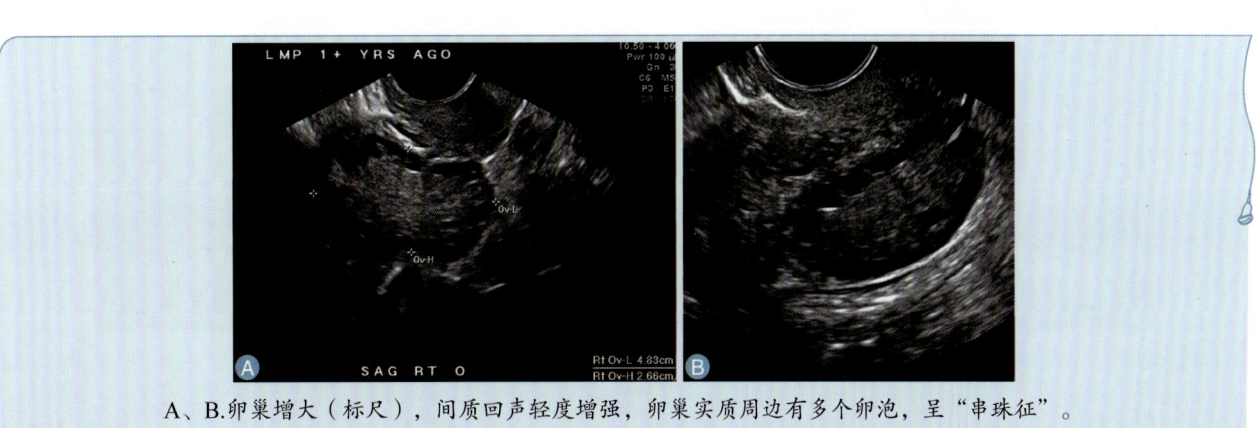

A、B.卵巢增大(标尺),间质回声轻度增强,卵巢实质周边有多个卵泡,呈"串珠征"。

图2.10 多囊卵巢综合征(多毛伴月经稀发)的典型经阴道超声表现

宫内膜异位囊肿）、腹膜斑块和粘连，深部浸润性子宫内膜异位症由包含腺体和间质的植入或结节构成。除卵巢外，盆腔中最常受累的区域是输卵管、阔韧带和直肠子宫陷凹，但是子宫内膜异位症几乎可以发生在身体的任何部位，包括膀胱和肠道。

正确诊断和评估疾病程度是确定最佳治疗方案的关键。超声是公认的首选影像学检查方法，但疾病程度的评估需依赖MRI检查。

子宫内膜异位症最常见的表现是卵巢子宫内膜异位囊肿，其超声表现为内部弥漫均匀的低回声，易于诊断。卵巢子宫内膜异位囊肿，也称为巧克力囊肿，通常是多发的，表现为从无回声的囊肿到陈旧血液随时间变化形成的类似于实性的肿瘤。其超声特征性表现为边界清晰的单房或多房、以囊性为主的肿瘤，内部为弥漫均匀的低回声（图2.11，动图2.3）；CDFI通常显示囊肿壁内几乎没有血管分布（与黄体相反，黄体通常有明显的血流），整个肿瘤或肿瘤独立部分的囊腔内呈弥散分布的低回声，偶尔可出现液-液平面，尤其是当患者以相似的姿势躺了足够长的时间，可使血液沉淀产生分层现象。在一项回顾性研究中，Patel等发现95%的子宫内膜异位囊肿内部为弥漫性低回声，因此得出结论：在没有肿瘤特征的情况下，这种表现极有可能

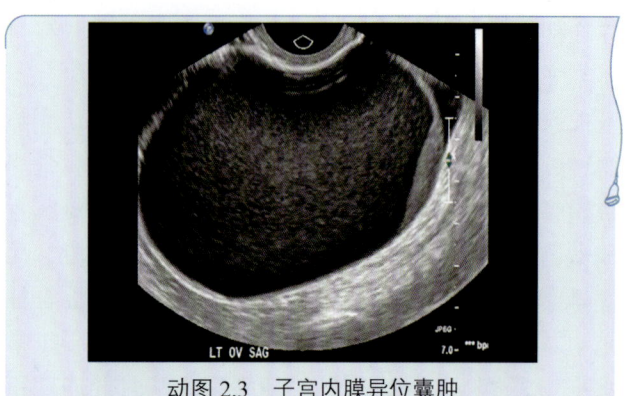

动图2.3 子宫内膜异位囊肿

是子宫内膜异位囊肿，尤其是病灶呈多房性或囊壁呈高回声时，而当肿瘤不包含低回声时，子宫内膜异位囊肿的可能性很小。Dogan等的一项前瞻性研究发现，内部低回声、边缘规则、圆形和厚壁对诊断典型卵巢子宫内膜异位囊肿的阳性预测值为97%。

有时子宫内膜异位症需与良性和恶性卵巢肿瘤相鉴别。此时多可见囊壁上的乳头状突起。Patel等研究显示，卵巢子宫内膜异位囊肿壁有时存在小的线性高回声灶，认为是囊肿壁的胆固醇沉积。Guerriero等描述了囊肿内高度>3 mm、内部无多普勒血流信号的乳头状突起，并认为这代表纤维蛋白或血液成分（动图2.4）。在少数孕妇中，子宫内膜

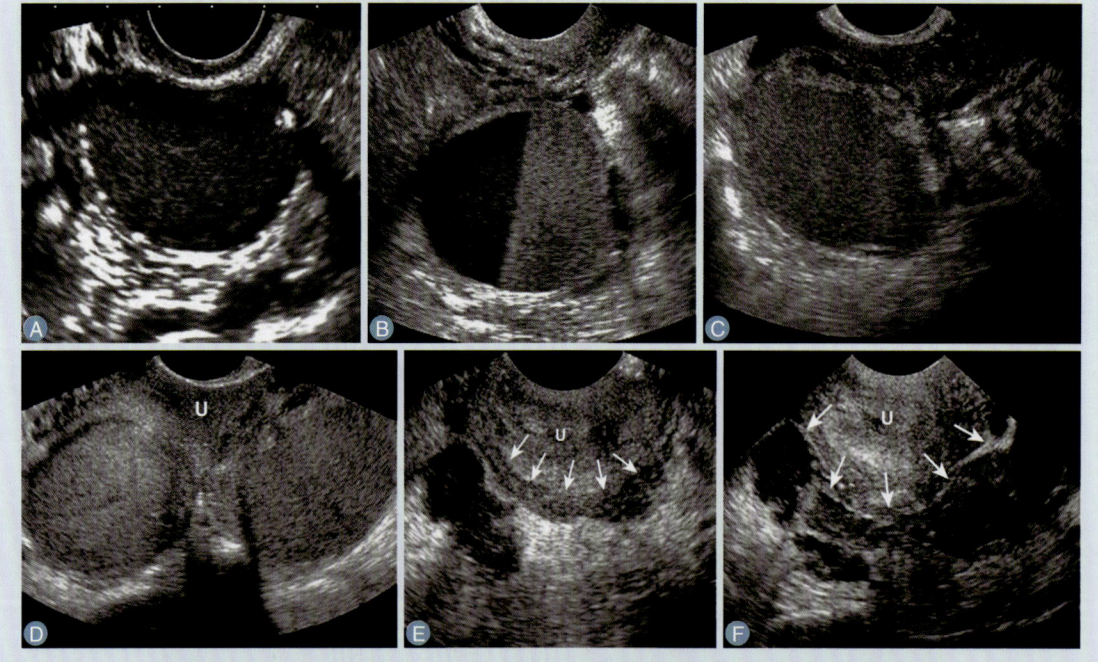

经阴道超声检查声像图。A~D.呈均匀低回声卵巢囊肿，具体表现为典型的周边强回声病灶（图A），液-液平面（图B），结节边缘无血管回声（图C），双侧性（图D）；E.子宫后壁表面的深部浸润性子宫内膜异位症病灶（箭头）；F.深部浸润性子宫内膜异位症的病灶充满直肠子宫陷凹（箭头），U：子宫，参见动图2.3~动图2.5。

图2.11 子宫内膜异位症的超声表现

异位囊肿壁可能会发生蜕膜化，形成血流丰富的实性附壁肿瘤，且难以与恶性肿瘤相鉴别（图2.12）。子宫内膜异位囊肿偶可见钙化，易与囊性畸胎瘤相混淆。卵巢子宫内膜异位囊肿可能是卵巢子宫内膜样交界性肿瘤和卵巢透明细胞肿瘤的癌前病变，这些肿瘤最终可能成为低级别浸润性癌，因此如果不进行手术切除，医师应建议患者每年进行随访。

绝经后的女性也可能出现卵巢子宫内膜异位囊肿，其超声表现有所不同。绝经后子宫内膜异位囊肿通常表现为多房性肿瘤，而不是低回声的单房性囊肿。当囊液存在时，常表现为无回声或不均质回声。

子宫内膜异位囊肿的表现可能与出血性卵巢囊肿相似，两者都是囊性包块，含有不同时期的血液成分。出血性卵巢囊肿更多表现为内部网状结构，而不是均匀的低回声，常合并盆腔积液。出血性卵巢囊肿可在接下来的几个月经周期内消失或明显减小，而子宫内膜异位囊肿的大小和内部回声几乎没有变化。临床上，大多数有症状的出血性卵巢囊肿表现为急性盆腔疼痛，而子宫内膜异位囊肿更多表现为与月经相关的慢性不适。

子宫内膜异位症常伴有盆腔粘连。尽管已有报道称经验丰富的医师可以通过超声检查成功地评价子宫卵巢的粘连及直肠子宫陷凹的封闭，但是对于多数医师来说这项操作是有挑战性的。医师通过腹部触诊或按压腹部探头可以观察正常活动的子宫和卵巢，还可以观察其与相邻的阔韧带、直肠子宫陷凹、膀胱、直肠或腹膜的粘连情况。医师通过经阴道超声检查观察"子宫滑动征"来判断直肠子宫陷凹是否封闭。这个过程需要用经阴道超声探头轻轻按压宫颈，以确定宫颈后壁是否容易沿直肠前壁和阴道壁滑动。此外，如果盆腔内有液体，可以看到代表粘连的线性结构，将卵巢与其子宫内膜异位囊肿、子宫和直肠子宫陷凹连接起来。

深部浸润性子宫内膜异位症是卵巢非肿瘤性病变中最严重的一种类型，尽管基于腹腔镜分期的疾病程度可能与症状的严重程度无关。已经有报道显示，经阴道超声诊断深部浸润性子宫内膜异位症的准确性不一。根据Chapron等对深部浸润性子宫内膜异位症的分类，大多数深部浸润性子宫内膜异位症的病灶分布于盆腔的相关区域，主要为前盆腔和后盆腔。前盆腔包括膀胱，后盆腔包括直肠子宫陷凹、子宫骶韧带、肠壁、直肠及直肠-乙状结肠交界处、阴道和直肠阴道隔。超声显示病灶为低回声结节、弥漫性或结节性腹膜后增厚。在肠壁内，病变通常表现为梭形增厚（图2.11E，图2.11F，动图2.5）。医师在使用彩色多普勒超声评估病灶时很少见（如果可见的话）丰富的血流信号。

（九）附件扭转

附件扭转是一种相对少见的妇科急症，需要及时进行手术干预，有文献报道，其发生率为3%。附件扭转主要发生于育龄期女性或育龄期前的女性，而绝经后的女性并不常见。在发病之初，卵巢、输

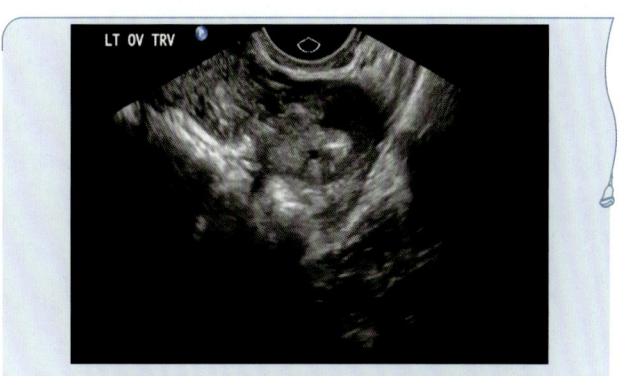

动图 2.4 非典型子宫内膜异位囊肿

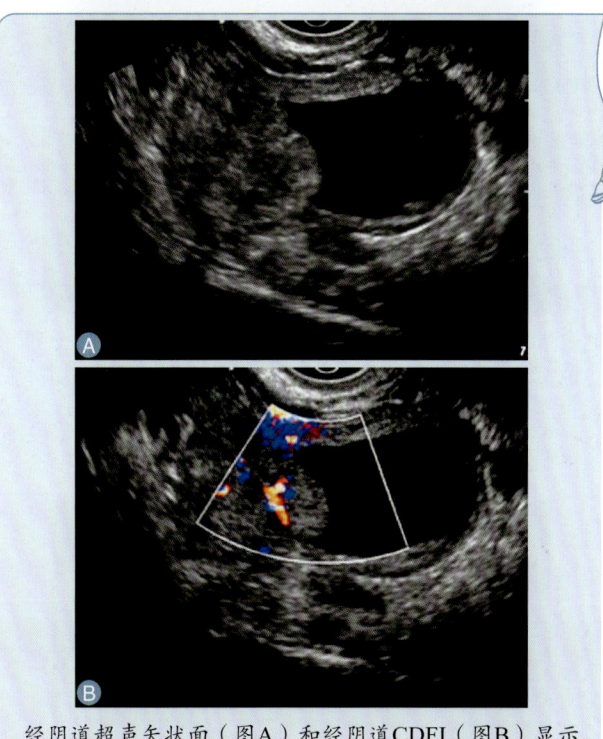

经阴道超声矢状面（图A）和经阴道CDFI（图B）显示囊肿，可见低回声和周边结节回声。CDFI显示结节内血流，可见于卵巢子宫内膜样交界性肿瘤患者或妊娠患者的子宫内膜异位囊肿蜕膜化中。

图 2.12 妊娠期子宫内膜异位囊肿蜕膜化

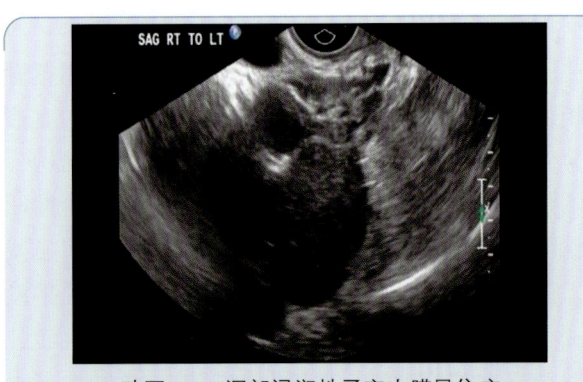

动图2.5 深部浸润性子宫内膜异位症

卵管或两者可同时发生扭转，导致静脉和淋巴系统回流障碍，进而导致卵巢水肿和附件肿大。在动脉血栓、静脉血栓形成之前进行复位和血流再灌注，可以使卵巢、输卵管完全恢复正常。完全性及未复位的扭转可迅速进展，从静脉及淋巴回流受阻到动脉闭锁，直至最终坏死。扭转可以是部分型或完全型，也可以是急性或慢性。有时扭转是间歇性的，其症状可周期性地自行缓解。附件扭转的诊断因其非特异度的临床表现而变得复杂，相同的临床症状是腹痛和盆腔疼痛，其他非特异度的体征和症状如发烧、恶心和呕吐的表现，则更多样化。卵巢梗死前的早期诊断和干预，可以保全卵巢并预防腹膜炎的发生。

大多数研究中，附件扭转的多种表现中唯一一致的症状是腹痛，而且通常是剧烈的、进行性加重，并且局限于下腹部，因此需鉴别诊断的疾病包括其他妇科疾病如盆腔炎性疾病、卵巢囊肿、异位妊娠及其他非妇科疾病。扭转的包块通常难以触诊到，但是可以通过影像学检查显示。卵巢扭转好发于右侧，这是乙状结肠的保护和右侧盲肠的过度活动所致。因此，卵巢扭转的表现可能与阑尾炎相似。

大多数卵巢扭转患者（50%～80%）与附件病变相关，如卵巢肿瘤或囊肿，好发于同侧且直径为5～10 cm的卵巢肿块。这是因为附件结构内卵巢体积或重量增加，作为支点诱发扭转。尽管50%的扭转患者与卵巢肿瘤相关，但既往研究认为，这些肿瘤通常是良性的，因为恶性病变引起的炎症性和侵袭性变化限制了卵巢的活动。扭转在妊娠期的发病率约1/1800，最常见于妊娠早期或产后早期。对于接受促排卵的女性，继发于卵巢黄素化囊肿的卵巢扭转风险很高。

超声检查在初诊评估卵巢扭转高危患者中的作用不仅是诊断扭转，而且可以排除导致急性腹痛的其他原因，如阑尾炎、盆腔炎性疾病、卵巢囊肿破裂和异位妊娠。与卵巢扭转相似的超声表现是卵巢水肿、增大（图2.13），或形成卵巢和附件的复合肿瘤。扭转的卵巢在正常位置的内上方（图2.14A）。如果累及输卵管，通常会出现输卵管积水。

有研究报道，卵巢扭转的超声征象为卵巢增大，卵巢中部水肿区域回声均匀一致，卵泡位于卵巢周边，但这些表现是非特异度的（动图2.6），如卵巢子宫内膜异位囊肿、多囊卵巢综合征、出血性囊肿、输卵管-卵巢囊肿和接受促排卵过度刺激的卵巢等也有类似的表现。卵巢内部结构不规则似乎与卵巢内出血有关。直肠子宫陷凹的游离液体是另一个经常与卵巢扭转相关的非特异度征象。液体可能因静脉和淋巴管阻塞、渗出所致。

多普勒超声的表现因扭转程度及病程长短而异。卵巢内缺乏动脉、静脉血流信号，可以帮助诊断，但病变深度超过声束范围、多普勒或二维灰阶

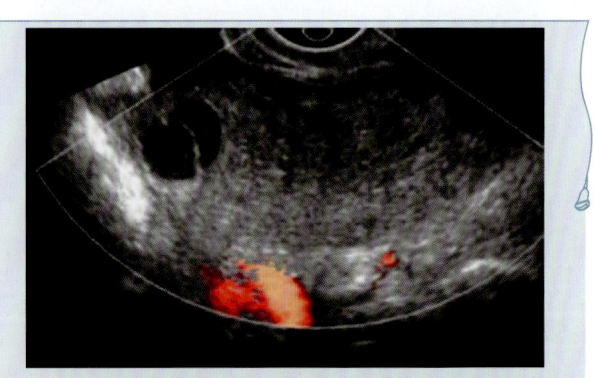

患者为年轻女性，急性盆腔疼痛，经阴道CDFI显示卵巢增大、实质回声不均匀，其内无血流，远处髂动脉内可见血流，参见动图2.6。

图2.13 卵巢扭转：CDFI评估肿大的卵巢

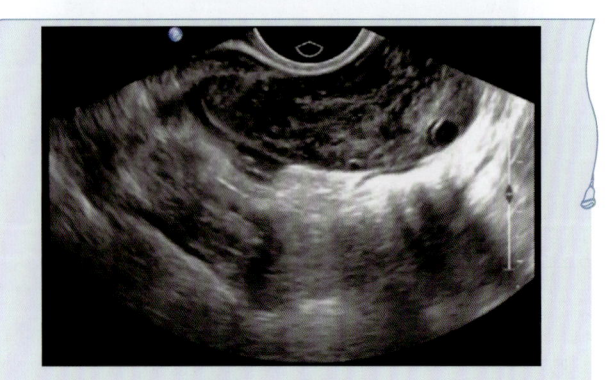

动图2.6 卵巢扭转

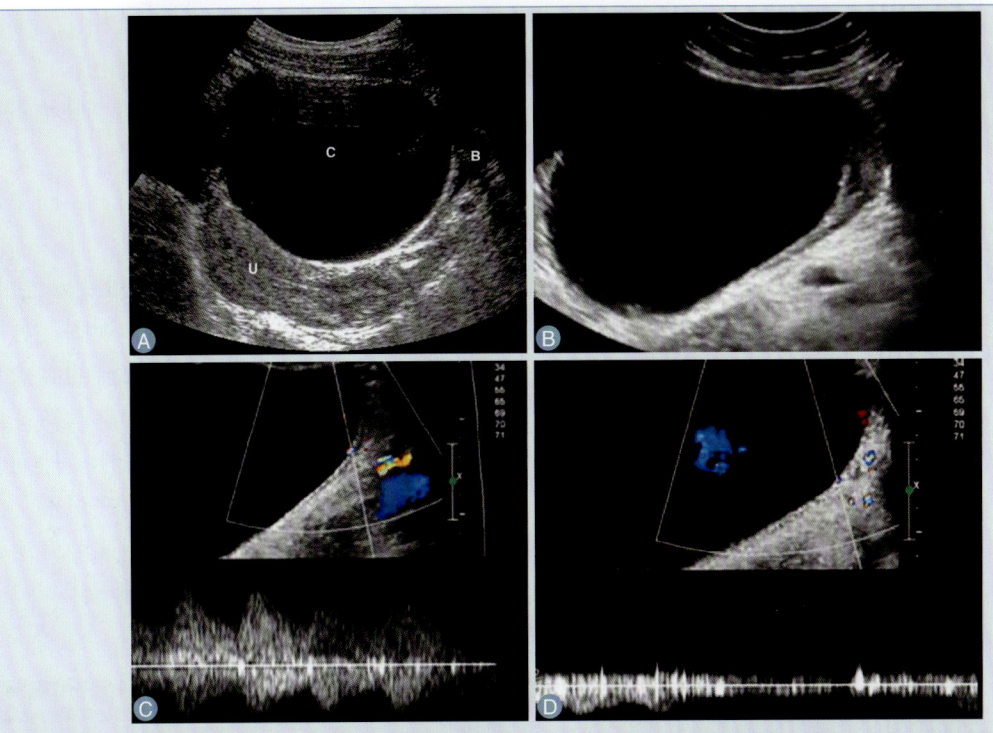

A.患者为年轻女性,急性疼痛,经腹部超声矢状面显示大的单纯囊肿(C)位于子宫(U)上方和膀胱(B)头侧,囊肿的位置不正常应怀疑扭转;B~D.另一位年轻女性患者,产后出现急性盆腔疼痛,经腹部超声显示子宫上方大的单纯卵巢囊肿(图B),经腹部频谱多普勒超声(图C,图D)显示囊壁的正常动脉和静脉波形。

图2.14　囊肿致卵巢扭转

超声优先设置不当及重复脉冲频率设置过高都会导致诊断的假阳性。因此,医师应首先检查无症状侧的卵巢,以明确多普勒设置是否合适。然而,在手术证实的扭转患者中,也常探查到卵巢动、静脉血流信号。静脉血流信号消失,即使存在动脉血流信号,对卵巢扭转的阳性预测值也高达94%。这可能是由于动脉梗阻之前的静脉梗阻即可导致临床症状,动脉血流持续存在与卵巢双重血供相关(卵巢动脉和子宫动脉的卵巢分支)。在少数情况下,扭转的血管蒂(由阔韧带、输卵管,以及子宫动、静脉的附件和卵巢分支组成)可能表现为圆形高回声结构伴多个同心圆状低回声条带("靶环征"),或内部回声不均的椭圆形或管状结构。彩色或能量多普勒超声显示血管蒂内存在环形或螺旋状扭曲的血管("漩涡征"),有助于诊断。血管蒂内血流缺失,提示卵巢无法存活。扭转的卵巢中可能存在血流减少或异常,因此与对侧卵巢的形态和血流模式对照,有助于诊断。

卵巢部分或间歇性扭转,导致静脉和淋巴管回流受阻,但不引起动脉阻塞,从而导致显著的间质水肿,这种情况较罕见。文献中描述了少数患者表现为大的水肿性多囊性附件肿块。

尽管多普勒血流信号的存在不能排除扭转的诊断,但在没有多普勒血流信号的情况下,彩色和能量多普勒超声对诊断很有帮助。患者在临床症状典型的情况下,即使卵巢内存在多普勒血流信号,增大的卵巢或卵巢-附件复合物也应提示扭转可能。如果卵巢形态、大小正常,无论多普勒超声显示如何,扭转都是极不可能的。

三、卵巢肿瘤

(一)卵巢癌

卵巢癌是美国女性癌症死亡的第五大病因,与其他女性生殖系统癌症相比,其死亡人数最多。据美国癌症协会统计,2014年美国新增卵巢癌患者21 980例,死亡人数约14 270人。1987—2010年,卵巢癌的发病率以每年0.9%的速度下降。卵巢癌发生率约占所有妇科恶性肿瘤的25%,发病高峰在60~70岁。在所有妇科恶性肿瘤中,卵巢癌的死亡率最高,主要是诊断较晚所致。因为缺乏临床症状,60%~70%的女性在诊断时已到晚期(Ⅲ或Ⅳ

期）。卵巢癌患者的总体5年生存率为20%~30%，如果治疗时为Ⅰ期，生存率可上升至80%~90%。因此，医师们一直致力于研究卵巢癌的早期诊断方法。

年龄增长、未生育、卵巢癌家族史，以及乳腺癌、子宫内膜癌或结肠癌病史，这些与卵巢癌风险增加相关。女性患卵巢癌的终生风险为1/70（1.4%）。但是，如果女性的一级亲属（母亲、女儿、姐妹）或二级亲属（阿姨或祖母）患有卵巢癌，则其风险为5%。如果有2个或2个以上的亲属患有卵巢癌，终生患病风险会增加到7%。卵巢癌家族史的女性3%~5%患有遗传性卵巢癌综合征。与卵巢癌相关的遗传综合征主要为以下3个：①乳腺癌-卵巢癌综合征最常见，由抑制基因 BRCA1 和 BRCA2 的突变引起，在两种癌症中的发生率都很高；②遗传性非息肉病性结直肠癌（又称Lynch综合征），卵巢癌的发病与遗传性非息肉病性结直肠癌或子宫内膜癌有关，或两者兼而有之；③位点特异性卵巢癌相对少见，不伴发乳腺癌或结直肠癌。遗传性非息肉病性结直肠癌是一种常染色体显性遗传病，这些患者的卵巢癌终生风险为40%~50%。与其他卵巢癌患者相比，他们的发病年龄更早（早10~15年）。因此，这些女性在生育后通常提倡进行卵巢切除术。

已经发表了许多运用经阴道超声检查（单独或联合多普勒超声）和（或）癌症抗原 CA125 等生物标志物对无症状女性进行筛查的临床研究。CA125是一种由OC125单克隆抗体识别的高分子糖蛋白。在评价患者化疗疗效及早期发现亚临床复发方面，已证实了CA125的有效性。尽管约80%的卵巢上皮性肿瘤女性的血清CA125升高，但其在Ⅰ期患者中的检测率不到50%，并且对黏液性和生殖细胞肿瘤不敏感。其他恶性肿瘤和许多良性肿瘤也与血清CA125升高有关。目前还不推荐临床常规使用血清CA125和（或）超声筛查卵巢癌。常规筛查将导致不必要的手术及其伴随的风险。迄今为止，最大的筛查试验是英国卵巢癌筛查协作试验（UKCTOCS），这是一项随机研究，评价每年使用经阴道超声检查或血清CA125联合经阴道超声检查的效果，血清CA125联合经阴道超声检查作为二线检测方法（多模式筛查）。前期研究结果令人鼓舞，在检查原发性浸润性卵巢上皮性肿瘤和输卵管癌方面，与单独使用经阴道超声检查相比，多模式筛查策略具有更高的灵敏度和阳性预测值。

在组织学上，上皮性肿瘤占卵巢肿瘤的65%~75%，占卵巢恶性肿瘤的90%（表2.1），其余的肿瘤包括生殖细胞肿瘤（15%~20%）、卵巢性索间质肿瘤（5%~10%）和转移性肿瘤（5%~10%）。超声显示卵巢肿瘤通常表现为附件肿块。边界清晰的无回声囊肿倾向良性，而囊壁不规则、分隔增厚不规则、附壁结节和实性部分伴血流的肿瘤更倾向恶性。已经研发出许多基于肿瘤形态学特征的评分系统和数学模型来区分肿瘤的良恶性。然而，经验丰富的医师对超声形态学特征（模式识别）的主观评估已被证明是更好的方法。使用这种方法，医师应该能够区分约90%的良性、恶性肿瘤。

表2.1 卵巢肿瘤

肿瘤	发病率	举例
表面上皮间质肿瘤	65%~75%	浆液性囊腺瘤或癌
		黏液性囊腺瘤或癌
		子宫内膜样癌
		透明细胞癌
		移行细胞癌
生殖细胞肿瘤	15%~20%	畸胎瘤
		无性生殖细胞瘤
		卵巢卵黄囊瘤
卵巢性索间质肿瘤	5%~10%	卵巢颗粒细胞瘤
		卵巢支持-间质细胞瘤
		卵泡膜细胞瘤和纤维瘤
转移性肿瘤	5%~10%	子宫
		胃，结肠，乳腺
		淋巴

彩色和脉冲多普勒超声已被推荐用于区分良性、恶性卵巢肿瘤。由于恶性肿瘤内部新生血管的形成，导致舒张期流速升高。恶性肿瘤的生长依赖于血管的生成，伴有异常肿瘤血管的发育。这些异常血管管壁缺乏平滑肌，存在动-静脉瘘，所以血管阻力降低，从而导致舒张期流速升高。因此，恶性病变的搏动指数和阻力指数均较低。尽管许多研究发现，恶性病变中搏动指数和阻力指数都有降低的趋势，但对单独个体而言，良性和恶性病变之间存在太多交叉而无法明确的鉴别诊断。其他参数如血管位置，有学者认为其能够提高多普勒超声评估卵巢肿瘤的特异度。恶性病变往往有更多的中心血

流，而良性病变往往有更多的外周血流。然而，Stein等发现有相当大的交叉，21%的恶性病变有外周血流，31%的良性病变有中心血流。Guerriero等研究发现，当CDFI显示肿瘤实性部分有动脉血流时，预测恶性肿瘤的准确性更高。

多普勒超声与形态学特征的对比研究发现，多普勒超声与单独的形态学评价相比，并没有给出更多的诊断信息。Valentin得出结论，对有经验的医师来说，形态学评估是区分良、恶性病变的最佳方法。增加多普勒超声检查的主要优势是增强已做出正确诊断的医师信心。还有研究发现，在超声形态学评估的基础上叠加多普勒超声检查，可以提高诊断的特异度和阳性预测值。Brown等发现非高回声实性成分是恶性肿瘤最具有统计学意义的预测因子。Schelling等还发现附件肿瘤中的实性部分伴中央血管分布，其在预测恶性肿瘤方面具有很高的准确性、敏感度和特异度。有学者对已发表的46项研究进行Meta分析并得出结论，将形态学评估与彩色多普勒血流成像相结合的超声技术明显优于卵巢肿瘤的形态学评估、彩色多普勒血流成像或多普勒血流参数的单独评估。如果肿瘤具有良性特征形态，则可能不需要多普勒超声，因为在这类病变中，形态学评估非常准确。多普勒超声评估可能对形态不确定或提示恶性的病变更有价值。多普勒超声检查应结合形态学、临床表现、患者年龄和月经周期对附件肿瘤进行综合评估。

近年来，超声造影-经阴道超声检查已被用于评估卵巢肿瘤新生血管。与良性肿瘤相比，实时超声造影-经阴道超声显示恶性肿瘤新生血管通常表现出廓清延迟的特征。对比增强模式的差异在区分良、恶性卵巢肿瘤方面较传统的经阴道超声检查具有潜在的价值。

（二）表面上皮间质肿瘤

过去，上皮间质肿瘤通常被认为起源于覆盖卵巢的表面上皮细胞和下层的卵巢间质。此后有学者提出，卵巢上皮性肿瘤是由不同来源细胞引起的一系列疾病。有证据表明，大多数原发性卵巢癌（特别是高级别浆液性癌）来源于输卵管而不是卵巢。一种二元模型将卵巢癌分为两种类型（Ⅰ型和Ⅱ型）。Ⅰ型肿瘤通常为低级别，包括低级别浆液性癌、低级别子宫内膜样癌、透明细胞癌和黏液癌。Ⅱ型肿瘤为高级别，包括高级别浆液性癌、高级别子宫内膜样癌、癌肉瘤和未分化癌。Ⅰ型肿瘤临床特征不活跃，而Ⅱ型肿瘤通常具有高度侵袭性。

表面上皮间质肿瘤根据上皮分化分为五大类：浆液性、黏液性、子宫内膜样、透明细胞和移行细胞肿瘤（Brenner肿瘤）。表面上皮间质肿瘤占所有卵巢肿瘤的65%～75%，占所有卵巢恶性肿瘤的80%～90%。恶性肿瘤的播散方式主要为腹腔播散，邻近结构可能直接受累。淋巴结转移主要是腹主动脉旁淋巴结。血行播散通常发生在病程晚期。

1. 浆液性囊腺瘤和囊腺癌

浆液性肿瘤是最常见的表面上皮间质肿瘤，占所有卵巢肿瘤的30%。50%～70%的浆液性肿瘤为良性。浆液性囊腺瘤约占所有卵巢良性肿瘤的25%，浆液性囊腺癌约占所有卵巢恶性肿瘤的50%。浆液性囊腺瘤的发病高峰在40～60岁，而浆液性囊腺癌最常见于围绝经期和绝经后的女性。约20%的良性浆液性肿瘤和50%的恶性浆液性肿瘤是双侧的。浆液性肿瘤的大小差异很大，但通常比黏液性肿瘤小。

浆液性囊腺瘤的超声表现通常为大而薄壁的囊肿，多为单房性，但可能包含纤细的分隔（图2.15A，图2.15B），偶尔可见乳头状突起。浆液性囊腺癌的瘤体可非常大，通常表现为多房囊性肿瘤，囊壁和分隔上可见多个乳头状突起（图2.15G，图2.15I），分隔和壁可能很厚，囊腔内可见实性成分，乳头状突起可分布于囊肿表面或包绕受累脏器，导致肿瘤固定。浆液性囊腺癌患者会常见腹水。

2. 黏液性囊腺瘤和囊腺癌

黏液性肿瘤是第二常见的卵巢上皮肿瘤，占卵巢肿瘤的20%～25%。黏液性囊腺瘤占所有卵巢良性肿瘤的20%～25%，黏液性囊腺癌占所有原发性卵巢恶性肿瘤的5%～10%。黏液性囊腺瘤好发年龄为30～70岁，但也可见于非常年轻的女性，而黏液性囊腺癌最常见于40～80岁。与浆液性肿瘤相比，黏液性肿瘤较少见于双侧，仅5%的良性病变和15%～20%的恶性病变发生在双侧。高达80%～85%的黏液性肿瘤是良性的。

黏液性囊腺瘤可以是巨大的囊性肿瘤，可长达30 cm，充满整个盆腔及腹腔（图2.15D，图2.15E，

图2.16），通常有多个纤薄分隔，腔内可见黏液物质所致的低回声。与浆液性囊腺瘤相比，黏液性囊腺瘤的乳头状突起较少见。黏液性囊腺癌通常是大的多房囊性肿瘤，含有乳头状突起和有回声的内容物，具有类似于浆液性囊腺癌的超声表现（图2.15F）。

肿瘤侵犯包膜或破裂可能导致黏蛋白分泌细胞在腹腔内播散，从而使腹腔充满凝胶状物质。这种情况被称为腹膜假黏液瘤，超声表现与腹水相似，或在液体中包含多个分隔或漂浮的碎屑，填充大部分的腹、盆腔。这种情况可能发生在黏液性囊腺瘤和黏液性囊腺癌中。阑尾黏液囊肿破裂及阑尾和结肠黏液性肿瘤也可导致腹膜假黏液瘤。

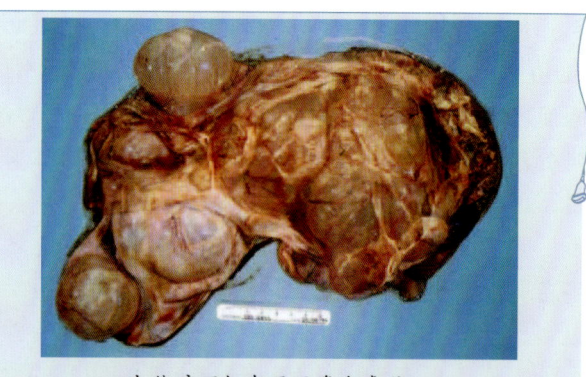

大体病理标本显示多个囊腔。

图 2.16　黏液性囊腺瘤

3. 交界性（低度恶性潜能）肿瘤

这是一组上皮肿瘤的中间类型，在组织学上

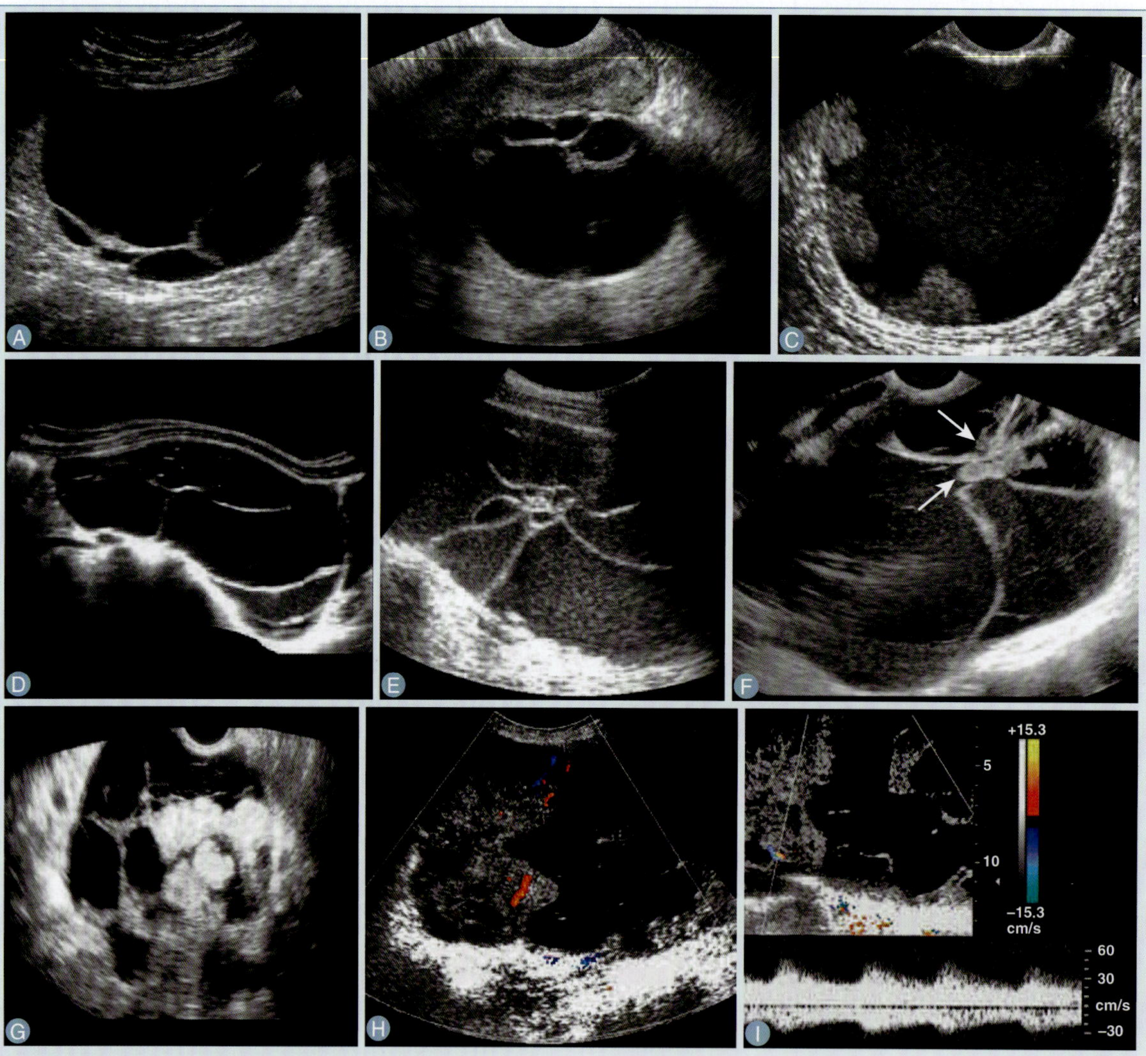

A.浆液性囊腺瘤，囊肿内的分隔纤细；B.浆液性囊腺瘤，囊肿内的分隔较厚；C.低恶性潜能（交界性）的浆液性囊腺瘤，囊肿内有低回声颗粒和附壁结节；D、E.黏液性囊腺瘤；F.黏液性囊腺癌，囊肿巨大和分隔是其特征，标记为分隔结节（箭头）；G～I.浆液性囊腺癌，大量的结节内显示血管分布，形态学特征怀疑恶性肿瘤，高舒张期血流导致阻力指数减低。

图 2.15　上皮性卵巢肿瘤

被归类为"交界性"或"低度恶性"肿瘤,其在浆液性和黏液性肿瘤中的发生率10%~15%。这些肿瘤具有恶性肿瘤的细胞学特征,但不侵犯间质,虽然是恶性的,但预后较好。与囊腺癌的发病年龄相比,其发病年龄小,5年和20年生存率分别为95%和80%。通过保留卵巢的手术治疗可以保持患者的生育能力。

低度恶性潜能肿瘤的超声特征为低回声的中小型囊肿(类似于子宫内膜异位囊肿)伴有血流的附壁结节(图2.15C),或伴有边界清晰的多房("蜂窝状")结节的囊肿。病变周围可见正常的卵巢组织,这有助于排除浸润性卵巢癌。此征象称为"卵巢新月征"。尽管该征象的存在降低了侵袭性附件恶性肿瘤的可能性,但在Van Holsbeke等的一项前瞻性研究中发现,此征象不能有效地区分良、恶性附件肿瘤。

4. 子宫内膜样肿瘤

几乎所有的子宫内膜样肿瘤都是恶性的,其是第二常见的上皮恶性肿瘤,占卵巢恶性肿瘤的20%~25%,25%~30%是双侧的,好发年龄为50~70岁。子宫内膜样肿瘤的组织学特征与子宫内膜腺癌相同,约30%的患者伴有子宫内膜腺癌,也可以是一种独立的原发性肿瘤。15%~20%的子宫内膜癌与子宫内膜异位症有关,可能发生在子宫内膜异位症同侧或对侧卵巢内。子宫内膜样肿瘤的预后优于其他上皮性恶性肿瘤,可能与早期诊断有关。子宫内膜样肿瘤的超声表现通常为包含乳头状突起的囊肿,但有时也表现为包含出血或坏死的以实性为主的肿瘤。

5. 透明细胞肿瘤

透明细胞肿瘤起源于米勒管,是子宫内膜样癌的一种变异。透明细胞肿瘤几乎都是恶性的,占原发性卵巢癌的5%~10%,好发于50~80岁,约20%的患者为双侧发病。透明细胞癌患者中有50%~70%伴发盆腔子宫内膜异位症,约1/3发生在子宫内膜异位症的内膜内。其超声表现通常为非特异度、复杂的、以囊性为主的肿瘤(图2.17,动图2.7)。

6. 移行细胞肿瘤

移行细胞肿瘤也称为Brenner肿瘤,起源于表面上皮,经过化生形成典型的尿路上皮样成分。移行细胞肿瘤并不常见,占所有卵巢肿瘤的2%~3%,几乎都是良性的,6%~7%是双侧发病。大多数患

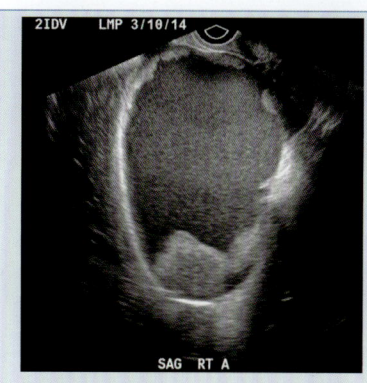

经阴道超声显示复杂囊肿,内部以均匀的低回声为主,边缘有实性结节,参见动图2.7。

图2.17 子宫内膜异位症中的透明细胞癌

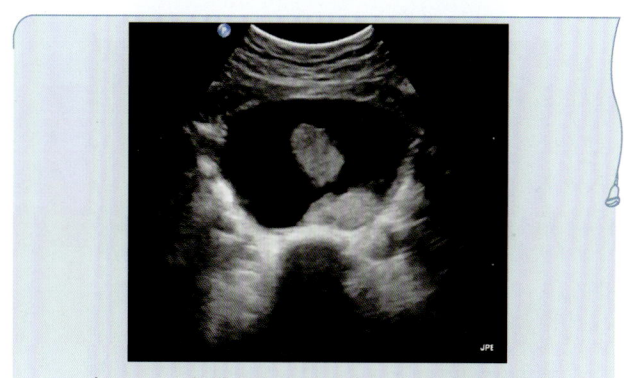

动图2.7 卵巢子宫内膜异位症合并透明细胞癌

者无症状,移行细胞肿瘤在超声检查或手术中被偶然发现。约30%的移行细胞肿瘤与囊性肿瘤有关,通常是浆液性或黏液性囊腺瘤或囊性畸胎瘤,常见于同侧卵巢(图2.18)。Brenner肿瘤的超声表现为低回声的实性肿瘤,外壁可能发生钙化,囊性成分不常见,但如果存在囊性成分,通常是因为共存的囊腺瘤所致。病理学上,移行细胞团是包含致密的纤维间质的实性肿瘤。在超声图像和组织病理学上,移行细胞肿瘤与卵巢纤维瘤、卵巢卵泡膜细胞瘤及子宫平滑肌瘤相似。

(三)生殖细胞肿瘤

生殖细胞肿瘤来源于胚胎性腺的原始生殖细胞,其发生率占卵巢肿瘤的15%~20%,其中95%为良性囊性畸胎瘤(皮样囊肿)。其他生殖细胞肿瘤包括无性细胞瘤和内胚窦瘤(又称卵黄囊瘤),主要发生在儿童和青少年,几乎都是恶性。生殖细胞肿瘤是女童和青年女性最常见的恶性肿瘤。当在女童或青年女性的盆腔发现一个大的、以实性为主的卵巢肿瘤时,应首先考虑恶性生殖细胞肿瘤的诊断(动图2.8)。

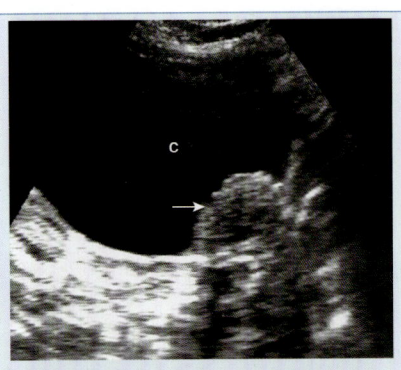

经腹部超声显示一个大的界线清楚的囊肿（C），伴有实性低回声附壁结节（箭头）。病理证实黏液性囊腺瘤壁内有一个Brenner肿瘤。

图2.18　黏液性囊腺瘤壁中的移行细胞肿瘤（Brenner肿瘤）

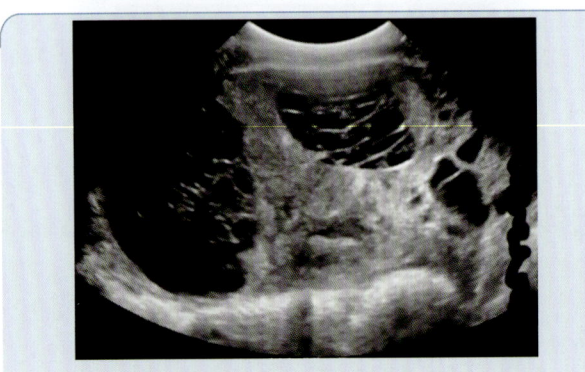

动图2.8　卵黄囊瘤

囊型畸胎瘤的超声征象

- 头节
- "冰山一角征"
- "皮样网格征"
- "球形内容物活动征"（罕见）
- 脂液分层

1. 囊性畸胎瘤

囊性畸胎瘤占卵巢肿瘤的15%~20%，其中10%~15%为双侧。其是由外胚层、中胚层和内胚层3个胚层分化良好的衍生物组成。由于通常以外胚层成分为主，囊性畸胎瘤几乎都是良性的。囊性畸胎瘤常见于育龄期女性，但可发生于任何年龄，也可见于绝经后的女性。囊性畸胎瘤通常无症状，常在超声常规检查中被偶然发现，或者在妇科查体时，医师触及盆腔肿瘤而被发现。约10%的患者是在怀孕期间被诊断为囊性畸胎瘤。囊性畸胎瘤的并发症中扭转最常见，破裂并不常见（发生率为1%），恶性变也不常见（约2%的患者可发生恶性变，通常为老年女性，而且几乎是鳞状细胞癌），但会发生继发性化学性腹膜炎。

囊性畸胎瘤的超声表现各不相同，从完全无回声到完全高回声不等，但有一些特定征象（图2.19），包括以囊性为主的肿瘤，伴高回声的附壁结节，即头节。头节通常包括头发、牙齿或脂肪，常伴声影。在大多数情况下，囊性成分为纯皮脂（体温条件下为液体），而不是单纯的液体。

杂乱成团的头发和油脂的混合物形成，造成多组织界面而表现为高回声，其声影边界不清，并且其后壁也模糊不清，称之为"冰山一角征"（图2.19B）。后方声影边界清晰的高回声团则来自其他组织，包括牙齿、骨骼等。多个点线状高回声漂浮于囊内，证实为头发纤维，这也是一个特征性的超声表现，即"皮样网格征"（图2.19G）。畸胎瘤内也可以见到脂液分层和发液分层（图2.19D，图2.19E）。大多数囊性畸胎瘤与子宫内膜异位囊肿和出血性囊肿等其他病变一样，囊内不同组织间的界面回声更强。但是约30%的囊性畸胎瘤中，同一组织内的分层回声更强。另一个罕见但特征性征象是盆腔大囊肿内含多个可移动的球形结构（图2.19I）。典型的球形结构由脱屑性角蛋白组成，包括纤维蛋白、含铁血黄素和头发。

Patel等发现，当附件显示2个或2个以上的畸胎瘤特征性图像时，诊断囊性畸胎瘤的阳性预测值为100%。曾有文献描述了在诊断囊性畸胎瘤时易混淆的疾病。卵巢囊肿内急性出血和子宫内膜异位囊肿，两者的囊内容物均为程度不等的回声，超声图像与囊性畸胎瘤相似，但是卵巢囊肿急性出血时通常后壁回声增强，而畸胎瘤则倾向于回声减弱。其他鉴别诊断还包括有蒂的肌瘤，尤其是脂肪平滑肌瘤及阑尾炎穿孔伴阑尾结石。另外，囊性畸胎瘤可能因与肠气的回声类似而被漏诊。临床可触及盆腔包块而超声表现正常时，医师应重新检查，仔细评估有无囊性畸胎瘤的可能。

良性畸胎瘤的多普勒血流信号多位于肿瘤周边，而当肿瘤中心位置或者实性区域出现血流信号则应考虑恶性可能。另外，当病变出现"触角样"等回声结构和侵犯邻近器官时，也应该考虑恶性畸胎瘤的诊断。

卵巢甲状腺肿是一种完全或者主要由甲状腺组织组成的畸胎瘤，占畸胎瘤的2%~3%。曾报道有4例卵巢甲状腺肿，CDFI检查显示实性组织中央的血

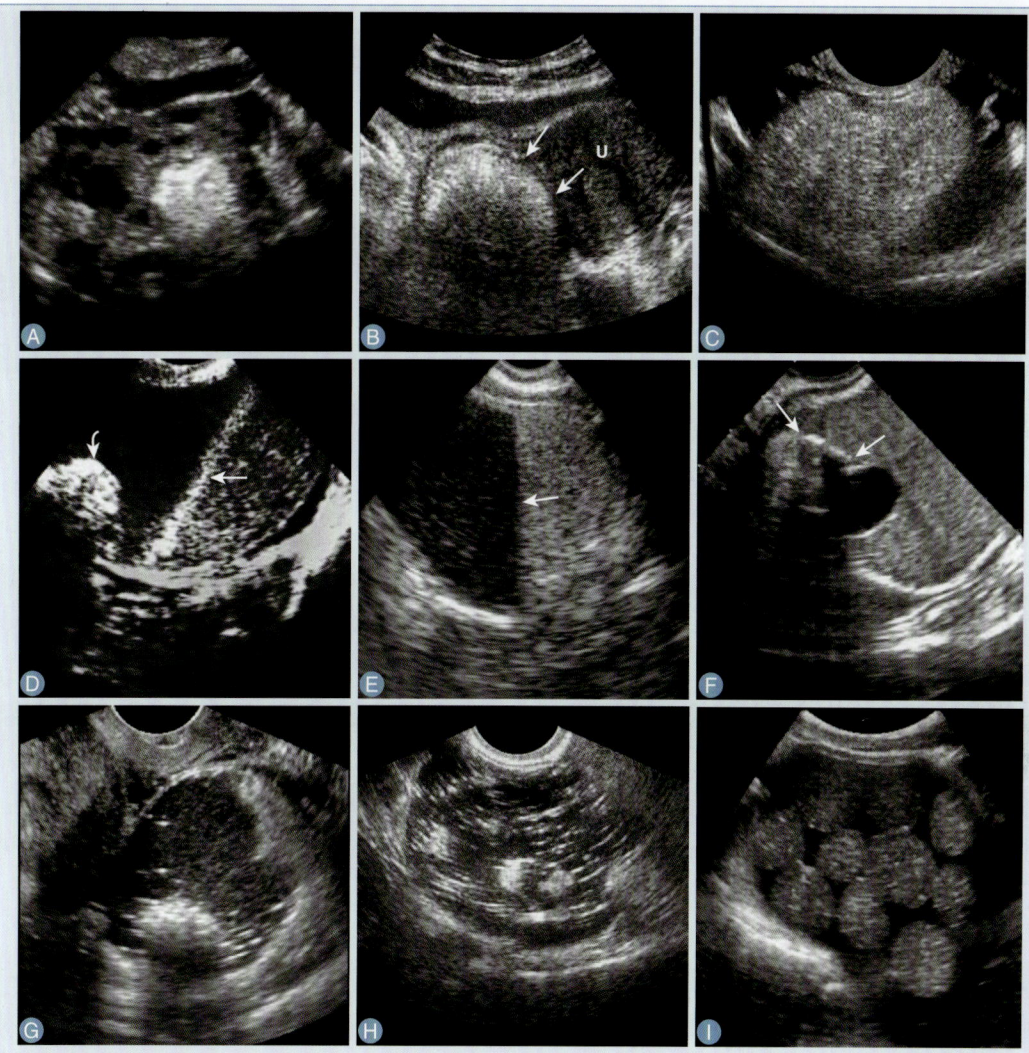

A.正常卵巢内小的高回声肿瘤；B.经腹部超声横切面显示子宫，右附件区有一个高回声伴后方衰减的肿瘤（箭头），即"冰山一角征"；C.无正常卵巢组织的高回声肿瘤；D.肿瘤内含不同回声，既有发液分层（直箭头），也有高回声、含脂肪、伴声影的皮样塞（弯箭头）；E.肿瘤含有脂液分层（箭头），不同组织分层处回声增强；F.肿瘤内可见均匀的回声、小的囊性区域、钙化（箭头）伴声影；G.肿瘤内同时有"皮样"塞和"皮样网格征"；H."皮样网格征"，囊肿内多发点线状强回声漂浮；I.一个大的盆腔囊肿内有多个可移动的球形结构漂浮。

图2.19　皮样囊肿的超声表现

流，而良性囊性畸胎瘤中央没有血流。这可能是由于卵巢甲状腺肿中的甲状腺组织富含血管，而良性囊性畸胎瘤中的脂肪和毛发不含血管。虽然相关的激素效应很少见，但是甲状腺功能亢进的患者颈部没有甲状腺病变时，盆腔超声检查以明确有无卵巢甲状腺肿可能有价值。

未成熟畸胎瘤并不常见，占所有畸胎瘤的不到1%，包含了来自3个胚层的未成熟组织。其是一种快速生长的恶性肿瘤，最常发生在20岁以下的女性，超声显示通常为实性肿瘤，也可见大小不等的囊性结构。典型的未成熟畸胎瘤存在钙化。

2. 无性细胞瘤

无性细胞瘤是恶性生殖细胞肿瘤，占原发性卵巢肿瘤的1%～2%，占卵巢恶性肿瘤的3%～5%，由未分化的生殖细胞组成，在形态学上与男性睾丸精原细胞瘤相同。无性细胞瘤对放疗高度敏感，5年生存率为75%～90%。这种肿瘤主要发生在30岁以下的女性。约15%的患者为双侧肿瘤。

无性细胞瘤的超声表现主要为实性回声，也可能包含由于坏死或者出血而造成的小片状无回声区（图2.20）。CT和MRI检查显示这些实性肿瘤呈分叶状，小叶间有纤维血管分隔。曾报道3例无性细胞

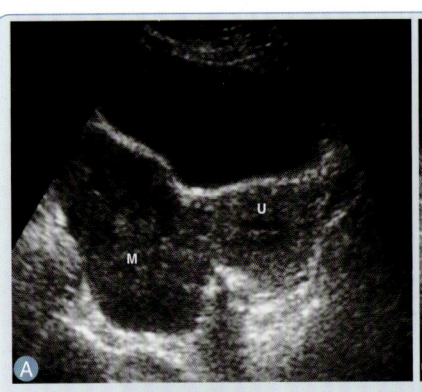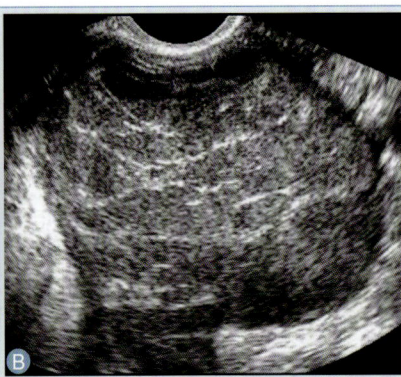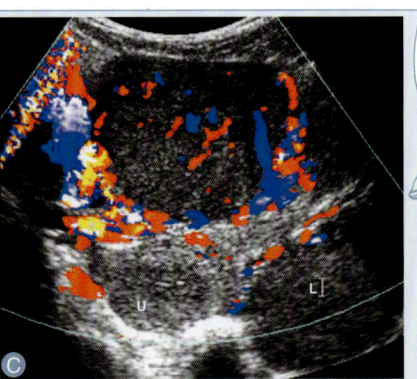

A.经腹部超声横切面显示子宫（U）一侧宫旁巨大的盆腔实性肿瘤（M），很容易与子宫肌瘤相混淆；B.经阴道超声显示卵巢巨大的实性肿瘤伴"细线样"高回声；C.经腹部超声横切面显示双侧巨大实性肿瘤，右侧肿瘤位于子宫（U）前方，其内血流增加，同时左侧卵巢因右侧肿瘤的存在而增大（L），参见动图2.8。

图2.20　3名年轻女性的无性细胞瘤

瘤，呈多分叶状、实性低回声肿瘤，CDFI显示纤维血管分隔处有明显的动脉血流信号。

3. 卵黄囊瘤

卵黄囊瘤是一种罕见的、生长迅速的肿瘤，也称内胚窦瘤，是继无性细胞瘤之后第二常见的卵巢恶性生殖细胞肿瘤，且预后差。有研究显示，该肿瘤起源于未分化的多向潜能胚胎癌症细胞，选择性地向卵黄囊或卵黄结构分化而成，通常发生在20岁以下的女性，几乎均为单侧发病。内胚窦瘤可引起血清甲胎蛋白水平升高，超声表现与无性细胞瘤相似（动图2.8）。

（四）卵巢性索间质肿瘤

卵巢性索间质肿瘤起源于胚胎性腺的性索和卵巢间质。这组肿瘤主要包括颗粒细胞瘤、卵巢支持-间质细胞瘤（男性母细胞瘤）、卵泡膜细胞瘤和纤维瘤。这组肿瘤占所有卵巢肿瘤的5%~10%，占所有卵巢恶性肿瘤的2%。

1. 颗粒细胞瘤

颗粒细胞瘤占卵巢肿瘤的1%~2%，属于低度恶性。成年人型占颗粒细胞瘤的95%，主要发生在绝经后的女性，几乎所有的肿瘤均为单侧发生，为最常见的雌激素活性卵巢肿瘤，可出现雌激素产生的相关临床症状，可发展为子宫内膜癌（10%~15%）。幼年型占颗粒细胞瘤的5%，主要发生在30岁以下的患者。颗粒细胞瘤的超声表现多种多样，从小的实性肿瘤到不同程度的出血或纤维化的改变及多房囊性病变。

2. 卵巢支持-间质细胞瘤

这是一种罕见的卵巢肿瘤，也称睾丸母细胞瘤或男性母细胞瘤，占卵巢肿瘤的不到0.5%，通常发生在30岁以下的女性。几乎所有的卵巢支持-间质细胞瘤患者都是单侧，其中10%~20%可发展为恶性，恶性肿瘤在初次治疗后复发较快，5年后却很少复发。在临床上，约一半的卵巢支持-间质细胞瘤患者没有内分泌表现，约30%的患者有男性化的体征和症状。个别情况下，这些肿瘤可能和雌激素的产生有关。其超声表现通常为实性低回声肿瘤，或者与颗粒细胞瘤的超声表现相似。

3. 卵泡膜细胞瘤和纤维瘤

卵泡膜细胞瘤和纤维瘤起源于卵巢间质，可能难以在病理学上区分。卵泡膜细胞瘤是由大量的卵泡膜细胞组成，而纤维卵泡膜细胞瘤和纤维瘤是由极少量的卵泡膜细胞和大量的纤维组织细胞组成。卵泡膜细胞瘤约占所有卵巢肿瘤的1%，约70%发生在绝经后的女性，单侧发病，几乎均为良性，经常因分泌雌激素而出现相应的临床症状。纤维瘤约占卵巢肿瘤的4%，为良性，通常为单侧发病，最常发生于围绝经期和绝经期的女性。与卵泡膜细胞瘤不同，纤维瘤几乎不分泌雌激素，除非瘤体很大，否则通常没有症状。约半数以上直径＞5 cm的纤维瘤患者伴有腹水。1%~3%的卵巢纤维瘤患者发生Meigs综合征（合并腹水和胸腔积液），但并不特异，也有报道见于其他卵巢肿瘤。约17%的痣样基底细胞癌综合征（Gorlin综合征）患者也会发生纤维瘤。在这种情况下，纤维瘤通常为双侧且伴有钙化，多发于年轻女性（平均年龄为30岁）。

这些肿瘤具有纤维瘤特征性的超声表现（图2.21），即为低回声肿瘤，伴后方明显声衰

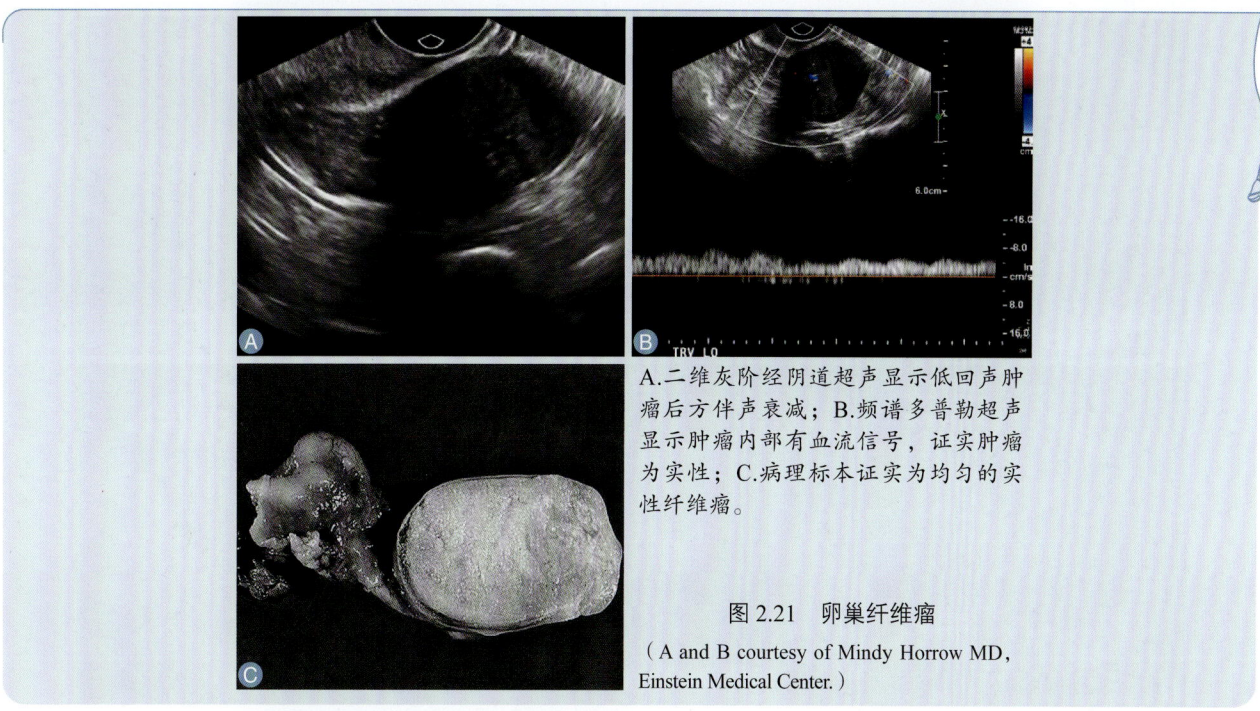

A.二维灰阶经阴道超声显示低回声肿瘤后方伴声衰减；B.频谱多普勒超声显示肿瘤内部有血流信号，证实肿瘤为实性；C.病理标本证实为均匀的实性纤维瘤。

图2.21 卵巢纤维瘤

（A and B courtesy of Mindy Horrow MD, Einstein Medical Center.）

减，主要的鉴别诊断为带蒂的子宫浆膜下肌瘤。卵泡膜细胞瘤和纤维瘤的超声表现多种多样，并非都有这种特征性的超声表现，可能是因为这些肿瘤易于发生水肿和囊性变。

（五）转移性肿瘤

5%～10%的卵巢肿瘤为转移性肿瘤。卵巢转移瘤最常见的原发部位为乳腺和胃肠道肿瘤。卵巢克鲁肯贝格瘤（Krukenberg肿瘤）是指含有典型的分泌黏液的"印戒"细胞的肿瘤，通常来源于胃或结肠。子宫内膜癌经常转移到卵巢，但是如前所述，这种转移可能很难与卵巢原发子宫内膜样癌相鉴别。卵巢转移性癌的超声表现通常为双侧实性肿瘤（图2.22A～图2.22C），但可因伴有坏死而形成复杂的以囊性为主的肿瘤，类似于原发性囊腺癌。Testa等发现，来自乳腺、胃和子宫的原发肿瘤卵巢转移几乎都是实性的，而来自结肠和直肠的卵巢转移癌则为边界不规则、多房不均质的囊实性肿瘤。卵巢原发肿瘤或转移肿瘤均可见腹水。淋巴瘤可累及卵巢，通常在双侧卵巢内弥散分布。与身体其他部位的淋巴瘤一样，超声表现均为实性低回声肿瘤（图2.22D～图2.22F）。

四、输卵管

通过仔细经阴道超声检查，正常的输卵管为厚度<1 cm的起伏状结构，由子宫宫角向后外侧延伸至同侧卵巢。常规盆腔超声检查并不包括正常输卵管的评估。当输卵管扩张或周围有液体时，才会比较容易地观察到输卵管。只有在输卵管梗阻形成积液时，才能观察到管腔的轮廓（图2.23）。无症状输卵管积水的诊断很重要，因为容易被误诊为附件囊肿而导致患者不再随诊（动图2.9，动图2.10）。输卵管的发育畸形罕见。输卵管的异常包括输卵管妊娠、感染、扭转、肿瘤及其他原因造成的瘢痕和梗阻。

（一）盆腔炎性疾病

盆腔炎性疾病是盆腔的一种常见疾病，发病率呈上升趋势，包括子宫内膜、输卵管、盆腔腹膜及邻近器官的炎症。典型的原发感染是一种性传播疾病，主要与淋病和衣原体相关。但是由于既往感染导致子宫内膜或输卵管组织陈旧性损伤，或术后、产后改变，患者可由其阴道菌群导致感染。感染的典型传播方式是从子宫颈和子宫内膜向上蔓延。该病表现为输卵管卵巢囊肿、腹膜炎和脓肿形成，通常为双侧性。本病长期的后遗症包括慢性盆腔疼痛、不孕及异位妊娠（并导致其风险增加）。

较少见的病因包括阑尾脓肿、憩室脓肿或手术后脓肿破入盆腔直接蔓延所致，以及产褥期和流产后的并发症。血行播散罕见，但可发生于结核病血行播散。当由邻近炎症直接蔓延引起时，通常为单

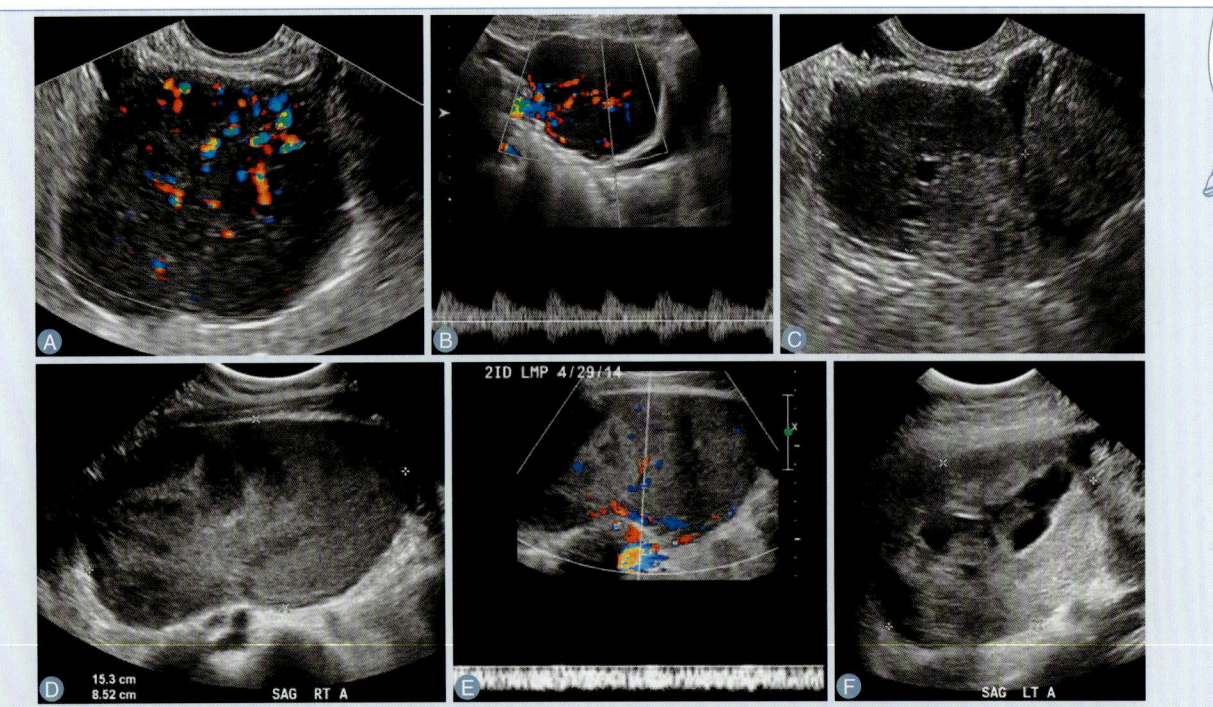

A~C.患者为年轻女性，结肠癌，双侧实性卵巢肿瘤或卵巢克鲁肯贝格瘤（图A和图B为右卵巢，图C为左卵巢）；
D~F.患者为年轻女性，淋巴瘤，双侧以实性为主的肿瘤（图D和图E为右卵巢，图F为左卵巢）。

图2.22 两例附件实性恶性肿瘤：转移性肿瘤和淋巴瘤

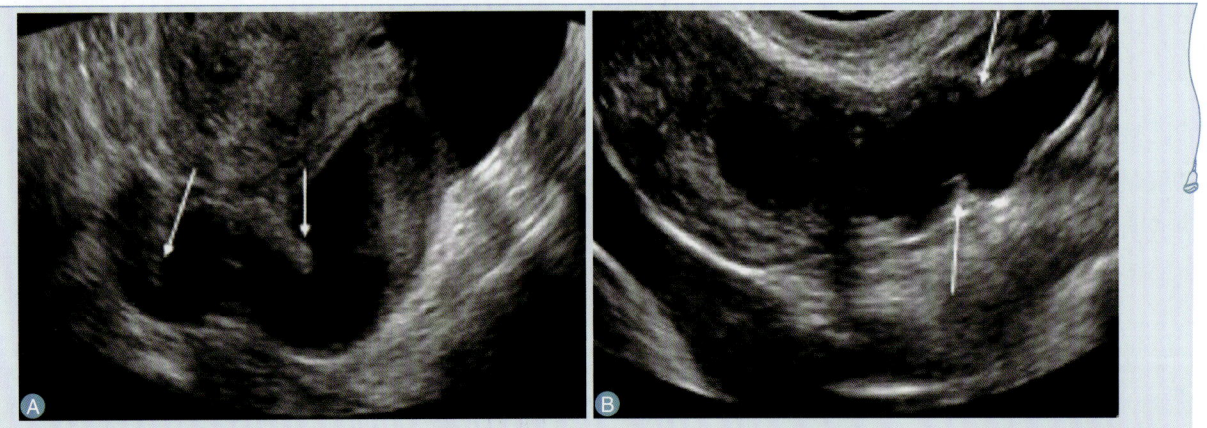

经阴道超声显示伴有输卵管特征的充满液体的管状结构。A.输卵管褶皱不完全分隔（箭头）；B."束腰征"也与输卵管褶皱（箭头）有关，输卵管内壁褶皱形成与管腔表面结节有关，参见动图2.9和动图2.10。

图2.23 输卵管积水的超声表现

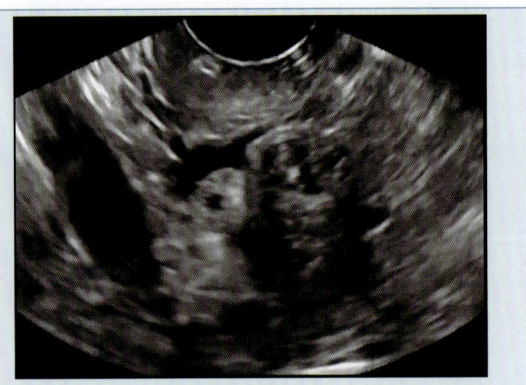

动图2.9 70岁女性患者输卵管积水伴附件囊肿

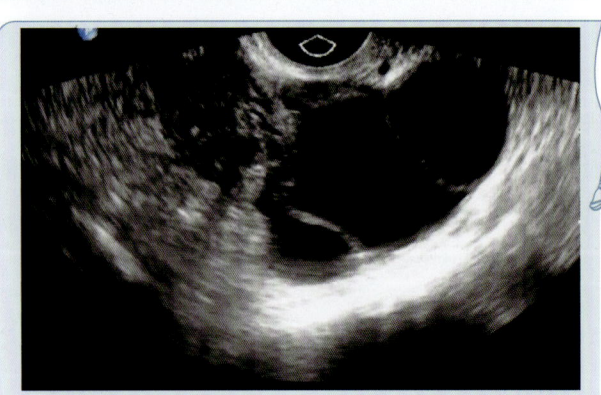

动图2.10 35岁女性患者输卵管积水伴左侧附件复杂囊肿

侧。患者在放置宫内节育器后的几周内，患盆腔炎性疾病的风险增加，且可能为单侧发病。

临床上，患者通常表现为疼痛、发热、宫颈举痛和阴道排液，可以触诊到盆腔肿块。经阴道彩色或能量多普勒超声检查在疾病诊断过程中的特异度高。然而，由于这项技术的成功取决于操作者的专业水平，以及早期的声像图变化不明显，经阴道超声通常只能检查到疾病的并发症。盆腔炎性疾病的早期超声检查结果可能正常。腹膜脂肪回声增强和子宫边界不清可在疾病早期发现，但不易被识别。输卵管的超声表现是诊断盆腔炎性疾病最特异、最显著的指标（表2.2）。

当输卵管的超声表现正常时，CDFI显示输卵管壁内血流信号增多是一个有价值的早期发现。随着疾病的进展，可能出现一系列的变化（图2.24）。当有炎症时，输卵管肿胀且内壁皱襞增厚。随着炎症的进展和远端管腔的闭塞，输卵管充满脓性回声液体，称为输卵管积脓。当输卵管积液时，常见的表现包括输卵管壁厚度＞5 mm，输卵管向后折叠形成不完全的分隔，以及输卵管内壁皱褶增厚（"齿轮征"）。彩色或能量多普勒超声可探及管壁充血和与输卵管炎症相关的不完全分隔（图2.24B）。经腹部超声显示扩张的输卵管表现为复杂的以囊性为主的肿瘤，通常无法与其他附件肿瘤相鉴别。而

表 2.2　盆腔炎性疾病的超声表现

子宫内膜炎	内膜增厚，宫腔积液
直肠子宫陷凹积脓	盆腔液体内充满低回声
卵巢周围炎症	卵巢肿大、多囊，边缘模糊不清
输卵管炎	输卵管积液，伴有（输卵管积脓）或不伴有（输卵管积水）低回声 腹膜脂肪回声增强 子宫模糊不清
输卵管-卵巢囊肿	扩张的输卵管积液与卵巢的炎性融合
输卵管-卵巢脓肿	多房肿瘤，分隔薄厚不均，边界形态不规则，内部为低回声

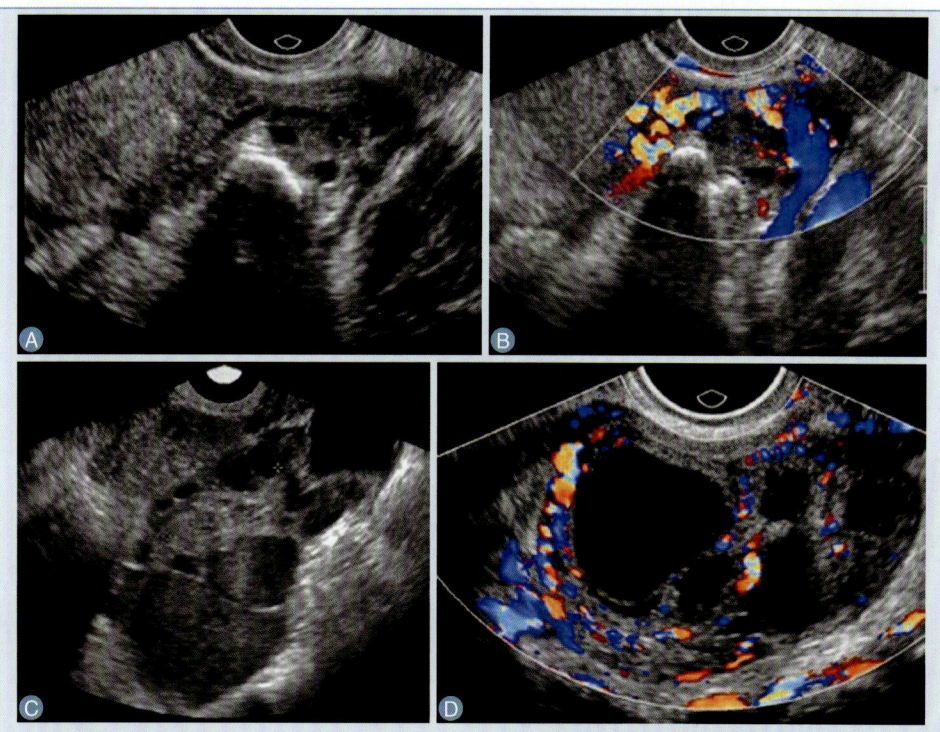

A.二维灰阶经阴道超声显示左侧输卵管正常；B.CDFI显示与输卵管相关的血流信号明显增多，符合输卵管炎；C.输卵管-卵巢囊肿的经阴道超声检查，显示卵巢和输卵管的复合结构，仍可分辨出两者为独立的结构；D.输卵管-卵巢脓肿经阴道CDFI显示分隔增厚、血流丰富的囊肿，已无法分辨输卵管和卵巢。

图 2.24　盆腔炎性疾病的进展

经阴道超声检查可以显示充满液体的管状形态、略有折叠的结构和边界清晰的管壁。扩张的输卵管和充满液体的肠管可以通过有无蠕动区分开来，偶见水-脓分层现象。管腔内无回声液体提示输卵管积水。在评估14例急性和60例慢性盆腔炎性疾病患者后，Timor-Tritsch等描述了输卵管壁结构的3种表现：①"齿轮征"，在输卵管的横切面上输卵管壁增厚，可见一种无回声的齿轮状结构，主要见于急性疾病；②"串珠征"，在充满积液而扩张的输卵管横切面上，可观察到多个直径为2～3 mm的高回声附壁结节，由退化扁平的输卵管内壁褶皱残余物所致，仅见于慢性疾病；③不完全分隔，起源于一侧管壁的高回声分隔，呈三角形突入管腔，但没有到达对侧管壁，急慢性疾病均常见，两者没有差别。Patel等发现，充满液体的管状结构的管壁上有截然相反的凹痕（"束腰征"），是区分输卵管积水与其他附件肿瘤的重要征象，似然比最高（图2.23B）。其他超声表现包括管壁增厚和双侧附件肿瘤，如双侧小的实性肿瘤或厚壁囊肿。非特异的盆腔炎性疾病表现包括宫腔积液和（或）盆腔积液，卵巢肿大且模糊不清。子宫内膜增厚或宫腔积液可能提示子宫内膜炎。子宫直肠凹陷内可出现含有低回声的液体，符合积脓的表现。

随着疾病的进展，输卵管远端有脓液渗出，可导致卵巢周围粘连，输卵管炎性扩张，与卵巢粘连融合，形成炎症性输卵管-卵巢囊肿（图2.24C，动图2.11）。卵巢仍可辨认，但不能通过经阴道超声探头施压将其与输卵管分开。疾病进一步的进展，导致输卵管和卵巢结构完全破坏，已不能识别单独的结构，子宫后缘和侧缘轮廓模糊，形成输卵管-卵巢脓肿（图2.24D）。其超声表现为多房性肿块，分隔不完全、边界不规则、内部为低回声，通常伴有后方回声增强，肿块内偶尔可见液体碎屑分层或气体。超声检查可能无法与其他良、恶性附件肿瘤区分开，必须密切结合临床资料才能做出正确诊断。经阴道超声检查可在炎性肿瘤内识别卵巢组织，因为卵巢对感染相对有抵抗力。

经腹部超声和经阴道超声对盆腔炎性疾病的最初诊断和决定治疗方案均有帮助。经腹部超声检查有助于评估疾病的程度，而经阴道超声检查在发现扩张的输卵管、卵巢周围炎症的改变，以及输卵管-卵巢脓肿的内部特征等方面更加敏感。然而，由于患者有宫颈举痛，医师在进行高质量的经阴道超声检查时可能有一定困难。

虽然门诊使用抗生素治疗已成为轻度至中度盆腔炎性疾病患者的标准治疗，但根据疾病控制和预防中心的指南，如果出现输卵管卵巢脓肿，则建议患者住院接受静脉抗生素治疗。由此可见，经阴道超声检查对决定治疗方案至关重要。

超声检查也用于跟踪抗生素治疗后的疾病演变。如果抗生素治疗失败，超声引导下输卵管-卵巢脓肿引流联合抗生素治疗，已证明是非常成功的。这种治疗方式可以减少对手术干预的需求。

（二）输卵管扭转

输卵管扭转通常伴随卵巢扭转一起出现，单纯输卵管扭转较为罕见，可见于输卵管旁囊肿或慢性输卵管积水。这种患者通常表现为突然发作的剧烈的盆腔疼痛。对有输卵管结扎史的患者来说，输卵管积水和输卵管扭转也可能是其手术晚期并发症。

（三）输卵管癌

现在认为高级别浆液性囊腺癌早期病变起源于输卵管。因此，输卵管癌过去被认为是一种罕见的肿瘤，其临床处理类似于卵巢癌。浆液性输卵管上皮内癌是公认的输卵管癌前体，但病灶太小，各种检查方法均无法检出。

少数患者有大量"水样"分泌物，称为输卵管癌阴道排液。肿瘤通常位于输卵管的远端，但其也可能累及整个输卵管。输卵管癌的超声表现为腊肠形、实性或囊性肿块伴内壁多发乳头状突起。Patlas等指出，在输卵管区发现一个血运丰富的实性肿瘤，而卵巢正常，尤其当肿块活动性良好时，应考虑输卵管癌的诊断。

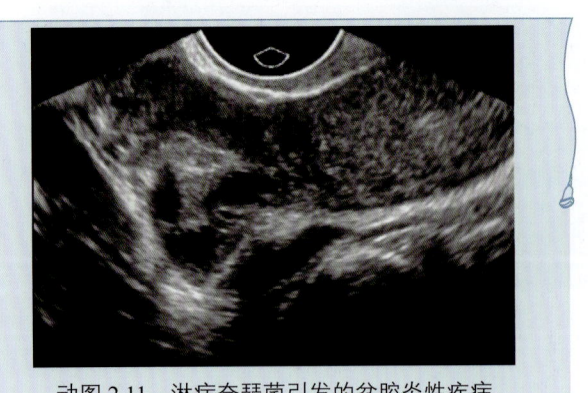

动图2.11　淋病奈瑟菌引发的盆腔炎性疾病

五、附件区血管异常

（一）卵巢静脉血栓或血栓性静脉炎

卵巢静脉血栓或血栓性静脉炎并不常见，通常发生于产后 48~96 小时（图 2.25）。其症状包括发烧、下腹痛和可触及的肿块，病因是静脉瘀滞及来自子宫内膜炎的细菌感染、播散。90% 的患者可累及右卵巢静脉。产褥期患者的左卵巢静脉出现逆流，从而保护这一侧静脉免受来源于子宫的细菌播散。尽管 CT 和 MRI 检查对此病的诊断准确率更高，但通常通过超声就可以诊断。超声可检查到子宫侧方腰大肌前方的炎性肿块。卵巢静脉表现为起始于包块，指向患者头侧的管状结构，内可见低回声血栓。血栓通常累及右卵巢静脉的头侧大部分，超声显示血栓在右卵巢静脉与下腔静脉的连接处，有时可延伸至下腔静脉内。多普勒超声可显示静脉内完全或部分血流缺失。抗凝治疗和抗生素治疗对大多数患者有效，患者治疗后，超声检查可显示血栓溶解，彩色和能量多普勒超声可显示卵巢静脉的正常血流。

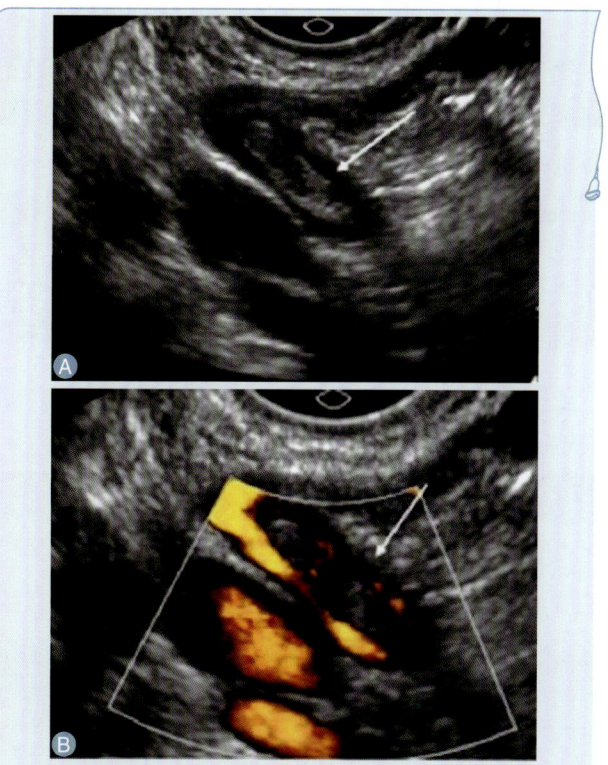

右侧卵巢静脉横切面二维灰阶超声（图A）及CDFI（图B）显示右侧卵巢静脉内低回声结构为血栓，CDFI显示环绕血栓的多普勒血流信号。

图 2.25　卵巢血栓性静脉炎

（二）盆腔瘀血综合征

盆腔瘀血综合征是一种由盆腔静脉迂曲扩张（盆腔静脉曲张）和静脉回流减少引起的慢性疼痛性疾病，这种慢性疼痛会因长时间站立而加剧，躺下和抬腿时得以缓解。虽然静脉造影仍然是诊断盆腔瘀血综合征的参考标准，但超声也可以显示静脉直径超过 5~10 mm 且伴有反流的卵巢静脉、子宫静脉充血、卵巢静脉丛充血（迂曲扩张的盆腔静脉丛，曲张静脉直径＞5 mm，图2.26）、充盈的盆腔静脉丛越过骨盆中线或外阴阴道静脉曲张和股静脉曲张。子宫肌层内也可见到弓形静脉扩张。频谱多普勒超声可以显示卵巢静脉内反向血流。

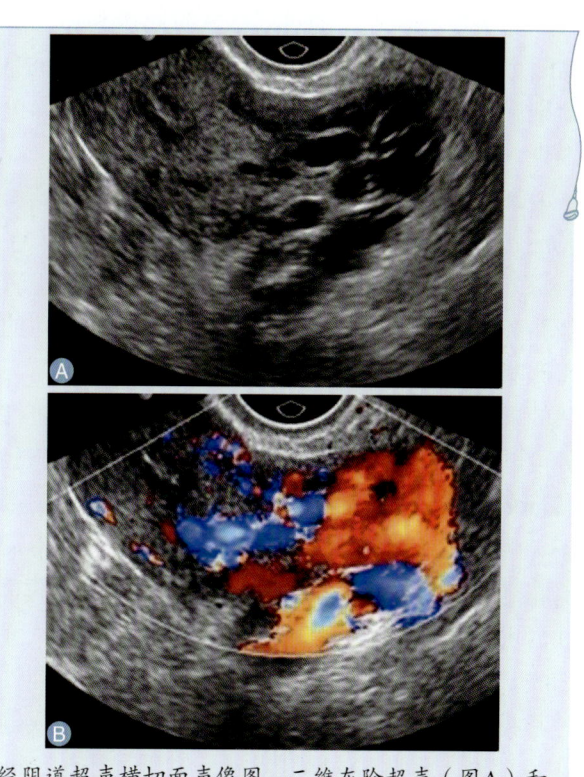

经阴道超声横切面声像图。二维灰阶超声（图A）和CDFI（图B）显示左附件周边环绕大量的迂曲扩张的"血管样"结构，符合静脉曲张。

图 2.26　盆腔瘀血综合征

六、成年女性附件肿瘤的超声评估

在诸多特定的临床特征背景下，常常需要应用超声检查来评估卵巢或附件肿瘤。医师在使用超声评估附件肿瘤时，需要考虑的临床特征包括患者的症状、年龄、月经状况和家族史。如果医师可以得到患者既往的超声检查结果，一定要参考，这对诊断至关重要。因为许多女性附件肿瘤受激素影响，可以自行缓解，所以准确诊断可使患者避免不必要的手术干预。通过与之前的检查结果对照，医师也可以发现肿瘤大小或内部特征的变化。

当超声发现附件肿瘤时，需要描述以下要点。
- 位置（卵巢内或卵巢外）。
- 大小。
- 外部轮廓（薄壁或厚壁、边界是否规则）。
- 内部回声的一致性（单房囊性或多房囊性、是否含有实性成分、以实性为主，或实性）。

卵巢的肿瘤通常以囊性为主，而子宫的肿瘤通常为实性，即良性的平滑肌瘤。即使是附件区实性肿瘤，也通常为外生性或阔韧带平滑肌瘤。除卵巢来源的实性肿瘤外，通过二维灰阶超声和彩色多普勒超声证实肿瘤来源于子宫，可诊断为子宫肌瘤。个别患者通过超声检查来确定肿块的确切来源可能困难，MRI检查可能有帮助。

2010年，美国超声放射医师学会公布了关于无症状附件囊肿的报告和随访需求的专家共识（表2.3）。使用这些指南可以减少良性附件囊肿患者的随访频率。绝大多数卵巢肿瘤的实质是功能性的，而卵巢单纯性囊肿几乎都是良性的。在绝经前无症状的女性，单纯囊肿或直径＜5 cm的典型出血性囊肿可以认为是功能性的。对于绝经后的女性，直径≤1 cm的附件区单纯性囊肿也很大可能是良性的。对于无症状的女性，这些囊肿没有临床意义，不需要追踪随访。对于绝经前的女性，直径＞5 cm的单纯性囊肿也很有可能是功能性的，但需随访确认囊肿消失。对于绝经后的女性，直径＞1 cm的单纯性囊肿常见于良性囊腺瘤、输卵管积水、卵巢旁或输卵管旁囊肿，无明显的恶变潜能。对于直径＞7 cm的囊肿，超声不能充分评估附壁结节，建议进一步行MRI检查或手术评估。

较大的肿瘤，尤其是直径＞10 cm的肿瘤及包含实性成分的肿瘤，其恶性可能性大。没有典型的纤维瘤表现的实性卵巢肿瘤，因有恶性可能，通常建议手术切除。含有实性成分的囊肿可能是良性，也可能是恶性，应进一步评估其边界是否规则、有无分隔和壁内结节。边界不规则、分隔较厚且不规则、乳头状突起和实性结节多倾向于恶性肿瘤。彩色和频谱多普勒超声可显示分隔及结节上的血流分布。虽然腹腔积液可能与良性肿瘤相关，如黏液性囊腺瘤或纤维瘤，但更常见于恶性肿瘤。恶性腹腔积液超声上通常可见腹腔积液内低回声颗粒物。

如怀疑盆腔肿瘤为恶性，应充分评估是否有腹腔积液、腹膜种植转移、尿路梗阻、淋巴结肿大及肝脾转移。卵巢癌患者中的肝脾转移并不常见。一旦发生转移，即为腹膜种植转移导致的肝脾表面种植。肝或脾实质内的血行转移可见于疾病的晚期。

已经尝试对附件病变的报告标准化，并对这些肿瘤进行术前分类。国际卵巢肿瘤分析协作组进行了迄今为止规模最大的分析卵巢和附件肿瘤特征的研究。Timmerman等基于这些超声特征，制定了简单的法则，可以正确地将大多数肿瘤分为良性或恶性（表2.4）。如肿瘤符合一个或多个恶性法则（M法则），可将肿瘤分为恶性；如肿瘤符合一个或多个良性法则（B法则），可将肿瘤分为良性。如肿瘤既有恶性特征又有良性特征，或两类特征都不具备，肿瘤就不能被分类。

表2.3　美国超声放射医师学会关于无症状附件囊肿的随访建议

患者人群	报告描述	随访建议
绝经前的女性	单纯性或出血性囊肿，直径3～5 cm	直径＞5 cm的单纯性或出血性囊肿，6周后复查显示囊肿消退
绝经后的女性	囊肿直径＞1 cm	每年随访一次
任何年龄的女性	输卵管积水	不需要随访
任何年龄的女性	表皮样囊肿、子宫内膜异位囊肿	每年随访一次

来源：With permission from LEVINE D, BROWN D L, ANDREOTTI R F, et al. Management of asymptomatic ovarian and other adnexal cysts imaged at US: Society of Radiologists in Ultrasound Consensus Conference Statement. Radiology. 2010; 256（3）: 943-954.

表 2.4　认定卵巢良恶性肿瘤的 10 个简单法则

预测恶性肿瘤的法则（M-Rules）	预测良性肿瘤的法则（B-Rules）
M1：不规则的实性肿块	B1：单房
M2：腹腔积液	B2：有实性成分，实性成分最大直径＜7 mm
M3：至少有 4 个乳头状结构	B3：伴有声影
M4：不规则多房囊实性肿瘤，且最大直径≥100 mm	B4：囊壁光滑的多房囊性肿瘤，且最大直径＜100 mm
M5：伴有丰富的血流信号	B5：未探及血流信号

注：如果肿瘤符合一个及一个以上的M法则而不符合B法则，则肿瘤分类为恶性，如果肿瘤符合一个及一个以上的B法则而不符合M法则，则肿瘤分类为良性，如果肿瘤既符合M法则又符合B法则，肿瘤不可分类。如果恶性和良性的法则都不符合，肿瘤也不能被分类。

来源：With permission from TIMMERMAN D, TESTA A C, BOURNE T, et al.Simple ultrasound-based rules for the diagnosis of ovarian cancer.UltrasoundObstet Gynecol. 2008；31（6）：681-690.

七、非妇科来源的附件区肿瘤

一些盆腔肿瘤及假性包块可能并不来源于妇科。做出这样的诊断是医师看到子宫、卵巢与肿瘤之间有明显的分离，但这通常是不太可能的，因为肿瘤可能已将正常的盆腔结构移位。非妇科起源肿瘤多来自胃肠道或泌尿道，或手术后发生。此类肿瘤包括膀胱憩室、脐尿管囊肿、肠重复囊肿和Tarlov囊肿。

（一）术后盆腔肿瘤

术后肿瘤可以是脓肿、血肿、淋巴管囊肿、尿性囊肿或浆液瘤。脓肿的超声表现为卵圆形的低回声肿块，壁厚而不规则，后方回声增强，其内部回声多种多样，可表现为气体所致的强回声后伴声影。通过优化设置，CDFI通常可显示脓肿壁上的血流信号。血肿随着时间的推移而超声表现各异。在超急性期，血肿为无回声；血凝块形成后，变化为高回声；随着血块的溶解，血肿回声变化为网状结构和（或）由于凝血块回缩导致边缘凹陷，直至最后凝血块完全溶解，变化为无回声。脓肿的超声表现通常与血肿无法区分，需要结合临床表现得出最后的诊断。

盆腔淋巴囊肿发生于手术损伤淋巴管后，通常发生在盆腔淋巴结清扫或肾移植之后。超声显示淋巴管瘤为无回声，类似于局部尿液积聚的尿性囊肿，或局部浆液积聚的浆液瘤。超声引导下的引流有助于明确诊断。

（二）胃肠道肿瘤

最常见的盆腔假性肿瘤是直肠里的粪便，其超声表现与直肠子宫陷凹里的复杂肿瘤相似，充满液体的乙状结肠易与附件区囊性肿瘤混淆。经阴道超声检查通常可以区分假性肿瘤和真性肿瘤，但如果不能鉴别，则可能需要重复超声检查或MRI检查。肠道肿瘤，尤其是那些累及直肠、乙状结肠、盲肠和回肠的肿瘤，可能类似于附件肿瘤。这类肿瘤经常表现出胃肠道肿瘤特征性的"靶环征"，该征象由肠腔内气体构成的中央强回声及周边环绕增厚的低回声肠壁构成。与胃肠道炎症性疾病相关的脓肿也可能表现为附件肿块。右下腹脓肿常由阑尾炎或克罗恩病引起，而左下腹部的脓肿通常由憩室所致，见于老年人。

（三）泌尿道肿瘤

盆腔异位肾患者常可触及明显的肿块。医师在进行超声检查时，通过肾脏的典型声像图和正常部位肾脏的缺失，可以很容易地诊断。个别情况下，充盈的膀胱可能被误认为是卵巢囊肿。当医师发现盆腔有囊肿时，确认膀胱与肿瘤的分离至关重要。如果医师对囊性肿瘤的来源存在疑问，应嘱患者排尿或用Foley导尿管将膀胱里的尿液导出，可以确保膀胱内容量减小。膀胱憩室与附件囊肿类似，可以通过观察到此囊性结构与膀胱相通且排尿后形态改变来确诊。扩张的远端输尿管在超声横切面时，其表现类似于附件囊肿，但是通过矢状面检查时，可显示其管状外观并与膀胱相连。

（张瑶，马晨瑶，陈俊雅，焦志欣，许丽梅译；郭君，郝秀秀审校）

参考文献

扫码观看

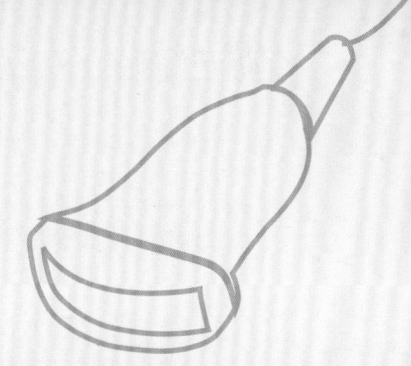

第三章 产科影像学概述

Deborah Levine

章节大纲

一、培训、人员和设备

二、超声指南
    （一）早期妊娠
    （二）中期妊娠和晚期妊娠

三、常规超声筛查
    （一）估算孕龄
    （二）识别双胎或多胎妊娠
    （三）筛查与围产期预后
    （四）胎儿畸形：诊断的准确性
    （五）三维超声
    （六）谨慎使用超声检查

四、MRI检查

五、结论

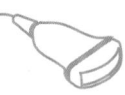

关键点总结

- 超声可准确预测孕龄。
- 充分的理论和技能培训对于安全地实施和准确地解释产科超声是必要的。
- 孕妇筛查有多种方法，超声是首选方法之一。
- 常规产科超声可提供大多数（但并非全部）胎儿的异常信息。
- 除常规二维灰阶超声外，医师可通过三维超声、胎儿多普勒超声和胎儿MRI检查以获得更多信息。

仅2013年，美国就有超过390万新生儿出生。超声是评估妊娠最常用的影像学检查手段。由于超声是将医学所需检查的区域谨慎地暴露在超声波范围内，并以合适的功率进行成像，因此超声检查应用于妊娠期间是安全可靠的。

妊娠早期超声检查的适应证包括估测孕龄，对有出血或疼痛症状的孕妇进行评估，以及通过测量颈项透明层的厚度来筛查非整倍体染色体畸形胎儿等。妊娠中期超声检查用于评估孕龄、胎儿增长的区间位置，评估异常疼痛或出血患者，评估胎儿大小-胎龄差异、胎儿解剖的常规测量，以及由于年龄、用药或异常妊娠史等引起的母体并发症。

多胎妊娠时，超声检查可用于评估胎儿的生长及并发症。对于具有宫颈功能不全病史者，超声还可评价妊娠期宫颈变化，这些变化可能会使患者面临早产的风险。妊娠晚期超声检查主要用于评估胎儿的生长和健康状况。超声越来越多地用于胎儿手术，如检测非整倍体染色体畸形、引流胎儿的异常积液，以及引导胎儿外科手术。尽管超声检查是公认的首选筛查方式，但除了超声提供的信息之外，可能还需要其他影像学信息。许多如胎儿中枢神经系统异常的病例，胎儿的MRI检查有助于明确诊断。

本书侧重于产科超声，主要回顾了胎儿特定器官系统的解剖和病理，还包含了关于妊娠期超声使用安全性、双胎妊娠及其生长的评估等内容。胎儿MRI检查和三维超声成像贯穿始终，用以说明这些技术在特定情况下的优势。

一、培训、人员和设备

产科超声诊断在很大程度上取决于检查者的培训和经验。医师和超声技师应完成相应的培训，并应获得相应的认证和（或）许可。超声实验室的合格认证可以提高对已发布的最低标准和指南的遵守情况。超声从业者应该掌握超声的基本物理和设备原理，掌握报告留存规范、检查适应证及在孕期超声检查的安全性等。超声检查应采用实时扫描的方式进行，依据胎龄和位置选择经腹和（或）经阴道超声检查。探头的频率影响声束的穿透力和图像的分辨率。一般而言，除极度肥胖的患者外，频率为3~5 MHz的探头可提供足够的分辨率和穿透力。在妊娠早期，4~7 MHz的腹部探头或5~10 MHz的阴道探头可以在保证足够穿透力的情况下提供满意的分辨率。同时高频探头最适用于对浅表结构进行高分辨率的检查，低频探头则可增加声束的穿透力并提供宽阔的检查视野。多普勒超声和三维超声成像的应用取决于具体的适应证。与所有影像学研究一样，完整的图像记录和规范的书面报告对于质量控制、司法鉴定和法医案件等至关重要。

二、超声指南

（一）早期妊娠

美国放射学会和美国超声医学研究所出版的妊娠早期产科超声检查的最新指南中包括妊娠位置（宫内与宫外）的记录、母体子宫和卵巢的形态（图3.1），以及通过测量平均孕囊直径（在胚芽显像之前，图3.2）或胚芽/胚体的头臀长（图3.3）估测孕龄。另一个需要评估的重要结构是卵黄囊。应用M型超声观察心率。在胚胎检查中，为了控制能量的暴露，应用M型超声而非频谱多普勒超声检查十分重要。在早期妊娠的较晚时期，可以通过测量胚胎的双顶径和头围估算孕龄，而不是头臀长。

动图3.1和动图3.2显示早期妊娠中的胚芽及胎心搏动（动图3.1）和正常后脑结构（动图3.2）。

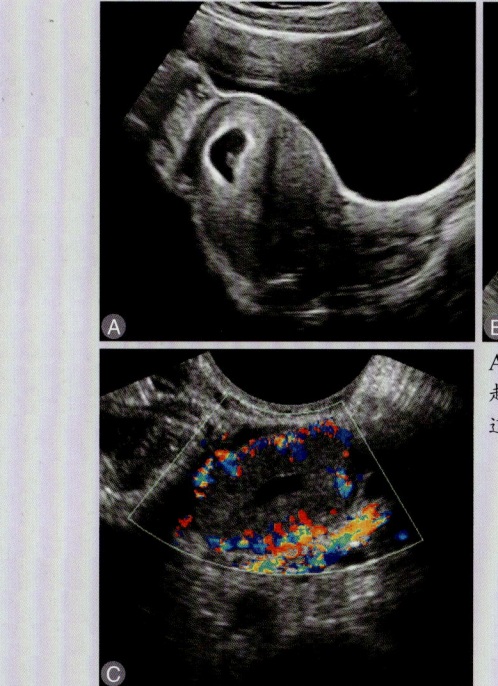

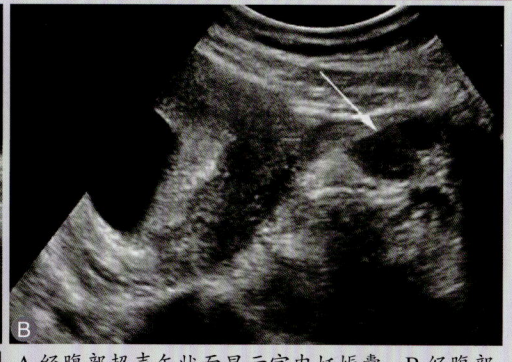

A.经腹部超声矢状面显示宫内妊娠囊；B.经腹部超声横切面显示子宫左侧卵巢（箭头）；C.经阴道CDFI显示黄体周围的环状血流。

图3.1 正常妊娠早期的妊娠位置和附件

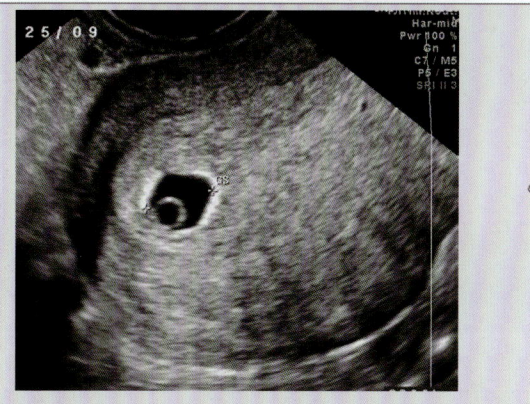

经阴道超声矢状面显示孕囊直径的测量（标尺）。测量3个相互垂直切面的直径而得出孕囊的平均直径，孕囊内可见卵黄囊。

图3.2 正常妊娠早期孕囊直径的测量

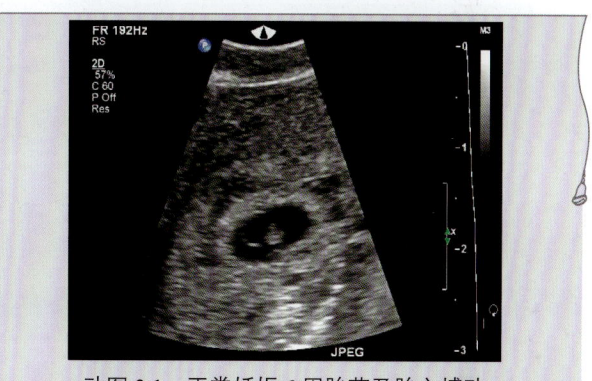

动图3.1 正常妊娠6周胎芽及胎心搏动

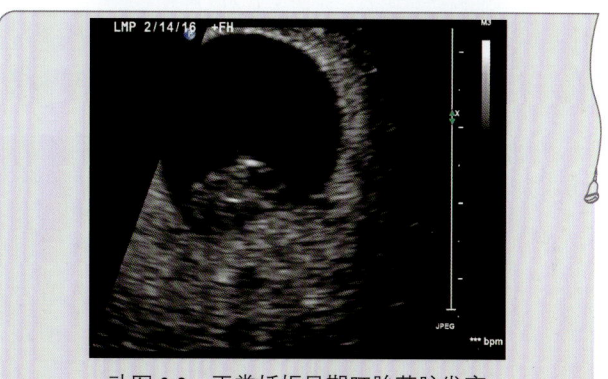

动图3.2 正常妊娠早期胚胎菱脑发育（表现为头部的液体集聚）

在妊娠早期，不仅要确定妊娠位置（宫内或宫外），同时要仔细判断宫内妊娠是否继续保留妊娠还是需要终止妊娠。由于应用超声结果的临床医疗专业人员的多样性，诊断妊娠失败时需要提高标准，以免误诊存活的胚胎。这些问题将在第五章中详细讨论。

在多胎妊娠的情况下，妊娠早期筛查应记录胚胎的数量、羊膜囊数和绒毛膜囊数（图3.4）。多胎妊娠的评估参见第七章。

此外，美国妇产科医师学会建议向所有孕妇提供染色体非整倍体畸形的产前检查。临床医师必须了解当前所有的筛查方法（权衡各种检查方法的效能），包括传统的血清分析（伴或不伴颈项透明层的超声检查）或者细胞游离DNA检查等，以便与患者充分讨论和选择。细胞游离DNA检查是使用来自胎盘的DNA来评估胎儿染色体异常的风险，不能评估胎儿畸形的风险，如神经管发育缺陷或腹壁缺陷

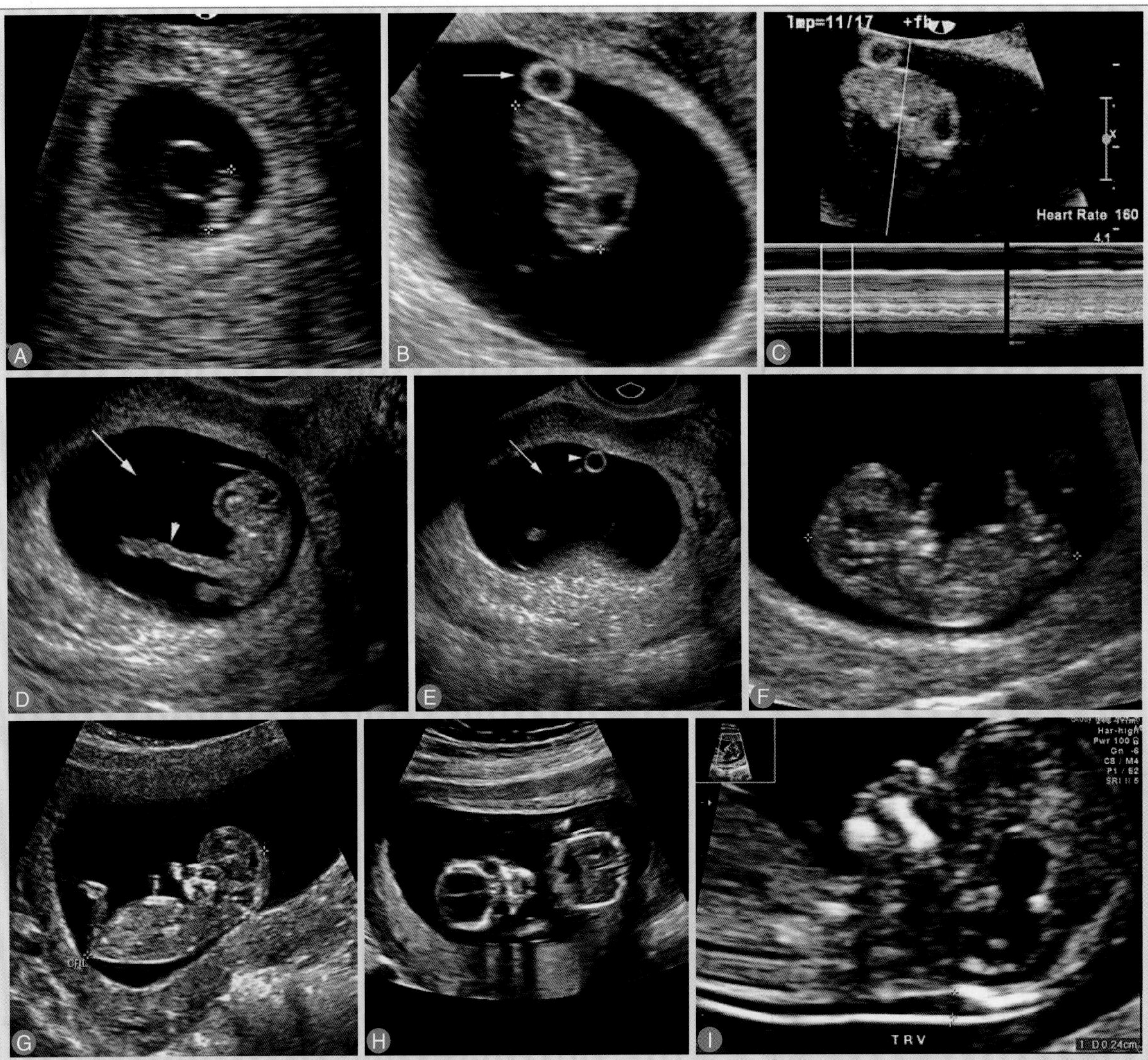

A.妊娠6.5周时的正常胚胎，胚芽（标尺）与卵黄囊相邻；B.妊娠8周时的胚胎，胚芽（标尺）与卵黄囊相邻（箭头）；C.图B胚胎的M型超声，可见正常胎心搏动160次/分钟；D.妊娠9周时的胚胎，显示羊膜囊（箭头）内的脐带（三角箭头）和胚胎；E.图D胚胎的侧面，卵黄囊（三角箭头）位于羊膜囊外（箭头）；F.妊娠10.5周的胎儿矢状面；G.妊娠11.5周时的胎儿矢状面；H.妊娠13周时胎儿面部冠状面；I.妊娠13周时颈项透明层矢状面（标尺），参见动图3.1和动图3.2。

图 3.3　妊娠早期的胚芽和胎儿

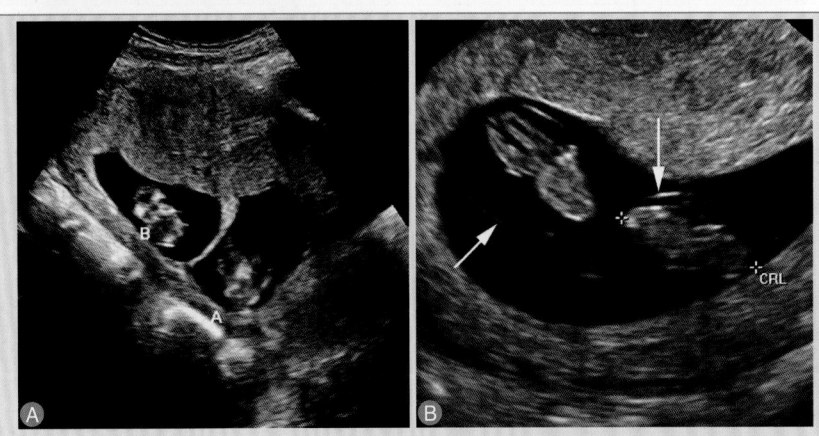

超声检查整个孕囊，并识别多胎妊娠。A.经腹部超声显示双绒毛膜双羊膜囊双胎，胚胎（A）和胚胎（B）之间可见厚隔膜；B.经阴道超声显示胎龄8周的单绒毛膜双羊膜囊双胎（标尺代表头臀长测量），胚芽旁可见2个薄膜（箭头，羊膜）。

图 3.4　多胎妊娠

等。不应仅基于细胞游离DNA筛查的结果而决定是否终止妊娠。应告知患者，细胞游离DNA检查的阴性结果并不能完全确保正常妊娠。根据2015年美国妇产科医师学会委员会的意见，"鉴于传统筛查方法的作用和细胞游离DNA筛查的局限性，以及低风险孕妇成本与获益数据评估有限，传统筛查方法仍然是大部分孕产妇最适合的一线筛查手段。"

因此，尽管细胞游离DNA检查越来越多地在临床应用，仍需要经超声测量妊娠11~14周的胎儿颈项透明层（图3.3I）。颈项透明层厚度的测量结果，结合孕妇年龄及血清学检查，可用于确定胎儿染色体非整倍体畸形的个体风险（第六章）。增加使用母体血清筛查及在妊娠早期和妊娠中期进行超声检查，可减少疑似非整倍体染色体者的介入性检查操作，同时提高非整倍体染色体胎儿的产前诊断率。鉴于对妊娠早期末检查的增加，在早期妊娠末进行有限的解剖结构检查也越来越普遍，应尽早发现的结构异常，包括无脑畸形（图3.5）和脐膨出（图3.6）。尽管此时可以获得大量信息，但妊娠早期的结构检查并不能取代中期妊娠的结构检查，因为许多结构在中期妊娠的早期很难全部达到可视化，特别是心脏、心腔的流出道、后颅窝和脊柱骶尾端。

妊娠早期超声检查适应证

- 确认宫内妊娠
- 可疑异位妊娠
- 阴道出血
- 盆腔疼痛
- 估计孕龄
- 诊断或评估多胎妊娠
- 确认胎心搏动
- 辅助绒毛穿刺取样、胚胎移植、定位和宫内节育器的移除
- 评估高危患者的某些胎儿异常，如无脑畸形
- 测量颈项透明层，胎儿非整倍染色体筛查计划之一
- 可疑葡萄胎
- 母体盆腔肿块和（或）子宫异常

来源：Modiied from Collaborative Subcommittee. ACR–ACOG–AIUM–SRU practice parameter for the performance of obstetrical ultrasound. American College of Radiology；2014.

妊娠中期和晚期的超声检查适应证

- 估计孕（月经）龄
- 胎儿生长评估
- 评估胎儿结构和有无异常
- 阴道出血
- 腹部或盆腔疼痛
- 宫颈机能不全
- 胎位测定
- 可疑多胎
- 辅助羊膜腔穿刺术或其他操作
- 评估子宫大小（通过宫底高度测量）和临床预产期之间的差异
- 盆腔肿块
- 可疑葡萄胎
- 辅助宫颈环扎放置
- 可疑异位妊娠
- 可疑胎儿死亡
- 可疑子宫异常
- 可疑羊水异常
- 可疑胎盘早剥
- 辅助胎头外部观察
- 胎膜早破和（或）早产
- 前期畸形筛查检查
- 可疑前置胎盘或胎盘植入的胎盘位置的随访
- 既往先天性异常
- 胎儿异常的筛查或随访

来源：Modiied from Collaborative Subcommittee. ACR–ACOG–AIUM–SRU practice parameter for the performance of obstetrical ultrasound. American College of Radiology；2014.

妊娠早期超声普查指南

- 孕囊
  - 妊娠部位：宫内与宫外
- 孕龄（视情况而定）
  - 平均孕囊直径
  - 胚芽长或头臀长
- 卵黄囊
- M型超声观察胎心搏动
- 胚芽/胎儿数量（羊膜囊数/绒毛膜囊数）
- 母体解剖：子宫和附件

来源：Modiied from Collaborative Subcommittee. ACR–ACOG–AIUM–SRU practice parameter for the performance of obstetrical ultrasound. American College of Radiology；2014.

（二）中期妊娠和晚期妊娠

ACR/AIUM出版的最新指南中阐述了妊娠中期和晚期产科超声检查标准。该指南的应用可以最大

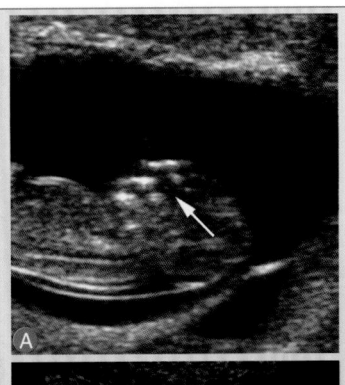
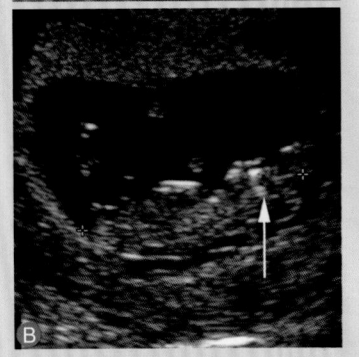

A.妊娠10周胎儿矢状面声像图；B.另一胎儿妊娠12周矢状面声像图，眼眶（箭头）以上颅骨缺失，可见"血管瘤样"间质，胎儿头臀长的测量（标尺）由于眼眶上方的"血管瘤样"间质而变得困难。

图 3.5　无脑畸形

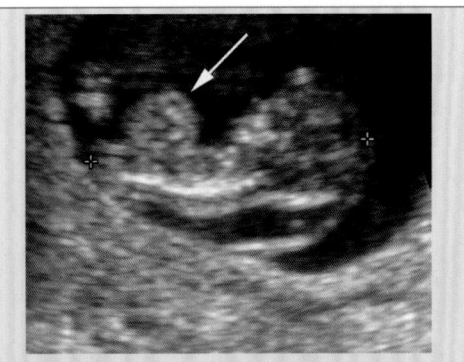

胎儿矢状面（标尺）显示大的腹壁缺损（箭头）。

图 3.6　妊娠 11 周胎儿脐膨出

限度地检查出胎儿异常，但并非全部结构上的异常。

Ⅰ级检查是指"标准"或"常规"的超声检查，Ⅱ级检查是指"高危""专业"或"详细"的超声检查。对孕妇常规进行标准的、基本的、常规的Ⅰ级检查见图3.7~图3.15，动图3.3~动图3.9。全部所需图像的采集方法将在后续章节中详细介绍。本章节提供的系列插图可作为检查解剖的指南，以及在胎儿检查期间的常见附加视图。

一般情况下，"标准胎儿解剖检查"是指妊娠中期的检查，通常在妊娠16~22周进行。与妊娠早期进行的检查相比，在20~22周的孕龄进行解剖检查时，不需要重复检查来记录正常解剖结构，但要考虑胎儿部分结构的最佳检查时间等实际因素。对于妊娠期反应良好而不太可能需要羊膜穿刺术的女性，最好在妊娠20~22周时进行检查。但是，如果妊娠日期不准确，则可能需要更早地检查来确定妊娠的准确日期并评估解剖结构。一些医学中心在妊娠16周时进行检查，以配合羊膜穿刺术基因筛查和（或）妊娠中期血清四联筛查。

Ⅰ级检查包括对母体子宫和卵巢、宫颈和胎盘的检查（图3.7，动图3.3），以及对胎儿解剖结构的系统评价。附件囊肿在孕妇中很常见。妊娠早期的附件囊肿很可能是黄体。如果囊肿表现不典型或在妊娠中期之后增大，则应进一步评估。对于子宫平滑肌瘤，应记录其位置和大小。如果子宫下段肌层较薄（如既往剖宫产的女性子宫下段肌层<3 mm），则应使用经阴道超声测量子宫肌层厚度，并应在妊娠后期进行随访，因为子宫肌层较薄的孕妇有子宫撕裂和（或）破裂的风险。从正中矢状面开始检查有助于对子宫颈的评估。如果孕期子宫颈较短或疑似前置胎盘，则建议进行经阴道超声检查。

对整个宫腔分别进行横向和纵向检查，评估胎儿心脏活动、羊水量、胎盘位置，明确胎儿先露部位（图3.8）。母体腹部的剖面结合胎儿脊柱的位置及胎儿体内右侧和左侧器官，可以准确地判定胎位，识别生理或病理结构。部分先天性畸形（如右位心）只有在异常结构的位置与胎儿体位相结合时才得以识别。

胎儿的生物测量可以用来预估孕龄和胎儿体重（图3.9）。其中，妊娠中期、晚期的评估参见

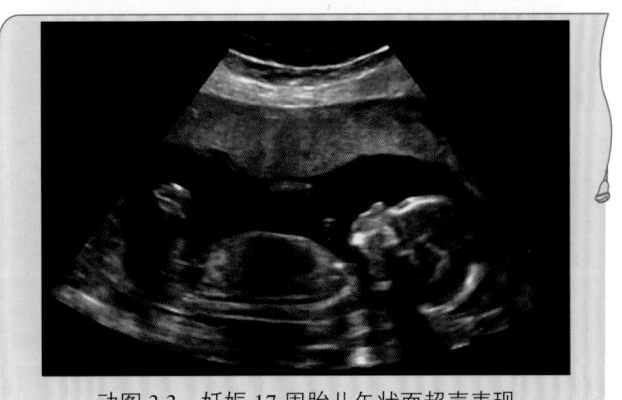

动图 3.3　妊娠 17 周胎儿矢状面超声表现（头位，前壁胎盘）

第三章 产科影像学概述

妊娠中期和晚期的超声检查指南

常规检查

心脏活动：M型

胎位：头位，臀位，横位，可变

胎儿数量：多胎，羊膜囊数/绒毛膜囊数，大小与孕周的一致性，羊水

母体解剖：子宫、附件和宫颈

胎龄和胎儿体重评估
- 双顶径
- 头围
- 腹围
- 股骨长度

羊水
- 正常估计
- 如果异常，量多或量少

胎盘：位置

胎儿解剖检查

头部、面部和颈部
- 小脑
- 脉络丛
- 小脑延髓池
- 侧脑室
- 中线结构（大脑镰）
- 透明隔腔
- 上唇

胸部
- 心脏四腔心切面声像图
- 流出道

腹部
- 胃（是否存在、大小和位置）
- 肾脏、膀胱
- 脐带腹壁入口
- 脐带血管数目

脊柱
- 颈椎、胸椎、腰椎和骶椎

四肢
- 下肢和上肢

生殖器（性别）
- 多胎妊娠和有医学指征时

来源：Modiied from Collaborative Subcommittee. ACR–ACOG–AIUM–SRU practice parameter for the performance of obstetrical ultrasound. American College of Radiology；2014.

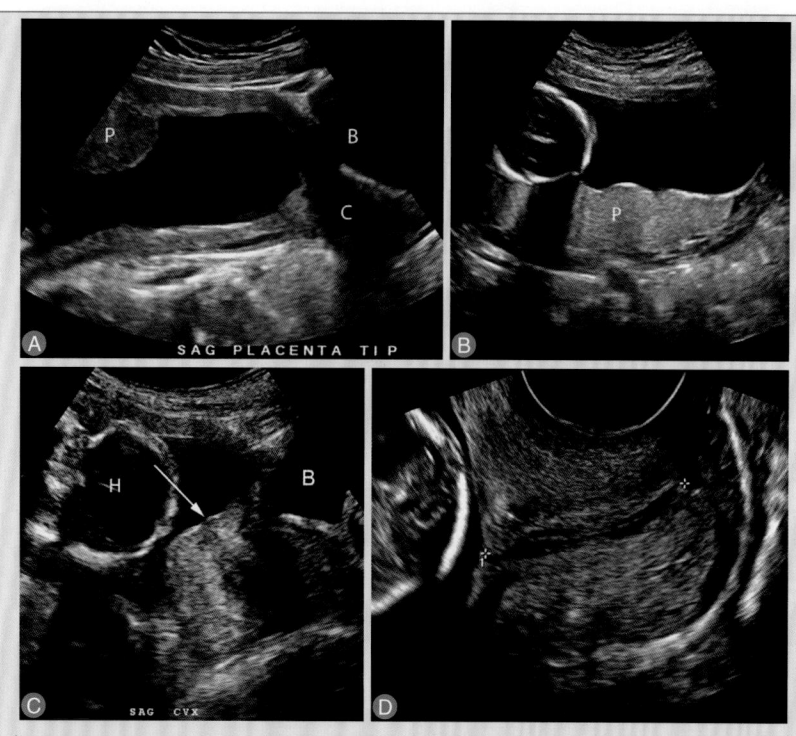

A.子宫矢状面显示正常子宫颈（C）、子宫前壁的胎盘（P），胎盘边缘距宫颈内口较远，B为膀胱；B.子宫后壁胎盘（P）横切面；C.经腹部超声检查显示正常子宫颈（箭头示子宫颈管内口）、膀胱（B）与胎头（H），胎儿处于头位；D.经阴道超声检查显示正常子宫颈（标尺）。参见动图3.3。

图3.7 子宫、宫颈、胎位的超声表现

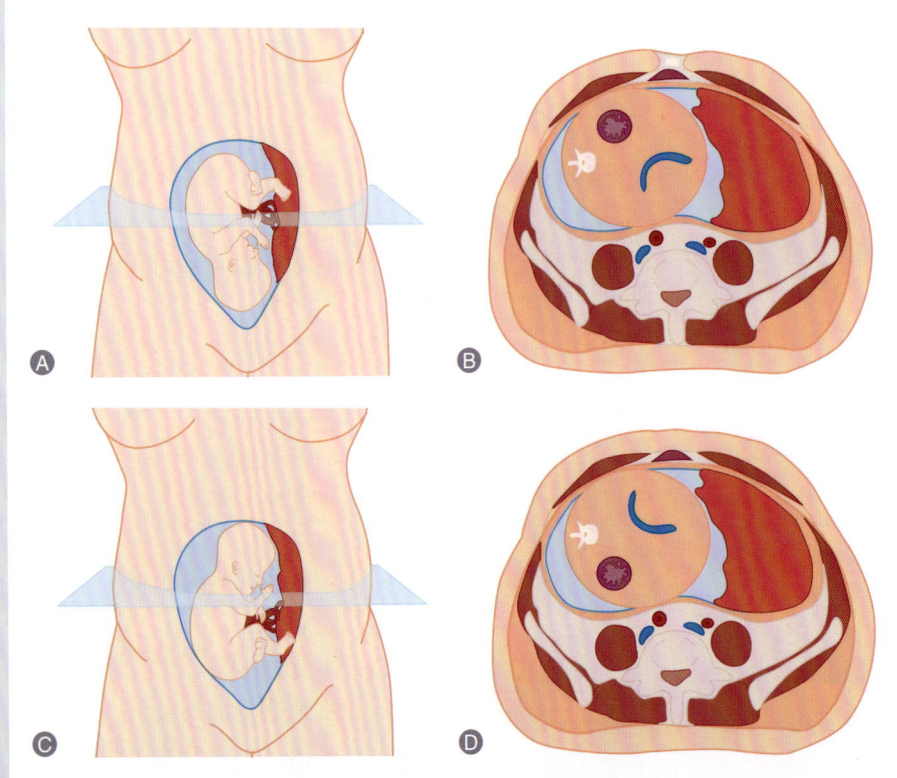

A、B.检查平面方位（图A）与相应的横切面示意图（图B），所示胎儿为头位，脊柱位于母体右侧，胎儿左侧的胃在靠近探头的"上部"；C、D.扫描平面（图C）和位于臀位的胎儿（图D），脊柱位于母体右侧，胎儿左侧的胃在远离探头的"下部"。

图 3.8　判断胎位

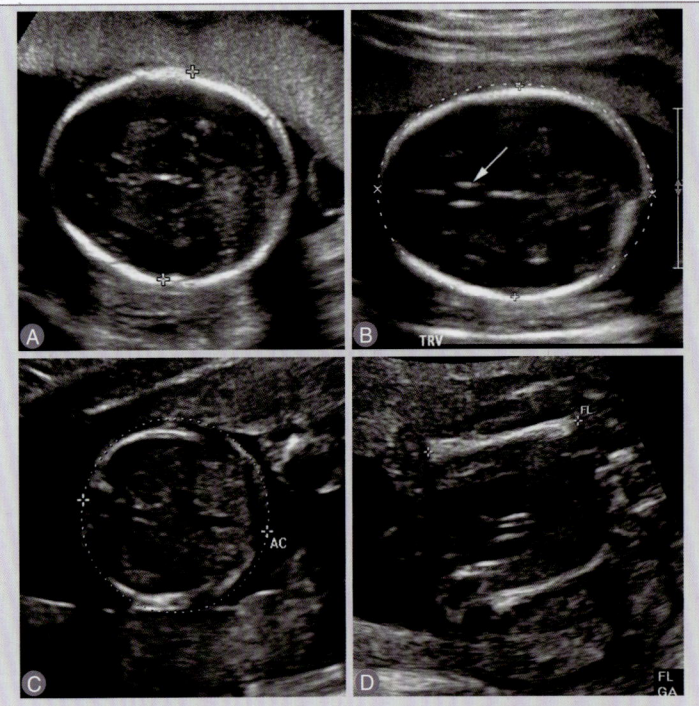

A.双顶径，在丘脑和第三脑室水平，测量近场颅骨外缘至远场颅骨内缘间的距离；B.头围，在颅骨外缘测量，箭头示透明隔腔；C.腹围（AC），同时显示肝门静脉和胃的横切面，经腹部皮肤的外缘测量；D.股骨长（FL），应尽可能测量图像中距探头较近的股骨，测量不包括远端骨骺。

图 3.9　中期妊娠的胎儿生物测量

第三章 产科影像学概述

《超声诊断学（第5版）：胎儿及新生儿分册》第九章。除常规产科超声检查范围以外，超声医师还应注意观察胎儿头面部（图3.10，动图3.4）、心脏（图3.11，动图3.5，动图3.6）、盆腹腔（图3.12，动图3.7）、脊柱（图3.13，动图3.8）、四肢（图3.14）及脐带（图3.15，动图3.9）。

胎儿的其他特殊超声检查包括胎儿多普勒超声、生物物理评分、胎儿超声心动图和胎儿附属物的生物测量等。

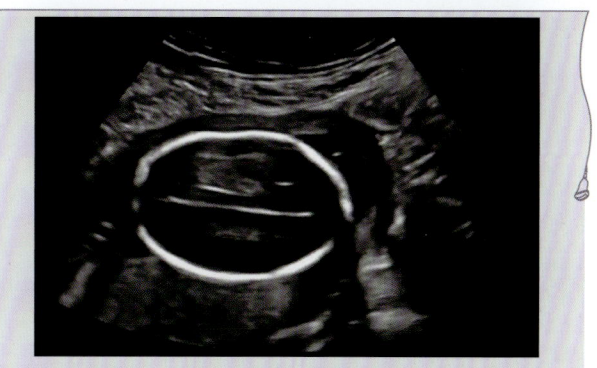

动图3.4　妊娠19周胎儿颅内正常解剖结构

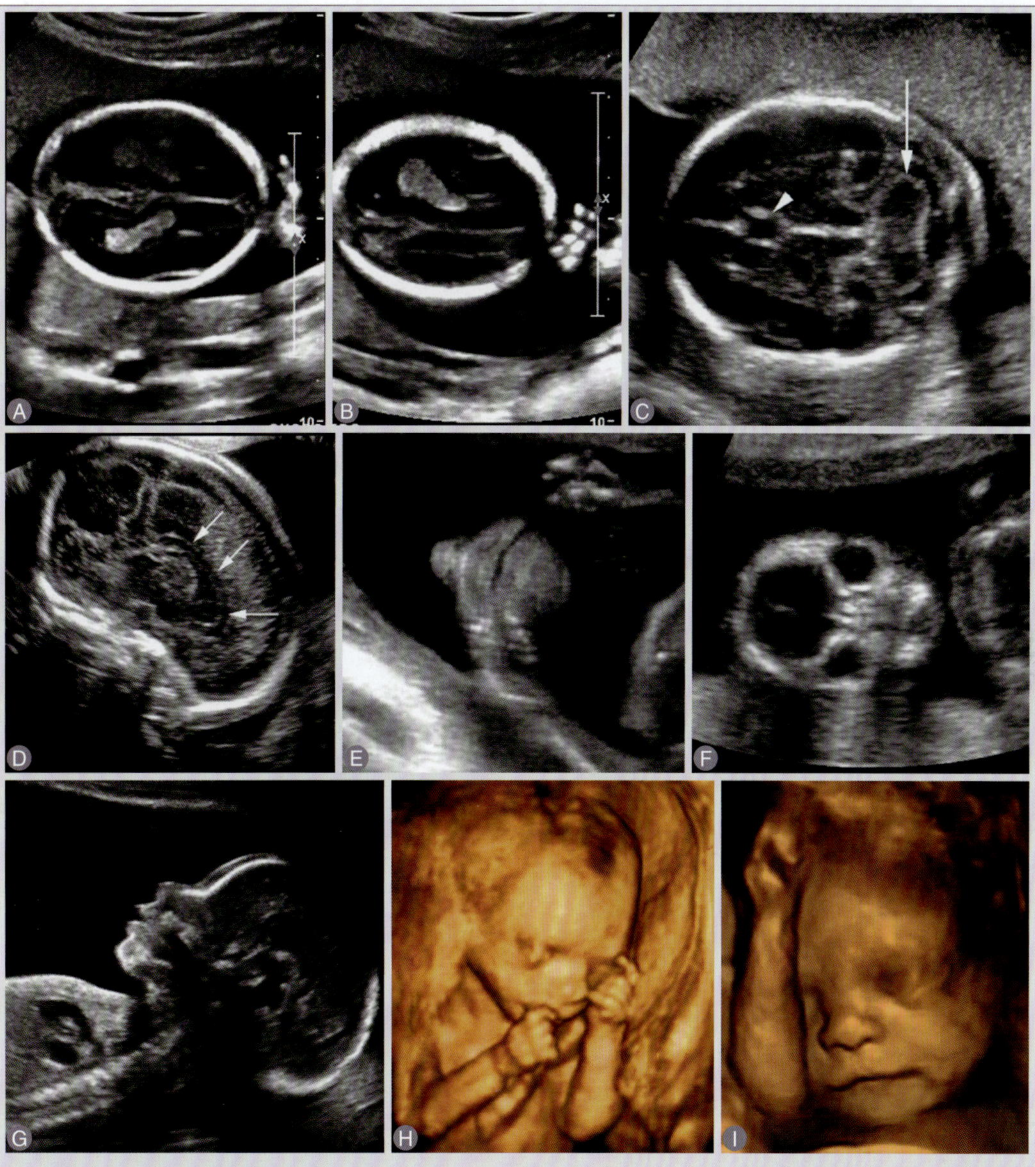

除双顶径和头围外，还需观察脑室、小脑、透明隔腔、大脑镰、鼻子和嘴唇。额外观察两侧脉络丛、经前囟或中缝显示胼胝体、眼眶和面部轮廓。A、B.横切面和斜横切面显示脑室内的脉络丛；C.横切面显示小脑（长箭头）和透明隔腔（三角箭头）；D.经阴道超声矢状面显示胼胝体（箭头），面部需要显示鼻子和嘴唇，额外观察眼眶和面部轮廓；E.冠状面显示胎儿鼻子和嘴唇；F.冠状面显示眼眶；G.矢状面显示面部轮廓；H、I.胎儿面部的三维图像。参见动图3.4。

图3.10　胎儿头面部超声表现

（A and B courtesy of Dr. A. Toi.）

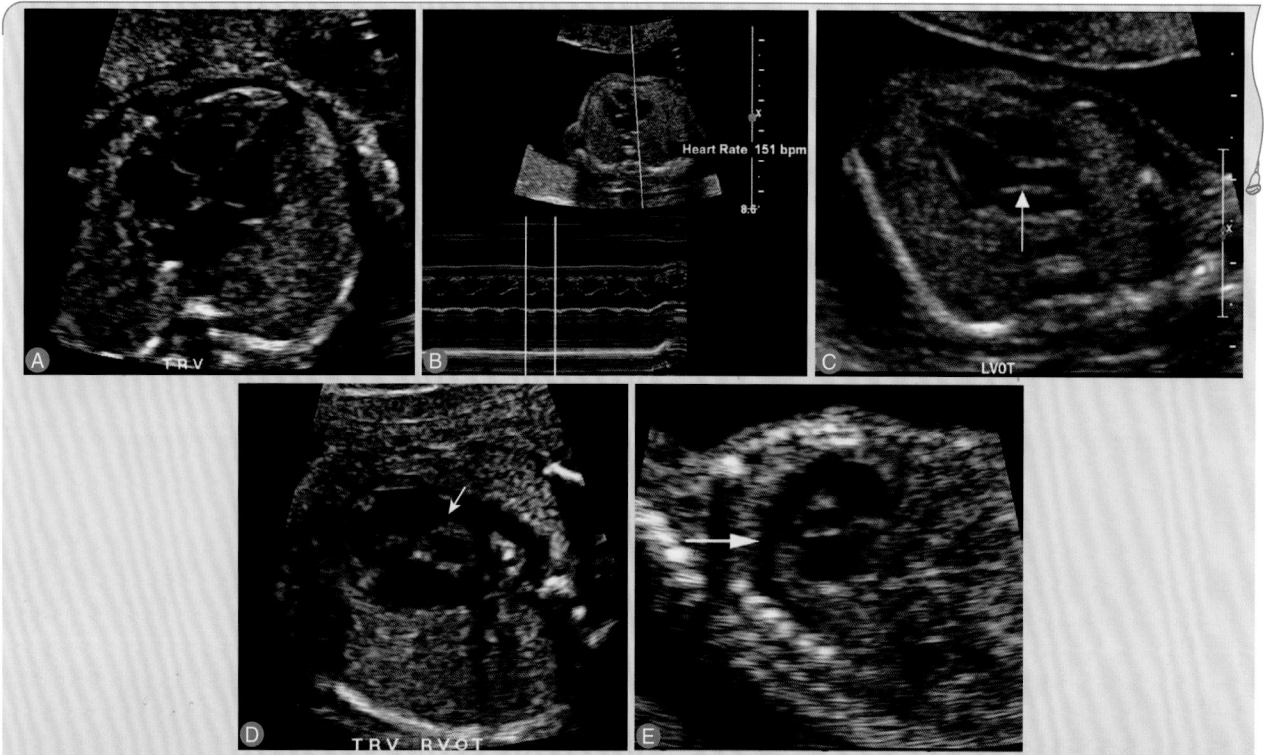

观察并留存心脏正常位置切面的图像,包括胎儿左侧的心脏和胃(动图3.8)、四腔心切面。记录胎儿正常心率及心腔流出道情况。A.正常胎儿四腔心的横切面,正常心脏纵轴与胎儿中线约呈60°;B.M型超声显示胎儿正常心率(151次/分钟);C.左室流出道切面(箭头);D、E.斜横切面显示右室流出道,斜矢状面显示向后延伸至主动脉的动脉导管(箭头)。参见动图3.5和动图3.6。

图 3.11 胎儿心脏及心腔流出道

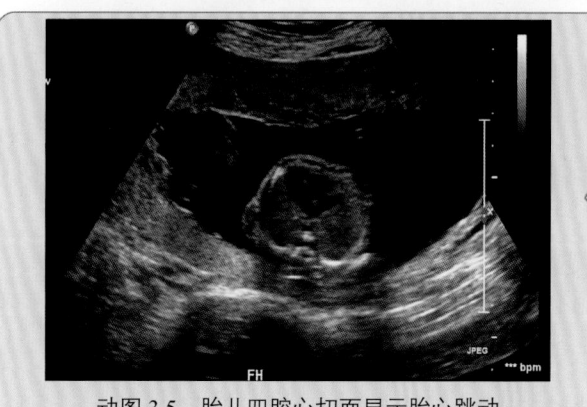

动图 3.5 胎儿四腔心切面显示胎心跳动

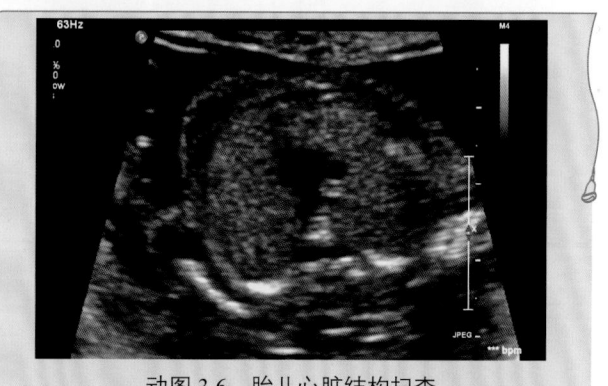

动图 3.6 胎儿心脏结构扫查

高危的、有针对性的、详细的或Ⅱ级产前超声检查应有明确的指征,需要详细的胎儿超声心动图,应由具有胎儿影像专业资质的医师完成。具有相关家族史、孕期用药史,以及在常规检查中怀疑胎儿异常时,需要进行高危检查。高危检查需要检查比上述常规检查更为仔细的胎儿结构。Wax等对胎儿异常的检查有更加全面的介绍。

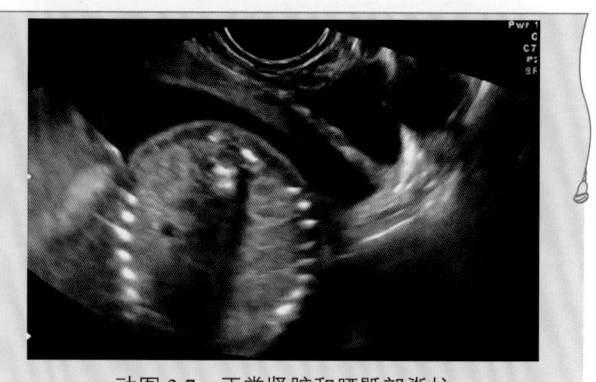

动图 3.7 正常肾脏和腰骶部脊柱

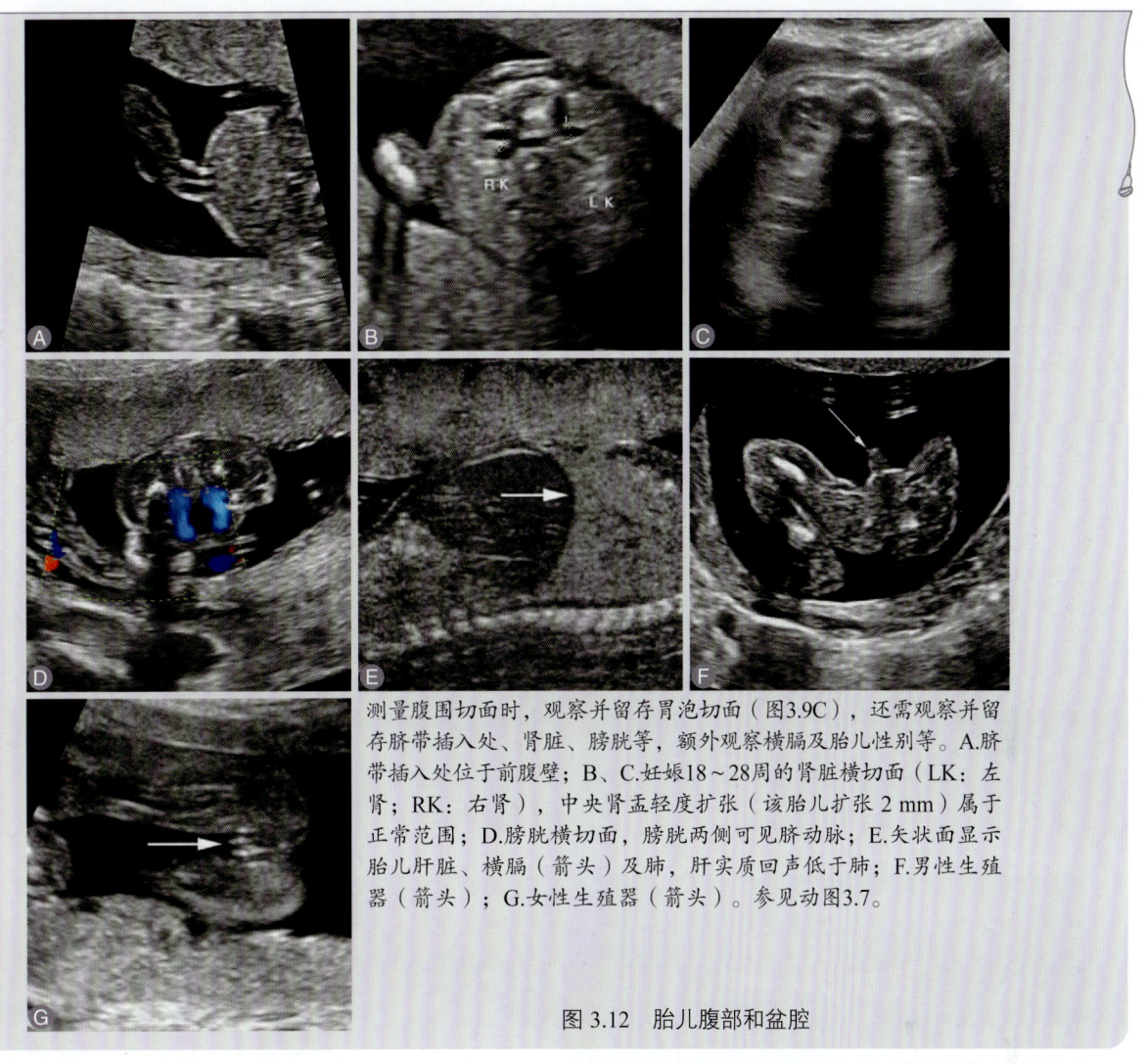

测量腹围切面时，观察并留存胃泡切面（图3.9C），还需观察并留存脐带插入处、肾脏、膀胱等，额外观察横膈及胎儿性别等。A.脐带插入处位于前腹壁；B、C.妊娠18~28周的肾脏横切面（LK：左肾；RK：右肾），中央肾盂轻度扩张（该胎儿扩张2 mm）属于正常范围；D.膀胱横切面，膀胱两侧可见脐动脉；E.矢状面显示胎儿肝脏、横膈（箭头）及肺，肝实质回声低于肺；F.男性生殖器（箭头）；G.女性生殖器（箭头）。参见动图3.7。

图3.12 胎儿腹部和盆腔

胎儿详细结构检查的适应证

有先天性、遗传性或染色体异常的胎儿或儿童史

当前妊娠中已知或可疑胎儿异常或生长障碍

先天性异常风险增加的胎儿，如：妊娠糖尿病、辅助生殖技术受孕、妊期体重指数显著升高（≥35 kg/m²）、多胎妊娠、筛查结果异常、致畸剂暴露

基因或染色体异常风险增加的胎儿，如父母染色体或基因异常，分娩时母亲年龄≥35岁，筛查结果异常

影响胎儿的其他疾病，包括先天性感染、妊娠药物依赖、同种免疫、羊水异常

来源：Modiied from Wax J, Minkoff H, Johnson A, et al. Consensus report on the detailed fetal anatomic ultrasound examination: indications, components, and qualiications. J Ultrasound Med. 2014；33（2）：189-195.

三、常规超声检查

（一）估算孕龄

在产科临床工作中，估测预产期非常重要，因为这一指标是评价胎儿"生长受限"和过期妊娠的依据。大量研究表明，即使是月经规律的女性，胎儿常规超声检查所估测的预产期比末次月经的推算或查体更准确。依据末次月经推算的孕周在孕程的前半段时间较为准确。胎儿生长的评估应尽早与超声检查相对比。一篇基于9项研究结果的Cochrane分析显示，在孕早期进行常规超声检查及后续检查对预产期的修正可以显著降低过期妊娠数量。

心脏四腔心切面观察胸椎横切面（图3.11A）和双肾水平观察腰椎横切面（图3.12B，图3.12C）。A.胎儿颈椎横切面；B.胎儿腰骶椎横切面，可见后骨化中心向后逐渐靠拢，远端可见皮肤覆盖；C.胎儿颈椎和胸椎斜矢状面；D.胎儿脊柱斜矢状面；E.脊柱远端矢状面，可见椎管逐渐变窄并在远端略向上翘。参见动图3.8。

图3.13　胎儿脊柱

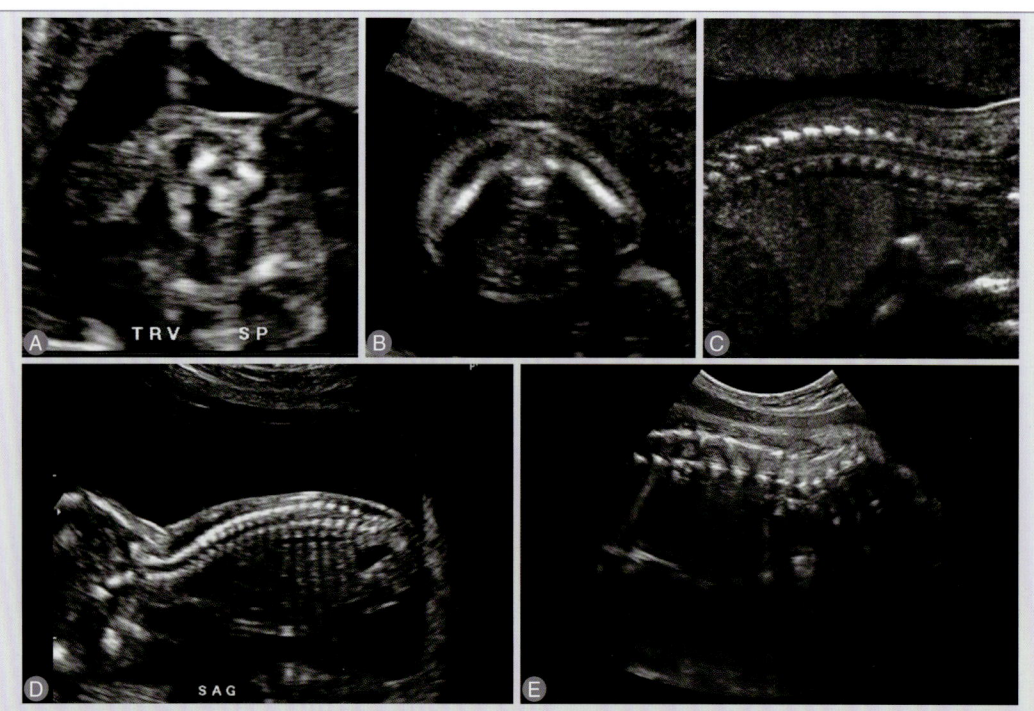

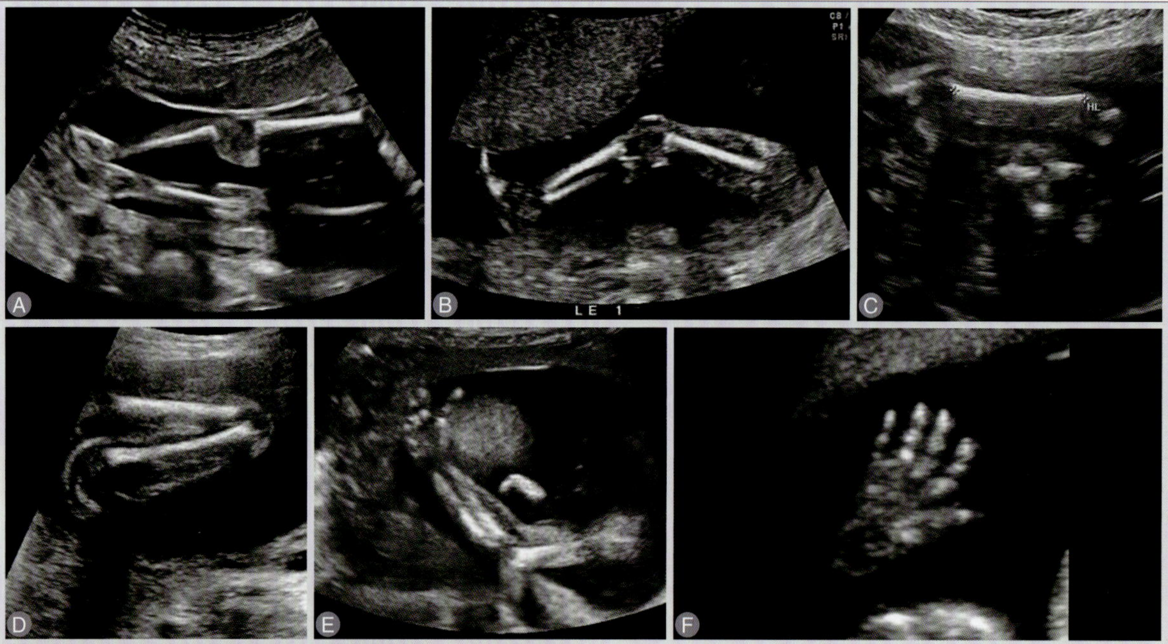

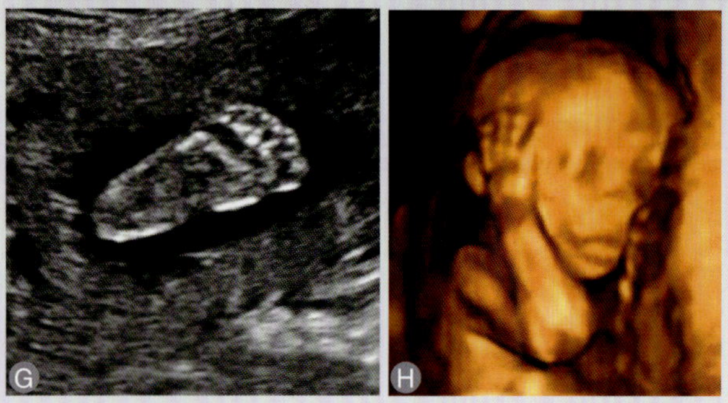

观察胎儿四肢，额外测量所有长骨并显示手指和脚趾。A、B.下肢；C～E.上肢；F.手，可见四根手指及部分拇指；G.脚；H.上肢的三维超声成像（图3.10H显示胎儿手的三维超声成像）。

图3.14　胎儿肢体骨骼

第三章 产科影像学概述

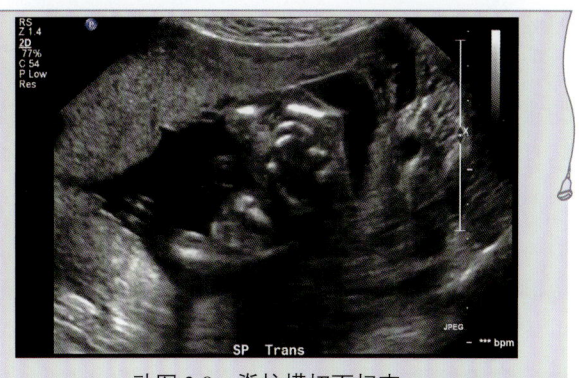

动图 3.8　脊柱横切面扫查

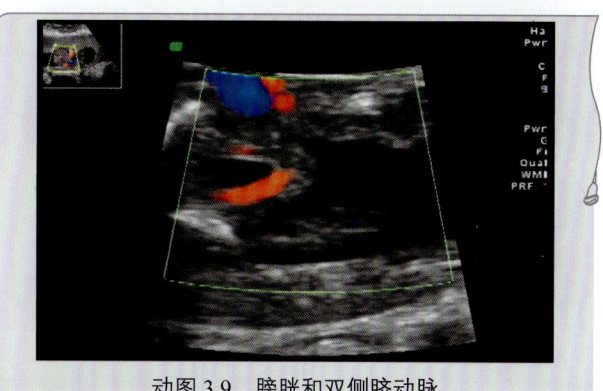

动图 3.9　膀胱和双侧脐动脉

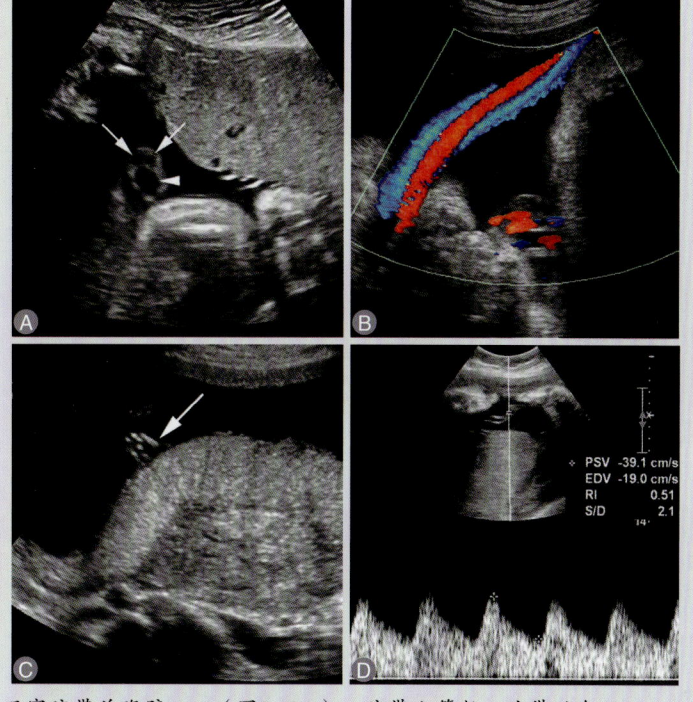

脐带的多普勒超声检查，观察脐带前腹壁入口（图 3.12A）、脐带血管数、脐带胎盘入口。A.脐带三血管横切面，两条脐动脉（箭头）内径小于脐静脉（三角箭头），参见动图 3.9、图 3.12D；B.脐带三血管长轴的 CDFI 表现；C.脐带胎盘入口（箭头）；D.频谱多普勒超声显示妊娠晚期胎儿脐动脉 S/D 比值正常。

图 3.15　胎儿脐带

根据经验，妊娠早期可以通过末次月经推算预产期，除非与超声检查提示的预产期相差 7 天以上；在妊娠中期，如果相差 2 周以上，应该采用超声检查修正预产期（还应通过随访确保胎儿属于适龄生长）；在妊娠晚期，允许末次月经推算的胎龄与超声测量之间相差 3 周，但需要从临床考虑评估胎儿是否生长受限或巨大儿。值得注意的是，如果在早期妊娠之后调整孕龄，则需要进行随访，并评估胎儿是否适龄生长（参见《超声诊断学（第5版）：胎儿及新生儿分册》第九章）。

（二）识别双胎或多胎妊娠

常规超声筛查的优势之一是早期识别多胎妊娠。在随机临床试验中，孕中期常规超声检查与因临床指征而进行超声检查相比较，结果显示，未进行常规超声检查者中大部分直到妊娠晚期或分娩时才发现是双胎妊娠。提高双胎妊娠的诊断后可进行干预，还可减少低出生体重儿、宫内生长迟缓儿、早产儿、低 Apgar 评分新生儿和死胎的发生率，从而改善双胎妊娠的围产期预后。

（三）筛查与围产期预后

妊娠中期的常规超声筛查对明确正常妊娠孕妇有无潜在的高风险，其应用价值尚存争议。许多国家在常规产前检查中，应用超声进行了 1 次、2 次，甚至 3 次检查。

中期妊娠常规超声筛查的优势
更准确地预测孕龄
出生前发现严重畸形
早期诊断多胎妊娠
减少单胎低出生体重儿的发生率
减少过期妊娠引产
早期诊断前置胎盘
确保正常妊娠

现有的临床研究尚无法确定常规产前超声筛查的价值，因为这些研究不仅需要超声诊断胎儿异常或畸形，更需要正式的书面记录以显示超声检查在决策终止妊娠（因胎儿异常终止妊娠，降低围产期死亡率）和改善围产期护理等方面具有优势。然而目前的临床研究尚无相关记录的描述，因此超声筛查的价值尚难以论证，尤其在胎儿异常并继续妊娠的情况下。

在Helsinki做的超声试验中，超声筛查组的围产期死亡率明显下降，从9‰降至4.6‰。该研究中胎儿畸形的检出率相对较高（58%的严重畸形在妊娠24周前检出），随后检出畸形胎儿的孕妇均选择终止妊娠。

在常规产前超声诊断成像试验中，筛查组与对照组在"不良围产期结局（指胎儿死亡、新生儿死亡或新生儿发病）"方面没有显著差异。而研究结果没有改善是由于常规超声检查先天性畸形的敏感度较低（24周前为16.6%，40周前为34.8%），且一旦确诊，终止妊娠的比例很低。基于4项随机临床试验的Meta分析发现，在15 935例孕妇中（7992例孕妇行常规超声检查，7943例孕妇行选择性超声检查），进行常规超声检查的孕妇围产期死亡率较低，这是由于早期发现胎儿畸形后即行人工流产。研究者总结，常规超声检查是筛查畸形的一种高效有用的方法。

（四）胎儿畸形：诊断的准确性

严重先天畸形在胎儿出生时的发生率为2%~3%，而这些畸形占围产儿死亡的20%~25%，占围产儿发病的比例更高。产前发现异常可增加妊娠管理的选择，在某些情况下可进行宫内治疗。因此应用常规超声筛查先天畸形十分有吸引力。然而，产前超声筛查在低危人群中的应用价值是不确定的，敏感度和特异度分别为14%~85%和93%~99%。敏感度范围也受研究者如何定义"畸形"及操作者的经验影响。另一影响因素是畸形的类型。在欧洲的一项胎儿研究中，最常检出的胎儿畸形是泌尿系统（88.5%）和中枢神经系统（88.3%）；心脏的畸形较难检出，无论是严重畸形（38.8%）或是轻微畸形（20.8%）；肌肉骨骼系统的轻微畸形（18%）、严重畸形（73.6%）的检出率和唇腭裂（18%）的检出率最低。研究时的胎龄也是重要影响因素之一。例如，在欧洲的一项胎儿研究中，38.5%的胎儿畸形在妊娠29周后得以诊断。影响产前超声筛查敏感度的其他因素还包括设备的质量、特殊畸形的发生率、产妇体质及检查方案。

胎儿超声检查的许多优势是无法量化的。产前获知胎儿畸形情况可提高临床医师和胎儿父母应对分娩的把控能力，并提高产前和产后对治疗方案的决策参与度。了解超声的局限性对患者和医师来说也十分重要，超声并不能检查出所有的胎儿畸形。产前超声的诊断准确性是有一定范围的，其取决于医疗中心的等级及检查人员的业务能力。

（五）三维超声

除二维超声检查外，三维超声可在多平面实现图像重建。三维超声可提高对胎儿面部畸形，以及手、脚和脊柱畸形的图像可视化。此外，三维超声更加直观，有助于患者更好地理解畸形。四维超声即动态的三维超声成像，并无额外的诊断价值。容积成像可对宫颈进行更完善的评估。容积成像可评估疑似肺发育不全的胎儿。图像重建有助于对胎儿脑部结构的识别。后续章节中将继续介绍三维超声成像。

（六）谨慎使用超声检查

美国超声医学研究所、美国放射学会和美国妇产科医师学会联合出版的产科超声指南中指出："只应在具有医学指征的情况下进行超声检查，应遵循最低有效剂量原则。"在满足获得所需诊断信息的条件下，应采用最低的声输出能量。尽管目前尚无证据表明超声诊断技术对胎儿有伤害，但公共卫生专家、临床医师和行业代表一致认为，在胎儿期间应谨慎使用超声检查。美国食品药品监督管理局禁止以留念为目的推广、销售或租赁拍摄胎儿动图的超声设备。如有医学指征，可为需要早期观察胎儿的父母提供产科图像副本。

四、MRI 检查

超声检查是胎儿成像的首选筛查方式。然而当需要更多有关胎儿解剖或病理信息时，快速MRI检查越来越多地应用于疾病诊断（图3.16）。MRI检查无电离辐射，组织对比度较高，可进行多平面重建，扫描视野大，可改善许多胎儿复杂畸形的成像，应用价值较高。

根据患者病史或既往超声检查发现的问题制定合适的检查十分重要。在过去的10年里，胎儿MRI检查耗时约400 ms，可在孕妇或胎儿未镇静的情况下进行检查。MRI检查的简便性及T_2WI检查较高的对比分辨率，使其在产前诊断中广泛应用，并提高产前诊断的准确性。

MRI检查没有已知的生物风险，对胎儿是安全的。MRI检查没有延迟后遗症，并且任何迟发的后遗症潜在的风险都非常小，甚至没有。

然而，临床上大部分有关胎儿风险的研究所使用的MRI检查大部分为1.5 T。在MRI检查时，场强3.0 T的动物研究中已出现热效应。因此，胎儿畸形的临床研究应该在1.5 T的参数下进行。

钆类造影剂是MRI检查常用的对比剂，但不推荐用于胎儿检查。这类顺磁性阳性对比剂能够通过胎盘，经静脉注射后可在胎儿膀胱内显影。造影剂从胎儿膀胱排泄到羊水中，胎儿吞咽后可被胃肠道重新吸收。由于这种重吸收，在胎儿循环中的半衰期尚不清楚。而在动物模型中已证实，该造影剂对胎儿有不利影响。经研究证实，钆喷酸二甲葡胺对

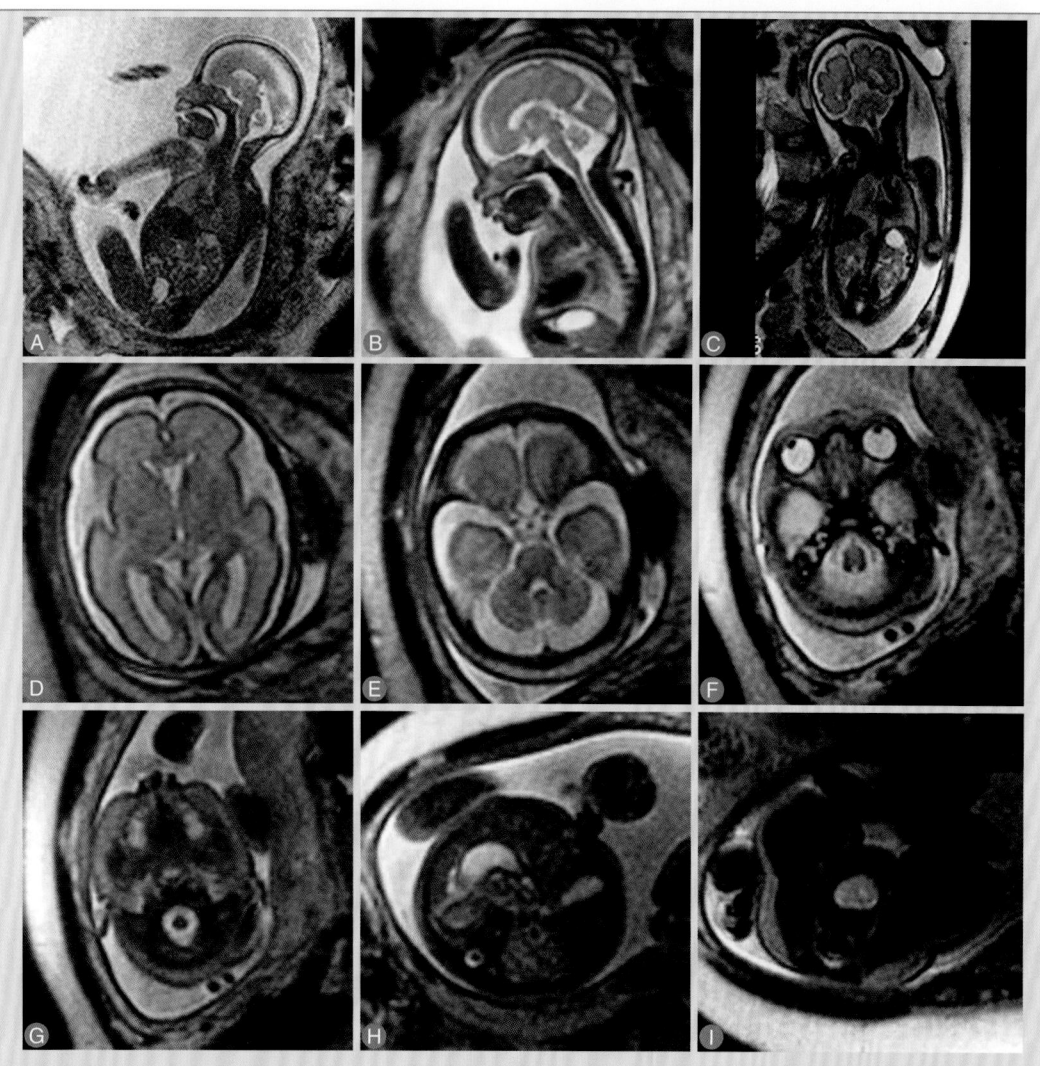

A.母体冠状面成像时显示胎头矢状面；B.胎头矢状面，可见胼胝体、软腭及舌头上方的软腭轮廓；C.大脑、胸部和腹部冠状面，可见肺、横膈膜、胃和肾脏；D.大脑横切面显示侧脑室；E.脑斜位横切面显示小脑半球和丘脑；F.眼球水平横切面，可见双侧晶状体；G.腭水平横切面，可见大部分牙槽骨；H.胃及胆囊水平横切面，可见脊髓轮廓；I.膀胱水平横切面。

图3.16　正常胎儿MRI表现（典型T_2WI）

大鼠（人体剂量的2.5倍，0.1 mmol/kg）和兔子（人体剂量的7.5倍）的发育有轻微的损害。其属于妊娠C类药物，只有在潜在益处大于风险的情况下才应使用。动物研究已证实其不良反应，但尚未在人类身上进行对照研究。因此，研究者所在的机构不应使用造影剂对胎儿进行MRI检查。

五、结论

超声是评估胎儿发育、明确胎龄，以及评估子宫内环境的一种简便、无创且安全的检查方法，是产科工作中不可或缺的工具。超声也是一种筛查方法，其结果需要与其他信息整合后再进行综合评判。与体检相似，超声筛查在操作的一致性较高、可重复较高时，其诊断效果最佳，仔细记录阳性与阴性结果对临床决策十分重要。超声医师在常规产科超声中获得的信息，有助于提供诊断依据、指导治疗，或明确需要进一步检查的病理影像。

（孙杨，董怡萍，周航译；黄品同，郝秀秀审校）

参考文献

扫码观看

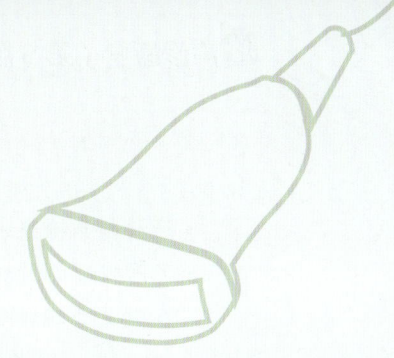

第四章　产科超声波的生物效应及安全性

Jacques S. Abramowicz

章节大纲

一、仪器输出
　　（一）扫描模式
　　（二）系统设置
　　（三）暴露时间
二、热效应
三、机械效应
四、超声生物效应
　　（一）动物研究
　　（二）人类研究
五、多普勒超声的不同之处
六、安全指南
七、结论

关键点总结

- 产科超声检查须有明确的适应证，由熟练的专业技术人员使用合格的仪器进行操作。
- 了解仪器的特殊操作（能量输出增加的因素）。
- 在满足正确诊断的前提下，尽可能以最低的输出功率、在最短的时间内完成检查，即最低有效剂量原则（ALARA原则）。
- 医师在检查过程中，要观察屏幕上的热指数（thermal index，TI）和机械指数（mechanical index，MI）。
- 保持热指数<1.0。
- 保持机械指数<1.0。
- 以较低输出能量设置开始检查，必要时增加输出功率。
- 尽量使用增益补偿而不增加输出功率。
- 在妊娠早期或骨骼邻近区域需谨慎应用多普勒超声检查。

经过半个多世纪的临床产科和影像学实践证明，诊断性超声检查不会导致胎儿严重发育异常。但超声波是一种能量载体，临床医师必须考虑这种能量穿透活体组织时，是否会对人体组织产生细微的影响。超声波在动物身上产生的效应已有报道，但并没有显示出与人类有直接的相关性。因此，当前"没有影响的证据"不意味着"没有影响"，只有大规模的流行病学研究才能解决这个问题。在美国，大多数接受产前保健的孕妇都接受了至少1次的超声检查，而在其他国家，接受产前保健的孕妇几乎100%都接受过超声检查。在生殖内分泌专科，超声频繁地应用于卵巢（及其卵泡）和早期胚胎的诊断。无论是否有明确的适应证，孕妇妊娠期间常常要进行多次超声检查。鉴于诊断性超声的巨大价值，孕妇及其胎儿超声波暴露已经具有普遍性，因而我们更加应该重视超声可能产生的影响及安全问题。自超声检查在临床应用以来，超声是否导致胎儿的短期或长期不良生物效应的问题一直备受关注。

业界广泛认为超声在一定条件下会引起不良反应，相关安全性问题的研究也有诸多报道。其中有2个关键结果需要声明：①迄今为止，还没有发现诊断性超声暴露对人体的损害证据；②所有已公布的流行病学数据结果均限于1992年以前的报道。自1992年以来，可用于妊娠相关的超声诊断仪输出功率从94 mW/cm²增加至720 mW/cm²，增幅近8倍，并且是最早期（46 mW/cm²）的16倍。

胎儿超声的其他安全问题：

- 越来越多的胎儿在妊娠早期进行超声检查，特别是脉冲波多普勒或连续波多普勒超声检查，此时胎儿最易受到外界因素的影响。
- 尽管一再呼吁在没有适应证的情况下，应该避免为留下胎儿图像或动态视频（"纪念品"）而进行不必要的超声检查，但这种做法仍有不小的热度。
- 产科超声的操作者可能对超声生物效应和安全性的知识及其风险防范意识存在一定的局限性。

本章要点：

- 总结超声生物效应的实验研究及超声对胎儿生物效应的研究现状。
- 分析超声仪器能量输出随时间发生的变化及相关规定。
- 强调仪器操作对超声声输出量（暴露）大小的调节。
- 指导操作者（技术员或医师）在保证诊断质量的前提下，如何最大限度地减少超声暴露。

一、仪器输出

超声仪器出厂的最大声输出限量在逐年增加，部分控制键的调节可以改变声能输出量，而相同的操作在不同类型或厂家的机器上有不同的结果。声波暴露下组织的温度升高程度与声波的振幅、脉冲长度和脉冲重复频率的乘积成正比，这就是为什么这些参数的变化（增强）会增加升温的风险，从而产生潜在生物效应。3个重要的可控参数包括：①扫描模式（包括换能器选择）；②系统设置和输出控制；③检查（暴露）时间。

（一）扫描模式

在不同超声扫描模式下，空间峰值时间平均强度在B型超声（平均34 mW/cm²）、M型超声、彩色和频谱多普勒（1180 mW/cm²）依次增加。多普勒超声的空间峰值时间平均强度为1 W/cm²，最高可以达到10 W/cm²，建议谨慎使用。因成像模式不同，彩色多普勒的能量输出强度高于B型超声，但远低于脉冲波多普勒。彩色多普勒是通过选取特定的区域（"采样框"）发出脉冲序列进行扫描成像；而脉冲波多普勒采用的是高脉冲重复频率，时间平均强度及其功率比B型和M型超声更大，生物热效应更为显著。而且，脉冲波多普勒或连续波多普勒的声束在目标血管上常常保持相对固定的位置，其时间平均强度也进一步增加，这点在妊娠早期的超声检查时要尤为注意。另外，换能器（探头）的选择也十分重要，不同换能器，其频率、穿透力、分辨率和扫描范围均有所不同，应关注这个问题。

（二）系统设置

仪器所预设的输出功率是一个重要的声能参数。有的制造商为了获得高质量的图像，在预设置中启用高输出功率，使用者需在扫描前调低输出功率。也有仪器启用时的预设值为低输出功率，根据成像需要相应调高输出功率。如在获得相同诊断价值的图像时，在图4.1A中，采用高功率的脉冲波多普勒（TI=2.9），而在图4.1B中，采用了低功率的多普勒（TI=0.6）。此外，操作者也可以微调控键，优化图像，控制输出。调控（调低）的目的在于不影响图像诊断的同时改变TI和MI，参见《超声诊断学（第5版）：超声物理及新技术分册》第二章。

调节输出功率的控制键还包括多普勒取样门的深度位置，通常多普勒取样位置较深时输出功率较大（图4.2）（译者注：此段原文有错，已经纠正），但偶尔在近场的多普勒取样也具有较高的功率。采用高分辨率放大或局部缩放，或限制成像宽度可提高帧频，也增加了能量输出。在多普勒成像模式下，改变取样框大小和速度量程（scale，优化接收信号）将改变输出功率。以图4.3为例，当

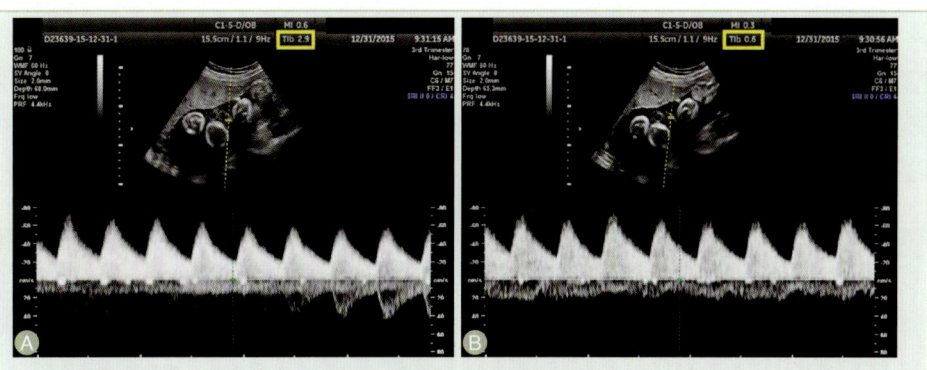

A.高输出功率，TI=2.9（黄框）；B.低输出功率，TI=0.6，图像不影响诊断结果。

图4.1 在测量脐动脉多普勒血流时调节输出功率对TIB的影响

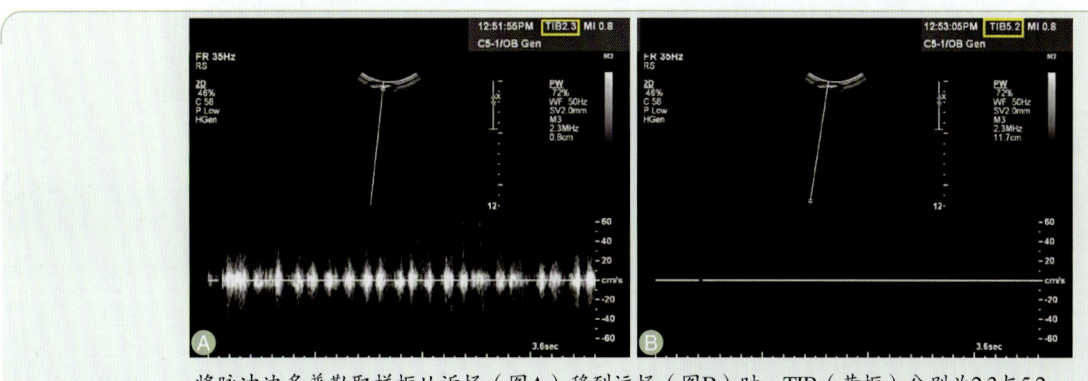

将脉冲波多普勒取样框从近场（图A）移到远场（图B）时，TIB（黄框）分别为2.3与5.2。

图4.2 脉冲波多普勒检查位置改变对TIB的影响

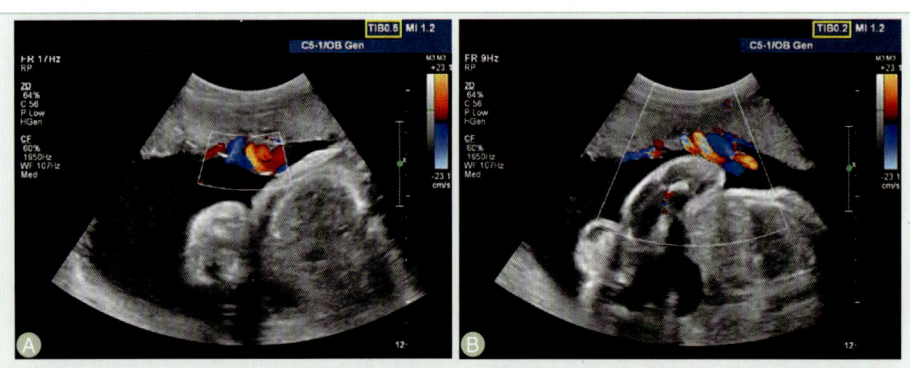

图 4.3 彩色多普勒取样框大小对 TIB 的影响

将脐带的彩色多普勒取样框的大小从图A调整为图B时，TIB（黄框）分别为0.2与0.5。

彩色取样框的大小略有增大时，输出功率TIB明显增加。值得注意的是，调节接收器增益（后处理）可获得相似效果的图像，但却不影响声波的输出功率（预处理），这类操作是绝对安全的。图4.4A的输出总功率较高；图4.4B的输出总功率大幅降低（TI减低），但诊断图像的可信度也大大降低；而在图4.4C中，大幅提高接收器的总增益后，获得与图4.4A相同的图像，并且声功率TI、MI和功率百分比保持不变。简而言之，在增加输出功率之前，应充分利用（提高）总增益调节图像，尽量不额外增加输出功率。

（三）暴露时间

暴露时间是组织暴露于超声的实际扫描时间，由操作者直接控制。临床或实验研究中均未报告安全指数计算的记录和计算结果。但在超声扫描时，仅1次脉冲发射即可诱发组织的空化效应，暴露时长仅1分钟，温度即可升高达到峰值。声波驻留时间与操作者的经验直接相关，包括解剖学、生物效应、仪器调节和扫描技术等。

二、热效应

诊断性超声可以引起多种动物组织的温度变化（译者注：热效应，thermal effects），温度过高具有致畸作用。当母体体温升高时，无论是疾病还是暴露于能量下所致，均可能产生致畸效应。尽管任何时长的温度升高都会产生一些影响，但一般认为，体温升高2 ℃以内仍是安全范围，而上升超过2.5 ℃

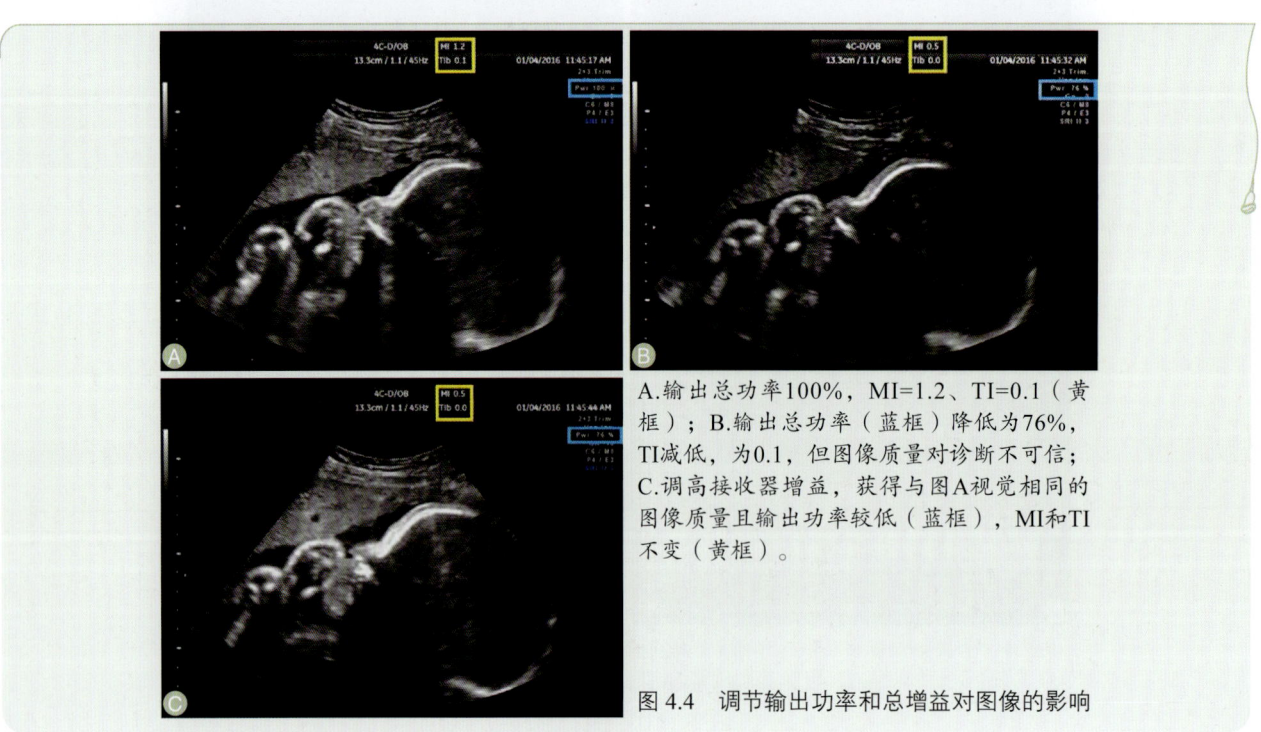

A.输出总功率100%，MI=1.2、TI=0.1（黄框）；B.输出总功率（蓝框）降低为76%，TI减低，为0.1，但图像质量对诊断不可信；C.调高接收器增益，获得与图A视觉相同的图像质量且输出功率较低（蓝框），MI和TI不变（黄框）。

图 4.4 调节输出功率和总增益对图像的影响

时，则需要引起重视。关键问题是诊断性超声是否会引起胎儿体温升高达到危险水平。人类胎儿的体温升高无法准确检测，但可以相对准确地估算。部分研究表明，对于长时间的超声波暴露，甚至可引起高达5 ℃的升温。任何时候的任何温度增加都会对组织产生一定的影响；温差越大或温度升高时间越长，产生影响的可能性越大。尽管这些假设无法在诊断性超声中证实，也没有人体实验数据，但临床医师在进行产科超声检查时仍应牢记这些事实，这也是反对非医学或无适应证超声检查的依据之一。

与妊娠期其他非遗传的影响因素一样，孕龄也是重要因素之一。胚胎植入前（桑椹胚期）的轻度暴露（时间或强度），可能会产生与胚胎和胎儿发育期重度暴露相似的，甚至更严重的后果，可能导致胚停、流产、胎儿结构及其功能缺陷。目前还没有胎儿超声暴露剂量的分析方法。在诸多致畸因素作用下，因未受损的神经母细胞不具有补偿性生长的生物特性，所以胎儿中枢神经系统面临的风险最大。在动物实验中，温度升高相关的缺陷以神经管（无脑畸形、小头畸形）和眼睛（小眼球、白内障）畸形最常见，并伴有中枢神经系统的功能和行为异常。其他继发产生的缺陷还包括颅面部发育缺陷（唇裂、腭裂、面裂）、脊柱和四肢骨骼畸形、体壁缺损、颌骨（译者注：原文为牙齿，但胎儿还未发育）及心脏畸形等。

在散热效应中，孕龄最为重要。将孕中期豚鼠胎儿的大脑，分别在活体（有血液灌注）和死后（无血液灌注）暴露在声束的焦点区域，局部升温结果的差异没有显著性。而豚鼠胎儿接近妊娠晚期足月时，脑血管发育良好，血流灌注区域的降温效果显著。在人类妊娠早期（妊龄<6周），胚胎因微弱的血液灌注结构可能局部散热作用不大。随着设备多普勒灵敏度的提高，已经可以检出心脏发育时妊娠囊内的低速血流信号，并且与子宫-胎盘循环同步发育。与妊娠后期相比，此时的血流通常是"非搏动"或"滤透"性血流，经多普勒超声检出的速度极低。到妊娠12周时，子宫螺旋动脉的阻力逐渐降低，胎盘循环阻力更低，胎儿脑血流更加丰富、流畅。

因此，在妊娠早期的大部分时段内，胚胎的血流灌注远未达人体组织水平。只有在胚胎循环与母体建立了"低阻循环"模式（妊娠11～12周），胚胎组织才能接近正常灌注水平。这种极低流量灌注模式会低估妊娠早期超声对胎儿的实际诱导升温作用。因此，在妊娠早期应用多普勒超声时要格外谨慎，尤其是近年越来越多的将多普勒超声应用于胎儿早期畸形的筛查。

此外，在妊娠早期进行经阴道超声检查时，探头自热也是应注意的问题。操作者手的移动（即便动作幅度很小）、妊娠母体的呼吸运动和胎儿的身体运动都可以缓解局部散热。而在应用脉冲波多普勒时，因探头要尽可能保持固定，其强度和声功率在所有超声扫描模式中最高，因此控制多普勒超声检查时间至关重要。Ziskin统计了15 973次多普勒超声检查，其平均持续时间为27分钟（最长达4小时！）。显然，在常规检查中很容易达到1 ℃的升温，尤其在使用脉冲波多普勒时，妊娠早期的升温可高达1.5 ℃，妊娠中期和晚期的升温可高达4 ℃。有些临床使用的超声仪器，在多普勒模式下，TI甚至达到5.0～6.0。

三、机械效应

机械效应对动物的新生儿期或成年期的影响已有报道。由于胎儿的肺泡或肠管中没有气泡，因此认为空化作用的机械效应对胎儿的风险最小。其他几种机械效应不涉及空化作用，组织对超声的触觉反应、听觉反应、细胞聚集现象和细胞膜改变，对胎儿的影响不大。尽管必需有空化核的存在才能引发溶血，但也有暴露于脉冲波多普勒导致体内溶血反应的报道。超声造影剂的微泡可成为空化核，目前尚未允许在胎儿超声中使用造影剂。此外，也有报道脉冲波多普勒可使胎儿受到刺激，但与空化作用无明显关系，可能与声波的辐射力有关。目前尚无关于诊断性超声对人类胎儿非热效应引起伤害的报道。基于超声对活体组织已知的机械效应，以及多普勒超声在组织中传播的声压高于B型超声，建议在妊娠早期阶段应谨慎使用多普勒超声进行检查。

四、超声生物效应

（一）动物研究

多项研究表明，超声对不同物种有不同的影响。一项"超声对猫的大脑及肝组织作用"的研究发现，分别在1 MHz和3 MHz的持续数秒的超声照射下，猫产生了明显的神经脱髓鞘和肝脏损伤病变。其他的研究结果包括大鼠脊髓损伤导致的肢体瘫痪，兔的肝脏、肾脏和睾丸的损伤。超声照射宫内雄性小鼠的睾丸后，小鼠的生育能力也发生了变化。虽然部分病变可能是由机械效应引起的，但极大的升温幅度（远高于诊断性超声）对组织造成的损伤可能更大。在体外超声波碎石技术中，所产生的声压不仅作用于局部肌肉，也会引起肠管和肺出血。尽管上述实验研究和治疗所采用的声压强度远高于诊断性超声，但仍提示医师注意超声可能引起的生物效应及其相关机制。

超声对动物产生的生物效应的主要临床结局可能与人类高度相关，包括胎儿生长趋势、出生体重、对大脑和中枢神经系统功能的影响，以及血细胞功能的变化。与对照组比较，猴出生时的体重减低与较大能量的超声暴露相关，但暴露组猴子在3个月龄大时，呈现追赶性生长的趋势。研究显示，小鼠经产前超声暴露后也呈现出生时体重降低的情况，但对大鼠的影响并不明显，结果似乎存在显著的物种差异，因此难以推断超声暴露对人类的影响。在一项包括30只妊娠母猴的研究中，对15只进行超声暴露，经超声扫描过的猴胎，出生时的体重和身长均低于对照组，但两组间的流产率、严重畸形及死胎率的差异无统计学意义。然而在出生3个月查体时，有暴露史的幼猴均出现追赶性生长。这项试验的超声暴露强度高于临床产科超声的功率。对小鼠的研究显示，宫内暴露于诊断性超声后，出生时的体重下降，死亡率增加。研究显示，超声暴露后，哺乳动物的中枢神经系统和脊柱已有肉眼可见的病变。

神经或行为学的临床表现可能是致畸作用的敏感指标。将妊娠第14.5天（胎儿期）的瑞士白化小鼠，分别暴露于诊断性超声下10 min、20 min和30 min，并与虚拟暴露对照组进行比较。暴露组小鼠的行为有显著变化，包括运动和探索性活动的减少，达到相同效果所需要的重复学习次数更多；而生理反射和出生后的存活率较对照组无显著变化。因此研究者认为，胎鼠早期的超声暴露会引起成年小鼠的大脑功能损伤。另一项研究发现，进行超声检查的动物，其抗焦虑性和学习潜能增加。研究者分别在妊娠第11.5天、第14.5天将瑞士白化小鼠暴露于诊断性超声下10 min。出生后3个月和6个月的行为测试显示，第14.5天组的效果比第11.5天组更明显。研究者总结，小鼠胎儿在胚胎早期或器官形成晚期暴露于诊断性超声下可能会引起出生后的行为改变。

一项有趣的研究显示，对孵化鸡蛋进行不同程度的多普勒超声扫查，观察出生后小鸡的记忆变化。将鸡蛋暴露于B型超声下5 min或10 min，或分别暴露于脉冲多普勒超声下1 min、2 min、3 min、4 min、5 min。小鸡孵化出壳2小时后，训练其识别与喂食相关的颜色。在第19天（妊娠总时长21天）仅暴露于B型超声下的小鸡其记忆均未受影响，但暴露于脉冲波多普勒超声下4 min和5 min后出生的小鸡，出现了明显的记忆障碍，表现为无法辨别颜色。这些小鸡的短期、中期和长期记忆同样受损，说明其学习能力不足，并且经第2次训练后仍不能学会。尽管与人类胎儿相比，孕期长短、能量的吸收和其他技术问题等均存在巨大差异，但上述这些发现提示了一个重要问题，即宫内脉冲波多普勒超声检查对胎儿出生后的认知功能具有潜在影响。

如前所述，超声会引起各种动物组织的热变化，而高热对物种有致畸作用。将豚鼠暴露于高于诊断功率的超声下2 min后，邻近顶骨的脑组织平均温度升高4.9 ℃，中脑的平均温度升高1.2 ℃。使用空间峰值时间平均强度为2.9 W/cm^{2}的超声（高出FDA诊断标准的4倍）在不同妊娠期进行2 min的扫描，平均最高升温从妊娠30天时的1.2 ℃，到妊娠60天时的5.2 ℃不等。其中，80%的平均最大升温发生于暴露后的40 s内。这种快速升温效应与临床操作的安全性有关，其中暴露时间是重要的影响因素之一。超声引起的组织最大升温作用发生在邻近骨骼的脑区域。当超声波束经过骨骼时，局部会产生显著的升温，妊娠晚期胎儿骨骼钙化程度高，热效应最为明显。而在妊娠早期，因胎儿骨骼的钙化程度较低，很少出现局部温度升高。这就是临床诊断性超声在妊娠晚期选择监测TIB，而在妊娠早期却是监测TIS的原因。

2006年，Ang等评估了超声波对小鼠胚胎期大脑皮质神经元迁移的影响。对第16天胚胎小鼠大脑神经元进行化学标记，正常情况下，这些神经元应该迁移到达大脑皮质的表层。而超声波暴露30 min或更长时间后，少量（具有统计学意义）神经元仍然分散在大脑皮质底层和皮质下的白质中，未能迁移到皮质表层。当然，这项实验中超声波的参数设置与临床应用的诊断性超声之间存在很大差异，最大的不同是暴露时间更长（长达7h）。另外，这项研究是在短短数日内完成的，并未说明其结果产生的机制，也没有得出相应的量效关系。在此项研究中，研究者对小鼠胚胎的全脑进行了超声扫描，这在人类中很罕见（尽管在妊娠早期有可能获得全脑超声暴露）。此外，与人类不同的是，研究采用的小鼠大脑可在数日内完成发育。因此，尽管这项研究值得再次实验验证，但对于研究人类胚胎学的适用性仍有待商榷。

上述动物研究提示，使用产科超声检查时应采取预防措施。但要强调的是，迄今为止，动物试验并未显示日常临床诊断超声波暴露会对胎儿产生严重的不良影响。

（二）人类研究

在有关产科超声波暴露的流行病学报道中，部分研究存在严重的局限性，如缺乏可检验的假设、样本量小、对照组不匹配，多项研究缺失能量输出和超声波暴露的准确量化值（暴露次数、暴露持续时间和无法计算暴露"剂量"）。上述这些局限性是在已发表的文章中存在的主要问题，尤其是具有潜在高功率的新成像模式和现有模式下新的应用领域，典型的例子是在妊娠11~14周时，应用脉冲波多普勒对三尖瓣血流进行检测，用于筛查唐氏综合征，以及妊娠早期对胎儿心脏结构和功能的研究。目前尚无产科超声的流行病学、超声暴露水平及其不良反应的报道，尤其在易感孕龄阶段。部分所谓的"流行病学"报告实际上是病例对照研究，在引用时应给予说明。部分正在研究的超声波对胎儿的影响（如胎儿体重）可能与超声检查的临床适应证相同（疑似宫内生长迟缓者）。因此，超声与胎儿生长迟缓之间可能存在关联，但不是因果关系。

另一个关键的混杂因素是先天性畸形的发病率，其在人群中为3%~5%，在这个发病率背景基础上，即使1%~2%的增长都将对临床结局产生较大的影响。然而这个结局在个体常规检查中很难体现，只有进行大样本长期观察才能显现出来。此外，部分研究中也存在漏报现象。例如，在相对大样本的超声研究中（样本数量>1000例），按照发病率估算，本身应存在一定数量的先天畸形病例。然而一些报告中通常没有对超声实验组与对照组的背景异常加以说明。例如，在一项由292个医疗中心68位检查人员多年完成的121 000例患者中，实验组与对照组均无畸形病例报道。而按照先天性畸形发病率估算预期畸形患者病例数，此项研究的畸形病例应约为3000~5000例，但研究中却无此项描述。

实际上，严谨的、针对超声波不良生物效应的流行病学研究很少。对人体的研究中，以胎儿或新生儿的终点事件为依据，确定产前诊断性超声波暴露，是否产生可观察到的不良影响，包括宫内生长受限、低出生体重、言语迟缓、视力和听力障碍、阅读障碍、神经和精神发育或行为问题、恶性肿瘤和非右利手等。除低出生体重外，大多数结果指标从未进行重复验证，大多数终点事件与超声暴露都不具有相关性。

到目前为止，还没有能量输出标准（热指数和机械指数）与临床结局相关性的流行病学研究，只有几项临床研究关于常规超声、妊娠早期超声（特别是颈项透明层的检测）、多普勒和三维/实时三维超声与临床结局相关性报道。此外，尽管部分方案设计解决了重复检查的问题，但并不是针对潜在的、累积的生物效应进行分析，尚无临床应用价值。

1. 出生体重

在一项引用率较高的研究中，研究者纳入2000余例婴儿。与对照组相比，宫内暴露组中半数婴儿的平均出生体重较小（足月时相差达116 g），差异有统计学意义。研究资料是在胎儿出生后数年才回顾收集的，缺乏当时的适应证和与暴露相关的信息。此后另一项研究认为出生体重降低除了与超声暴露有关以外，还与其他的风险因素有关，这些因素导致超声暴露与出生体重降低有关联，但并不构成两者的因果关系。

一项回顾性研究指出，当孕妇接受≥4次诊断性超声检查时，新生儿低出生体重的风险增加1倍。但这些结果并没有在大样本回顾性研究中重现，该研究最初有10 000例妊娠者接受超声检查，匹配对照组500例，进行了为期6年的随访。结果显示，在暴露组儿童中，未观察到先天性畸形、染色体异常、婴儿肿瘤、言语或听力障碍或发育障碍等病例增加。

在一项对2800例妊娠者的随机对照试验中，约一半的受试者分别在妊娠18周、24周、28周、34周和38周共接受了5次超声检查和多普勒血流评估，另一半受试者仅在妊娠18周时接受1次超声检查。结果显示，在多次多普勒超声暴露的受试者中，胎儿宫内生长受限的风险增加，研究者认为可能是超声波影响了胎儿的骨骼生长。但到胎儿出生后1岁时，生长相关参数在研究组和对照组之间的差异不明显。继续随访到出生8年后，受试者没有任何神经系统发育不良的表现。同样，其他的随机对照研究证实，1次或2次产前超声扫描对胎儿发育没有有害影响。但奇怪的是，在上述研究中，暴露组的出生体重略高于对照组，其中一组新生儿的出生体重比对照组高出平均42 g（据报道，父母有吸烟史者为75 g），但差异无统计学意义。因此，尽管多普勒超声暴露可能有一定的风险，但目前研究显示，宫内超声暴露似乎与低出生体重无关。

2. 言语迟缓

为了研究产前超声暴露与儿童讲话延迟之间是否存在关联，Campbell等进行了对照研究，言语发育迟缓的儿童（72例）与对照组（144例）比较，宫内超声暴露的比率更高。但这项回顾性研究使用的是5年前的记录，既没有剂量与效应关系的结果，也缺少暴露时间的相关信息。另一项较大规模的研究，对1100例宫内超声暴露者与对照组（1000例）进行了研究，发现言语迟缓、词汇量受限或口吃在两组儿童之间的差异并没有统计学意义。

3. 阅读障碍

阅读障碍又称失读症（译者注），已被广泛研究。Stark等将4000例在子宫内接受过超声波扫描的儿童（7~12岁）与匹配的对照组进行比较，分析出生时（Apgar评分、孕龄、头围、出生体重、身高、先天性异常、新生儿/先天性感染）或婴儿早期（听力、视力或色觉、认知功能、行为）各项指标的结果。除经超声波暴露儿童中阅读障碍者比例显著增加外，没有发现其他有统计学意义的差异。考虑到此项研究的设计类型和可能存在的几个混杂因素，研究者指出阅读障碍可能具有一定的偶然性。

随后，一项由教师参与的长期随访研究，对600例儿童进行了多项测试（包括拼写、阅读）。研究终点是非右利手儿童的阅读障碍。结果在接受超声波扫描者与对照组儿童之间，阅读、拼写、算术或整体表现的差异没有统计学意义。特定的阅读测试显示，暴露儿童与对照组儿童之间，阅读、拼写和智力测试得分相似，没有明显差异。因此，原来超声导致阅读障碍的结论在随后的对照试验中没有得到证实。常规超声筛查不太可能导致阅读障碍。

4. 非右利手

1993年，来自Norwy的研究者首次报告了常规宫内超声暴露者，与8~9岁儿童期非右利手行为之间的关系。根据研究者的说法，这种差异"仅在5%水平，勉强有统计学意义"，并且限于男童。另一个研究组（相同的第一研究者）对来自瑞典的3000多例儿童进行了研究，报告了类似的发现，即宫内超声波暴露与男性非右利手相关，具有统计学意义。最新一项有趣的研究，应用超声波观察到，当胎儿更频繁地用左手触碰自己的面部时，与母亲的压力水平有关。偏侧性行为在很大程度上是由遗传决定的，但也可以因外部因素影响而改变。目前还没有足够的证据推断超声波对大脑结构或功能有直接影响，甚至没有证据表明非右利手是一种不利影响的结局。

5. 神经发育和行为问题

哺乳动物（包括人类）的脑皮质神经元于胚胎期在脑生发基质层产生并增殖，然后向外迁移到脑皮质的终末位置。人体胎儿的脑神经元迁移主要发生在妊娠6~11周，一直持续到妊娠32周。长期以来一直有理论认为，超声波等外部因素会影响神经发育过程。在一项研究中，对宫内超声波暴露史儿童的123个神经精神发育指标进行评价，结果只有2个指标在出生时有所不同，即抓握反射和紧张性颈反射，但到1岁时差异就不存在了。此项研究没有详细说明其重要性，统计的有效性也存在疑问。Stark等报告称，425例宫内暴露的婴儿与381例对照者比较，其视力和智力评分相同。一项大型研究报告认为，产前超声暴露与其学龄期（在学校）的表现之间没有关联，包括注意力、运动控制、感知、视力和听力障碍。4900多例15~16岁的儿童中，超声波暴露者与未暴露儿童的学习成绩没有明显差异，仅仅是超声波暴露的男生在体育方面的得分较低。

行为改变可能是轻微脑损伤中比结构改变更敏感的指标，这是一种一过性改变，这是动物实验的研究结果。如前所述，在宫内超声暴露后男性可能会出现非右利手的优势，即男性自闭症的患病率有所增加，这类儿童中的非右利手习惯更多。一项关于小鼠的有趣研究显示，将妊娠小鼠在胚胎发育的第14.5天时暴露于诊断性超声下30 min，之后对出生3周的雄性幼鼠的社会行为进行分析。与假性暴露的幼鼠相比，暴露者对社交互动的兴趣显著降低（$P<0.01$），并且在有陌生鼠存在时，表现得更（易激惹）活跃（$P<0.05$）。这些结果表明，宫内暴露于诊断性超声波可改变幼鼠的社会行为。研究者认为这可能与自闭症有关。但因小鼠与人体诊断超声暴露之间的巨大差异，还不能得出相关的结论，需要进一步论证。实际上，对人体研究还没有这样的报道，尤其是未发现精神分裂症和其他精神病与产前超声暴露有关。既往有研究中提出了自闭症的发病率增加与产科超声大量使用之间的关系问题，虽然两者都有了明显的上升，但两者之间并没有明显的因果关系。

6. 先天畸形

与动物试验不同，在人类研究中未显示产前超声会导致先天畸形的发病率增加。

7. 儿童恶性肿瘤

尚未发现宫内超声暴露与儿童白血病或实体肿瘤之间存在关联。

上述关于人类研究的结果也同样存在局限性，部分研究发表于2007年或2008年，而研究的对象是20~30年前有宫内超声暴露史者，当时超声仪器的输出功率较低，也缺少超声暴露的相关资料。

五、多普勒超声的不同之处

脉冲波多普勒采用了高脉冲重复频率，可产生比B型或M型超声更高的时间平均强度和功率，因此具有更大的升温效应（参见"热效应"）。已有文献报道，多普勒超声具有最高的功率输出模式，要注意在妊娠早期和晚期，如图4.1所示，在低输出功率下也可获得足够的诊断信息（图中TI值）。实际上，在各专业学术组织的生物效应与安全委员会的施压下，如美国医学超声学会、欧洲医学和生物学超声学会联合会、国际妇产科超声学会和世界医学生物学超声联合会，制造商已经改变了超声仪器出厂的默认设置（尤其是脉冲波多普勒的胎儿预设模式），从高输出功率（为获得高质量图像）改为低输出功率，使操作者可根据需要调节提高输出量。因多普勒超声的能量输出较高，尤其是在妊娠早期检查时，建议采取必要的预防措施。

六、安全指南

由于超声仪器的种类较多，可供选择的探头及其应用不同，接受检查的对象也不同，很难给出准确的安全建议。鉴于临床操作者对超声生物效应和安全性的了解不足，执行安全指南是非常必要的。在给经常使用产科超声人员的问卷调查中（产科医师占82%），正确回答TI定义者仅占17.7%，约96%的操作者不知道MI的正确定义；几乎80%的受访者不知道在多个选项中选出有关声学指标的正确答案，选项包括仪器说明书、教科书、计算公式和屏幕上的实时结果（此项正确）。在欧洲、亚洲或中东地区进行的调查记录也得到了类似的结果，这表明全球临床操作者对妊娠期超声的安全性知识知之甚少。最近还发现，妇产科住院医师对相关的安全知识也严重缺乏；在对超声医师的调查发现，具有多年临床经验者也存在同样的问题。

一项研究评估了从业者对ALARA原则（最低有效剂量原则）的依从性，对象是已获得颈项透明层评估资质者（妊娠11~14周），研究要求在全部提交的图像中，正确选择TI的类型（TIS与TIB）。结果表明，在TI<0.5的图像中的正确率仅5%，在TI<0.7的图像中的正确率为6%，在TI<1.0的图像中的正确率为12%；近20%的操作者使用了TI>1.0（TIB或TIS）；颈项透明层测量的熟练程度和教育背景（医师或超声技术员）不影响ALARA依从性。研究者得出结论，从事颈项透明层测量的临床医师没有遵守监测声输出所推荐的TI值。减少超声暴露的简单方法就是调节控键，降低TI和MI，减少暴露时间。1999年英国医学超声学会安全委员会发布了"超声诊断设备安全使用指南"，并于2009年再次推荐，声明如下。

超声设备的安全指数应在参数栏内显示出来，TI应始终<0.5，MI应始终<0.3。未显示安全指数时，T_{max}应<1 ℃，MI_{max}应<0.3。同一部位应避免频繁暴露。

英国医学超声学会对允许的最大暴露时间（T_{max}）有严格的建议，具体取决于TI（表4.1）。

Miller和Ziskin证明了在大鼠胚胎中产生不良生物效应的暴露时间与胚胎核心温度升高之间呈对数关系。当大鼠胚胎温度<43 ℃时，胚胎温度每升高1 ℃，最大安全暴露时间限制就要缩短4倍。根据计

表 4.1　产科超声持续扫描时间与热指数的关系

热指数（TI）	建议限制的扫描时间
0.7	60 min
1.0	30 min
1.5	15 min
2.0	4 min
2.5	1 min

来源：Modiied from British Medical Ultrasound Society（BMUS）Safety Group. Guidelines for the safe use of diagnostic ultrasound equipment. Ultrasound. 2010；18：52-59.

算，当胚胎温度升高4 ℃时，最大安全暴露时间仅为4 min。因此，大鼠胚胎的允许安全暴露时间：胚胎温度升高2 ℃时为64 min，3 ℃时为16 min，4 ℃时仅为4 min。所以，妊娠早期和多普勒超声暴露时要采取预防措施。

权威学术机构提出的普遍适应性建议如下，强烈建议查阅这些组织在网站上发布的各项安全声明。

• 诊断性超声暴露保持在正常生理水平（37 ℃）基础上，原位升温不超过1.5 ℃，可在临床上安全使用。

• 诊断性超声暴露使胚胎和胎儿原位温度升高至41 ℃以上（高于正常体温4 ℃）>5 min，应视为潜在风险。应考虑母体温度升高时（如母体感染病毒性疾病），胎儿体温也会高于正常值。

• 不良反应的风险随着暴露时间的延长而增加。

• 根据现有的生物安全理论，不应拒绝对有适应证的患者进行B型超声扫描，由此引起的热损伤风险可以忽略不计。

• M型超声是安全的，不会造成热损伤（图4.5）。

• 脉冲波多普勒超声的声强较高，不建议胚胎期进行常规多普勒超声检查。

• 三维和四维超声基于二维B型超声成像，是由多个二维平面重建形成的立体图像。因此，暴露在B型超声中是安全的。但必须注意暴露时间，避免为获取"理想"的三维立体图像而长时间扫描（图4.6）。

• 对仪器操作者的教育至关重要，用户和制造商应共同承担超声设备安全使用的责任，并确保输出显示的准确性。

• 美国医学超声学会提倡负责任地使用诊断性超声，并强烈反对将超声用于"娱乐"目的的非医学用途，反对在没有医学适应证的情况下进行胎儿超声检查、获取胎儿照片或确定胎儿性别、违背医疗实践的责任。超声应由有资质的卫生专业人员使用，为患者提供医疗服务。

• 应尽可能地缩短检查时间，尽可能调低MI和TI，但不可以降低诊断的准确性，应遵循最低有效剂量原则（ALARA原则）。

七、结论

诊断性超声在临床医学，尤其是妇产科的应用已有半个多世纪的历史。尚无因暴露于诊断性超声波而产生明确的生物学效应的报道，但超声波的生物效应在动物实验中已得到证实。大部分动物实验的超声暴露远高于临床应用的水平，偶有与临床实践暴露水平相当者。由于值得引用的流行病学研究结果来自早期的仪器，声输出量远低于当前的机器水平，存在暴露数据不足、受试样本太少的局限性。此外，"没有损伤的报告"并不意味着"没有损伤"，这种生物效应可能会在未来加以证实。因此，建议遵循ALARA原则，谨慎地使用超声波扫描

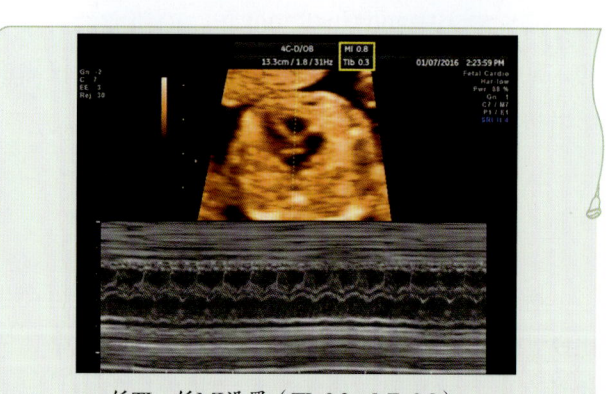

低TI、低MI设置（TI=0.3、MI=0.8）。

图 4.5　M型超声图像表现

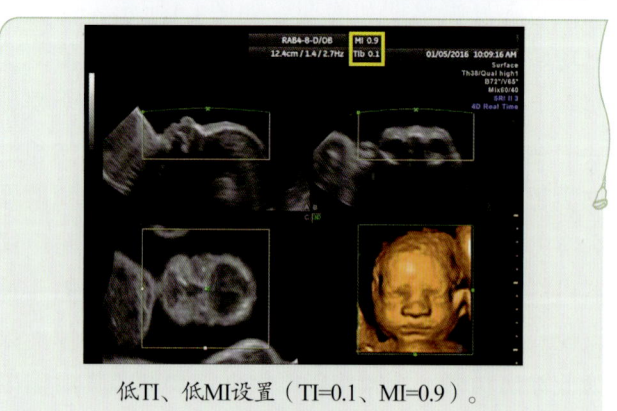

低TI、低MI设置（TI=0.1、MI=0.9）。

图 4.6　多平面图像和三维重建图像

胎儿。根据已知的生物效应机制，如果临床上有适应证时，不必禁忌使用B型、M型、三维或四维超声、彩色多普勒超声。应用脉冲波多普勒超声时需要特别注意，尤其是在妊娠早期。

（陈伟玲，唐子鉴译；夏焙，孙丽娟审校）

参考文献

扫码观看

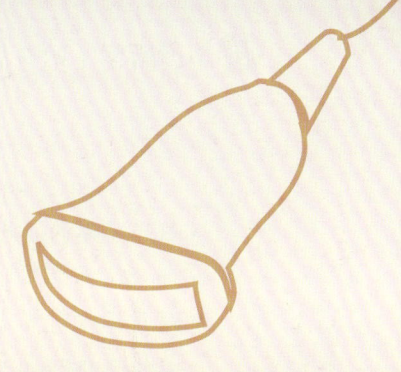

第五章　早期妊娠

Elizabeth Lazarus and Deborah Levine

章节大纲

一、母体生理学和胚胎学
二、正常宫内妊娠的超声表现
　　（一）妊娠囊
　　（二）β-hCG和妊娠早期超声
　　（三）卵黄囊
　　（四）胚胎和羊膜
　　（五）胎心搏动
　　（六）脐带和脐带囊肿
三、孕龄的估计
　　（一）妊娠囊大小
　　（二）头臀长
四、妊娠早期胚胎停育
　　（一）妊娠早期胚胎停育的诊断指征
　　（二）妊娠早期胚胎停育的可疑指征
五、异位妊娠
　　（一）临床表现
　　（二）超声诊断
　　（三）宫内外复合妊娠
　　（四）血清β-hCG水平
　　（五）特异性超声征象
　　（六）非特异性超声征象
　　（七）着床部位
　　（八）不明部位妊娠
　　（九）治疗方法
六、胚胎评估
　　（一）正常胚胎发育过程中类似病理改变的征象
　　（二）异常胚胎
七、妊娠滋养细胞疾病
　　（一）葡萄胎
　　（二）持续性滋养细胞肿瘤
八、总结

关键点总结

- 妊娠早期的胎儿发育可通过孕早期的超声征象进行预测。
- 部分超声征象可以确诊妊娠早期的胚胎停育,而另一些征象具有提示意义,需要后续的随访。
- 超声在诊断常见和不常见部位的异位妊娠中至关重要。
- 妊娠滋养细胞疾病包括4种类型,超声对其诊断和治疗均有帮助。

妊娠早期经历受精、胚泡形成、着床、原肠胚形成、神经管形成、胚胎期(6~10周)和早期胎儿期,因而是一个快速变化的时期。传统妊娠早期超声诊断主要通过系列检查来评估生长发育,以鉴别正常和异常妊娠。自从经阴道超声问世以来,这种情况发生了变化,经阴道超声比经腹部超声具有更高的分辨率,可以更早地显示妊娠囊及其内容物,更早地识别胎心搏动,并能更清晰地显示胚胎和胎儿结构。

除这些技术上的改进外,确定与临床实际相关的妊娠早期超声诊断的目的也很重要。大多数超声检查是因为患者有阴道流血或腹痛,或在体检中触及肿块。另一些妊娠早期超声检查,是为了诊断妊娠早期胚胎停育或异位妊娠。

妊娠早期超声检查的目的包括:①观察有无妊娠囊及其位置(宫内妊娠或异位妊娠);②早期识别胚胎死亡和其他类型不能存活的妊娠。通过妊娠早期超声检查,还可能识别那些妊娠早期胚胎停育的高危病例,准确估计月经龄或孕龄,并有助于早期诊断胎儿发育异常,包括结合一些次要指征(如卵黄囊异常)识别可疑异常的胚胎。在多胎妊娠中,妊娠早期超声可用于确定胚胎个数、绒毛膜性和羊膜性。

目前,孕早期末超声检查的趋势是关注颈项透明层筛查,结合母亲年龄和母亲血清学筛查,以确定染色体异常和结构畸形的风险。随着对孕早期末超声检查和妊娠早期筛查的日益重视,可以比常规妊娠18~20周的胎儿畸形筛查更早地发现胎儿异常。妊娠早期诊断胎儿畸形详见后续有关器官系统的章节。

随着孕早期初超声的发展,已经建立了诊断异位妊娠和胚胎死亡的可靠的超声指征。这些用于判断胚胎存活或胚胎死亡的超声征象的准确性,与使用现代高分辨率的超声设备及操作者的专业知识水平有关。例如,文献中使用高频探头得出的参考值不适用于使用低分辨率5.0 MHz探头进行的检查。本章中列出的经阴道超声的参考值,是使用探头频率至少为7~8 MHz的现代设备且采用非常细致的超声检查技术得出的。10 MHz甚至更高频率的探头可进一步提高空间分辨率,可在妊娠早期或更早的时候识别异常和正常的特征。Nyberg和Filly强调,有经验的医师解释超声结果时很少依赖单个指标,而是同时结合多个指标提出诊断印象。

一、母体生理学和胚胎学

为了与放射学和产科学的文献保持一致,本章以月经龄或孕龄表示怀孕天数,而不使用胚胎学家通常使用的胎龄。计算公式如下:

孕龄=胎龄+2周。

在月经周期的早期,垂体分泌的卵泡刺激素和黄体生成素水平持续升高,使4~12个始基卵泡生长为初级卵泡(图5.1)。当卵泡中形成充满液体的腔,便成为次级卵泡。初级卵母细胞位于卵泡的一侧,被卵泡细胞或卵丘包围。当一个卵泡成为优势卵泡,并突起于卵巢表面时,成为"成熟卵泡"或"格拉夫"卵泡。这个卵泡继续增大直至排卵,其余卵泡最终闭锁。发育中的卵泡产生雌激素,直到排卵前4天,雌激素维持于较低水平,当优势卵泡或活跃卵泡分泌的雌激素骤然增加,甚至达到高峰,随后刺激黄体生成素和前列腺素分泌激增而导致排卵。排卵一般发生在黄体生成素达到峰值后的12~24小时内。卵母细胞从成熟卵泡中排出是由几个因素辅助完成的,包括卵泡内的压力、因前列腺素刺激卵泡外膜的平滑肌引起的收缩及对卵泡壁起到溶解破裂作用的酶。

排卵约发生在月经周期的第14天,次级卵母细胞从卵巢表面排出。月经周期超过28天的女性,排卵发生较晚,但月经周期的分泌期仍然为14天左右。排卵后,卵泡塌陷形成黄体,黄体分泌孕酮和少量的雌激素。若未怀孕，则黄体退化。若怀孕，由妊娠囊或绒毛膜囊（合体滋养层）的外层细胞产生的hCG可抑制黄体退化。

排卵前，雌激素分泌，促使子宫内膜增生（图5.1）。排卵后，在孕酮的影响下，子宫内膜增厚、松软、水肿，腺上皮分泌富含糖原的液体。怀孕后持续产生的孕酮使子宫内膜细胞和腺体进一步增生，从而为囊胚提供营养。这些内膜的增生性变化称为蜕膜反应，是激素刺激的反应，与着床位置（宫内还是宫外）无关。

排卵时，次级卵母细胞随卵泡液排出并被输卵管伞端"拾取"，将卵母细胞运输至输卵管伞端。伞端的摆动、黏膜细胞纤毛运动产生的流动波及输卵管肌肉组织收缩产生的柔和的蠕动波，一起将卵母细胞吸入输卵管中。

对精子运输机制的调节是为了最大限度地提高受精的机会，并确保获得最优质的精子。在性交过程中，有2亿～6亿个精子随着射出的精液一起沉积于阴道穹隆部位。精子必须穿过宫颈管及其黏液栓，上行进入子宫腔，并沿着输卵管到达其远端1/3处或壶腹部，与等待在那里的卵母细胞相遇。通常认为，精子主要通过尾部摆动而移动，每分钟可移动2～3 mm，需移动20 cm到达输卵管壶腹部，耗时约50 min。然而Settleage等发现，在宫颈外口附近射精后5～10 min，即可在输卵管壶腹部出现活动的精子。如将惰性粒子（如放射性的大粒子或碳粒子）放置在宫颈外口附近，它们也会被"拾起"并向上运送至子宫腔和输卵管部位。这种现象可能是由于子宫肌层的内层收缩而产生的足够大的负压，使这些颗粒被吸入子宫腔。这种子宫收缩的

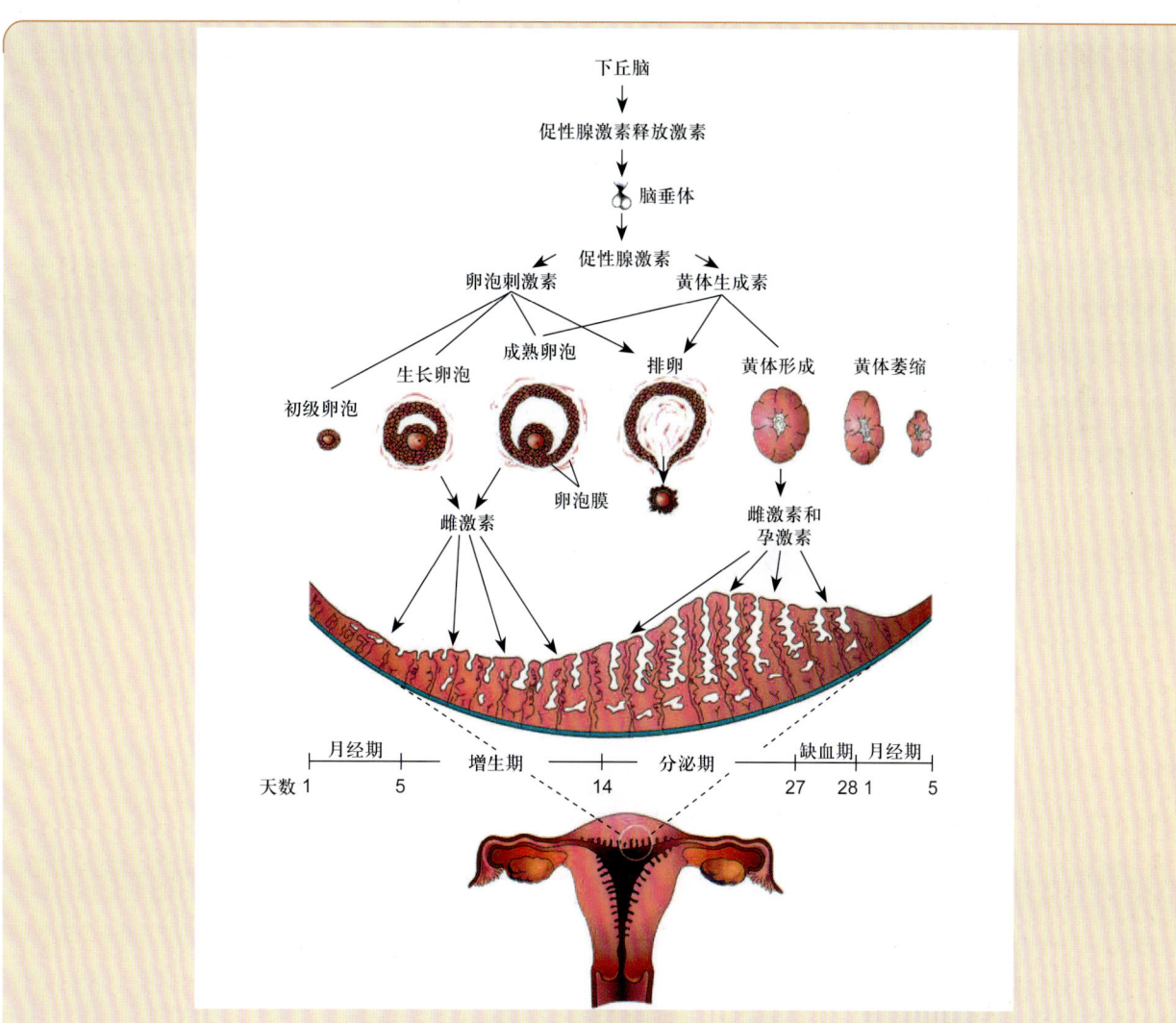

图5.1 下丘脑、垂体、卵巢和子宫内膜的关系
（With permission from Moore KL. The developing human：clinically oriented embryology.10th ed. Philadelphia：Elsevier；2016.）

现象已在非妊娠女性中得到验证，且在排卵时其强度和频率均增加，峰值达3.5次/min。

受精发生在月经第14天或14天左右，成熟卵子和精子在输卵管外1/3处结合形成受精卵（图5.2）。受精卵在输卵管中移动的同时发生细胞分裂。受精卵进入子宫约在月经第17天，处于12~15个细胞的桑椹胚阶段。到月经第20天，受精卵已成熟并进入囊胚期。囊胚是一个充满液体的囊性结构，囊壁衬有滋养细胞层，滋养细胞在囊胚的一侧聚集成簇，称为内细胞团。在月经第20天，囊胚的内细胞团穿过子宫内膜表面进入增生的子宫内膜，开始着床（图5.3A）。

在月经的第23天前完成着床，此时子宫内膜已经重新形成并覆盖于囊胚之上（图5.3B）。在着床的过程中，内细胞团中形成羊膜腔。双层的胚盘将羊膜腔与胚外体腔分开。随着囊胚腔的内壁形成胚外体腔膜和内胚层，初级卵黄囊在孕龄23天左右形成。当胚外体腔形成，初级卵黄囊被挤压，形成次级卵黄囊（图5.4）。经典的胚胎学教材指出，次级卵黄囊于月经龄（孕龄）的27~28天形成，此时妊娠囊平均直径约为3 mm。超声显示的是次级卵黄囊，而不是初级卵黄囊。在本章的后续部分中，"卵黄囊"一词是指次级卵黄囊，胚外体腔则演变为绒毛膜腔。

之后，由于生长差异，卵黄囊位于羊膜和绒毛膜之间。在第4周，合体滋养细胞快速增殖和分化，形成初级绒毛。合体滋养细胞侵入母体子宫内膜血管，使母体血液环绕滋养层并使滋养层浸浴其中，但这个传统观点受到了挑战。Hustin运用经阴道超声与宫腔镜声学造影检查，对胎盘、绒毛取样组织及局限于内膜上皮层的早孕子宫切除标本进行了观察和比较。研究发现，在妊娠12周前，绒毛间隙中并无血液，只有清澈的液体，组织学检查可见绒毛组织与母血循环之间被一层连续的滋养层细胞分隔。仅在第3个月后，滋养层破裂，母血循环才与绒毛间隙沟通。此外，在妊娠第8周和第9周，滋养层呈"突触样"伸入螺旋动脉之间，仅母体血浆可通过这些"突触"滤过并弥散至胎盘中。异常妊娠中，2/3的患者滋养层非常薄，甚至呈碎片状，滋养细胞对螺旋动脉的浸润减少甚至消失。

胎盘的血管形成开始于第5周初。Oh等证实，从第5周起，正常宫内妊娠与胚胎停育相比，妊娠囊大小显著增加。胎盘血管形成的基本原理是基于Folkman的早期研究，其发现了肿瘤组织仅依靠弥散而来的营养就可以生长到3 mm。超过这个大小，肿瘤细胞必须要从宿主血管吸收营养，否则其中心的细胞将得不到足够的营养。同理，快速生长的胚

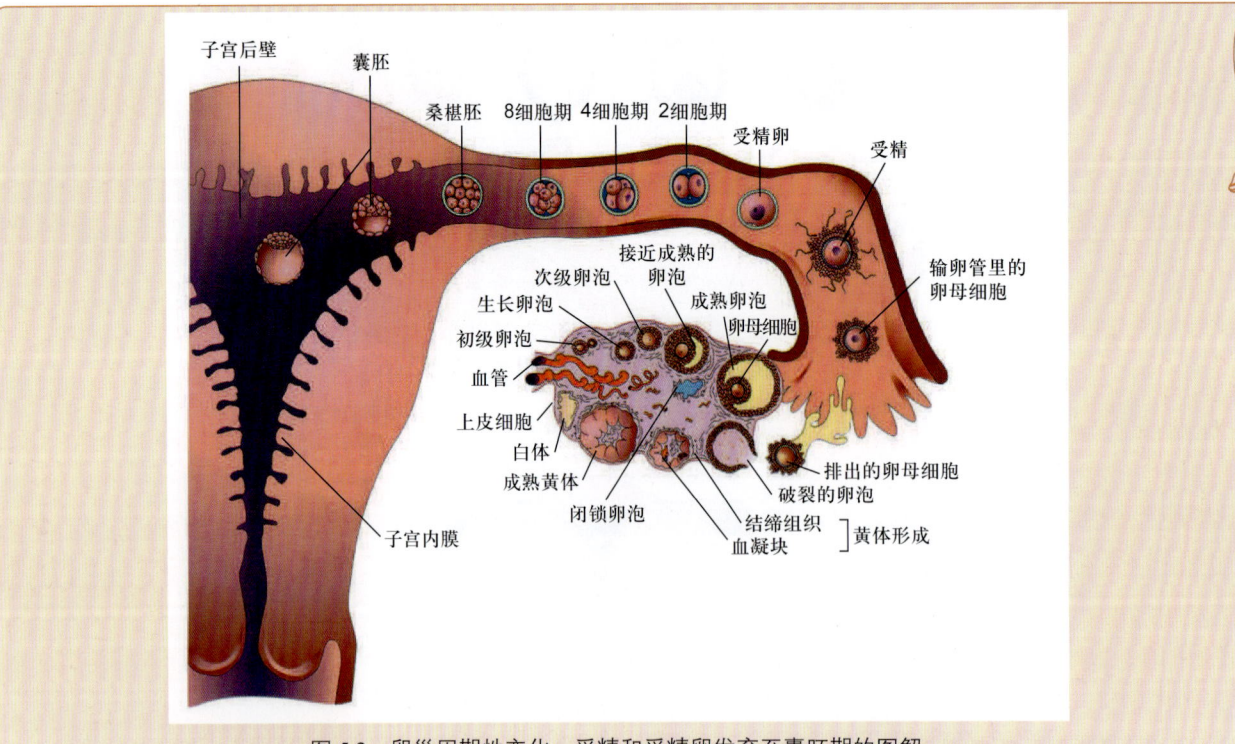

图5.2　卵巢周期性变化、受精和受精卵发育至囊胚期的图解

（With permission from Moore KL. The developing human: clinically oriented embryology. 10th ed. Philadelphia: Elsevier; 2016.）

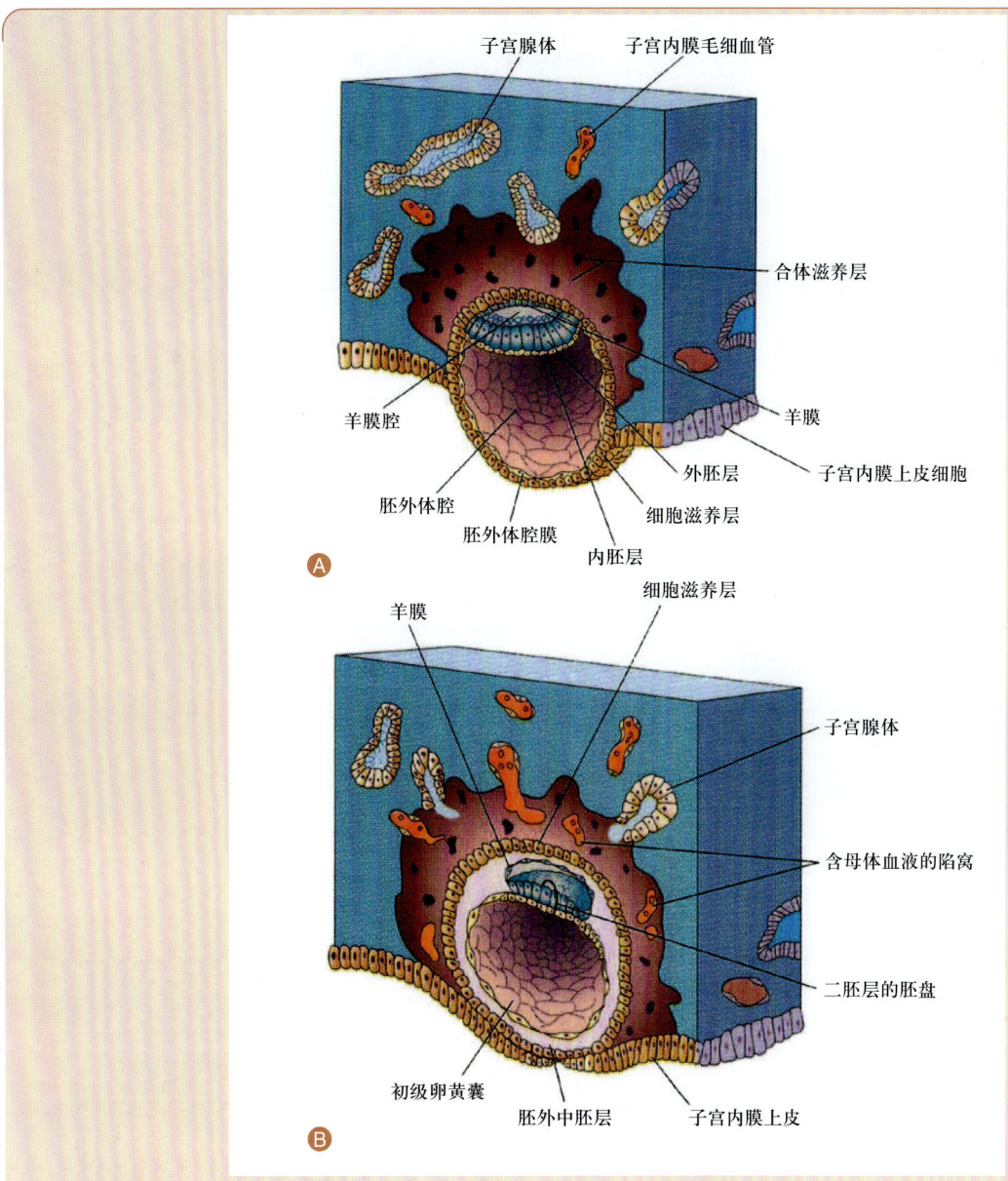

此阶段，整个胚胎长约0.1 mm。A.约22天时，部分植入的囊胚；B.约23天时，几乎完全植入的囊胚。

图5.3 囊胚植入子宫内膜

(With permission from Moore KL. The developing human: clinically oriented embryology. 10th ed. Philadelphia: Elsevier; 2016.)

胎在着床过程中，必须要在胚胎达到3 mm之前，也就是在妊娠第5周时形成血管。

妊娠第5周期间，在原肠形成的过程中，胚胎的二胚层胚盘转变为三胚层胚盘，三胚层的初级生殖细胞层分别为外胚层、中胚层和内胚层。原肠形成的同时，原条和脊索也形成。原条引导间充质形成，间充质形成胚胎的结缔组织和所有腺体的间质成分。

神经板形成及闭合形成神经管的过程称为神经胚形成。这一过程于第5周始于脊索胸区，并同时向尾侧和头侧进行，在第6周末（第42天）完全闭合。神经管闭合失败导致神经管缺陷。

第5周期间，两条心管组成的原始心脏由内脏中胚层细胞发育而来。第5周末之前，这两条心管开始向对应的原始血管系统泵血。第5周末，绒毛中血管网形成，并通过脐动脉和脐静脉与胚胎的原始血管网相连。

成年人所有的内部和外部结构，大部分在胚胎期形成，胚胎期于月经龄的第10周结束。在第6周末之前，血流是单向的，而心脏最终形态的形成是在第8周末之前。外周血管系统的发育稍晚，在第10周末之前完成。原始消化道在第6周期间形成。从第8

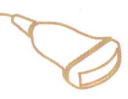

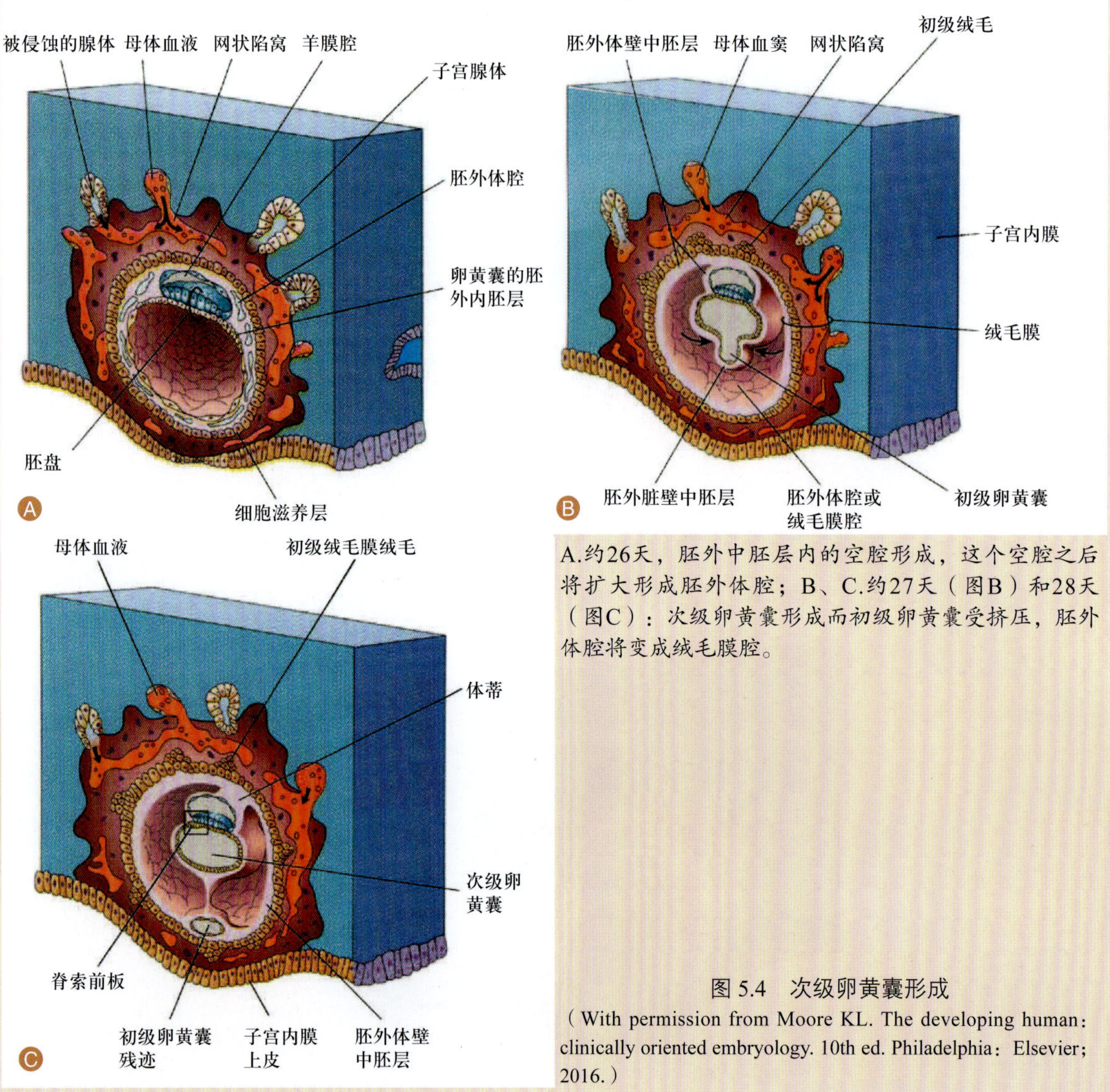

图 5.4 次级卵黄囊形成

A.约26天,胚外中胚层内的空腔形成,这个空腔之后将扩大形成胚外体腔;B、C.约27天(图B)和28天(图C):次级卵黄囊形成而初级卵黄囊受挤压,胚外体腔将变成绒毛膜腔。

(With permission from Moore KL. The developing human: clinically oriented embryology. 10th ed. Philadelphia: Elsevier; 2016.)

周直至第12周末,中肠疝入脐带内。直肠在第8周末之前与泌尿生殖窦分离,肛管的膜在第10周末之前贯通。后肾或原始肾,约从第8周开始从骨盆上升,但直到第11周才到达成年时的位置。四肢形成过程中,伴随着手指和脚趾的分开。除生殖器畸形外,几乎所有的先天畸形都发生在胚胎形成之前或形成期间。第10周末,外生殖器仍处于无法区分性别的状态,直到第14周末才达到成熟胎儿的形状。

胎儿期的早期,身体生长迅速而头部生长相对较慢,头臀长在第11周和第14周期间增长了1倍。

二、正常宫内妊娠的超声表现

(一)妊娠囊

妊娠囊通常于妊娠第20~23天着床于子宫底部。一项对21例妊娠早期妊娠囊着床部位的研究表明,妊娠囊多着床于排卵同侧的子宫壁,而较少发生于对侧子宫壁。此外,Magann等对围着床期孕妇的主要睡姿进行研究,结果发现,其中33%的孕妇采取俯卧睡姿,这些孕妇与仰卧或侧卧睡姿的孕妇相比更有可能着床于子宫上段或子宫底部,而在仰卧或侧卧睡姿的孕妇中妊娠囊着床位置也与主要睡姿相关。

在妊娠第23天,胎芽的整体大小约为0.1 mm,此时经腹部超声或经阴道超声检查均无法显示。Yeh等描述了正常宫内妊娠最早的超声征象,并发现在妊娠3.5~4周,妊娠囊着床部位因蜕膜增厚而表现为点状强回声。但这是非特异性征象,诊断价值有限。

在二维灰阶超声上,正常宫内妊娠的第1个可靠征象是在增厚的蜕膜中出现1个小妊娠囊，声像图上表现为1个1～2 mm的无回声区伴周围高回声环。Yeh等最早发现了这一征象，称之为"蜕膜内征"，一般在妊娠4.5周左右可以见到。妊娠囊通常并非位于子宫内膜中央，而是紧贴子宫内膜的宫腔线下，以此来鉴别宫内妊娠囊和蜕膜囊肿。

"蜕膜内征"最早在经腹部超声中应用，其鉴别早期正常宫内妊娠和异位妊娠的敏感度为92%、特异度为100%、准确性为93%。Chiang等通过经阴道超声观察"蜕膜内征"，发现其整体敏感度为60%～68%、特异度为97%～100%、准确性为67%～73%，表明"蜕膜内征"可用于诊断正常宫内妊娠。但无"蜕膜内征"时，并不一定能排除正常宫内妊娠。在妊娠4.5～5周使用经阴道超声时，通常可以观察到早期正常宫内妊娠显示为蜕膜内的小囊（图5.5，图5.6）。Oh等使用高频（7.5～10 MHz）探头对67例妊娠28～42天的孕妇进行经阴道超声检查，均可观察到妊娠囊，28～35天妊娠囊平均直径为2.6 mm。

Bradley和Nyberg等提出了"双蜕膜征"（又称"双环征"），用于鉴别早期正常宫内妊娠和其他原因引起的宫腔积液（如异位妊娠时的宫内假孕囊）。明确的"双蜕膜征"是正常宫内妊娠的准确预测指标；"双蜕膜征"模糊或未显示时则无法明确诊断，因为这种情况下无法排除正常宫内妊娠。

妊娠状态下的子宫内膜分为包蜕膜、壁蜕膜和底蜕膜。"双蜕膜征"是指超声下可见的2个高回声环，内环是由妊娠囊及其表面的包蜕膜和平滑绒毛膜组成的高回声环，并偏心地位于壁蜕膜内（图5.6）。壁蜕膜即外环，是指子宫腔内壁的高回声的内膜。底蜕膜–叶状绒毛膜（未来的胎盘）也可显示为一个偏心性增厚的高回声区。"双蜕膜征"最早被提出来时是经腹部超声的征象，并被认为是最有用的正常宫内妊娠征象。该征象通常出现于妊娠5.5～6周，经腹部超声显示卵黄囊前，其有助于确定宫内妊娠。在妊娠囊达到10 mm之前，"双蜕膜征"可用于诊断宫内妊娠，但当妊娠囊达到10 mm之后，经阴道超声通常可以观察到卵黄囊，"双蜕膜征"的诊断意义下降。

Parvey等研究发现，卵黄囊或胎芽出现之前仅53%的早期妊娠出现"双蜕膜征"，但若将高回声的绒毛膜环作为诊断宫内妊娠的独立征象，仅64%

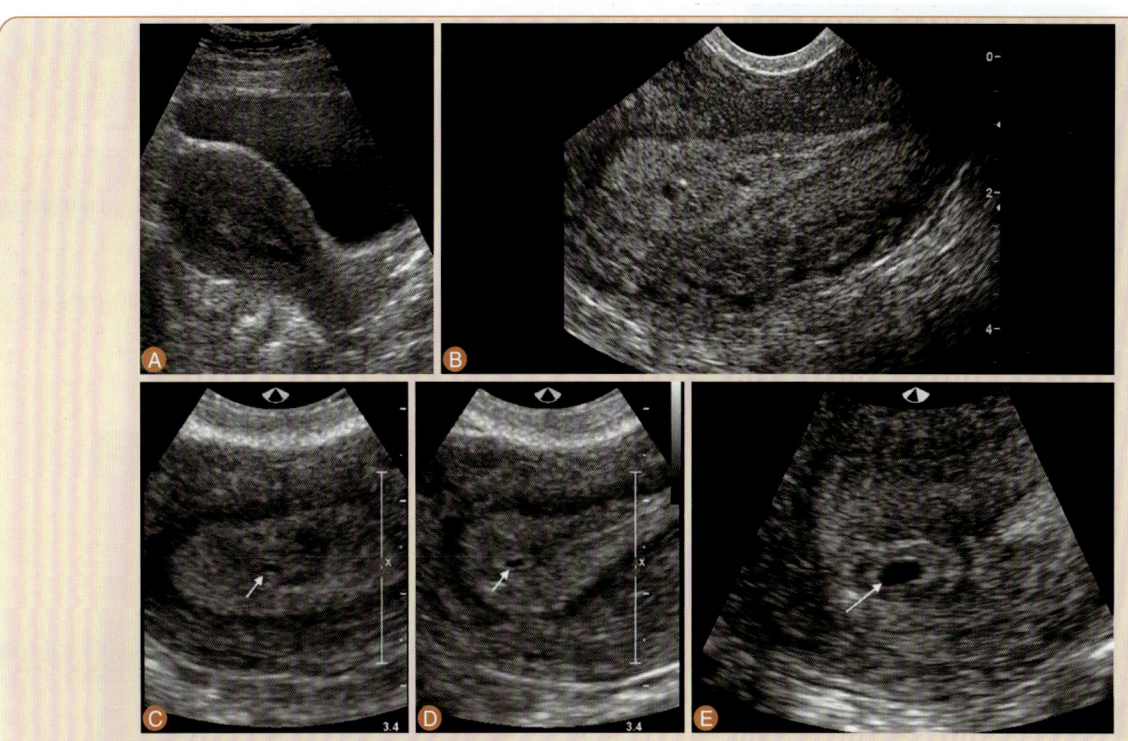

A.经腹部超声未显示妊娠囊；B.经阴道超声显示着床于子宫内膜线下方的妊娠囊的高回声环；C、D.经阴道超声横切面和矢状面显示另一位孕妇的早期妊娠囊（箭头），妊娠囊（箭头）轻微向后推移子宫内膜线，其边缘为环状高回声；E.使用高分辨率探头时图像更清晰。

图5.5　妊娠32天的"蜕膜内征"

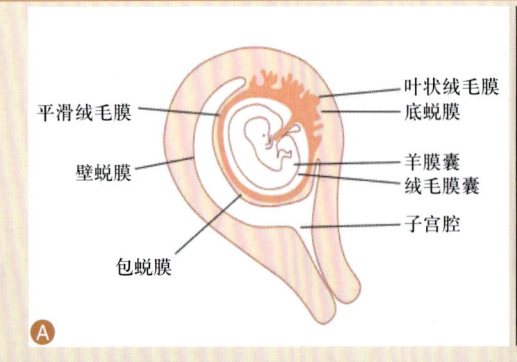
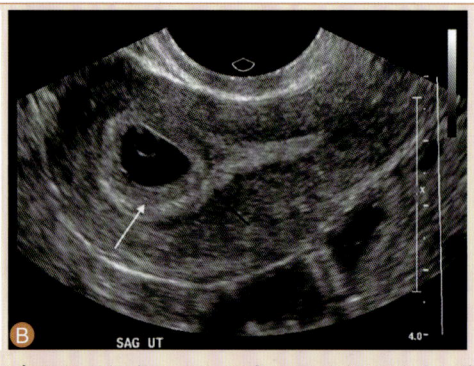

A.三层蜕膜和宫腔的解剖结构示意;B.妊娠5周6天,经阴道超声矢状面检查显示妊娠囊周围的包蜕膜(白箭头)和母体壁蜕膜(黑箭头)呈2个独立的高回声环。

图5.6 "双蜕膜征"

的病例出现该征象。在妊娠较早期,"双蜕膜征"模糊不清,甚至不显示。随着妊娠的进展,血清β-hCG水平增高(平均16 082 mIU/mL),"双蜕膜征"显示得更清晰。Benacerraf等应用6~7 MHz探头对一组妊娠试验阳性的患者进行检查,宫内仅可见<1 cm的无回声区;进一步使用10 MHz高频经阴道超声探头进行检查,其中8例可修改诊断为正常宫内妊娠,从而提高了诊断信心。该研究表明,对于宫内早孕的诊断有疑问时,有必要使用高频率的经阴道超声探头进一步检查。然而,即使是使用了先进的经阴道超声设备,仍然有至少35%的宫内妊娠囊并不表现为"双蜕膜征"。

正常妊娠囊在妊娠最早期为圆形,种植于纤薄高回声的子宫内膜线下(图5.5)。随着妊娠囊的增大,其受子宫壁的压力作用变为椭圆形(图5.7,译者注:图5.7妊娠囊为原形)。经阴道超声检查时,探头加压可致妊娠囊发生形变。妊娠囊(或绒毛膜囊)内充满着胚外体腔液或绒毛膜囊液,正常情况下呈弱回声,稍高于羊水回声。提高增益时,绒毛膜囊液的弱回声增强,而羊水仍为无回声(图5.8),因而两者的回声差异更加明显。绒毛膜囊液表现为弱回声,可能是其内较粗大的蛋白质颗粒所致。

有学者使用彩色多普勒超声来辅助诊断是否存在早期正常宫内妊娠。Emerson等发现,如果在滋养层周围探及高速低阻的血流信号,可将诊断正常宫内妊娠的敏感度从90%提高到99%。Parvey等研究发现,在未见卵黄囊或胎芽的正常宫内妊娠中,这种滋养层血流信号仅见于15%的患者中。其认为将

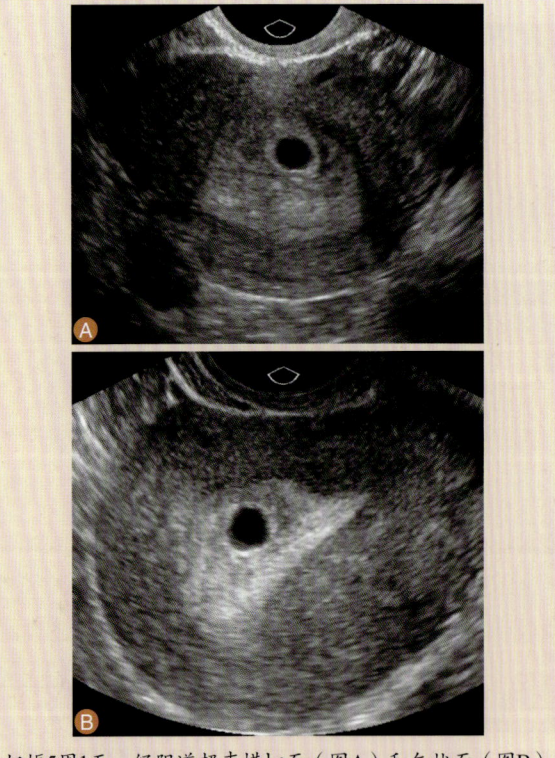

妊娠5周1天,经阴道超声横切面(图A)和矢状面(图B)检查显示妊娠囊呈边界清晰、光滑的圆形无回声区,周围可见纤薄高回声的绒毛膜环。

图5.7 早期妊娠囊

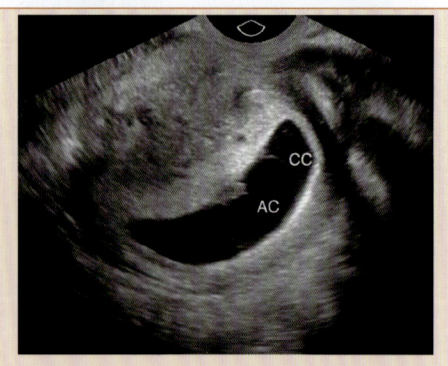

妊娠9周的妊娠囊,经阴道超声检查可见羊膜腔(AC)内部基本呈无回声,绒毛膜腔(CC)内部呈弱回声。

图5.8 囊液的回声

多普勒超声特征与绒毛膜高回声环（"双蜕膜征"的内环）的超声特征相结合，可使诊断正常宫内妊娠的敏感度和特异度都达到90%以上。然而，这将使早期正常宫内妊娠更多地暴露于多普勒及其沉积的能量之中（详见第四章）。因此，在对早期正常宫内妊娠进行评估时，多普勒超声不应作为常规使用的方法。但在附件区进行检查时，则不必担心多普勒超声及其能量沉积的问题，因为此时若为妊娠早期的宫外孕，则将不能继续妊娠；而若为正常宫内妊娠，则位于多普勒声束范围以外的区域。

（二）β-hCG和妊娠早期超声

血清hCG水平对超声评估早期妊娠起着重要的补充作用。β-hCG可进行重复检测，有助于指导临床治疗。

年轻女性有腹痛或流血时，血清β-hCG试验为阴性可排除怀孕。在妊娠23天左右，血清β-hCG试验即可显示阳性结果，早于经阴道超声显示宫内妊娠囊的时间。血清β-hCG水平明显低于预期的水平时，提示妊娠预后不良。世界卫生组织已经发布了几套以国际单位校准的β-hCG测定标准。多年以来，对β-hCG检测的校准，陆续使用了首个国际参考标准、第二代国际标准、第三代国际标准和第四代国际标准。其中第二代国际标准的数值约为第一代国际参考标准及第三代、第四代国际标准的一半。因此，世界卫生组织建议将第三代和第四代国际标准用于免疫测定的校准。

Nyberg和Filly在一篇综述中指出，合理应用β-hCG的阈值和判别值对于预测妊娠囊是否出现是非常重要的。阈值是指超声最早可能见到妊娠囊时β-hCG的水平，而判别值是指超声总是能见到妊娠囊时β-hCG的水平。尽管月经周期很早就为产科保健提供了有用的信息，但由于排卵时间不确定和月经周期不完全可靠，致使基于月经周期的β-hCG判别值临床应用受限。

血清β-hCG水平较低时，超声即可显示妊娠囊。随着经阴道超声技术的发展，可见妊娠囊的血清β-hCG阈值已调低至390 mIU/mL。而研究者在确定β-hCG判别值方面也做了很多努力，认为血清β-hCG水平高于该判别值时，应可见子宫内囊性结构并视其为正常妊娠囊。Barnhart研究认为，使用经阴道超声检查时，血清β-HCG的判别值应设为1000～2000 mIU/mL。然而，更多的研究指出，单一的β-hCG判别值临床应用价值有限。Mehta等研究认为，当血清β-hCG值达2000 mIU/mL但超声未见妊娠囊时，提示妊娠结局可能异常，但这并不能作为一个诊断依据，因为在上述情况下，最终有33%（17/51）的患者继续妊娠且结局正常。

血清β-hCG判别值可用于指导临床治疗。但当超声没有显示妊娠囊时，并不能将判别值用作诊断异常妊娠的绝对指标。连续的血清β-HCG监测通常比单次检测更有助于鉴别正常和异常妊娠。无论β-HCG的确切测值如何，超声都可以观察到重要的诊断特征。

影响β-hCG阈值用于辅助诊断妊娠的因素

超声仪器的分辨率
患者体型
子宫位置
激素测定类型
超声医师经验
肿块，如肌瘤等
多胎妊娠

（三）卵黄囊

妊娠4周时，初级卵黄囊开始退化，次级卵黄囊开始发育。次级卵黄囊通常是妊娠囊内最早出现的正常结构。经腹部超声检查中，妊娠囊平均直径为10～15 mm时，常可观察到卵黄囊；妊娠囊平均直径达20 mm时，通常应恒定显示卵黄囊。经阴道超声检查可更早、更清晰地观察到卵黄囊（图5.6，图5.9），通常妊娠囊平均直径为8 mm时，即可观察到卵黄囊。只显示卵黄囊而未显示胎芽的情况仅在短时期内存在。妊娠囊平均直径为25 mm，是超声评估妊娠存活性的阈值，正常情况下，当妊娠囊平均直径到达此阈值时应该见到胎芽。

卵黄囊的显示对于鉴别妊娠早期宫内妊娠囊和假孕囊是至关重要的。虽然"双蜕膜征"不能百分百地确定正常宫内妊娠，但早期妊娠囊内出现卵黄囊可以确诊正常宫内妊娠。卵黄囊在人类胚胎发育中起着重要的作用。妊娠3～4周，胎盘循环尚在发育过程中，此时卵黄囊对于发育中的胎芽起着营养转运的重要作用。妊娠5周，卵黄囊壁开始有血管生成。间质细胞或成血管细胞聚集形成"血岛"，"血岛"内形成空腔，空腔之间相互融合贯通形成衬有内皮的管道（血管）并组成网。这些血管通过

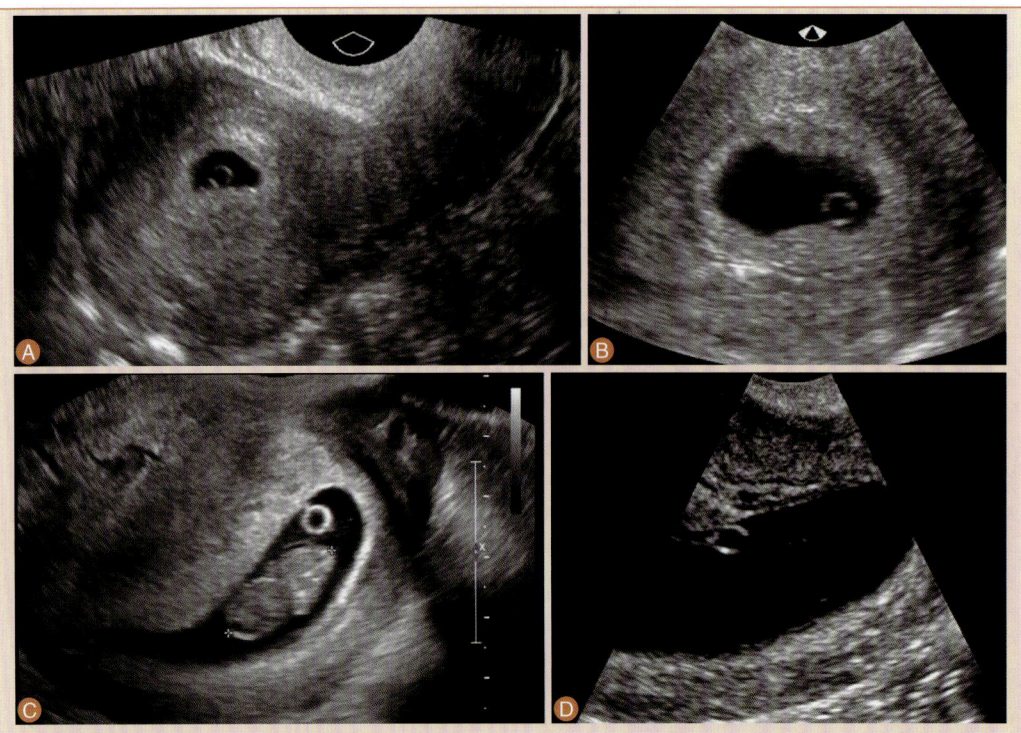

A、B.经阴道超声矢状面和横切面显示妊娠5周5天早期正常宫内妊娠的卵黄囊；C.妊娠9周，卵黄囊与胚胎（标尺）是分开的；D.妊娠11周，卵黄囊位于早期羊膜囊外的绒毛膜囊边缘。

图5.9 正常卵黄囊

内皮细胞发芽的方式向周围延伸，并与其他血管融合贯通。这些位于卵黄囊壁的血管网，最终通过一根卵黄管及其内部成对的卵黄动脉和静脉加入胚胎循环。妊娠5周，卵黄囊壁上血供良好的胚外中胚层首先开始造血；妊娠8周，肝脏开始造血；随后，脾脏、骨髓和淋巴结开始造血。妊娠6周，卵黄囊的背侧部分被并入胚胎形成原始消化管（包括前肠、中肠和后肠）。卵黄囊通过卵黄管与中肠相连（图5.10）。

Lindsay等报道，当妊娠囊平均直径<15 mm时，其每增长1 mm，卵黄囊就增长0.1 mm；之后卵黄囊增长速度减慢，妊娠囊平均直径每增长1 mm，卵黄囊只增长0.03 mm。妊娠5~10周，卵黄囊直径的正常值上限为5.6 mm。

卵黄囊的数量有助于确定多胎妊娠的羊膜性（图5.11）。一般情况下，卵黄囊数目与羊膜囊数目相同。在单绒毛膜单羊膜双胎妊娠中，应有2个胎芽、1个绒毛膜囊、1个羊膜囊和1个卵黄囊。Levi等检查了4例单绒毛膜单羊膜双胎妊娠，均只有1个卵黄囊。其中1例是连体双胎，1例是异位的双胎妊

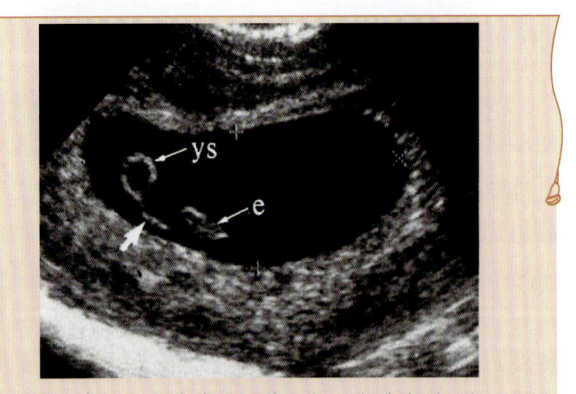

经阴道超声显示卵黄管（粗箭头）、卵黄囊（ys）和胎芽（e）。

图5.10 妊娠8周的正常胎芽

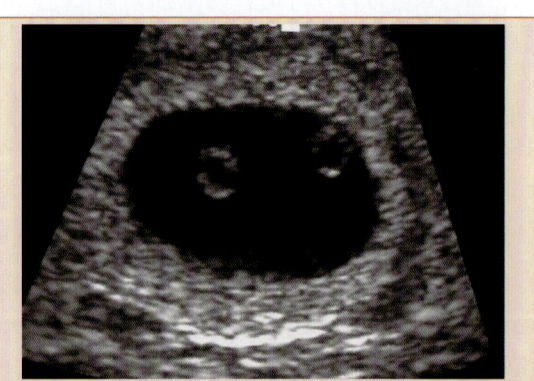

妊娠5周5天，单个绒毛膜内可见2个分开的卵黄囊，此时孕周过小而无法显示2个羊膜囊。

图5.11 早期单绒毛膜双羊膜双胎

娠，2例均终止妊娠。另外2例于妊娠34周正常分娩。4例中2例卵黄囊直径大于正常（>5.6 mm），1例卵黄囊形态不规则。因此，在单绒毛膜单羊膜双胎中，单个的增大或正常大小的卵黄囊（有2个存活胚胎），其妊娠结局都可以是正常双胎分娩。

（四）胚胎和羊膜

宫内妊娠胚胎死亡并被吸收后，通常显示为空羊膜囊（图5.12）。

早期羊膜液（羊水）来源于胎儿皮肤的漏出液，无色透明。妊娠11周左右，皮肤开始角质化，肾脏也开始具备功能，羊水变成淡黄色。妊娠6周，胚芽长约2 mm时，羊膜开始显像；妊娠7周，羊膜腔近乎呈球形，这可能是因为羊水的增长速度较羊膜囊的增长相对更快。约妊娠9周后，胚胎开始产生尿液，羊水的增速加快（图5.13）。妊娠12周时，羊水每天增加约5 mL。妊娠16周时，羊膜腔扩张至充满整个绒毛膜腔。因此，妊娠16周前看到羊膜与绒毛膜分离或羊膜位于绒毛膜内都是正常表现（图5.14）。有时，在妊娠16周可以看到羊膜和绒毛膜未能合并（称为未融合羊膜），而且这种羊膜与绒毛膜分离的现象可能在短时间内持续存在。

医源性或自发性羊膜破裂在妊娠早期很罕见，形成羊膜带综合征则更罕见。羊膜破裂可能导致羊膜部分或全部回缩至脐带根部，羊膜和绒毛膜也同时黏附其上。更常见的情况是，羊膜漂浮于羊水中而并不黏附于胎儿，因而并不导致胎儿畸形。

（五）胎心搏动

当胚芽长度在1～2 mm时，使用经阴道超声可以很快地在卵黄囊附近找到胚芽（图5.15）。在正常妊娠中使用高分辨率的经阴道超声并优化参数设置，当妊娠囊仅为10 mm时，就可以识别其中的胚芽；而当妊娠囊平均直径≥25 mm时，其中的胚芽应该总是可见。

胚胎学的研究表明，心管搏动早在妊娠期第36～37天就已开始。Cadkin和McAlpin报道，妊娠第5周末尚不能完全看清胚胎，但已经可以在卵黄囊附近看见心管搏动。Ragavendra等将频率为12.5 MHz的超声探头置于腔内导管内，并将其送入宫腔置于

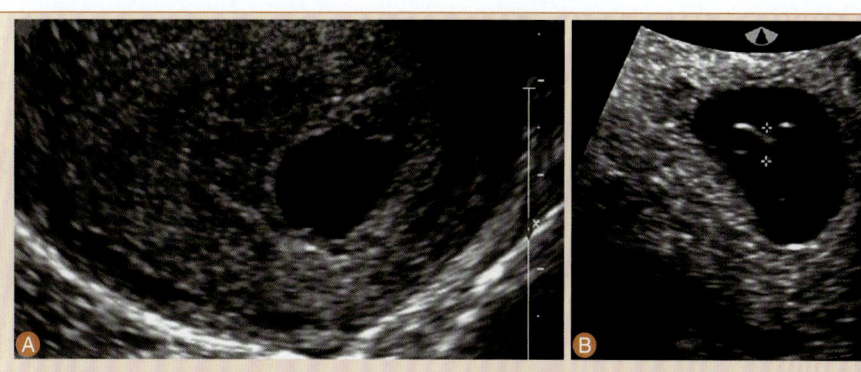

A.妊娠9周，经阴道超声显示1个空羊膜囊位于妊娠囊内，此例最终流产；B.妊娠7周羊膜囊明显过大，与对应的胚芽（标尺）大小不相称，此例胚胎停止发育。

图 5.12　异常羊膜囊

妊娠囊附近。他们发现在胚芽长为1.5 mm时，就可以看见胎心搏动，而且可以分辨"心脏"的两侧壁及管状的心腔。使用经阴道超声，当胚芽长2 mm时，可以看到清晰的胎心搏动；当胚芽长5 mm时，基本总能看到胎心搏动。然而，胚胎停育有严格的诊断标准，即胚芽长度达7 mm而无胎心搏动。正常胚胎6.3周之前，每分钟心跳超过100次（动图5.1），6.3周及以后每分钟心跳超过120次。若胎心搏动可见但心率<100次/min，则需要随访观察。曾观察到有些患者的胚芽长为1～2 mm，胎心率仅为80～99次/min，但后续随访正常（图5.15）。

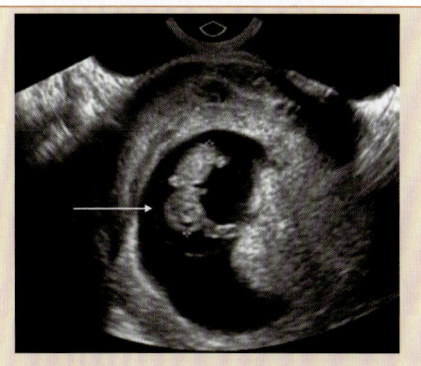

经阴道超声可见胚芽（标尺）及羊膜囊（箭头），羊膜与外周的绒毛膜分离。

图 5.13　妊娠9周4天的正常宫内妊娠

（六）脐带和脐带囊肿

妊娠6周末（此时胎芽长4 mm），羊膜囊扩大并包卷体蒂、卵黄管和尿囊，脐带形成。脐带包含2根脐动脉、1根脐静脉、尿囊和卵黄蒂（也称为脐肠系膜管或卵黄管），所有这些结构都位于华通胶内。脐动脉起自髂内动脉，出生后退化为膀胱上动脉和脐内侧韧带。脐静脉将来自胎盘的含氧量高的血液输送给胎儿。部分含氧量高的血液通过静脉导管进入下腔静脉和心脏。左脐静脉在出生后退化为肝圆韧带，并与门静脉左支相接。静脉导管退化为静脉韧带。

尿囊与膀胱发育有关，退化为脐尿管，闭锁后成为脐正中韧带。尿囊的一侧延伸至脐部。卵黄蒂连接原始消化管和卵黄囊。成对的卵黄动脉和卵黄静脉通过卵黄蒂为卵黄囊供血。起源于背主动脉的卵黄动脉最初供血给卵黄囊，然后供给原始消化管。这些动脉保留下来成为腹腔动脉、肠系膜上动脉及肠系膜下动脉，分别供应前肠、中肠和后肠。卵黄静脉直接回流至心脏的冠状静脉窦。右卵黄静脉随后并入肝右静脉。门静脉亦由卵黄静脉网吻合形成。

在正常妊娠中，脐带长度与孕龄呈密切的线性相关。Hill等在53个妊娠6～11周的胚胎中准确测量

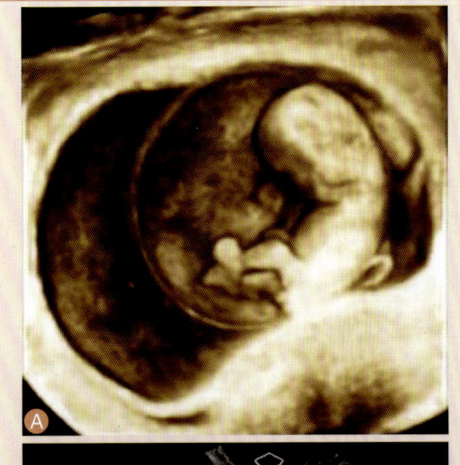
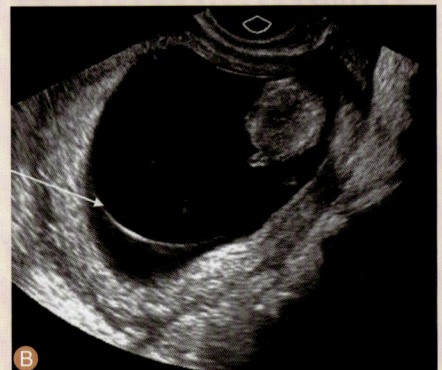

A.经阴道三维超声表面渲染模式，可见胚胎位于羊膜囊内；B.经阴道二维超声检查，可见羊膜（箭头）贴近绒毛膜囊，但两者未融合。

图5.14　妊娠12周的正常妊娠

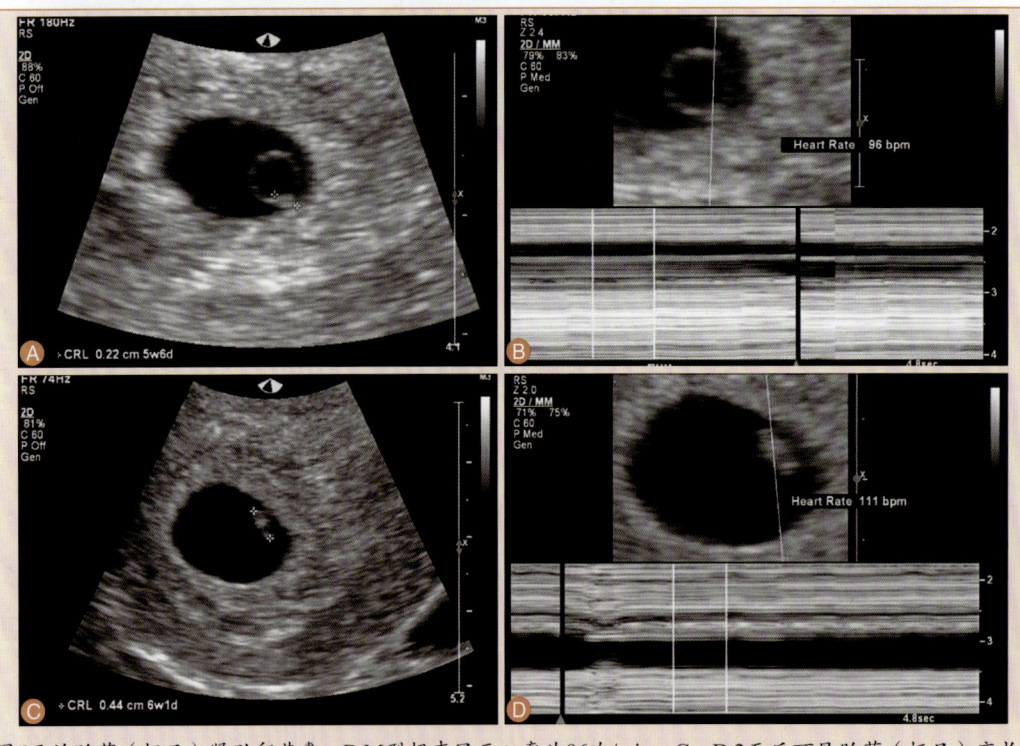

A.妊娠5周6天的胎芽（标尺）紧贴卵黄囊；B.M型超声显示心率为96次/min；C、D.2天后可见胎芽（标尺）变长，以及心率（图D）增加至111次/min。参见动图5.1。

图5.15　正常胚胎且已有早期心管搏动

了脐带长度,而且发现60%的死胎的脐带长度明显低于同胎龄的2个标准差。

超声也可用于测量脐带直径。Ghezzi等发现,妊娠8~15周脐带直径稳步增大。脐带直径与孕龄($r = 0.78$,$P < 0.001$)、头臀长($r = 0.75$,$P < 0.001$)及双顶径($r = 0.81$,$P < 0.001$)显著相关,但与胎儿出生体重或胎盘重量不相关。在子痫前期或者流产患者中,脐带直径至少<2个标准差。

脐带囊肿和假性囊肿在妊娠早期已有发现。脐带囊肿通常在第8周出现并在第12周消失。囊肿一般为单个,平均大小约5.2 mm,比胎盘更靠近胚胎或者胎儿(图5.16)。囊肿可能起源于尿囊或脐肠系膜管的残留物,囊壁内被覆有典型的上皮细胞。据推测,认为囊肿是羊膜包裹脐带时形成的羊膜包涵囊肿。Ghezzi等对1159例孕妇在妊娠7~14周进行连续多次超声检查,共检出24例脐带囊肿,其发生率为2.1%。妊娠早期出现单个脐带囊肿一般妊娠结局正常,婴儿健康;但若出现多个或者复杂的脐带囊肿,胎儿流产或者非整倍体的风险增加。因此,虽然在妊娠中期、妊娠晚期发现的脐带囊肿与胎儿染色体异常有关,但出现在妊娠早期的脐带囊肿一般会消退,与不良妊娠结局无关。

三、孕龄的估计

使用超声估计孕龄时,妊娠早期比妊娠的任何其他阶段更为准确。随着妊娠进展,生物学变异使得所有超声参数的均值和相应孕周的均值存在更大的偏差。

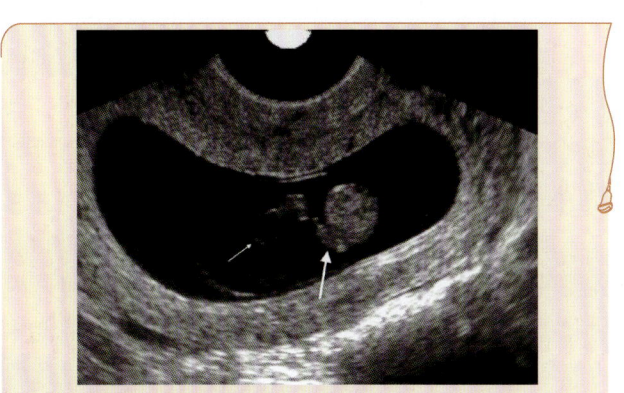

经阴道超声显示脐带囊肿(小箭头)起源于脐带(大箭头),后续随访中不再见到脐带囊肿(未附超声图)。

图5.16 妊娠10周脐带囊肿

(一)妊娠囊大小

在胎芽可显示前,妊娠囊平均直径可用于估计孕龄,是妊娠囊直径的平均值,是在子宫矢状面测量囊的前后径和上下径,在子宫横切面测量囊的左右径,三径之和除以3而获得(图5.17)。孕龄可以通过以下公式预测:月经龄(天数)=妊娠囊平均直径(mm)+30。妊娠囊平均直径每天增长1.1 mm。当妊娠囊平均直径非常小,约为2 mm时,孕龄4~4.5周;当妊娠囊平均直径约为5 mm时,孕龄约为5周。孕龄为5.5周时,可见卵黄囊(图5.9A,图5.9B)。孕龄为6周时,胎芽首次出现在卵黄囊旁(图5.15A)。一旦胎芽出现,即可见心跳的持续闪烁(图5.15B,动图5.1)。

(二)头臀长

一旦超声可显示胎芽(一般在6周之前),测量胎芽头臀长是评估孕龄的最准确的方法。

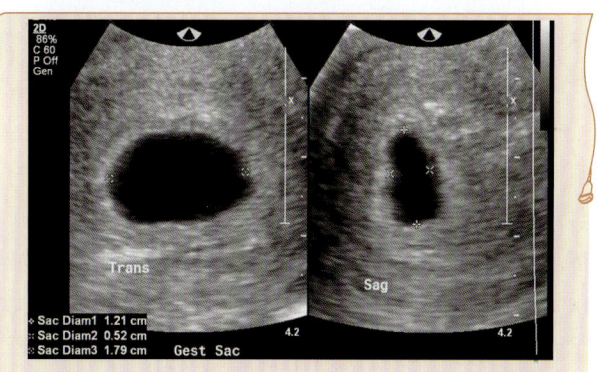

在3个方向上测量妊娠囊的3个径线以估测孕龄。胎芽可显示前,孕龄与妊娠囊3个测量径线的平均值相关。妊娠囊平均直径为12 mm时符合孕龄为6周0天。然而以上的数据并未正式用于推测妊娠天数。超声评估妊娠天数,应在出现心管搏动以后进行,并使用头臀长推测孕龄。Trans:横切面;Sag:矢状面;Gest Sac:妊娠囊。

图5.17 妊娠囊平均直径估测孕龄

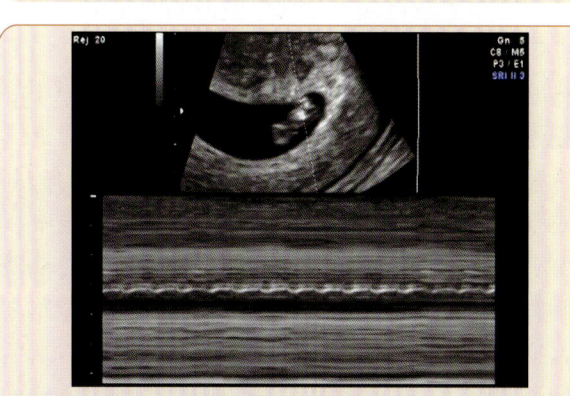

动图5.1 早期胎心搏动

四、妊娠早期胚胎停育

妊娠早期超声检查的重要目的之一是识别已流产或者有流产潜在可能性的早期妊娠。研究表明,在正常健康志愿者中,胚胎着床后妊娠早期流产的比例为20%~31%。很多流产发生于超声检查或者实验室检测尚未确诊妊娠前。约50%的流产由染色体异常引起。Hertig和Rock的早期病理学研究显示,着床前胚胎的形态学异常概率较高。流产率随着母亲年龄的增加及妊娠早期流产病史而增加。

尽管妊娠早期流产的病因尚不完全清楚,但已有许多已知和可疑的原因。Goldstein在一项针对232例妊娠早期女性(正常,体健,尿妊娠试验阳性,无阴道出血)的研究中,在她们首次就诊时进行经阴道超声检查,并对全部孕妇随访至分娩或者自然流产,以确定流产的发生率。该研究发现,胚胎期(妊娠距末次月经期<70天)总的流产率为11.5%。随着妊娠进展,流产率下降。当卵黄囊可见时,流产率为8.5%;当胎芽可见且头臀长<5 mm时,流产率为7.2%;当头臀长6~10 mm时,流产率约为3.3%;当头臀长>10 mm时,流产率约为0.5%。妊娠14~20周,流产率维持在2%的水平。因此在最佳生育条件下,从妊娠5周开始,流产率约为11.5%。而一旦胎芽长度达到10 mm,妊娠成功的概率约为98%。Westin等证实,月经龄12周以后,低风险妊娠的流产率降至0.5%。

在自然流产的进程中,患者常出现褐色阴道分泌物,妊娠反应(乳房胀痛、恶心)减轻,妇科检查发现子宫小于相应孕周。这种子宫小带有主观性,在妊娠早期评估中并不是很可靠。阴道出血是妊娠早期常见的症状,其发生率在有明确病历记录的孕妇中约占25%。有阴道出血的孕妇,流产发生率更高。妊娠早期宫颈口虽然关闭但有出血症状的孕妇中,50%最终会流产。Falco等使用经阴道超声研究了270例在妊娠5~12周出现阴道出血的患者,其中45%最初的诊断就是无存活力的胚胎或空孕囊。在其余有胎心搏动的单胎妊娠中,15%(23/149)随后流产。Falco等在随后针对50例妊娠囊平均直径≤16 mm、无胚胎且伴有妊娠早期出血的患者进行了一项前瞻性研究,发现有64%的患者最终流产。50例中,18例继续妊娠至分娩的病例中,13例(72%)妊娠早期可见卵黄囊;32例最终流产,其中13例(40%)妊娠早期可见卵黄囊。母亲高龄(>35岁)和血清β-hCG低水平(<1200 mIU/mL国际参考标准)使流产风险增加。

表5.1总结了妊娠早期有出血和无出血孕妇的自然流产率。

表 5.1 妊娠早期自然流产率

研究	孕龄(周)	例数	表现	流产率(%)
Goldstein	5~10	232	正常	11.5
Pandya 等	10~13	17870	正常	2.8
Stabile 等	5~16	624	出血	45
Falco 等	5~12	270	出血	51.5
Falco 等	5~12	149	出血+胚胎胎儿存活	15
Pandya 等	10~13	17870	出血	15.6

妊娠早期胚胎停育的一个可能原因是早期胚胎的染色体异常。Sorokin等对795例妊娠早期患者进行了绒毛穿刺取样,但在取样前发现其中35例妊娠已经无存活力;35例中对19例女性随后进行了绒毛取样,结果全部为非整倍体。19例中10例存在胚胎期几乎致命的染色体异常,9例存在影响胚胎存活的中等风险的先天性缺陷。低存活潜能的妊娠与中等存活潜能的妊娠相比较,前者估测孕龄减去实际孕龄所得差值(23.4±8.3)天明显大于后者(8.9±4.3)天,P<0.001)。胎芽不显示,在低潜能组中亦更常见。说明异常越严重,将来越可能发生早期胚胎死亡或宫内生长受限。

胚胎早期停育的另一个原因是黄体功能不全,认为一旦胚胎植入,黄体功能却不足以支撑胚胎发育。黄体功能不全,包括因促排卵和体外受精导致的黄体期缩短,或黄体功能障碍,更常见于肥胖女性或者年龄>37岁的女性。黄体期功能不全是指子宫内膜的组织学发育相对于月经周期至少落后2天以上。其潜在的原因可能是黄体分泌的激素减少,卵泡刺激素或者黄体生成素水平下降或者分泌模式异常,或者子宫内膜对孕激素的反应降低。

黄体的血管生成对于调节孕激素分泌可能是必要的。Kupesic等发现正常非妊娠女性其卵巢内动脉的阻力指数在黄体期降至低于0.47,而黄体功能不全组的女性在整个月经期中卵巢内动脉的阻力始终较高,阻力指数始终>0.50。他们认为利用多普勒超声至少可以在非妊娠状态预测黄体功能。Blumenfeld和Ruach在一组促排卵和流产史的黄体功能不全的患者中，分别于妊娠第6周和第10周每周使用2次hCG，成功治疗了这组患者的黄体功能不全。这项治疗将流产率从49%降低至17.8%（$P<0.01$）。

目前，对妊娠早期流产的医学处理包括使用米索前列醇干预，但可能会损害潜在存活的胚胎，对早期胚胎停育的误诊将引起一些负面的影响。因此，美国超声放射医师协会倡导了一个准则，即对早孕流产采用保守的超声诊断标准，从而消除假阳性结果。单次超声检查不能作为诊断或者排除早孕流产的依据，做出诊断结论前需要随访观察。

（一）妊娠早期胚胎停育的诊断指征

妊娠早期胚胎停育的诊断指征
头臀长≥7 mm，无胎心搏动 妊娠囊平均直径≥25 mm，无胎芽

1. 头臀长≥7 mm 且无胎心搏动

超声检查可见明确胎芽时，无胎心搏动是预测妊娠结局最重要的因素之一。然而，因为经阴道超声可显示无胎心搏动的极早期的正常胎芽，所以无胎心搏动并不一定意味着胚胎死亡。

许多研究证明，头臀长>5 mm时应显示胎心搏动。为了评估经阴道超声对有无胎心搏动的预测价值，Levi等回顾了96例头臀长<5 mm的病例。在可随访的71个病例中，46例有胎心搏动，35例妊娠至少维持至孕中期末，另11例因妊娠早期胚胎死亡而终止妊娠。71例中25例妊娠早期未见胎心搏动，其中5例（20%）为正常妊娠，20例（80%）由于妊娠早期胚胎死亡而终止妊娠。首次经阴道超声检查未见胎心搏动的5例正常胎芽中，3例胎芽最初测量的头臀长<1.9 mm。标准胚胎学教科书指出，妊娠6周初即头臀长为1.5~3 mm时胚胎开始出现心管搏动。因此，正常胎芽头臀长<2 mm时可显示或不显示胎心搏动。在Levi等的研究中，25例头臀长2~4 mm的正常胎芽中，2例在首次经阴道超声评估中未见胎心搏动。而头臀长4~4.9 mm的正常胎芽中，经阴道超声能够100%正确显示其胎心搏动。Pennell等发现在头臀长<5 mm的18例胚胎中，有16例在第一次的经阴道超声检查中未探及胎心搏动，但在后续的随访中均证实有胎心。头臀长>5 mm时，经阴道超声均可观察到胎心搏动。

经阴道超声检查若发现头臀长<5 mm的胎芽无胎心搏动且合并阴道出血，则预后较差。Aziz等回顾了经阴道超声检查胎芽头臀长≤5 mm且未显示胎心搏动，同时伴有阴道出血孕妇的妊娠结局，结果均为妊娠流产。

在诊断胚胎死亡前，需确保使用现代设备和适当的探头频率进行高质量的检查，并显示整个胚胎。医师必须使用高帧频模式，关闭平均帧频模式。若对诊断存疑，应进行随访检查。即使是由经验丰富的超声医师进行评估，仍存在观察者间差异。在一项对1060例女性进行的前瞻性横向研究中，Abdullah等证实将头臀长截断值改为>7 mm，可使胚胎停育的假阳性诊断风险降至最低。使用较高的阈值可确保想要保留妊娠的孕妇不会因给予化学流产药物或刮宫术而被错误地终止妊娠（图5.18，动图5.2）。需特别注意，不要将母体的传导性血管搏动误认为是胎心搏动，尤其在用静态M型超声验证胚胎胎心搏动时（图5.18B，图5.19）。

2. 妊娠囊平均直径≥25 mm 且无胎芽

许多患者在第一次超声检查时未见胎芽，但并不能因为无胎心搏动而诊断胚胎停育。在这些患者中，可根据妊娠囊的特征诊断胚胎停育。在妊娠囊

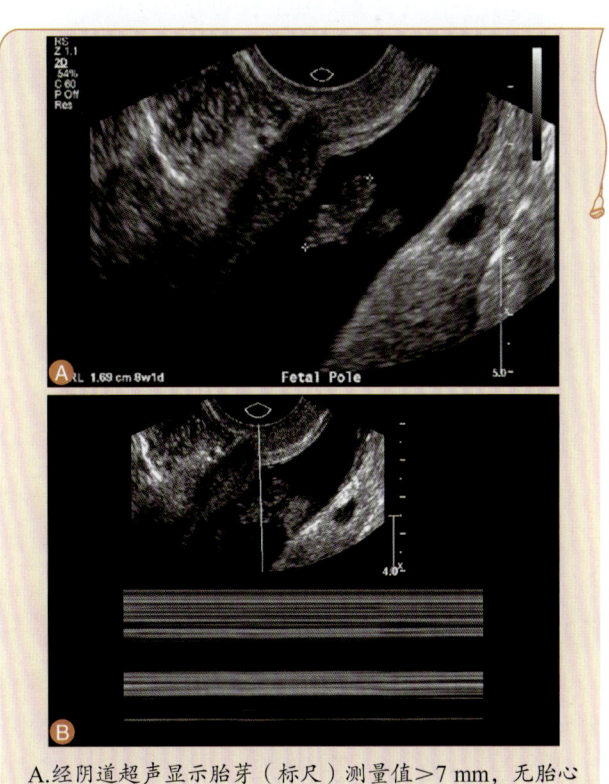

A.经阴道超声显示胎芽（标尺）测量值>7 mm，无胎心搏动；B.M型超声确认无胎心搏动。参见动图5.2。

图5.18 妊娠早期胚胎停育的超声诊断指标

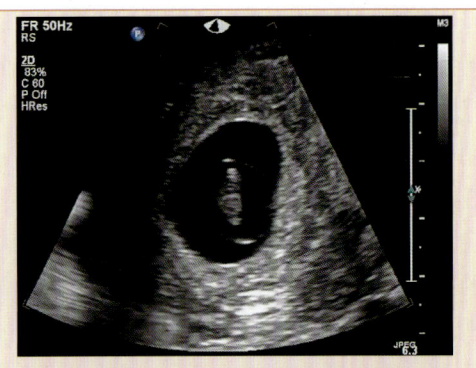

动图 5.2　妊娠 7 周早期胚胎停育

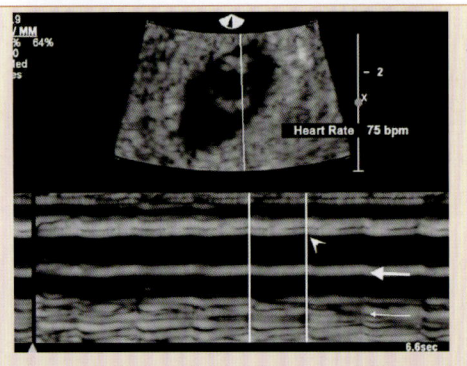

母体子宫动脉的传导性搏动（小箭头）传导至图像下方的卵黄囊（大箭头）和上方的胚胎（三角箭头），被误认为胚胎胎心搏动缓慢，75次/min。若在不同深度的组织中观察到相同的搏动频率，则认为是传导性搏动。

图 5.19　M 型超声显示母体子宫动脉的传导性搏动（被误认为胎心搏动）

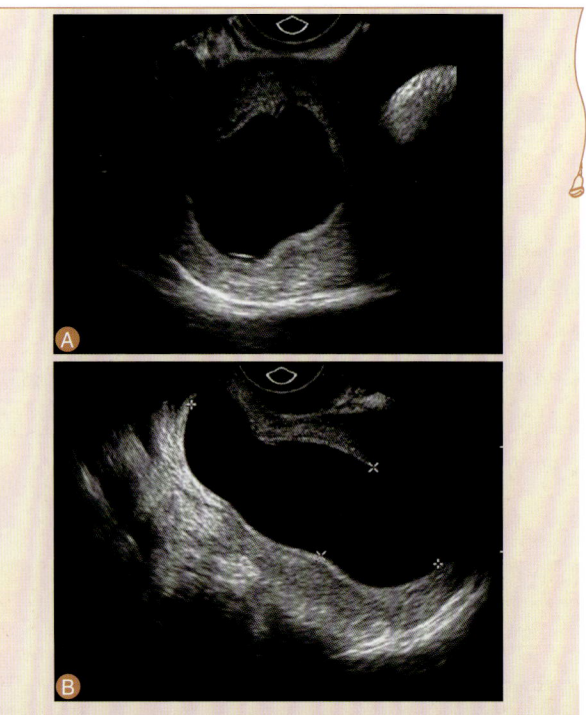

超声横切面（图A）和矢状面（图B）显示妊娠囊平均直径（标尺）≥25 mm 的空妊娠囊，未见卵黄囊或胎芽。

图 5.20　经阴道超声诊断妊娠早期胚胎停育的指标（为大而空的妊娠囊）

的特征中，大小异常是预测异常妊娠结局最可靠的指标。

经阴道超声检查发现，妊娠囊平均直径≥8 mm未见卵黄囊，或妊娠囊平均直径≥16 mm未见胎芽，均不是典型正常妊娠的表现，可提示胚胎停育。然而，最近有研究证实，妊娠囊直径达21 mm且最初未见胎芽者，继续妊娠仍可以发现存活胚胎。大多数研究者认为，在妊娠囊平均直径测量中允许存在几毫米的误差，而且许多学者并不把"未见卵黄囊"作为胚胎停育的征象。一部分原因是存在观察者间的测量误差。鉴于上述因素，美国超声放射医师协会最近建议仅在妊娠囊平均直径≥25 mm且无胎芽时诊断早期胚胎停育（图5.20）。

此外，这些参数仅适用于使用高频经阴道超声探头的检查，并不适用于探头频率为5 MHz的经阴道超声检查。Rowling等同时使用经阴道超声低频探头（5 MHz）和高频探头（5～9 MHz宽频）研究早期妊娠。使用低频经阴道超声探头时，妊娠囊大小需达到≥6.4 mm才可显示，但使用高频探头，妊娠囊大小为4.6 mm时即可显示。在正常妊娠中，使用5 MHz以上频率的探头检查时，妊娠囊＞5 mm时卵黄囊总是可以显示，妊娠囊为13 mm时胎芽一般可以显示。

（二）妊娠早期胚胎停育的可疑指征

妊娠囊、卵黄囊、羊膜和胚胎等其他超声指标也可提示妊娠结局异常，但缺乏特异度，不能独立用于妊娠早期胚胎停育的诊断（表5.2）。

1. 胚胎头臀长＜7 mm 且无胎心搏动

首次超声检查时，胎芽头臀长＜7 mm且无胎心搏动，可疑胚胎停育，但尚不能确诊。如前所述，正常情况下，超声的典型表现是在妊娠6周时胎芽可见且有胎心搏动。即使胎芽较小通常也能探及胎心，但＜7 mm的胎芽即使无胎心搏动，其结果仍可能是正常妊娠。在这种情况下应进行随访超声检查。参考正常的生长曲线，若随访超声检查时胎芽内仍无胎心搏动，可确诊早期妊娠胚胎停育。超声检查妊娠囊且其内可见卵黄囊，则11天后应当可见胚胎心管搏动；超声检查妊娠囊但未见卵黄囊，则14天后应当可见胚胎心管搏动。如果在上述11天或

表 5.2 妊娠早期胚胎停育的可疑指征

指征	备注
胎芽头臀长 < 7 mm 且无胎心搏动	胎芽长为 2～6 mm 时无胎心搏动,是胚胎停育的可疑指标,需在 1 周内行超声随访再次评估胎心搏动,以确保胚胎停育诊断的特异度为 100%
妊娠囊平均直径为 16～24 mm 且无胎芽	通常在妊娠囊平均直径为 16 mm 时可见胎芽。如妊娠囊平均直径为 16～24 mm 而未见胎芽,需在 10～14 天行随访超声检查,以确保胚胎停育诊断的特异度为 100%
妊娠囊形态	妊娠囊形态不规则、位置低及蜕膜回声弱,均与胚胎停育有关,但确诊胚胎停育仍应依据胎芽大小和是否有胎心搏动
相对于头臀长,妊娠囊平均直径偏小	妊娠囊内液体减少与不良妊娠结局相关。若妊娠囊平均直径−头臀长 < 5,则建议随访观察
羊膜囊大小异常	有经验的超声医师检查时,发现异常增大的羊膜囊或空羊膜囊可诊断胚胎停育。如果不能确定,则应随访观察
卵黄囊直径 > 6 mm 卵黄囊钙化	这两个指标可能与胚胎停育有关,但确诊仍应依据胎芽大小和是否有胎心搏动
胚胎心动过缓	胎心率 < 100 可见于头臀长为 1～2 mm 的正常胎芽,因此,胎心率 < 100 时,通常建议随访观察
较大的绒毛膜下出血	较大的绒毛膜下出血与胚胎停育有关,但确诊胚胎停育仍应根据胎芽大小和是否有胎心搏动

14 天的时间后未出现胚胎心管搏动,则可确诊早期妊娠胚胎停育。

2. 妊娠囊平均直径为 16～24 mm 且无胚胎

如前所述,使用经阴道超声检查时,妊娠囊平均直径 ≥ 8 mm 但无卵黄囊,或妊娠囊平均直径 ≥ 16 mm 但无胎芽,均非正常表现,提示可疑胚胎停育。正常妊娠囊生长速度为每天 1.1 mm。Nyberg 等发现早期妊娠胚胎停育患者的妊娠囊平均直径生长速度低于每天 0.7 mm。妊娠囊生长速度在评估生长发育的系列检查中非常重要。由于正常妊娠囊预期的生长速度为每天 1.1 mm,因此在系列检查中应观察到妊娠囊大小随着妊娠时间相应地增长,如为正常妊娠将可观察到卵黄囊或胚胎的出现。如果生长速度低于预期,更提示早期妊娠胚胎停育的可能。在随访中,超声检查发现妊娠囊未见卵黄囊且 7～13 天后仍未有心管搏动的胚胎,或超声检查发现妊娠囊及卵黄囊且 7～10 天后亦未见有心管搏动的胚胎,均应怀疑胚胎停育。考虑到此类妊娠仍有较小的概率可继续妊娠,有必要延长随访时间以增加诊断信心。

3. 妊娠囊形态

妊娠囊的以下表现不能独立用于诊断早期妊娠胚胎停育,但提示风险增加:妊娠囊形态不规则、滋养层较薄(< 2 mm)、滋养层回声低和妊娠囊位置低(图 5.21)。

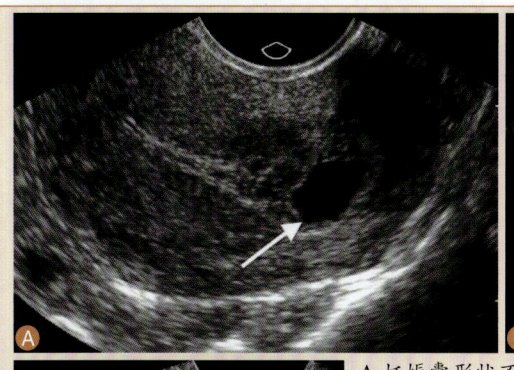
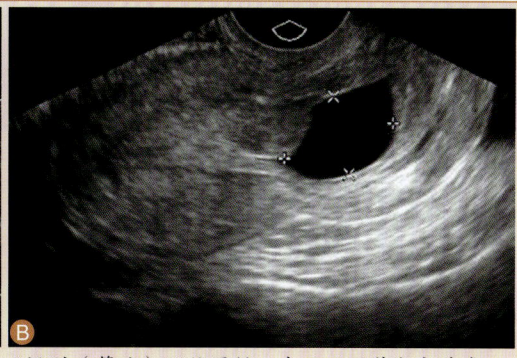
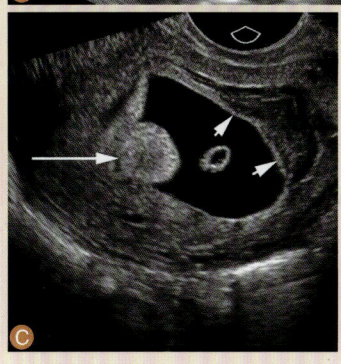

A. 妊娠囊形状不规则(箭头),位置低,未显示胎芽或卵黄囊,经随访,患者符合早期妊娠胚胎停育;B. 另一位患者,妊娠囊平均直径为 21 mm 但无胎芽或卵黄囊,标尺所示为妊娠囊的测量,但标尺放置不当而未能测量图像中妊娠囊的最长径,妊娠囊形态不规则,位置偏低,行刮宫术,病理符合早期妊娠胚胎停育;C. 另一位患者,提示胚胎停育的可疑指标包括绒毛膜隆起(长箭头)和小的边缘性绒毛膜下血肿(短箭头)。

图 5.21 提示妊娠早期胚胎停育的超声征象

"绒毛膜隆起"是指妊娠囊周围的绒毛膜蜕膜反应于局部形成突向妊娠囊内的局灶性不规则突起或隆起,出现这一现象的妊娠活产率保守估计小于50%。隆起处可能为小血肿。

4. 相对于头臀长,妊娠囊平均直径偏小

相对于头臀长,妊娠囊平均直径偏小也是提示早期妊娠胚胎停育的高危指标。妊娠囊平均直径与头臀长之差<5 mm(妊娠囊平均直径-头臀长≤5 mm),有时被称为早期羊水过少。Bromley等研究发现,在一组16例妊娠5周3天至9周的早期羊水过少的病例中,尽管已出现与孕周相符的胎心搏动,仍然有15例(94%)发生妊娠早期自然流产(图5.22)。Giacomello指出这并非真正的"羊水过少",因为此时妊娠囊较小是由于绒毛膜液减少所致,其位于羊膜腔外,并非真正的羊水过少。然而,Rowling以后的研究证明,这一征象并不一定预示着预后不良,至少35%的患者可继续妊娠至妊娠中期,甚至正常分娩。

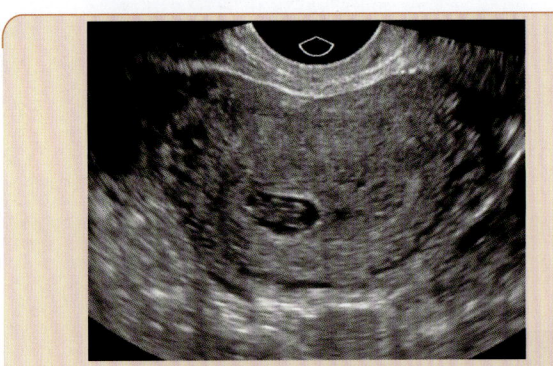

妊娠囊内可见卵黄囊和胎芽,妊娠囊小于预期,最终流产。

图5.22　相对于头臀长,妊娠囊较小
(妊娠囊平均直径-头臀长≤5 mm)

5. 相对于胎芽大小,羊膜囊异常增大

羊膜囊的显示通常晚于胎芽,因此在胎芽未显示前羊膜囊也不显示。正常妊娠,胎芽头臀长达7 mm前羊膜囊通常不显示。与头臀长比较而言相对大的羊膜囊,提示妊娠结局不良。Horrow研究发现正常妊娠中头臀长与羊膜囊直径之差值为(1.1±2.0)mm,而异常妊娠中差值为(8.6±3.8)mm。异常妊娠中,绒毛膜囊大小与胎芽头臀长大小比较而言仍维持合适比例,因此考虑头臀长与羊膜囊直径的差值增大是由于羊膜囊增大引起,而不是因为胎芽过小。这一发现应用于胎心出现之前的早期胎芽中更有意义。与其他预测不良结局的指标一样,无论是"空羊膜囊"(图5.23)或"羊膜囊过大(相当于胎芽大小而言)"(图5.24,动图5.3),显示相对于胎芽而异常增大的羊膜囊,应考虑不能存活的胚胎。然而,医师经验对于超声报告的解读非常重要。如果对胎芽存活仍有疑问,应进行随访超声检查。有时可在妊娠囊内看到两个囊性结构,这可能是单绒毛膜双羊膜囊妊娠的两个羊膜囊(图5.11),也可能一个是胚胎停育时的空羊膜囊(或相对于羊膜囊而言胎芽极小而看不见),另一个是卵黄囊(图5.12B,图5.25)。

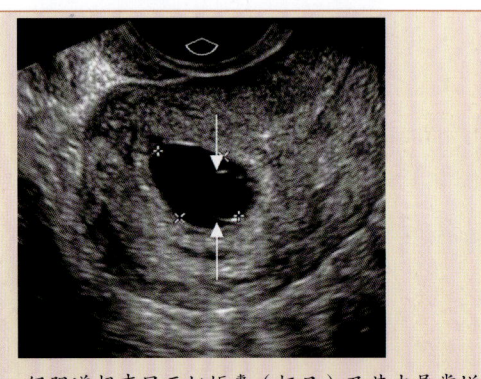

妊娠6周,经阴道超声显示妊娠囊(标尺)及其内异常增大的空羊膜囊(箭头)。后续确认为早期妊娠胚胎停育。

图5.23　空羊膜囊

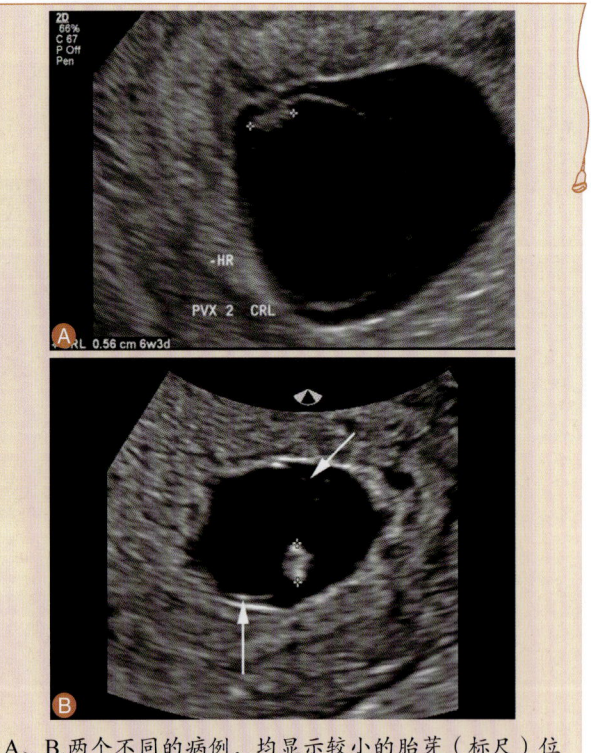

A、B.两个不同的病例,均显示较小的胎芽(标尺)位于异常增大的羊膜囊(图B箭头)内,2个胎芽均无胎心搏动。参见动图5.3。

图5.24　胚胎停育病例中异常增大的羊膜囊

第五章 早期妊娠

6. 卵黄囊的大小和形态

许多研究试图分析卵黄囊的正常超声表现，并识别可能预测胎儿不良结局的异常形态学特征。通常，单胎妊娠5～10周时卵黄囊直径＞5.6 mm与不良妊娠结局有关。然而，在正常单绒毛膜单羊膜囊双胎中也可见到＞5.6 mm的卵黄囊。Kucuk等发现单独使用卵黄囊形态预测不良妊娠结局，其敏感度为29%，特异度为95%。异常增大的卵黄囊是最早出现预示异常妊娠的超声指标，与随后的胚胎死亡相关。即使在整个妊娠早期胚胎存活，胎儿仍可能存在异常。尽管此类病例数较少，但已证实增大的卵黄囊可能与21-三体综合征、部分性葡萄胎及脐膨出等胎儿畸形相关。因此建议对出现卵黄囊形态异常的妊娠后续进行胎儿畸形筛查。

卵黄囊钙化表现为高回声团伴声影，且同时未能找到任何其他可确认为卵黄囊的结构。卵黄囊钙化通常见于已死亡的胚胎，可能发生于胚胎死亡后的36小时之内（图5.26，动图5.4）。

与卵黄囊钙化不同，卵黄囊内可充满强回声物质而表现为"卵黄囊强回声"，并可见于胚胎存活的妊娠中。Szabo等对3620例卵黄囊强回声的早期妊娠联合颈项透明层检测进行了随访研究，发现39

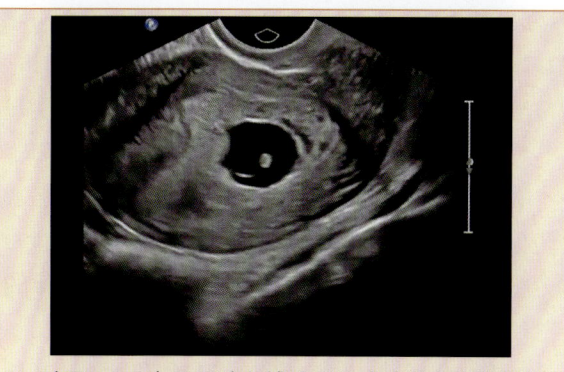

动图5.3　未显示胎心搏动且羊膜腔增大的妊娠

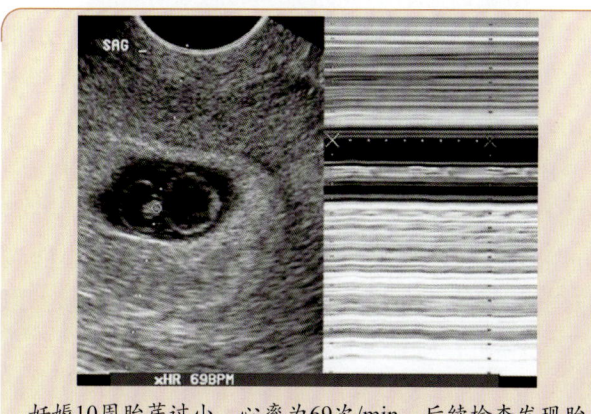

妊娠10周胎芽过小，心率为69次/min。后续检查发现胎心消失。胚胎左侧为圆形的羊膜囊，其右侧为增大的卵黄囊。

图5.25　胚胎心动过缓

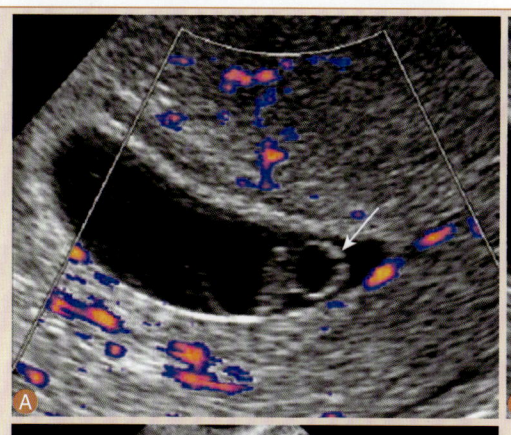

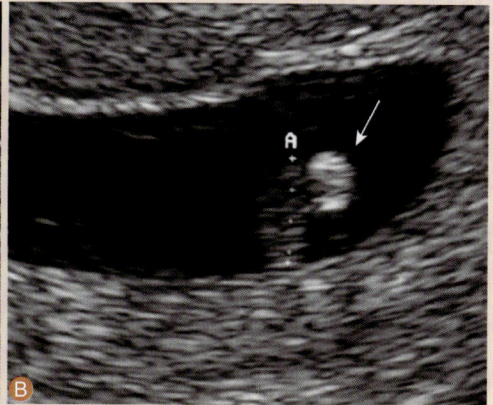

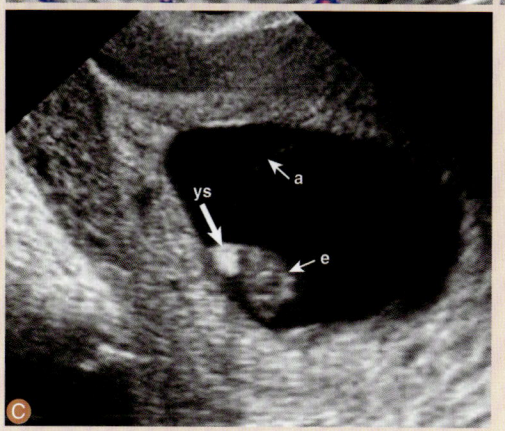

A.妊娠7周（头臀长为6.5 mm），经阴道CDFI显示胚胎无胎心搏动（无彩色血流信号），卵黄囊形态正常（箭头）；B.5天后再次超声检查，显示胚胎大小无变化（标尺），卵黄囊回声致密（箭头）伴后方微弱声影；C.另一病例中，经阴道超声矢状面显示卵黄囊钙化（ys），胚胎头臀长为18 mm，无胎心搏动（a：羊膜；e：胚胎）。参见动图5.4。

图5.26　胚胎死亡合并卵黄囊钙化

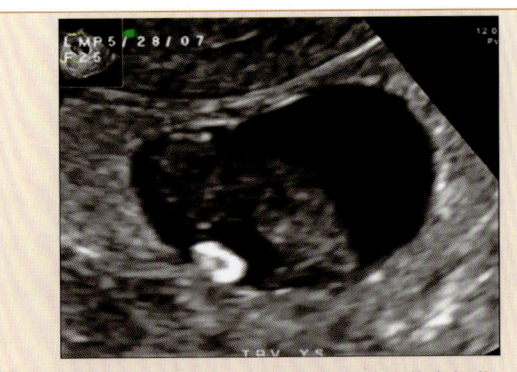

动图5.4 妊娠10周胎停育合并卵黄囊钙化

例（1.0%）于妊娠9~11周存在卵黄囊强回声，卵黄囊直径为1.8~4.0 mm；在39例患者中，有19例（49%）同时存在颈项透明层增厚（>3 mm）和卵黄囊强回声，且19例均为染色体异常；在39例患者中，其余20例（51%）仅存在卵黄囊强回声（无颈项透明层增厚），均正常分娩。

7. 胚胎心动过缓

尽管检查时可见胎心搏动，表明胚胎存活，但异常缓慢的心率可能预示着胎心即将消失。妊娠6~9周，胎心率逐渐增快。妊娠6周时平均胎心率为90~133 bpm，妊娠9周时为144~170 bpm。胎心率越慢，胚胎停育的概率越高。Doubilet和Benson发现，在头臀长<5 mm的胚胎中，胎心率<80 bpm与之后的胚胎死亡有关。胎心率分别为80~90 bpm、90~99 bpm和100 bpm时，胚胎死亡的风险分别为64%、32%和11%。妊娠6.3周前胎心率<100 bpm及妊娠6.3~7周时胎心率<120 bpm，胚胎停育的风险增高。此外，若在妊娠6~7周时发现过胎心率缓慢，即使在妊娠8周后的随访中检测到正常胎心率，其后续妊娠的妊娠早期胚胎死亡率仍然升高。妊娠7周前记录到胎心率缓慢的胚胎，其心脏畸形、染色体异常及其他结构畸形的发生率增加。

心律失常也是妊娠早期胚胎停育的一个指标。Vaccaro等在一组950例患者中发现4例妊娠早期心律失常，其中3例为室性心动过缓，3例均在2周内的随访检查中发现宫内死亡。

胚胎出现心率异常增快者，如妊娠6.3周前胎心率≥135 bpm或妊娠6.3~7周时胎心率≥155 bpm，一般预后良好，较大可能获得正常妊娠结局。

8. 绒毛膜下出血

绒毛膜下出血、胎盘边缘剥离或边缘血窦破裂形成的血肿可导致绒毛膜剥离（图5.27，动图5.5）。急性出血与蜕膜回声比较而言通常为高回声或等回声。出血区域在1~2周逐渐变为无回声。

绒毛膜下出血可能与阴道出血有关。妊娠早期绒毛膜下血肿的发生率为1.3%~18%。绒毛膜下血肿与早期妊娠流产的相关性尚不确定，但大多数研究认为若在妊娠囊周围一圈出现延伸范围超过50%的"大"血肿，以及在孕早期初即出现血肿的患者，预后均较差（图5.27B）。

Pedersen和Mantoni研究了342例妊娠9~20周出现阴道出血的患者，发现18%的患者存在绒毛膜下血肿，血肿平均体积约20 mL（2~150 mL）。结果发现，有或无绒毛膜下血肿的两组患者，其流产率（10%）或早产率（11%）无明显差异。

Bennett等对516例妊娠早期出血病例进行了回顾性研究，发现总的妊娠流产率为9.3%。妊娠流产率随母亲年龄增加而增加，随孕龄减小而增加。35岁以上女性的妊娠流产率为13.8%（35岁以下为7.3%），妊娠≤8周出现出血的妊娠流产率为13.7%（妊娠>8周者仅5.9%）。出现较大范围的

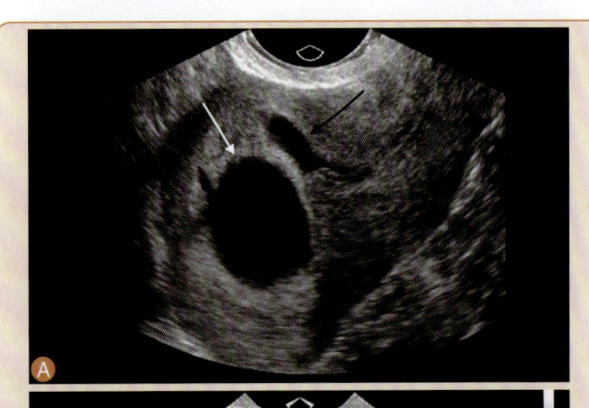

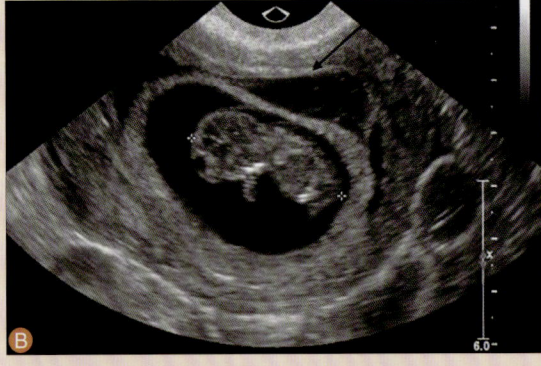

A. 经阴道超声矢状面显示妊娠7周的妊娠囊（白箭头）周围见少量低回声积液（黑箭头），该图像中未显示胚胎，随后出血消退，继续妊娠顺利；B. 在另一患者中，经阴道超声横切面显示妊娠10周妊娠囊周围较大范围的亚急性出血（黑箭头），血块呈"蕾丝样"，胚胎存活（标尺）。参见动图5.5。

图5.27 绒毛膜下血肿

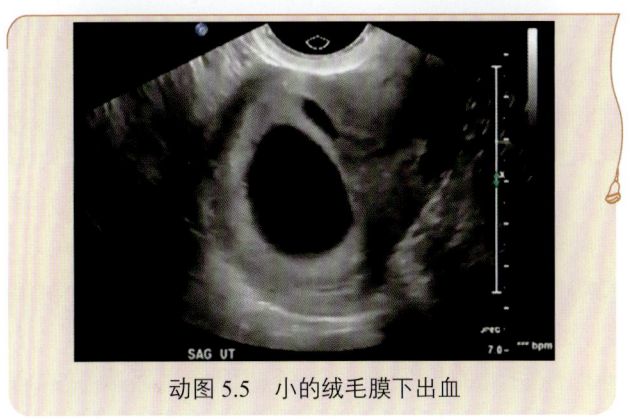

动图 5.5　小的绒毛膜下出血

绒毛膜下出血是妊娠流产的最重要的预测指标。较少量或中等量的出血（妊娠囊周围一圈的出血范围≤50%），其流产率为9%，而较大的绒毛膜下出血，其流产率为18.8%。在一项纳入妊娠5～14周患者的研究中，Leite等发现在大血肿的患者中，约46%的患者妊娠预后不良。研究发现，阴道出血与不良预后并不相关，但在妊娠期越早发现的绒毛膜下血肿，其结局越差。

五、异位妊娠

异位妊娠仍然是美国孕产妇死亡的主要原因之一，在所有妊娠中占比为1.4%，在导致孕产妇死亡的病因中占比约15%。尽管异位妊娠的发病率逐渐增加，但死亡率已从1970年的3.5/1000降至1/1000以下。发病率的增加可能与高危因素的流行率增加及早期诊断有关，而对该病警惕性的提高以及诊断能力的提高已使死亡率降低。

（一）临床表现

约45%的异位妊娠临床上出现典型的三联征，即腹痛、异常阴道流血和附件包块。此外，以上三联征的阳性预测值仅为14%。其他患者可能出现的症状体征包括以上典型三联征中的任意两项，以及停经、附件压痛和宫颈举痛。Schwartz和Di Pietro研究发现，临床疑似异位妊娠的患者最终确诊为异位妊娠仅为9%，其余17%病例的症状由卵巢囊肿引起，13%为盆腔炎症性疾病，8%为功能失调性子宫出血，7%为自然流产。因此，临床表现是非特异度的。此外，回顾性研究发现证实为异位妊娠的病例中，8.7%的病例在初次检查时超声检查结果为正常。

异位妊娠的发病率因患者人群及其固有风险因素而异。然而，所有育龄期女性均为风险人群。增加异位妊娠风险的因素包括输卵管异常导致的受精卵通过受阻或运输延迟、既往异位妊娠史、剖宫产史或输卵管再通术、盆腔炎症性疾病、输卵管衣原体感染、宫内节育器及年龄增长或产次增加。

不孕症和异位妊娠相关，可能是由于二者均存在输卵管异常。因此，进行促排卵或体外受精和胚胎移植的患者存在异位妊娠的风险。促排卵和体外受精患者的多胎妊娠发生率增加，也进一步增加了异位妊娠和宫内外复合妊娠（宫内妊娠与异位妊娠同时存在）的风险。胚胎移植过程中产生的流体静力也可能使异位妊娠的风险增加。最初在理论上估计宫内外复合妊娠的发生率为1/30 000，最近的数据表明其发生率接近1/7000。

异位妊娠的风险因素

任何可能阻碍受精卵通过或运输延迟的输卵管异常

既往输卵管妊娠史

输卵管再通手术史

盆腔炎症性疾病

宫内节育器

母亲年龄增长

产次增加

既往剖宫产史

（二）超声诊断

由于任何育龄期女性都有异位妊娠的风险，因此进行盆腔超声检查的妊娠女性都需要确定妊娠的位置。妊娠早期盆腔疼痛的鉴别诊断涉及范围较广，包括异位妊娠、早期妊娠流产、输卵管卵巢扭转、子宫肌瘤变性和卵巢囊肿。

对于疑似异位妊娠但经阴道超声检查无法确诊的所有病例，应建议进行经腹部超声检查，以寻找可能超出阴道超声检查范围的病灶。最好在膀胱充盈状态下进行经腹部超声，但紧急情况下超声检查前可以不要求患者充盈膀胱。经腹部超声检查包括子宫和附件的矢状面和横切面。当发现盆腔积液时，应扩大检查范围至上腹部以确定腹腔积液的范围，以助判断失血程度。大量失血时，患者会快速进入失代偿期。因此，当发现上腹部积液时，强烈提示患者需要临床紧急处理（图5.28，图5.29）。

鉴于经阴道超声在评价子宫内膜和附件方面优于经腹部超声，可以更多且更早地提供诊断意见，因此应常规对子宫、卵巢和附件区进行经阴道超声评估。应从子宫矢状面和横切面评估较小的妊娠囊。对附件区的超声检查应注意卵巢及位于卵巢和子宫之间的异位妊娠好发的区域。在经阴道超声检查的过程中，配合阴道探头的操作进行轻柔的双合诊是有益的，检查者的另一只手可以轻压腹部以观察可疑的包块是否和卵巢分离。如果加压下包块与卵巢分开（动图5.6），则更倾向于考虑为异位妊娠的肿块而不是卵巢肿块（最常见的是黄体囊肿）。经阴道超声检查过程中应评估可疑异位妊娠的包块是否有局部触痛，可以用探头对包块轻轻施压。这种加压引发的疼痛类似于最初促使患者来院的痛感。其他炎性或膨胀性肿块也可引起痛感，如出血性黄体。应检查盆腔和直肠子宫陷凹有无积液。

当异位妊娠包块位置较高超出探头视野范围，或当其他盆腔包块如子宫肌瘤或肠气位于阴道和附件之间时，经阴道超声检查可能漏诊异位妊娠。在

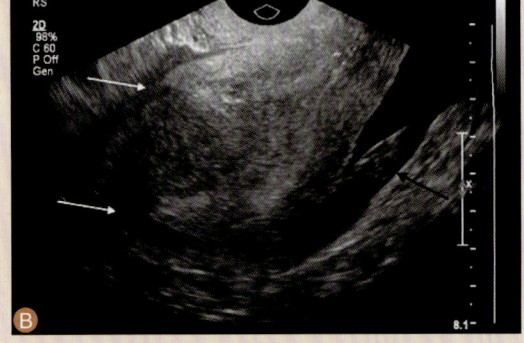

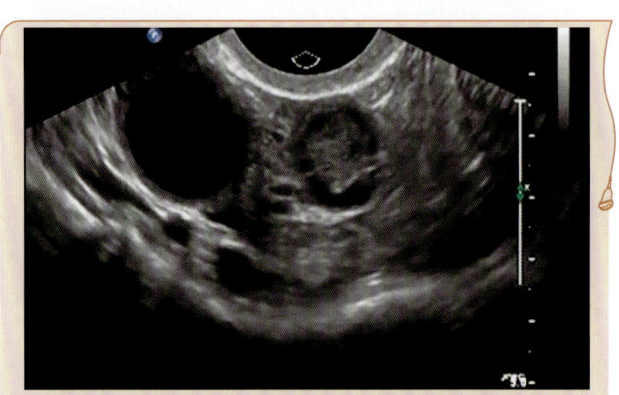

患者女性，33岁，妊娠9周时左下腹疼痛。A.经腹部超声横切面右侧附件区显示一妊娠囊，胚胎位于其中且实时超声显示有胎心搏动；B.经阴道超声显示子宫（白箭头）和直肠子宫陷凹中的积血块（黑箭头）。然而，仅于经腹部超声检查观察到了异位妊娠包块。

图 5.28 异位妊娠活胎

动图 5.6 人工加压探头可将右侧异位妊娠包块与卵巢囊肿分开

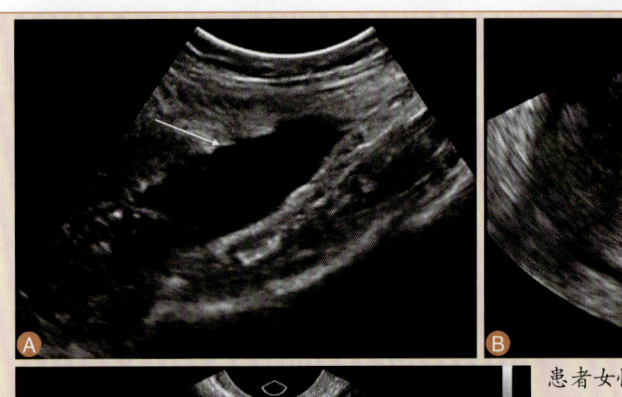

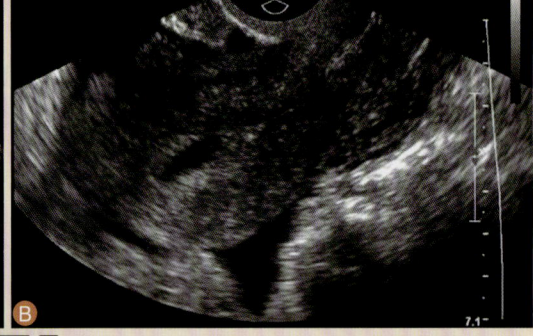

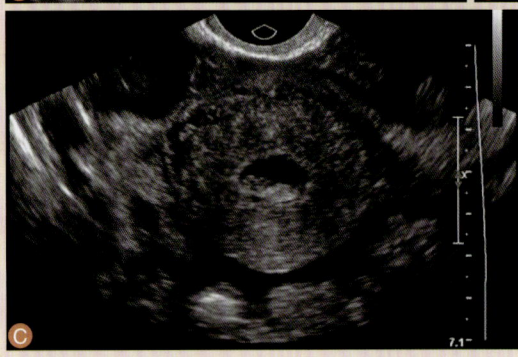

患者女性，28岁，妊娠8周时盆腔疼痛。A.经腹部超声检查显示左上腹脾肾间隙游离液体（箭头）；B、C.经阴道超声显示子宫矢状面和横切面显示椭圆形弱回声的宫腔积液（其内未见卵黄囊或胎芽），为假妊娠囊的超声表现，子宫的前后方均可见游离液体，超声检查未探及异位妊娠，但在腹腔镜下找到异位妊娠并予以切除。

图 5.29 异位妊娠破裂

5%的患者中，仅在经腹部超声检查时可观察到异位妊娠包块（图5.28）。

（三）宫内外复合妊娠

如果确定存在正常的宫内妊娠，异位妊娠的风险则大大降低。在存在正常宫内妊娠的情况下，同时存在异位妊娠（宫内外复合妊娠）的风险在1/7000～1/4000。然而，即使存在正常宫内妊娠，也应对附件区进行评估，以筛查是否同时存在异位妊娠，特别是对于存在附件区疼痛和有辅助生殖史（如体外受精）的女性。进行促排卵治疗的女性发生宫内外复合妊娠的风险可能高达1%～3%（图5.30）。

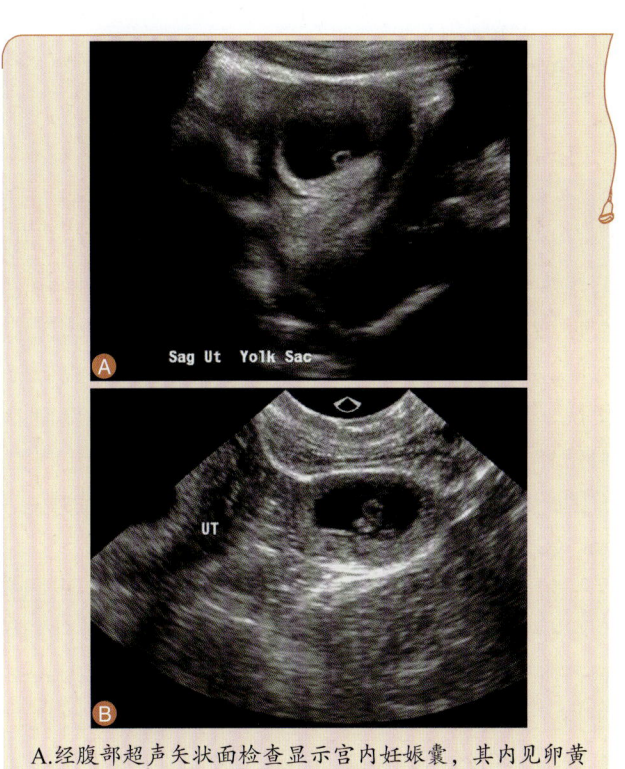

A.经腹部超声矢状面检查显示宫内妊娠囊，其内见卵黄囊；B.经阴道超声横切面显示位于左侧附件区的宫外妊娠囊，对左侧异位妊娠手术治疗后，患者后续妊娠过程顺利。UT：子宫。

图5.30　妊娠6周宫内外复合妊娠

（四）血清β-hCG水平

血清β-hCG水平在异位妊娠的早期诊断中具有重要的辅助作用。对于有腹痛的女性，β-hCG阴性可排除其活性妊娠的可能性，而超声阴性却无法排除其可能性。如前所述，世界卫生组织建议应使用第三代国际标准和相同的第四代国际标准进行免疫测定校准。一般情况下，当β-hCG水平>2000 mIU/mL（国际参考标准）时，应观察到妊娠囊。该指标可用于指导治疗，但不能作为绝对指标，即不能认为β-hCG达到该水平而超声未显示妊娠囊时就一定是异常的。2013年，Connolly研究发现，在366例妊娠早期出现腹痛和阴道出血但最终妊娠存活的患者中，99%的情况下，需要hCG水平达到3510 mIU/mL时才能观察到妊娠囊。连续的β-hCG监测通常比单次检验更有助于区分妊娠的正常与否，而且无论β-hCG水平高低，超声可显示重要的诊断特征。正常情况下，β-hCG水平约2天翻倍1次，而胚胎停育或流产的患者β-hCG水平会出现下降。通常，异位妊娠患者的β-hCG水平升高较慢，偶尔可表现为与正常妊娠或自然流产相似的变化趋势。

（五）特异性超声征象

异位妊娠最特异的超声征象是在子宫外的部位发现存活的胚胎（图5.30）。该征象诊断特异度为100%，但敏感度较低，为15%～20%。

（六）非特异性超声征象

1. 附件包块

异位妊娠最常发生的部位是输卵管，其中壶腹部占75%～80%，漏斗部占10%，伞部占5%，间质部占2%～4%。输卵管部位的异位妊娠常常形成附件区包块，也成为其最常见的超声征象。包块可呈实性或不均匀回声，主要由于出血后进入输卵管管壁和管腔的血液成分组成。附件区包块若出现输卵管环，无论其内部是否可见卵黄囊或胚胎等特征性结构，均使诊断特异度增加。Fleischer等利用经阴道超声研究发现，49%的异位妊娠患者和68%的未破裂输卵管妊娠患者存在异位妊娠输卵管环。通常输卵管环与黄体囊肿的鉴别较容易，因为黄体囊肿常位于偏心部位、周边有卵巢组织。而输卵管环由异位妊娠的滋养层细胞围绕在绒毛膜囊周围形成的同心环。输卵管环常位于血肿内，血肿可局限于输卵管内或延伸至输卵管外（图5.31）。Frates等研究发现，异位妊娠输卵管环的回声高于卵巢实质，相反，黄体回声通常与卵巢实质相似或稍低。黄体壁的回声通常低于子宫内膜，而Stein等发现32%的输卵管环回声高于子宫内膜，这一发现有助于区分输卵管环和黄体囊肿。

异位妊娠输卵管环可能被低回声或混合回声的包块所遮挡或取代（图5.31）。这种包块容易被漏诊或误诊为脂肪或肠管，只有在高度怀疑异位妊娠

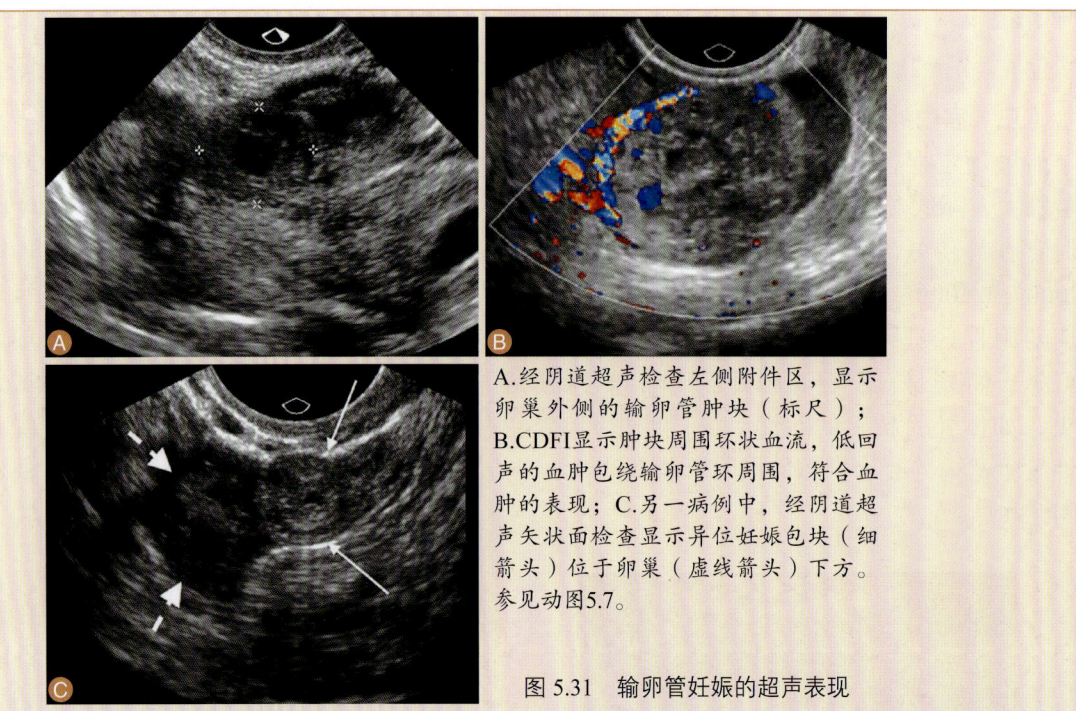

A.经阴道超声检查左侧附件区，显示卵巢外侧的输卵管肿块（标尺）；B.CDFI显示肿块周围环状血流，低回声的血肿包绕输卵管环周围，符合血肿的表现；C.另一病例中，经阴道超声矢状面检查显示异位妊娠包块（细箭头）位于卵巢（虚线箭头）下方。参见动图5.7。

图 5.31 输卵管妊娠的超声表现

的情况下，并利用经阴道超声仔细检查附件区、寻找有无输卵管环或压痛的包块，才有可能发现这些包块。CDFI有助于发现这些包块，因为其内部可能血供丰富（图5.31B）。然而黄体也往往呈现为血供丰富的包块，而且较异位妊娠更常见，因此仅在附件包块周围观察到"环状血流"并不足以诊断异位妊娠。其他情况也可形成附件包块，如出血性黄体囊肿、子宫内膜异位症和脓肿，因此附件包块不能作为诊断性征象。

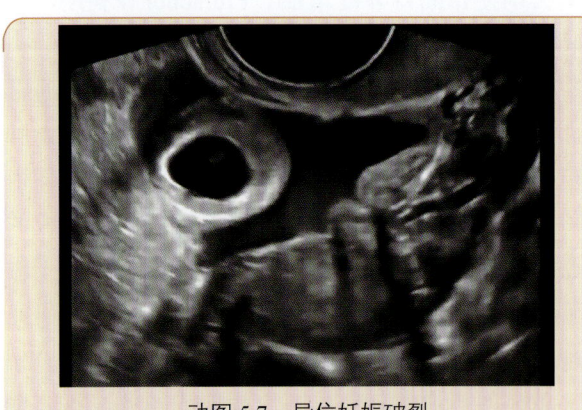

动图 5.7　异位妊娠破裂

2. 游离积液

经阴道超声在检测盆腔游离积液方面极为敏感。异位妊娠和宫内妊娠均可见少量游离积液。在妊娠患者中，当超声未发现宫内妊娠征象，但在子宫直肠凹中存在透声差的游离积液或血凝块，特别是存在大量积液或合并附件包块时，提示异位妊娠的风险极高，但上述征象也可见于黄体囊肿破裂。这种透声差的积液与手术中发现的腹腔积血相关。因此，如果盆腔内有大量积血而未能找到异位妊娠包块，明确患者血流动力学是否稳定比鉴别出血原因是异位妊娠或卵巢囊肿破裂更为重要。无论出血原因，血流动力学不稳定的患者可通过手术治疗。

3. 子宫内膜

没有特征性的子宫内膜形态或厚度改变用于区分异位妊娠和早期宫内妊娠。异位妊娠时，子宫内膜最常见的表现是正常，或因蜕膜反应而整体回声增强。假妊娠囊是明显的蜕膜反应引起子宫内膜回声增强并包绕宫腔积液而形成。5%~10%的异位妊娠存在宫腔积液。宫腔积液多呈透镜状（图5.29B）且因出血而透声较差，但也可呈光滑的圆形伴有碎片样高回声，而被误认为是妊娠物。

（七）着床部位

异位妊娠的好发部位有几个。约95%的异位妊娠发生于输卵管的壶腹部或峡部。其次是发生于输卵管间质部的妊娠，位于输卵管的子宫肌壁内段，是输卵管穿过子宫肌层与宫腔相连接的部位，占所有异位妊娠的2%~4%（图5.32）。

受精卵着床于宫腔的外上部而并非位于输卵管间质部是正常妊娠，并不是异位妊娠。这种情况常被误诊为异位妊娠，但妊娠囊周围可见高回声的子

第五章 早期妊娠

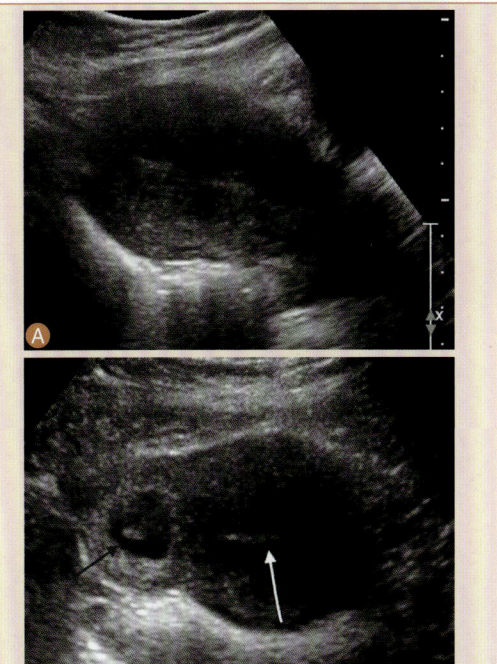

A.经腹部超声矢状面检查显示正常宫腔；B.经腹部超声横切面显示妊娠囊位于子宫一侧宫角部，与宫腔线（白箭头）不相通，妊娠囊内可见胎芽（黑箭头），通过妊娠囊内直接注射甲氨蝶呤来终止妊娠，从而避免了子宫手术。

图 5.32　间质部异位妊娠

宫内膜（"双蜕膜征"），若予以随访，即使是1周，即可观察到妊娠囊进一步生长及位于宫腔内的典型表现。三维超声可以提高对间质部异位妊娠和宫角部宫内妊娠的诊断信心。

由于输卵管间质部延展性较好，间质部异位妊娠出现破裂的时间可能晚于输卵管其他部位妊娠，但往往引起腹腔内大出血。大出血由扩张的弓状动、静脉破裂所致，其走行于子宫肌层外1/3处（较薄的外层肌层和较厚的中间肌层之间）。间质部异位妊娠的死亡率是其他异位妊娠的两倍。Ackerman等发现依据子宫肌层变薄和妊娠囊偏心这两种超声征象诊断间质部异位妊娠并不可靠，并提出了一种更有效的间质线征。间质线是一条细的高回声线，从宫腔一直延伸至间质部妊娠囊或出血性包块的中心。92%的间质部异位妊娠可见该征象。间质线是未扩张的宫腔线。间质部异位妊娠通常被滋养层包绕，但不应出现"双蜕膜征"。以往的治疗方法是宫角切除术，但目前采用局部注射氯化钾或局部/肌内注射甲氨蝶呤等微创治疗手段以避免子宫手术。有时间质部异位妊娠被错误地称为"宫角妊娠"。然而，当妊娠囊着床于残角子宫内或双角子宫的一侧宫角内时，可使用宫角妊娠这一诊断术语。

宫颈异位妊娠是指妊娠囊着床于宫颈管内（图5.33）。这种异位妊娠非常少见，在所有异位妊娠中不到1%，而且容易与难免流产相混淆。通过超声观测胎心搏动及彩色多普勒探及滋养层周围血流，可帮助鉴别宫颈异位妊娠。我们知道，流产时妊娠囊从子宫排出的过程中，可下移至子宫下段和宫颈处。超声声像图上，流产的妊娠囊多呈长圆形，即使有胎芽亦无胎心搏动，且不能探及滋养层血流，因为此时妊娠囊已从子宫壁脱落。在临床上，宫颈异位妊娠和难免流产均出现阴道流血，但流产也会出现痉挛性疼痛。偶尔，难免流产的妊娠囊仍可探及血流信号，但随访超声检查可显示血流信号消失。因此，在对宫颈异位妊娠进行任何介入治疗前，有必要检查是否存在胎心搏动。

随着文献报道的例数增加，剖宫产瘢痕妊娠似乎越来越多。患者可表现为无痛性阴道出血并有一次或多次剖宫产史。早期超声检查可显示妊娠囊位于子宫下段，伴局部子宫肌层变薄（图5.34，动

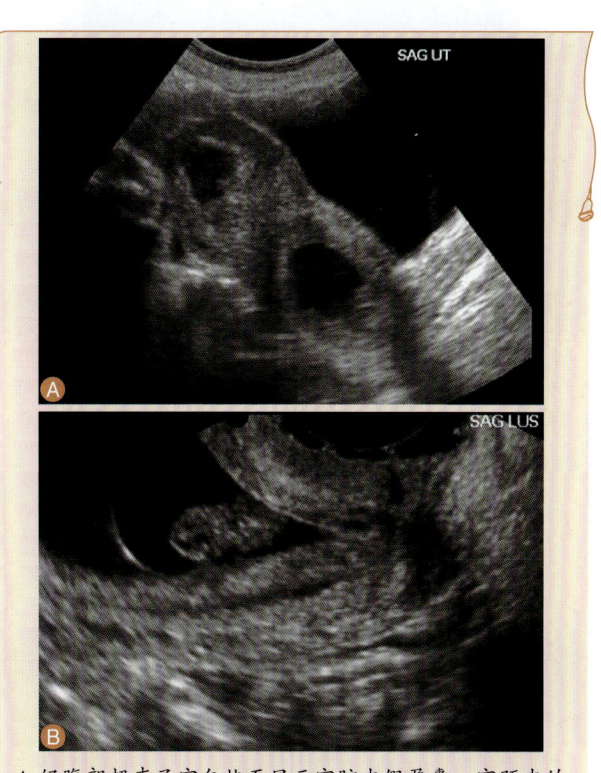

A.经腹部超声子宫矢状面显示宫腔内假孕囊，宫颈内的另一个无回声区为妊娠囊；B.经阴道超声宫颈矢状面显示妊娠囊内含有胚胎。

图 5.33　宫颈异位妊娠

图5.8）。着床部位通常血管分布丰富。这可能导致致命性的出血，并需要全子宫切除。瘢痕植入的治疗时间较长。很少建议进行刮宫术，因为较薄的子宫下段可能发生穿孔。药物治疗较为常用，可使用甲氨蝶呤全身给药或局部注射。如胚胎存活，需小心地向胚胎内注射氯化钾使胎心搏动停止。

腹腔妊娠也非常罕见。通常由间质部异位妊娠所致子宫破裂引起（图5.35），但更罕见的情况也可能是直接着床于腹腔。当在妊娠早期得到诊断，其治疗方法同输卵管异位妊娠。当在妊娠晚期得到确诊，可能出现新生儿存活的情况。

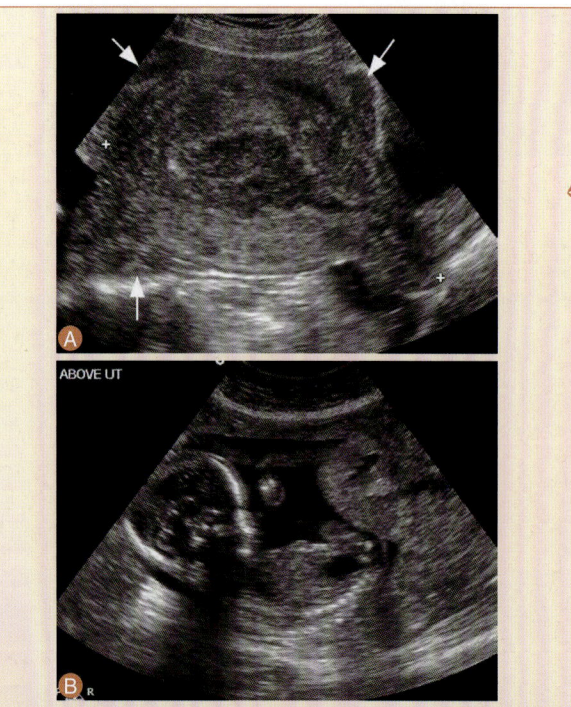

患者女性，19岁，急性腹痛伴晕厥。A.经腹部超声矢状面显示子宫轻度增大，宫腔内充满积血，子宫周围亦可见积血（箭头）；B.经腹部超声于宫底上方探及一妊娠15周大小的腹腔异位妊娠。手术治疗证实为腹腔异位妊娠，继发于间质部异位妊娠引起的子宫破裂。

图5.35 腹腔异位妊娠

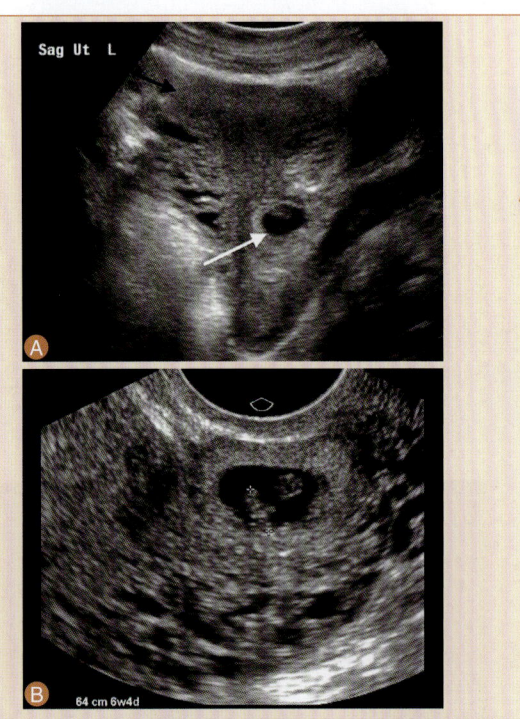

A.妊娠7周经腹部超声显示一妊娠囊（白箭头）位于子宫前壁下段，远离宫底部（黑箭头）；B.经阴道超声显示妊娠囊位于剖宫产瘢痕处，其内可见胎芽（标尺）和卵黄囊。妊娠囊的前方未见明显肌层回声。参见动图5.8。

图5.34 剖宫产瘢痕妊娠

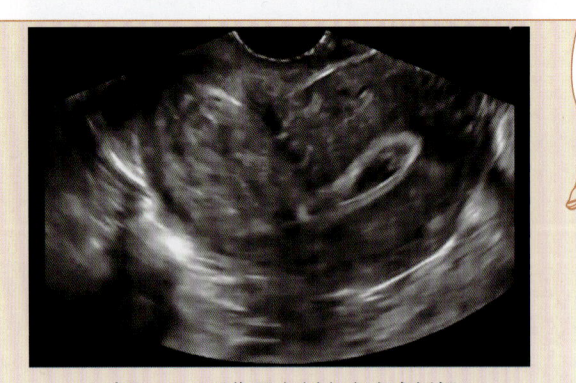

动图5.8 后位子宫剖宫产瘢痕妊娠

（八）不明部位妊娠

早期妊娠中，90%以上的病例可以在首次经阴道超声检查中正确识别妊娠部位。在没有明确正常宫内妊娠或异位妊娠的情况下，其他的一些征象可能提示着床的位置但并非是特异性的，可能导致误诊。最近，妊娠试验阳性且经阴道超声检查未发现正常宫内妊娠或异位妊娠证据时，被归类为不明部位妊娠。不明部位妊娠的鉴别诊断包括极早期正常宫内妊娠、异常宫内妊娠、自然流产及异位妊娠。不明部位妊娠患者的比例取决于检查时的妊娠时间（当然也取决于检查质量和检查者的专业水平）。

在5318例随机选取的妊娠早期孕妇中，456例（8.7%）被归类为不明部位妊娠。在456例不明部位妊娠中，31例（6.8%）为异位妊娠。由于异位妊娠的发生率较高，因此密切随访可使不明部位妊娠病例获益。Kirk等发现在接受手术治疗的患者中，单次经阴道超声检查可正确诊断96.1%的异位妊娠。因此，3.9%被诊断为异位妊娠而经非手术治疗的患者可能是正常或异常的正常宫内妊娠。所以，在依据非特异度指标对异位妊娠患者治疗前，考虑其临床病史和临床表现至关重要。

（九）治疗方法

异位妊娠的常规治疗方法是手术切除病变的输卵管。提高诊断能力（包括经阴道超声检查）可以早期诊断并采取更保守的治疗方法。最终目标是在输卵管破裂前诊断异位妊娠并进行治疗，以尽量减少输卵管瘢痕形成，同时维护输卵管通畅度。

腹腔镜常用于异位妊娠的确诊及较保守的手术治疗，如输卵管切开术。术中切开病变部位的输卵管，并采用切割技术取出孕囊。输卵管的切口就留在那里使其二期愈合。患者术后的宫内妊娠率为61.4%，异位妊娠复发率为15%。

药物治疗对早期异位妊娠的治疗非常成功。细胞生长抑制剂如甲氨蝶呤予以全身给药（静脉注射、肌内注射或口服），并密切监测血清β-hCG水平。甲氨蝶呤可杀死快速分裂的滋养细胞，然后滋养细胞被再吸收，导致β-hCG水平下降，因此理想情况下能保留输卵管腔。局部注射的成功率为61%～93%，肌内注射的成功率为65%～94%。肠胃外给药的不良反应发生率为21%，而超声引导下的局部注射仅为2%。

相对于间质部异位妊娠或宫颈异位妊娠，药物治疗在包块较小、游离积液较少及无胎心搏动的输卵管妊娠中最为有效。

Barnhart等回顾了甲氨蝶呤多剂量和单剂量治疗的相关研究，发现总成功率为89%（1181/1327）。采用单剂量治疗的研究较多，尽管其不良反应较小，但与多剂量治疗相比，失败的机会明显增大。Hajenius等对腹腔镜、开腹手术、甲氨蝶呤（局部与全身给药、单剂量与多剂量）和期待治疗（对患者进行监测而不进行治疗）进行了对比。对于血清β-hCG水平较低的患者，多剂量肌内注射甲氨蝶呤比腹腔镜下输卵管切开术更经济有效。所有病例中，两种疗法的结局相似，但腹腔镜的费用更高、住院时间更长。

Nazac等研究了137例异位妊娠未破裂且经阴道超声显示有输卵管血肿的女性患者。发现在hCG水平<1000 mIU/mL的患者中，先抽吸妊娠物，然后直接局部注射甲氨蝶呤（1 mg/kg）的治疗成功率达92.5%，而肌内注射甲氨蝶呤的成功率仅为67%。通过经阴道穿刺进行局部注射药物，与体外受精取卵过程中卵泡抽吸术的操作相同。

甲氨蝶呤治疗的常见并发症是异位妊娠破裂，同时出现盆腔疼痛、压痛加剧及出血性包块。通常这些问题可以通过保守治疗解决，但偶尔需要手术干预。即使药物治疗异位妊娠是成功的，附件包块也可因水肿和出血而增大。然而，任何异位妊娠包块继续生长的证据，都提示药物治疗失败（图5.36）。

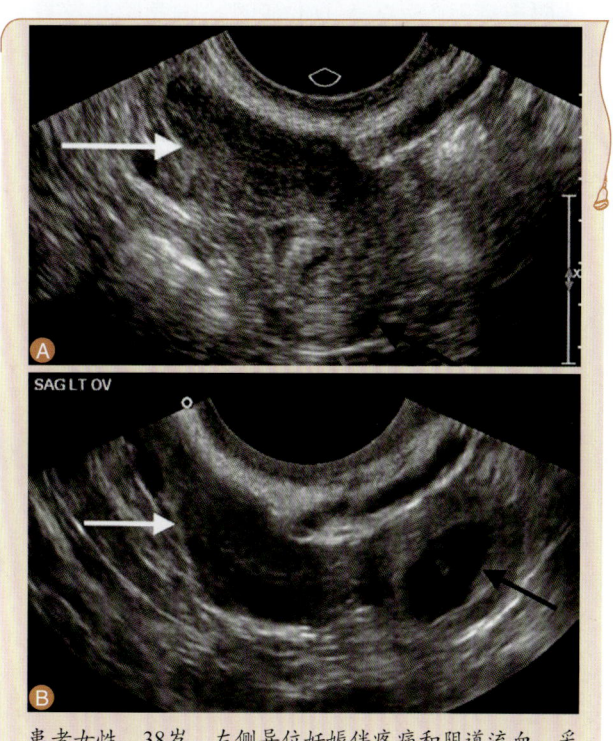

患者女性，38岁，左侧异位妊娠伴疼痛和阴道流血，采用甲氨蝶呤治疗。A.首诊时发现左侧卵巢外侧的异位妊娠包块（黑箭头）紧邻左侧卵巢（白箭头），但hCG水平持续上升；B.2周后复查显示附件包块增大，内见1个含有胎芽的妊娠囊。这例异位妊娠经过输卵管切除术成功治疗。

图5.36　左侧异位妊娠药物治疗失败

对于β-hCG水平较低或持续下降且病情平稳的患者，更常采用保守治疗。据报道治疗成功率高达69.2%。

六、胚胎评估

妊娠早期胎儿畸形的超声诊断在有关各器官系统的章节中讨论。颈项透明层筛查在第六章中讨论。本节主要围绕妊娠早期胚胎评估的总体原则进行讨论。目前妊娠早期超声诊断的进展包括已被广泛接受的经阴道超声、颈项透明层筛查、母体血清标志物及游离细胞DNA检测，同时由于超声分辨率的提高，使妊娠早期诊断各种严重畸形成为可能。随着超声仪器分辨率的提高，对胚胎结构的观察也已成为可能。重要的是，医师在对妊娠早期胚胎和胎儿解剖结构了解不充分的情况下，不应做出错误的诊断。因此，如果对妊娠早期超声检查的发现有任何疑虑，应在孕中期对胎儿的形态特征进行随访检查。

应考虑3个要点：①正常的胚胎或胎儿发育过程中可出现类似病理改变的征象；②异常的胚胎或胎儿可能在妊娠早期表现为正常；③停经时间和胚胎大小之间的差异可能是妊娠早期检查中唯一可发现的异常表现。

（一）正常胚胎发育过程中类似病理改变的征象

在妊娠早期正常胚胎的发育过程中，可能出现一些类似于孕中期或孕晚期常常可见的一些病理征象。

1. 菱脑

妊娠第6周期间，形成3个初级脑泡：前脑、中脑和菱脑（后脑）。正常情况下，胚胎头部的后部可见小囊性结构。最早的囊性结构见于妊娠6~8周，为正常胚胎的菱脑，菱脑以后形成正常的第四脑室而不应被误认为是病理性的颅后窝囊肿（图5.37A，动图5.9）。前脑分化为前部的端脑和后部的间脑。端脑泡随后形成侧脑室，间脑（及小部分端脑）形成第三脑室。约9周以后，侧脑室显示为胚胎头部的2个小囊性区域，于妊娠11周的超声图像上可见，妊娠13周时更加明显，脉络丛由于较大而充满2个侧脑室内（图5.37B）。不迟于妊娠12周，侧脑室几乎延伸至颅骨内侧，超声显示仅有一层薄薄的大脑皮质包绕侧脑室周围。脉络丛呈高回声，除前角外，充满整个侧脑室。

2. 生理性中肠疝

胚胎正常发育过程中，中肠在妊娠第8周初疝入脐带，逆时针旋转90°后，于妊娠12周期间回纳入腹腔。回纳腹腔的过程中，中肠可进一步旋转，从而完成正常的中肠旋转。

Schmidt等描述了该阶段前腹壁的正常生理性表现。妊娠8周（头臀长，17~20 mm）左右，疝入脐带的肠管表现为1个小的（6~9 mm）高回声包块。妊娠9周（头臀长为23~26 mm）时，高回声包块缩小至5~6 mm。肠管疝出形成的包块大小不一。通过随访检查发现，肠疝在妊娠10~12周进一步缩小。在高达20%的正常妊娠中，12周时仍可见肠疝突出于胎儿腹部外（图5.37C）。

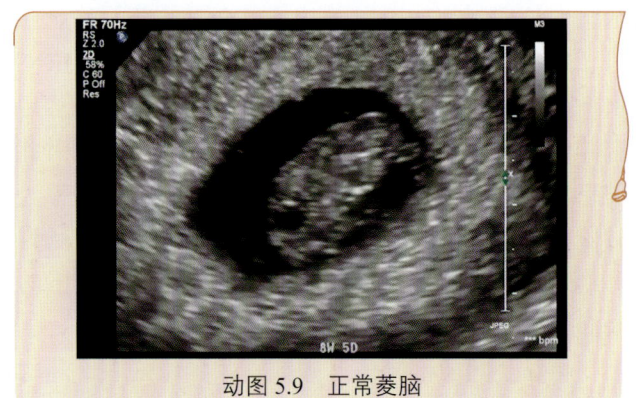

动图5.9 正常菱脑

（二）异常胚胎

许多胚胎的异常并不能在妊娠早期通过超声检查发现。妊娠早期，即使是异常的胚胎也可能表现为正常。妊娠早期超声探查以下畸形效果最好：神经系统畸形，如全前脑；腹壁缺损，如脐疝；严重的泌尿系统畸形，如巨膀胱。以上相关的畸形在染

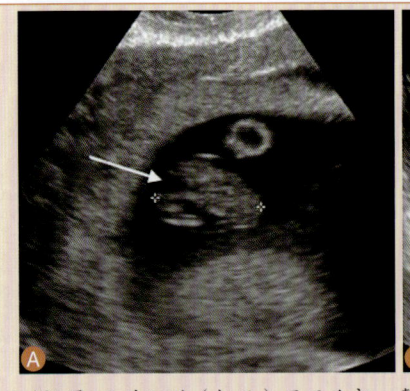
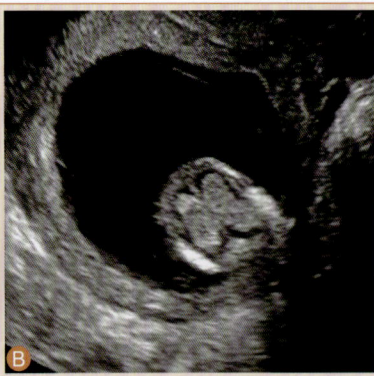
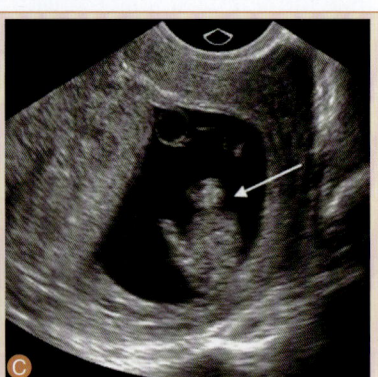

A.妊娠7周6天的胚胎（标尺）显示头部一囊性结构（箭头），为正常菱脑，参见动图5.9；B.妊娠12周胎儿横切面显示正常侧脑室，大部分侧脑室充满了脉络丛；C.妊娠10周，可见典型的一小团高回声的肠管疝入脐带根部（箭头），即生理性中肠疝。

图5.37 正常妊娠早期的超声解剖

色体异常的章节中有介绍（第六章，图6.6），包括对妊娠早期染色体异常的筛查。妊娠早期单发的畸形，在涉及各器官系统的相应章节进行了讨论。

七、妊娠滋养细胞疾病

妊娠滋养细胞疾病是指一组来源于胎盘绒毛滋养细胞的增生性疾病，主要包括4种类型：葡萄胎（完全性和部分性）、侵蚀性葡萄胎、绒毛膜癌（简称绒癌）和胎盘部位滋养细胞肿瘤。

（一）葡萄胎

葡萄胎是妊娠滋养细胞疾病中最常见的类型，是良性病变，在北美地区的发病率为1‰，亚洲地区的发病率更高。青少年、35岁以上女性及既往有葡萄胎史的女性，其发病风险增加。既往自然流产次数越多，发病风险越高。葡萄胎的组织学特征是绒毛囊性变（"水泡样"）、间质无血管或血管分化不良及滋养细胞异常增殖。无胚胎或胎儿，或胚胎胎儿异常。

完全性葡萄胎最常见的症状是阴道流血，见于90%以上的病例。常可见"水泡样"组织（水肿的绒毛）从阴道排出，是诊断葡萄胎的特异度表现。子宫明显大于停经时间，也可迅速增大。临床并发症包括妊娠高血压综合征、妊娠剧吐、子痫前期和甲状腺功能亢进。对妊娠期出血的孕妇常规进行超声检查，有助于葡萄胎的早期诊断。实际工作中，出现典型妊娠剧吐和子痫前期症状的患者较少见。

葡萄胎患者的血清β-hCG水平异常升高，一般高于100 000 mIU/mL。完全性葡萄胎，卵巢因双侧的多房性黄素囊肿而明显增大。黄素囊肿体积较大，一般为多房性，可发生出血或扭转而引起下腹痛。当滋养细胞高度增殖和hCG升高时，黄素囊肿明显增大。上述表现很少出现在妊娠早期葡萄胎。

清宫是葡萄胎的治疗方法，适用于大多数患者。约80%的完全性葡萄胎和95%的部分性葡萄胎治疗后好转。葡萄胎具有发生持续性滋养细胞肿瘤的风险，因此准确诊断和分类非常重要。美国妇产科医师学会建议血清hCG水平正常后，继续随访检测6个月。

葡萄胎根据细胞遗传学和病理学特征分为完全性葡萄胎和部分性葡萄胎。

1. 完全性葡萄胎

80%~90%完全性葡萄胎的染色体核型为46XX的二倍体，染色体的DNA均来源于父系。这种情况由1个母系染色体缺如或失活的空卵与1个单倍体精子受精形成。少数情况下，1个空卵与2个单倍体精子同时受精形成46XY核型。由于胚胎早期死亡，所以看不到胎儿。胎盘完全被异常水肿的绒毛取代，伴有滋养细胞过度增生。

完全性葡萄胎的典型超声表现包括子宫体积增大，宫腔中央充满不均匀回声团块。团块内有多个大小不等的囊腔，为水肿的绒毛（图5.38）。囊腔的大小从几毫米到2~3 cm不等。妊娠中期，经腹部超声诊断的准确性较高。妊娠中期的典型超声表现为宫腔内由绒毛水肿形成的多个微小囊腔所组成的强回声团块，以前称为"落雪征"。然而，现在随着高频探头的使用，"落雪征"变成了"葡萄串征"。

妊娠早期葡萄胎的超声表现变异较大，有时表现为实性为主的强回声团块，有时甚至表现为宫腔积液，可能因为微小的水肿绒毛未完全消退（图5.39）。对于这些病例，很难鉴别是葡萄胎或是流产。

2. 部分性葡萄胎

部分性葡萄胎为三倍体核型，如69XXX、69XXY或69XYY，也被称为"三倍体"。大多数部分性葡萄胎包含1条母系染色体和2条父系染色体，由2个单倍体的精子和1个正常卵子受精所致。母系来源的三倍体与妊娠滋养细胞疾病无关。病理学上，部分性葡萄胎的胎儿外观发育尚可但常伴有畸形（三倍体）。胎盘绒毛的水肿变性为局灶性，散在分布于正常胎盘绒毛之间（图5.40）。

关于三倍体的讨论详见第六章。

其他原因（与滋养细胞疾病无关）引起的胎盘水肿变性具有类似的超声表现。胎盘水肿变性常可见于任何原因引起的早孕流产。声像图上显示的囊性改变难以与早期葡萄胎鉴别。因此，在超声特征不典型的情况下，应仔细观察妊娠物的情况以免漏诊葡萄胎。

最近的研究表明，超声检查诊断完全性葡萄胎的准确性远高于部分性葡萄胎。Kirk等研究了超声在妊娠早期的应用，诊断完全性葡萄胎的准确率为95%，诊断部分性葡萄胎准确率为20%，诊断葡萄胎的总体准确率为44%。在859例经病理证实的葡萄

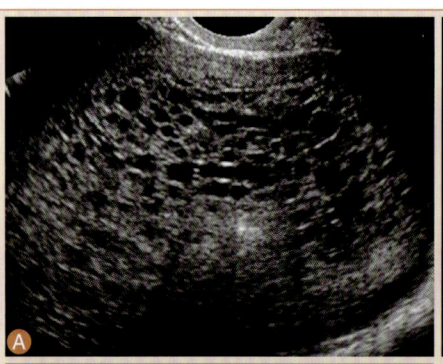
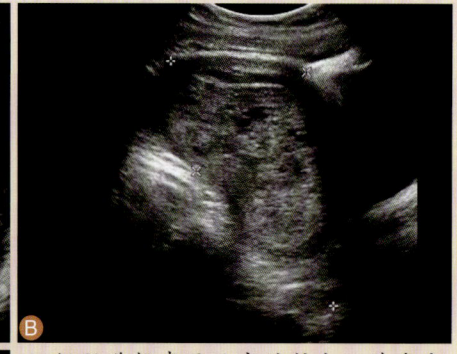
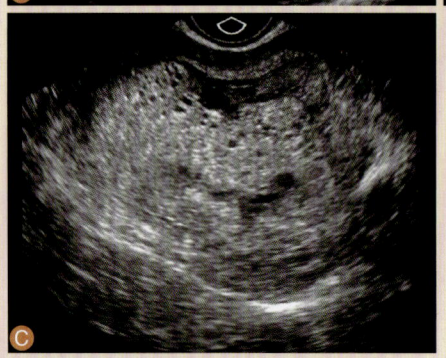

A. 经阴道超声显示宫腔扩大，其内充满多发的小囊肿；B、C.为另一患者（β-hCG：1 000 000 mIU/mL），经腹部超声矢状面（图B，标尺所示为子宫）和经阴道超声横切面（图C）显示宫腔扩大，其内充满多发的小囊肿，这些小囊肿在病理上为水肿的绒毛。

图5.38 完全性葡萄胎的典型超声表现

3. 葡萄胎与正常胎儿共存

完全性葡萄胎一般无胚胎或胎儿，极罕见的情况可见完全性葡萄胎和正常胎儿共存的双胎妊娠。这种正常胎儿和葡萄胎共存的双胎妊娠并不常见，发生率为1/20 000～1/100 000。可见一外观正常的胎儿，同时伴有一块葡萄胎样的胎盘组织与正常胎盘相邻（图5.41），这是与部分性葡萄胎的区别。最初的研究认为，这些患者发生持续性滋养细胞肿瘤的风险较高。然而，一项纳入77例患者的大样本研究表明，这些患者继发持续性滋养细胞肿瘤的风险与单胎的完全性葡萄胎近似，后续妊娠发生持续性滋养细胞肿瘤的风险不增加。其中，53例继续妊娠的孕妇其并发症的风险增加，但其中20例（38%）孕妇在32周后分娩了活婴。

（二）持续性滋养细胞肿瘤

持续性滋养细胞肿瘤是一组可危及生命的妊娠并发症，包括侵蚀性葡萄胎、绒毛膜癌及极为罕见的胎盘部位滋养细胞肿瘤。持续性滋养细胞肿瘤常继发于葡萄胎（图5.42，图5.43，动图5.10）。高达20%的完全性葡萄胎发展为持续性滋养细胞肿瘤，并需要额外治疗。滋养细胞重度增生的完全性葡萄胎风险最高，50%以上的患者可发展为持续性滋养细胞肿瘤。40岁以上和多次葡萄胎妊娠的患者发生持续性滋养细胞肿瘤的风险也增加。部分性葡萄胎发展为持续性滋养细胞肿瘤的风险较低，发生率约

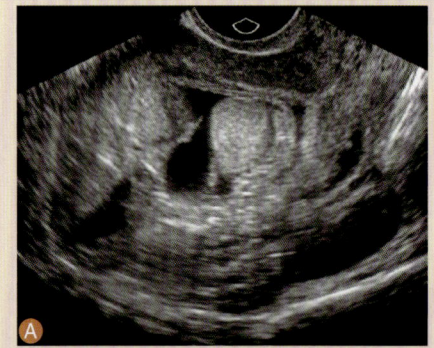
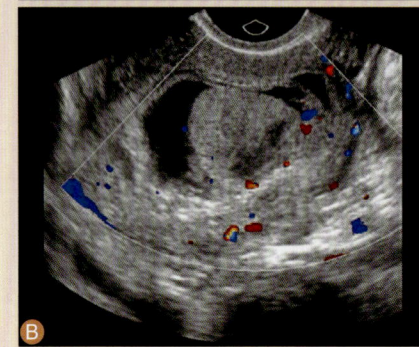

患者33岁，妊娠8周，β-hCG水平为73 000 mIU/mL。经阴道超声矢状面二维超声（图A）和CDFI（图B）均显示一不规则的软组织包块突入妊娠囊。

图5.39 完全性葡萄胎的非典型超声表现

胎中，Fowler等发现，超声在孕早期和孕中期初诊断葡萄胎的总体准确率也为44%，诊断完全性葡萄胎和部分性葡萄胎的准确率分别为79%和29%。而且，妊娠14周以后，超声对葡萄胎的检出率有所提高。

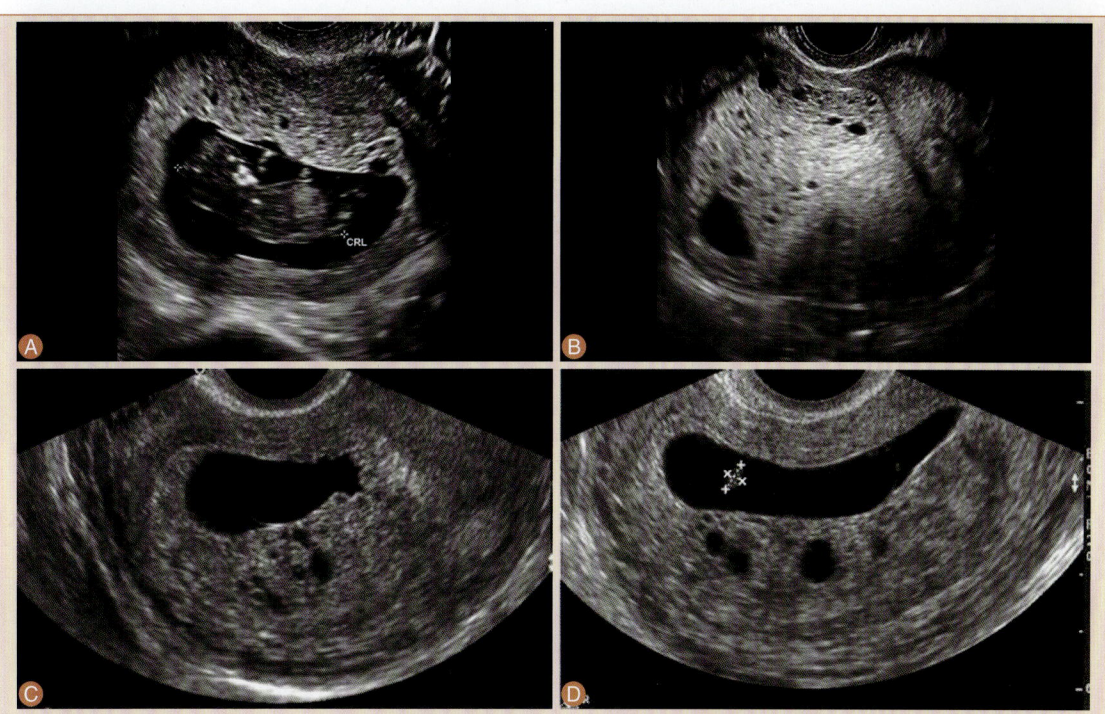

A、B.经阴道超声显示胎儿及大而厚的囊性变胎盘；C、D.另一患者妊娠14周，伴有阴道流血史，β-hCG为32 117 mIU/mL，经阴道超声横切面（图C）和矢状面（图D）显示一宫内妊娠囊，其内胎芽（标尺）＜孕龄，且无心管搏动，胎盘内可见多个小囊腔。CRL：头臀长。

图5.40　部分性葡萄胎

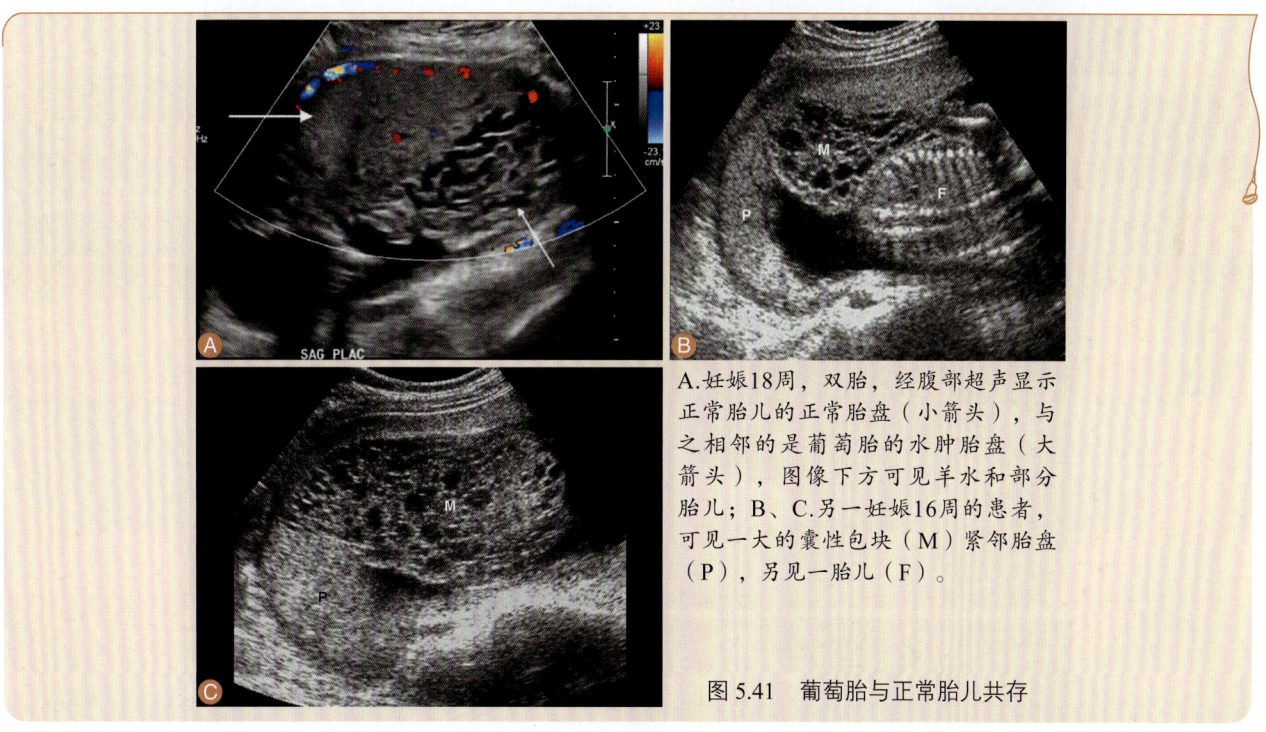

A.妊娠18周，双胎，经腹部超声显示正常胎儿的正常胎盘（小箭头），与之相邻的是葡萄胎的水肿胎盘（大箭头），图像下方可见羊水和部分胎儿；B、C.另一妊娠16周的患者，可见一大的囊性包块（M）紧邻胎盘（P），另见一胎儿（F）。

图5.41　葡萄胎与正常胎儿共存

为5%。少数情况下，持续性滋养细胞肿瘤可继发于正常足月妊娠、自然流产，更罕见的是继发于异位妊娠。

1. 侵蚀性葡萄胎

侵蚀性葡萄胎是持续性滋养细胞肿瘤最常见的类型，占全部持续性滋养细胞肿瘤的80%～95%。患者通常在葡萄胎清宫术后的1～3个月出现阴道流血和血清hCG持续升高。组织学上，侵蚀性葡萄胎的特征为子宫肌层深处可见正常绒毛和滋养细胞增生（图5.42）。侵蚀性葡萄胎具有良性生物学行为，一般局限于子宫；极少数情况下，葡萄胎组织侵蚀并穿透整个子宫肌层，引起子宫穿孔，造成大出血。病变亦可侵蚀子宫外的宫旁组织、邻近器官和血管。极少数情况下，侵蚀性葡萄胎的绒毛可引起远处栓塞，包括肺和大脑的栓塞。

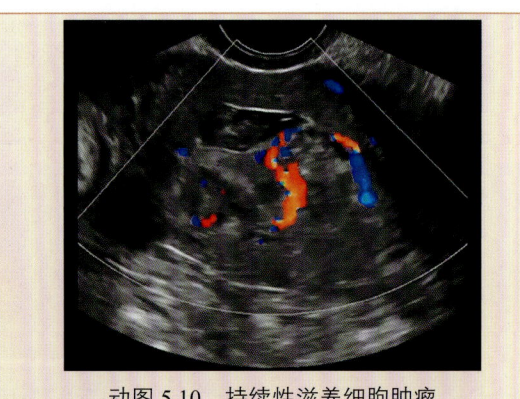

动图5.10　持续性滋养细胞肿瘤

2. 绒毛膜癌

绒毛膜癌（简称绒癌）是一种极为罕见的恶性肿瘤，发生率约为1/30 000。绒癌可继发于任何类型的妊娠，其中葡萄胎是最主要的危险因素（图5.44）。绒癌中50%～80%的病例继发于葡萄胎，而每40例葡萄胎中就有1例发展为绒癌。绒癌是一种单纯的细胞病变，其组织学特征为异常增生的滋养细胞侵蚀子宫肌层，且无正常绒毛结构。其主要特征为出血和坏死。常在病变早期即侵蚀血管，从而导致远处转移，最常见的转移部位是肺，其次是肝、脑、胃肠道和肾。呼吸障碍可能是最早出现的临床症状。经静脉转移并逆行转移至阴道和盆腔，也较常见。

3. 胎盘部位滋养细胞肿瘤

胎盘部位滋养细胞肿瘤是持续性滋养细胞肿

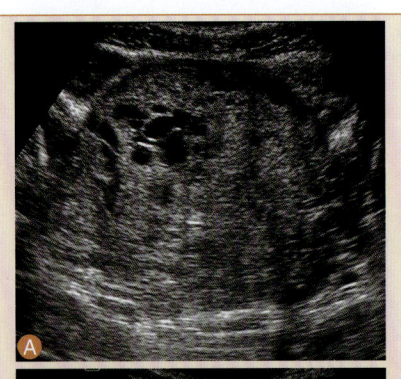
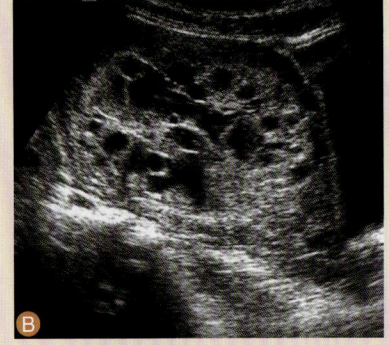

A、B.经腹部超声横切面和矢状面显示由多个囊腔组成的团块，于子宫右侧壁浸润肌层深部。

图5.42　发生于完全性葡萄胎清宫术后6周的侵蚀性葡萄胎

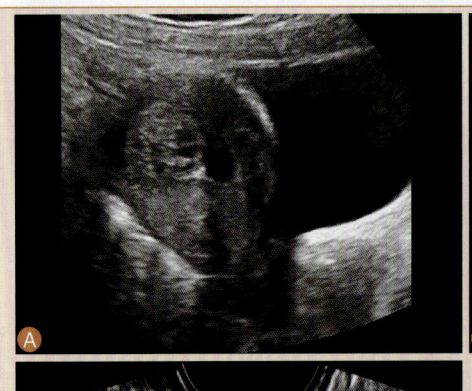
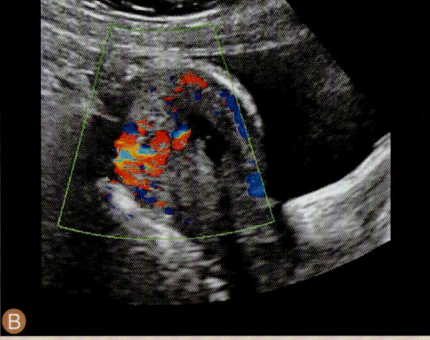
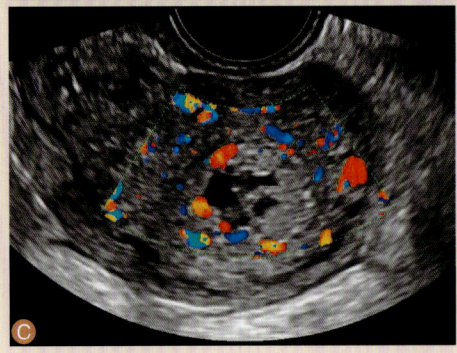

A.经阴道超声矢状面显示子宫轻度增大，可见子宫后壁肌层混合回声团块和宫腔积血；B.CDFI显示子宫后壁肌层肿块彩色血流分布呈五彩镶嵌状，另见宫腔积血；C.经阴道CDFI显示子宫肌层内囊性为主的包块。参见动图5.10。

图5.43　持续性滋养细胞肿瘤

第五章 早期妊娠

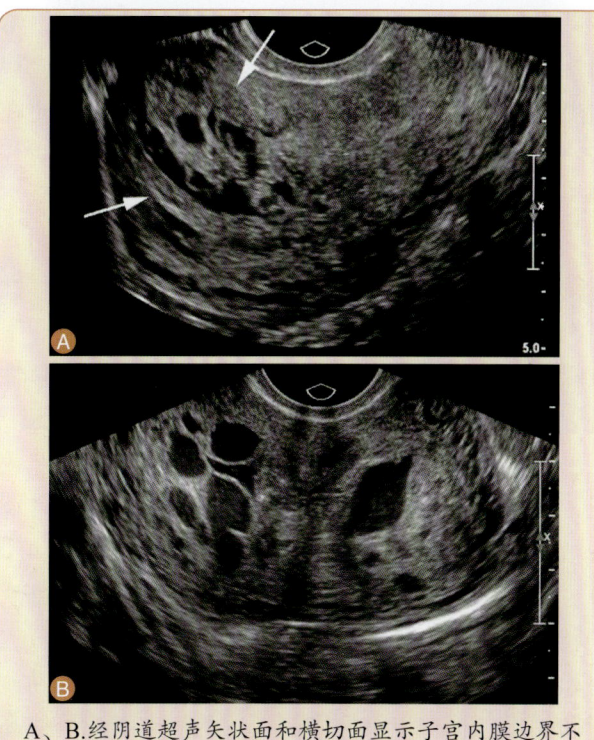

A、B.经阴道超声矢状面和横切面显示子宫内膜边界不清（箭头），内见多个大的囊腔。参见动图5.11。

图5.44 继发于正常妊娠的绒毛膜癌

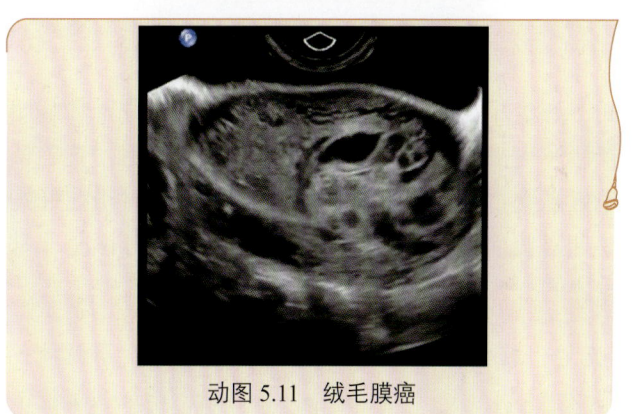

动图5.11 绒毛膜癌

瘤最罕见和最致命的类型。与绒毛膜癌和侵蚀性葡萄胎一样，胎盘部位滋养细胞肿瘤可继发于任何类型的妊娠，但超过90%的患者发生于正常足月妊娠后。肿瘤最早可发生于妊娠后1周，也可发生于多年后。最常见的临床表现为阴道流血，但是有些患者表现为闭经。组织学上，胎盘部位滋养细胞肿瘤完全不同于其他类型的滋养细胞肿瘤。其来源于无绒毛的"中间型"滋养细胞，并侵蚀胎盘床的蜕膜、螺旋动脉和子宫肌层。胎盘部位滋养细胞肿瘤可局限于子宫，也可在盆腔内侵犯局部组织，或转移到肺、淋巴结、腹膜、肝、胰腺或大脑。血清hCG并不是胎盘部位滋养细胞肿瘤的特征性标志物，一般为正常或轻度升高。中间型滋养细胞的hCG组织化学染色呈弱阳性或阴性，而人胎盘泌乳素的染色呈强阳性。令人遗憾的是，血清人胎盘泌乳素并不是肿瘤生物学行为的可靠预测因子。因为胎盘部位滋养细胞肿瘤易对化疗产生耐药并且具有转移的高风险，应建议手术治疗。

4. 持续性滋养细胞肿瘤的超声特征

超声对持续性滋养细胞肿瘤的诊断、分期、监测及疗效，具有重要作用。持续性滋养细胞肿瘤典型的子宫肌层内的小病灶在经腹部超声上可能表现不明显。侵蚀性葡萄胎、绒癌和胎盘部位滋养细胞肿瘤可能具有相似的超声表现。持续性滋养细胞肿瘤最常见的超声表现为肌层内局灶性"结节样"回声。病灶常位于靠近宫腔的部位，但也可位于肌层深部。病变可表现为均匀的实性回声、低回声或复杂的"多囊样"回声，类似于葡萄胎。由于组织坏死和出血，可见厚壁的不规则无回声区。有些病例中，病变内的无回声区域代表血管间隙。当肿瘤侵蚀整个肌层时子宫增大，子宫肌层表现为不均匀和分叶状的回声。肿瘤可侵蚀子宫外的宫旁组织、盆腔侧壁和邻近器官。在极少数患者中，持续性滋养细胞肿瘤表现为一个大而无法分辨的盆腔包块。超声检查结合可靠的临床病史（如近期的葡萄胎妊娠史、血清hCG升高、先前记录的正常超声检查结果）可做出诊断。

经过有效的治疗，病变在超声上表现为回声逐渐降低和体积逐渐缩小。最后，大部分病例在超声上表现为病灶消失。然而，多达50%的患者在治疗后病灶持续存在，但在超声上很难判断是否存在活动性病灶。

持续性滋养细胞肿瘤的彩色和能量多普勒超声特征反映了侵蚀性滋养细胞层血管明显增生。子宫螺旋动脉直接滋养扩大的血管间隙，然后与引流的静脉相通。这种功能性动静脉瘘引起子宫血管异常增多，彩色和能量多普勒超声显示为高速、低阻的血流特征。滋养层血流特征为高峰值流速和低阻力指数。高峰值流速一般大于50 cm/s，并且常常大于100 cm/s。阻力指数一般小于0.5，并且常常明显小于0.4。相反，正常子宫肌层血流的高峰值流速通常小于50 cm/s，阻力指数在0.7左右。持续性滋养细胞肿瘤的典型CDFI特征包括大范围的彩色血流混叠、五彩斑斓的血流信号、血管连续性消失和血管排列紊乱。CDFI显示的异常区域常常大于二维灰阶超声。

上述频谱多普勒超声显示的滋养层血流特征并不是持续性滋养细胞肿瘤所特有的,还可见于所有具有功能性滋养层的情况,包括妊娠流产、妊娠残留物及异位妊娠。为避免这些潜在的误区,可以通过临床表现、超声形态学和病理学与持续性滋养细胞肿瘤进行鉴别。但即使hCG水平正常,也要考虑胎盘部位滋养细胞肿瘤的可能。在大多数患者中,诊断持续性滋养细胞肿瘤相当简单,多普勒超声可为诊断提供额外的支持信息,但并不是关键信息。然而,当临床上没有怀疑持续性滋养细胞肿瘤时,彩色和能量多普勒超声显示的病变内明显增多的血管和典型的滋养层血流,可作为提示滋养细胞疾病的首个诊断指标。而当无持续性滋养细胞肿瘤病灶且超声检查正常,或存在与持续性滋养细胞肿瘤相似的其他子宫病变,或在有效治疗后持续存在非特异性的异常表现,多普勒超声检出正常子宫波形有助于提高诊断的特异度。

5. 诊断和治疗

因为持续性滋养细胞肿瘤大多数继发于葡萄胎,常根据清宫后hCG的下降异常进行诊断。组织学诊断并不是必须的,因为刮宫有子宫穿孔的风险,并且不会显著改变临床处理或患者结局。对患者的治疗应根据临床分期进行,临床分期的内容包括脑部、胸部、腹部和盆腔的CT检查。

hCG水平是发现和监测持续性滋养细胞肿瘤的敏感而且特异的标志物,但胎盘部位滋养细胞肿瘤是一个例外。良性葡萄胎hCG的平均消退时间正常为7~14周(中位数11周),但也可长达1年。应建议患者在血清hCG恢复正常后避孕6个月,以便在hCG再次升高时鉴别其原因是持续性或复发性病变导致的,而不是再次妊娠导致的。

根据脑部、胸部、腹部和盆腔CT检查分期,持续性滋养细胞肿瘤大致可分为非转移性和转移性两类。非转移性持续性滋养细胞肿瘤预后极佳。甲氨蝶呤单药化疗事实上可使患者获得痊愈。转移性持续性滋养细胞肿瘤进一步分为低危组和高危组。几乎所有低危组的患者均可通过单药化疗治愈。相反,高危组患者的预后明显较差,单药化疗极可能失败。高危、预后差的病例是指病程持续超过4个月、治疗前hCG水平高于40 000 mIU/mL、存在脑或肝转移、前次为足月妊娠及既往有化疗失败史。这些患者应积极进行高强度的多药联合化疗、辅助放疗和手术。根据以上原则制定的治疗方案,可使高危组患者的治愈率达80%~90%。

八、总结

妊娠早期超声检查在确定妊娠着床位置和胚胎存活(可见胎心搏动)方面具有重要作用。正确认识妊娠囊、卵黄囊和胎芽的超声表现,对于在妊娠早期对腹痛和阴道流血的患者进行适当分诊是非常重要的。

(周毓青,龚菁菁,任敏,李克婷,赵佳琦,杨钰,廖伊梅,石智红,秦越译;
郭佳,孙丽娟,李胜利审校)

参考文献

扫码观看

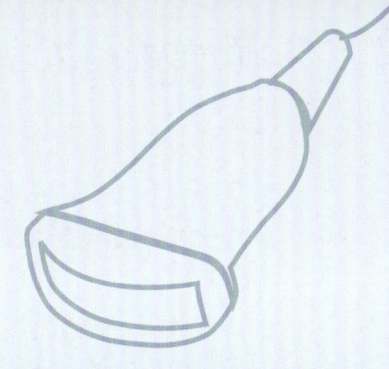

第六章　染色体异常

Bryann Bromley and Beryl Benacerraf

章节大纲

一、妊娠早期非整倍体筛查
- (一) 颈项透明层和21-三体综合征
- (二) 血清生化指标
- (三) 妊娠早期联合筛查
- (四) 综合及序贯筛查
- (五) 颈项透明层的标准化测量方法
- (六) 颈项透明层和其他非整倍体异常
- (七) 水囊瘤
- (八) 鼻骨
- (九) 非整倍体的其他软指标
- (十) 颈项透明层增厚且核型正常

二、妊娠中期21-三体综合征筛查
- (一) 颈部皮肤皱褶
- (二) 面部轮廓（鼻骨）
- (三) 股骨长度
- (四) 肱骨长度
- (五) 尿路扩张
- (六) 肠管回声增强
- (七) 心内强回声点
- (八) 结构异常
- (九) 21-三体综合征的其他征象
- (十) 联合软指标

三、18-三体综合征（爱德华综合征）
　　脉络丛囊肿

四、13-三体综合征（帕托综合征）

五、三倍体

六、X综合征（特纳综合征）

七、游离DNA产前筛查非整倍体

八、诊断性检测

九、结论

关键点总结

- 通过测量颈项透明层筛查非整倍体的工作应由持续参与质量控制项目，并且合格的、有资质的医师来完成。
- 在颈项透明层增厚但染色体正常的胎儿中，若解剖结构正常且无明确的遗传综合征，其发育迟缓的风险并不高于正常人群。
- 妊娠中期超声检查发现"软指标"时应进行详细的胎儿筛查及与非整倍体相关的风险评估。
- 妊娠中期一系列的超声表现可能会引发医师怀疑胎儿存在特定的染色体异常。
- 具有报告结果的游离DNA筛查其检测效能优于传统的靶向非整倍体筛查，但也会出现假阳性和假阴性结果。阳性结果的胎儿应该通过诊断性检查进一步验证。阴性结果也不代表结局正常。

目前，美国的产科保健标准是对所有妊娠20周前的保健孕妇提供产前非整倍体筛查。如果孕妇选择进行产前非整倍体风险评估，则应在妊娠早期及妊娠中期获取多个超声软指标及生化参数。近期，常规产前筛查已包含母体血浆中游离DNA的评估，诊断性检测也已经超越了基本的核型分析，发展为可以检测到染色体中微缺失及微重复的微阵列分析，也就是"拷贝数变异"。方案的选择取决于胎儿孕周及当地的资源情况。由于不同的权衡取舍，筛查算法正日渐多样化。推荐有经验的人员对患者进行咨询工作。

非整倍体（单倍染色体的非整数倍）的背景风险取决于孕妇的年龄、胎龄、家族史和不良妊娠史。随着妊娠年龄的增加，21-三体综合征、18-三体综合征、13-三体综合征的发病率增加，而X染色单体和三倍体发病率仍保持不变（图6.1）。

21-三体综合征（唐氏综合征）是活产儿中非整倍体异常最常见的类型，也是已知的导致智力低下的最常见的遗传学病因。因妊娠年龄呈增长趋势，故21-三体综合征的发病率在过去的20年里也有所增加，在妊娠中期的发病率约为1/504。18-三体综合征和13-三体综合征更罕见，发病率分别为1/5000和1/10 000。由于与染色体异常相关的胎儿丢失率随妊娠进展而增加，因此，妊娠早期非整倍体异常的发生率更高。21-三体综合征胎儿妊娠早期和妊娠中期胎死宫内的发生率分别是30%和20%。18-三体综合

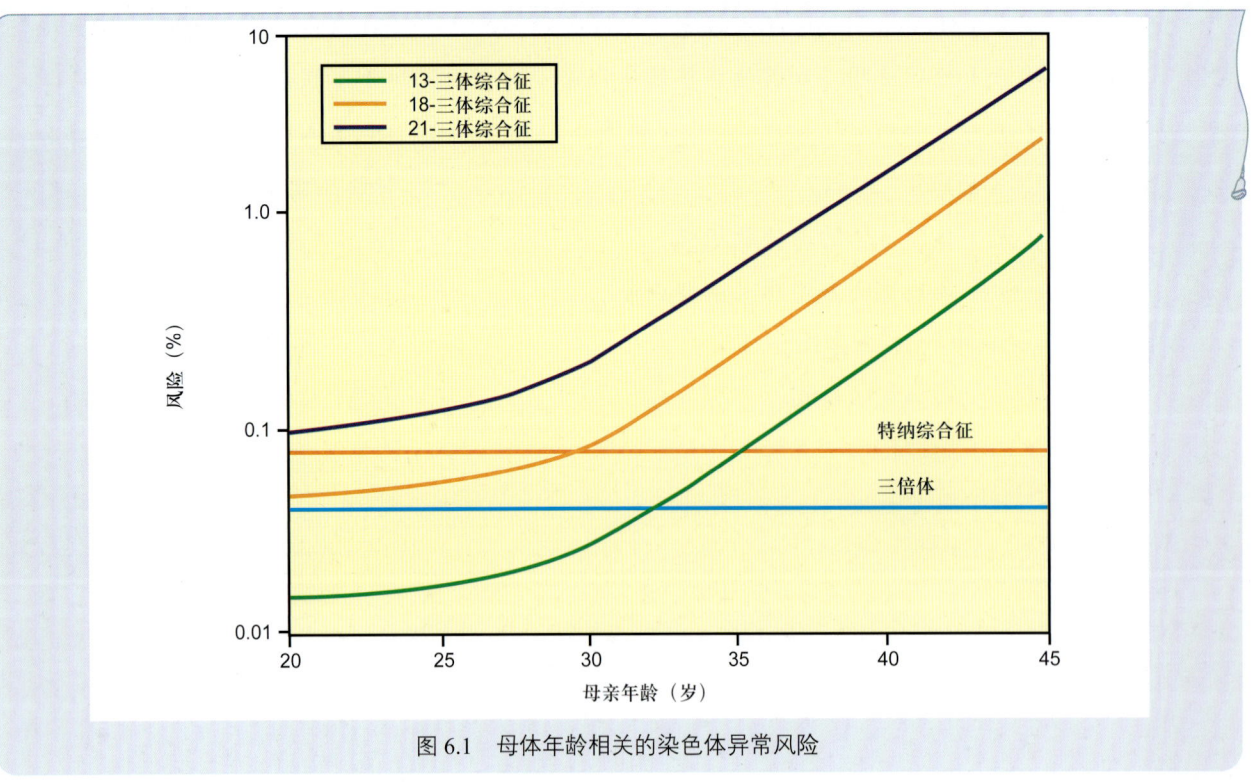

图6.1 母体年龄相关的染色体异常风险

征和13-三体综合征在妊娠早期胎死宫内的发生率约为80%。

一、妊娠早期非整倍体筛查

妊娠早期应用超声筛查可提供患者21-三体综合征、18-三体综合征、13-三体综合征特异度的风险评估数值。这也可能是其他染色体异常的线索。由于大部分是正常妊娠,所以大多数孕妇在妊娠早期便可因其非整倍体异常的风险较低而安心。其他孕妇如果发现预测风险较高,则需要进一步行游离DNA筛查或诊断性检测(绒毛膜穿刺绒毛取样),从而进行核型或微阵列分析。如果结果异常,患者将有时间获取额外的信息及发掘可用的资源,从而做出继续妊娠或终止妊娠的决定。终止妊娠的决定是患者的隐私,应在孕期的安全时期内选择相应的终止妊娠的方式。

(一)颈项透明层和21-三体综合征

1866年,Langdon Down博士报告一类具有相似身体特征的发育迟缓个体。Down博士将皮肤表现描述为"弹性差、给人以皮肤较躯体显得过大的印象"。21-三体综合征及其他非整倍体异常的胎儿通常表现为颈后皮下组织液体过度积聚(图6.2A,动图6.1)。超声表现为颈椎后方与高回声皮肤线之间的软组织内无回声液体聚集。液体聚集处命名

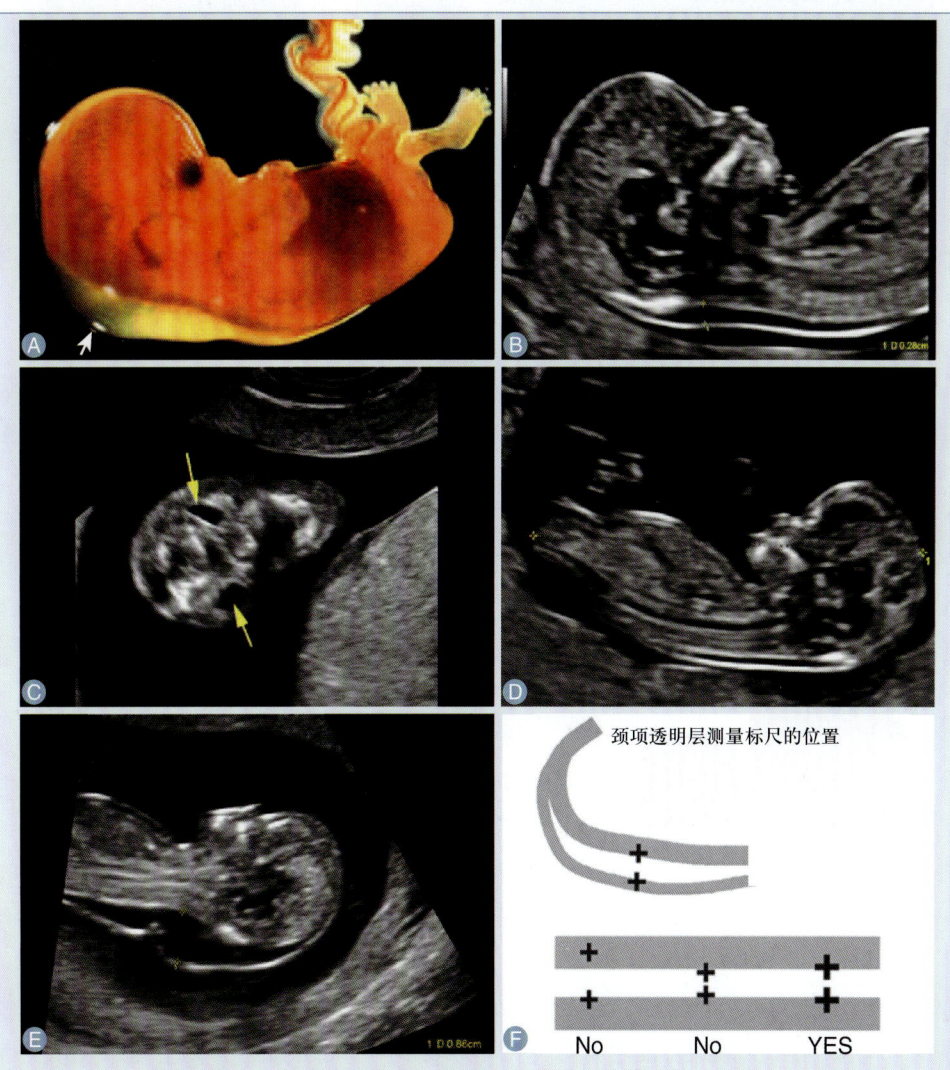

A.21-三体综合征胎儿大体病理图像显示颈后液体聚集,称为颈项透明层(箭头);B.整倍体胎儿正中矢状面显示颈项透明层的准确测量方法,参见动图6.1;C.胎儿颈部横切面显示颈部水囊瘤(箭头);D.妊娠早期胎儿正中矢状面显示头臀长的正确测量方法;E.妊娠早期胎儿正中矢状面显示颈项透明层增厚(8.6 mm);F.显示正确放置标尺的方法。

图6.2 颈项透明层

(Courtesy of Dr. Eva Pajkrt, University of Amsterdam.Courtesy of Dr. Bernard Benoit, Princess Grace Hospital, Monaco.)

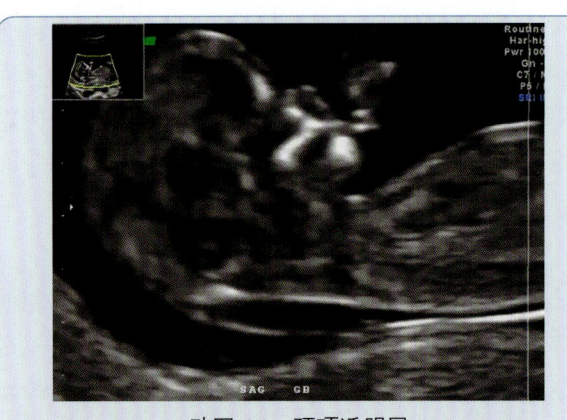

动图6.1 颈项透明层

为颈项透明层（图6.2B）。透明层代表间质水肿，通常与颈部淋巴管扩张有关（图6.2C）。普遍认为是淋巴管生成异常和淋巴发育延迟导致。其他可能的原因包括心力衰竭和细胞外基质异常，但这些都不能解释颈项透明层的局限性和一过性。最可能的原因是多种病因共同作用。颈项透明层的厚度通常随着胎龄的增加而增厚，因此，测量结果需要与头臀长相对应（图6.2D）。相应头臀长的颈项透明层厚度超过第95百分位数被认为是颈项透明层增厚。颈项透明层厚度超过第99百分位数（约为3.5 mm）时，厚度不会随头臀长的增长而发生显著变化（图6.2E）。

1992年，Nicolaides等学者报道，妊娠早期颈项透明层≥3 mm时，染色体异常风险达35%。随后，一项由20 804例孕妇参与的大型前瞻性多中心研究也证实了染色体异常与颈项透明层增厚相关。通过优先风险乘以实际颈项透明层偏离预期程度的似然比可计算出21-三体综合征的患病风险。这种方法结合1/300的风险临界值，可以筛查出80%的21-三体综合征患儿，假阳性率为5%。Snijders等学者在一项包括22个不同地区和306名经过培训的超声医师的多中心研究中应用颈项透明层和妊娠年龄筛查21-三体综合征。应用1/300的阈值，筛出21-三体综合征的敏感度为82%，假阳性率为8%。如果假阳性率设置为5%，则筛出21-三体综合征的敏感度为77%。

（二）血清生化指标

与整倍体妊娠相比，21-三体综合征胎儿母体内多种血清生化指标浓度不同，21-三体综合征胎儿母体血清中游离β-hCG浓度更高，妊娠相关血浆蛋白A的浓度更低。应用这些指标联合妊娠年龄可以发现62%的21-三体综合征胎儿，假阳性率为5%。

（三）妊娠早期联合筛查

整倍体胎儿或21-三体综合征胎儿的颈项透明层测值与血清中游离β-hCG或妊娠相关血浆蛋白A的水平无相关性。指标的独立性使得联合应用颈项透明层与血清生化指标比单独应用其中的任一指标更能有效地进行风险评估。Wald等学者证实联合应用颈项透明层测值与母体血清妊娠相关血浆蛋白A、游离β-hCG（妊娠早期联合筛查试验）可发现85%的21-三体综合征的胎儿，假阳性率为5%。

4项大型研究进一步验证了联合颈项透明层和血清生化检测进行妊娠早期筛查的有效性。英国一站式风险评估医疗中心的筛查试验研究了12 339例妊娠10～14周的单胎孕妇。其中97.5%的孕妇接受了妊娠早期筛查，如果筛查呈阳性[风险≥（1：300）]，77%的孕妇接受了侵入性诊断试验。23/25例的21-三体综合征被检出（检出率为92%），假阳性率为5%。13-三体综合征和18-三体综合征的检出率均为100%。

北美的一项多中心试验（BUN研究）同样评估了8514例妊娠74～97天的单胎孕妇。如果21-三体综合征风险≥（1/270）或18-三体综合征风险≥（1/150），则认为筛查结果呈阳性。其中21-三体综合征胎儿61例，检出率为79%，假阳性率为5%。18-三体综合征检出率为90%，假阳性率为2%。

血清、尿液和超声筛查试验评估了妊娠早期、妊娠中期筛查21-三体综合征的有效性、安全性和成本-收益。这项前瞻性试验主要在英国的47 053例妊娠9～13周的女性中进行。发现妊娠早期联合试验检测21-三体综合征的敏感度为85%，假阳性率为6%。

妊娠早期和妊娠中期风险评估是美国的一项大型试验，旨在确定21-三体综合征最佳的筛查方式。这项多中心研究包括36 120例具有完整妊娠早期数据的女性，其中包含92例21-三体综合征胎儿。本试验包括妊娠早期和妊娠中期的颈项透明层测值和血清生化指标，仅在妊娠中期血清筛查结束后揭示结果。妊娠11周、12周、13周的21-三体综合征的检出率分别为87%、85%和82%，假阳性率为5%。仅应用颈项透明层指标（无生化数据）的情况下，要想达到85%的检出率，假阳性率则会高达20%。如果将假阳性率设置在可接受的5%水平，21-三体综合征的检出灵敏度则会降至68%。

因受到胎盘形成的细微差别的干扰，双胎妊娠的非整倍体筛查效果差于单胎妊娠。评估羊膜性和绒毛膜性至关重要。Sebire等学者对448例双胎妊娠女性进行了一系列研究，发现当颈项透明层<第95百分位数时（译者注：疑错，应该>第95百分位数），可检出88%的21-三体综合征胎儿（假阳性率为7%）。整倍体单绒毛膜双胎妊娠的颈项透明层增厚的发病率高于整倍体双绒毛膜双胎妊娠，这可能与胎盘结构或胎儿异常有关。单绒毛膜双胎颈项透明层测值不一致时，可预测双胎输血综合征。此外，由于双胎的生化指标浓度与妊娠有关（与单胎相反），故而应用生化指标评估双胎妊娠风险的复杂性更高。Spencer和Nicolaides学者应用生化指标和颈项透明层测值识别出75%的21-三体综合征胎儿（假阳性率为7%）。Wald和Rish学者报道，如果假阳性率设置为5%，估测21-三体综合征在单绒毛膜双胎妊娠的检出率为84%，双绒毛膜双胎妊娠的检出率为70%。对应的单胎妊娠21-三体综合征的检出率为85%。近期有报道称，双胎妊娠21-三体综合征的发病风险可能不像之前认为的那么高，特别是单绒毛膜双胎妊娠，这些数据进一步增加了风险评估的复杂性。一项来自欧洲的大样本研究调查了21-三体综合征在单绒毛膜性和双绒毛膜性双胎妊娠中的发病率，与单胎妊娠相比，双胎妊娠罹患21-三体综合征的校正风险比为0.58（95% CI，0.53~0.62）。该表现在单绒毛膜双胎妊娠中更明显，校正风险比为0.34（95% CI，0.25~0.44）。双绒毛膜双胎妊娠的校正风险比为1.34（95% CI，1.23~1.46）。

关键问题在于是否存在这样一个颈项透明层的值，高于该值时生化指标筛查没有额外的益处。FASTER试验进行结果评估时特别注意了该问题。结果显示，32例胎儿的颈项透明层≥4 mm（0.09%），在本组整倍体胎儿中21-三体综合征的最低联合风险为1/8，而非整倍体胎儿为7/8。另外，还有128例胎儿的颈项透明层≥3 mm，应用联合筛查的整倍体胎儿中21-三体综合征的最低风险为1/1479，非整倍体胎儿为1/2。只有10例（8%）风险低于1/200的胎儿结局均正常。这些学者认为对于颈项透明层≥3 mm的胎儿，等待联合筛查结果的益处很小，而对于颈项透明层≥4 mm的胎儿则没有益处。

（四）综合及序贯筛查

Wald等学者提出了综合筛查的概念，通过妊娠早期及妊娠中期评估来预测21-三体综合征的单一风险。

FASTER试验对比了妊娠早期和妊娠中期筛查方案。试验中33 546例患者有完整的妊娠早期及妊娠中期资料，其中包括87例21-三体综合征胎儿。完整的筛查包括妊娠早期颈项透明层测量、妊娠相关血浆蛋白A、妊娠中期四联筛查，结果发现，当假阳性率为5%时，21-三体的检出率为95%，如果假阳性率设置为1%，则检出率为87%。综合筛查的一个弊端是，患者在妊娠早期没有任何筛查结果，21-三体综合征的高危胎儿直至妊娠中期才能筛出。更糟糕的是，高达20%的患者可能不会接受妊娠中期筛查。

针对非整倍体"高风险"胎儿获取结果延迟的缺陷，研究组提出了两种替代方法。两种序贯方案均会向超过特定阈值的"高风险"患者提供妊娠早期结果。风险评估超过阈值被认定为高风险孕妇，需要在妊娠早期进行遗传咨询和诊断性检测。分步筛查方案中，未被认定为高风险组的患者在妊娠中期进行生化筛查。条件筛查方案中，只有中风险[≥（1∶1500），<（1∶50）]的女性继续进行妊娠中期生化筛查，而低风险[<（1∶1500）]的女性不需要进行额外的筛查。每一种方案中，妊娠早期和妊娠中期的筛查结果都是综合的，并以单个数字的形式进行报告。若针对独立的风险进行解释，则会出现惊人的高假阳性率。那些发病风险≥（1/270）的患者需要进行遗传咨询和诊断性检测。

Cuckle等学者根据FASTER试验数据回顾性分析计算了妊娠中期21-三体综合征的发病风险，并根据妊娠早期评估结果将患者分为"高风险"[>（1∶30）]、"临界风险"（1∶1500~1∶30）和"低风险"[<（1∶1500）]。只有处于临界风险的患者在妊娠中期生化筛查的基础上进行了风险值重新计算。妊娠早期筛查中首次检出21-三体综合征[>（1∶30）]的比例为60%，假阳性率为1.2%。剩余人群中，23%的孕妇处于临界风险，需要进行额外的筛查。条件筛查方案发现91%的胎儿罹患21-三体综合征，假阳性率为4.5%。分步筛查方案中，除高风险人群外，所有女性均进行妊娠早期及妊娠中期检查，检出率为92%，假阳性率为5.1%。综合筛查的女性均进行妊娠早期和妊娠中期检查，检出率为88%，假阳性率为4.9%。研究表明，条件筛查方案中仅23%的患者需进行妊娠中期的血清生化筛查，21-三体综合征的检出率与其他大多数（而不是全部）患者需要在妊娠中期重新计算风险的方案的检出率相似。

（五）颈项透明层的标准化测量方法

标准化测量方法、培训及连续监测对准确筛查颈项透明层至关重要。培训、验证及持续质量控制得到了2个组织的支持：美国的颈项透明层质量审查项目和英国的胎儿医学基金会。颈项透明层测量方法和标尺放置位置如图6.2所示（参见动图6.1，无测量值的实时检查）。具体认证细节可在www.ntqr.org或www.fetalmedicine.org上查询。

生化指标检测存在实验室间的差异，需在胎儿头臀长为45～84 mm进行。由于颈项透明层的值需要基于头臀长被转换为中位数倍数，因此准确测量颈项透明层和头臀长至关重要。准确地测量头臀长的超声图像要求胎儿占据大部分图像，体位自然。需要至少测量3次顶臀间最长连线，取最理想的3次测量值的平均值。

准确测量头臀长的关键

ALARA：TIB＜0.7

放大

胎儿占据图像的大部分空间

正中矢状面

胎儿脊柱的正中矢状面

显示胎儿轮廓、脊柱和臀部

体位自然

脊柱与胎头在同一切面

胎儿下颌和胸部之间可见液体

测量

胎儿与声束角度垂直

胎儿呈水平位

标尺放置于顶臀部皮肤的外缘

Haddow等学者表明，颈项透明层的准确测量至关重要。他们研究了4412例在妊娠早期接受生化检查和颈项透明层测量的孕妇，尽管颈项透明层测量是一个标准化流程，但该研究中的颈项透明层测量未要求特殊培训。不同中心之间的颈项透明层测值差异很大，纳入风险计算并不可靠。此外，颈项透明层测量成功率最高的中心（100%）筛出21-三体综合征的敏感度最低（0）。BUN试验结果显示，与胎儿医学基金会指定的正常值相比，培训后初期的测值小于预期值。随着经验的增加，BUN试验的测量值与公布的标准值一致。

胎儿颈项透明层测量方法

ALARA：TIB＜0.7

清晰的颈项透明层边缘

颈项透明层线纤细

颈项透明层区域与声束角度垂直

胎儿呈水平位

最佳成像技巧

- 优化最佳聚焦区
- 缩小动态检查范围
- 降低增益
- 谐波：谐波优化关闭可能使边缘增强理想化
- 避免冻结后缩放
- 缩窄扇角

胎儿正中矢状面

胎儿颈椎、胸椎正中矢状面

鼻尖轮廓

显示第三脑室、第四脑室

胎儿占据图像大部分

头部、颈部和上胸部充满图像

胎儿占图像的50%以上，同样大小的第二个胎儿不能放入图像

头颅位置自然

头颅与脊柱呈一条线，颈部与胸部角度＜90°

下颌与颈部间可见液体

可见羊膜与颈项透明层边缘分离

胎儿远离子宫壁，与羊膜分离

测量

标尺一定是+

标尺的十字交叉点位于颈项透明层内缘邻近透明层

测量垂直于胎儿长轴

测量透明层最宽处（如果脐带绕颈，测量脐带上方和下方厚度取平均值）

不准确的颈项透明层测量不利于预测非整倍体，0.5 mm的误差会降低18%的灵敏性。没有经验的颈项透明层检查者需80～100次检查训练，才可达到测量值结果可靠且重复性好的水平。

由于某些地区进行专业超声检查的条件受限及妊娠女性的条件各异（如子宫肌瘤较大和体质指数偏高），这些因素也影响测值的可靠性。初步研究表明，99%的病例可成功测量颈项透明层，但临床研究报告初始成功率为80%。

如果无法准确测量颈项透明层，则需要提供纯血清版本的综合试验。无超声参与的血清综合试验针对21-三体综合征的检出率约为85%、假阳性率为5%。

（六）颈项透明层和其他非整倍体异常

颈项透明层增厚也可用于筛查18-三体综合征胎儿。这部分胎儿的β-hCG和妊娠相关血浆蛋白A的浓度非常低。BUN试验筛查8514例妊娠女性，采用风险临界值1/150时，可检出91%的18-三体综合征的胎儿，假阳性率为2%。另外，也可检出4/5的13-三体综合征的胎儿。这些三体综合征导致胎儿多种先天畸形，而且很少能活过1岁。FASTER试验报告，当使用包含水囊瘤的妊娠早期筛查或联合筛查时且假阳性率为6%时，所有非21-三体的非整倍体异常的检出率为78%。Spencer和Nicolaides学者开发了一种检测18-三体和13-三体综合征的算法，包括母体年龄、颈项透明层的厚度、游离β-hCG和妊娠相关血浆蛋白A。风险预测值设为1/150时，预测染色体缺陷的检出率为95%，假阳性率为0.3%。在一项基于人群的纳入452 901例单胎妊娠女性的研究中，妊娠早期序贯筛查非整倍体的检出率为81.6%，假阳性率为4.5%。21-三体综合征、18-三体综合征及13-三体综合征的检出率分别为92.9%、93.2%和80.4%。X染色单体和三倍体的检出率分别为80.1%和91.0%。最近一项前瞻性验证研究发现，妊娠早期联合试验分别可检出90%、97%和92%的21-三体综合征、18-三体综合征和13-三体综合征，以及90%的X染色单体、>85%的三倍体和>30%的其他染色体异常，假阳性率为4%。

（七）水囊瘤

妊娠早期水囊瘤和颈项透明层增厚的鉴别仍存在争议。既往，当颈后低回声区延伸至胎儿背部并伴有分隔时，则诊断为水囊瘤（图6.3，动图6.2）。Malone等学者报告在FASTER试验中，从38 167例筛查女性中发现134例水囊瘤。51%的患者存在染色体异常，34%的核型正常患者合并重大结构异常。17%的患者可以正常生存。部分研究者发现，与单纯颈项透明层增厚相比，囊性水囊瘤患者罹患非整倍体、心脏畸形和胎儿死亡的风险增加。其他研究者发现，如果在枕下前囟横切面检查，所有颈项透明层增厚的患者均可见分隔，且不良预后的发生率与颈项透明层的厚度有关，与形态无关。

（八）鼻骨

Down博士在其最初的一篇文章中描述了一类具有发育迟缓特征的个体，发现了鼻骨小的征象。许多21-三体综合征胎儿的鼻骨短小或缺失。胎儿鼻骨通常在妊娠11周进行超声检查时可见。妊娠早

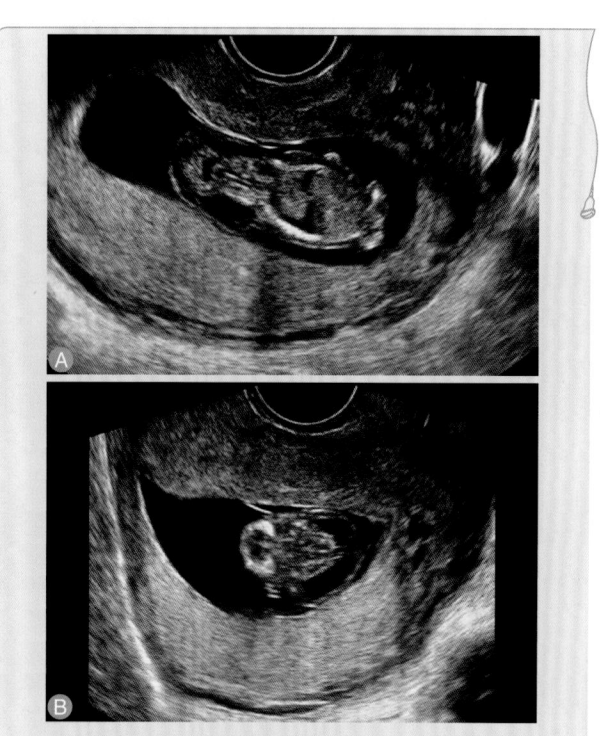

A.妊娠早期，超声显示胎儿皮肤增厚，累及全身，与水囊瘤和双侧颈部淋巴囊扩张一致，注意：双侧胸腔积液，提示水肿；B.同一胎儿颅脑横切面显示颈后增厚伴分隔。参见动图6.2。

图6.3　水囊瘤

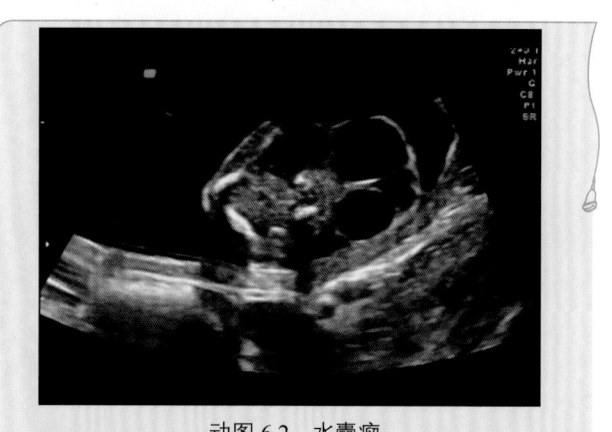

动图6.2　水囊瘤

期鼻骨评估在技术上具有挑战性,据报道,平均需要80次检查训练,超声医师才能达到评估鼻骨的水平。鼻骨评估标准见图6.4和动图6.3。初期的妊娠早期研究指出,73%的21-三体综合征的胎儿和0.5%的整倍体胎儿鼻骨缺失。Cicero等学者对5918例妊娠11~14周的胎儿进行研究,获得其中99%的胎儿轮廓。发现整倍体胎儿鼻骨缺失因种族而异,其中2.2%的白种人、9%的非洲加勒比胎儿、5%的亚洲胎儿发现鼻骨缺如。孕周较小,胎儿鼻骨未显示的发生率也很高。头臀长为45~54 mm、55~64 mm、65~74 mm和75~84 mm时,整倍体胎儿鼻骨缺失概率分别为4.7%、3.4%、1.4%和1%。

鼻骨未显示的发生率随着颈项透明层的增厚而增加,当颈项透明层<第95百分位数时,1.6%的胎儿鼻骨不显示;当颈项透明层>第95百分位数,且<3.4 mm时,2.7%的胎儿鼻骨不显示;当颈项透明层为3.5~4.4 mm时,5.4%的胎儿鼻骨不显示;当颈项透明层为4.5~5.4 mm时,6%的胎儿鼻骨不显示;当颈项透明层≥5.5 mm时,15%的胎儿鼻骨不显示。在同一项研究中,69%的21-三体综合征胎儿和32%的其他染色体异常胎儿存在鼻骨缺失。

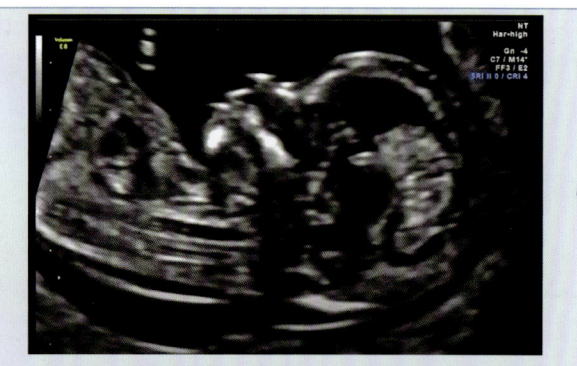

动图6.3　妊娠早期胎儿鼻骨

鼻骨的评估标准

ALARA：TIB<0.7

胎儿的解剖结构清晰,鼻骨处轮廓不模糊

胎儿正中矢状面

　　胎儿颈胸段脊柱正中矢状面

　　鼻尖的轮廓清晰,鼻梁上的皮肤清晰可见

清晰地显示皮肤边缘

　　皮肤边缘与鼻骨分开,并且清晰地显示"等号征"

　　显示颅内第三脑室和第四脑室

胎儿占据图像的大部分

　　图像仅包含头部、颈部和上胸部

　　胎儿占据图像宽度和长度的50%以上

胎儿轮廓的超声入射角为45°

　　垂直于鼻骨

鼻骨的回声与其他骨性结构相当,与覆盖的皮肤回声相似或更亮

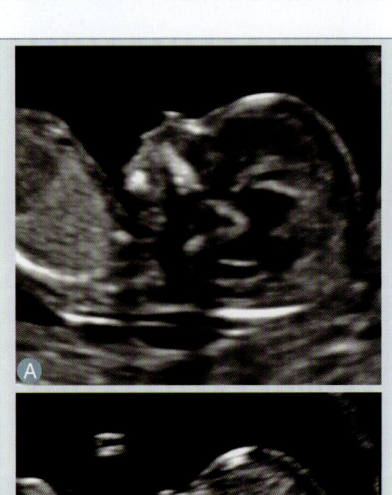

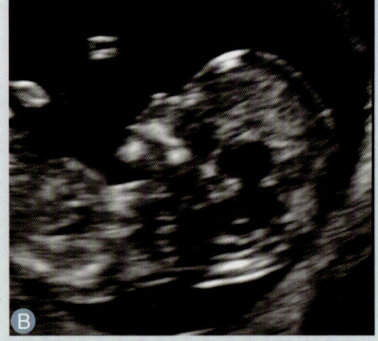

A.胎儿颜面正中矢状面,是评估鼻骨的正确方法,注意:鼻骨的回声比其表面的皮肤回声更强,它们形成一个"等号征";B.21-三体胎儿颜面正中矢状面可见表面皮肤高回声,但鼻骨缺失。参见动图6.3。

图6.4　妊娠早期鼻骨的评估

生化指标中的游离β-hCG、妊娠相关血浆蛋白A与胎儿鼻骨间无明显相关性。因此,可以将这些指标结合起来对妊娠早期21-三体综合征进行风险评估。Cicero等前瞻性评估了20 418例妊娠11~14周的单胎孕妇,其中有238例(1.2%)胎儿鼻骨缺失、19 937例(97.6%)鼻骨存在、243例(1.2%)鼻骨无法评估。在20 165例染色体正常的胎儿中,有113例(0.6%)胎儿鼻骨缺失;在140例21-三体综合征胎儿中,有87例(62.1%)鼻骨缺失。颈项透明层与妊娠早期生化指标相结合(妊娠早期联合筛查)能够识别90%的21-三体综合征胎儿,假阳性率为5%。增加鼻骨检查后,21-三体综合征的检出率不变,但假阳性率降至2.5%。当测量颈项透明层时,对所有胎儿都进行鼻骨评估,或者分2个阶段进行鼻

骨评估，仅对在联合筛查结果处于临界风险的胎儿进行鼻骨评估，这两种方法的统计结果是一致的。Orlandi等使用一种简化的方法来评估鼻骨是否存在，其中只有在鼻梁下方没有任何线的情况下才认为鼻骨缺失。他们发现使用这种方法可以减少被归为鼻骨缺失的患者，同时保持较高的非整倍体检出率。

并非所有的研究人员都能成功地使用胎儿鼻骨来评估非整倍体，Sepulveda等研究了1287例单胎胎儿的颈项透明层及是否存在鼻骨。总体来说，在110例（8.5%）颈项透明层≥第95百分位数的胎儿中，有25例（1.9%）存在鼻骨缺失。在31例21-三体综合征胎儿中，有28例胎儿的颈项透明层＞第95百分位数、13例存在鼻骨缺失；应用颈项透明层评估21-三体综合征的检出率为90.3%，应用鼻骨缺失评估21-三体综合征的检出率为41.9%。除1例外，所有鼻骨缺失的胎儿均存在颈项透明层增厚，而在正常胎儿中，只有2例存在鼻骨缺失。这些研究者得出结论，虽然鼻骨缺失对21-三体综合征有高度的预测性，但作为超声软指标其价值不如颈项透明层。Malone等报告，鼻骨评估并不是人群筛查的有效指标。

显然，在妊娠早期围绕鼻骨筛查的问题是很复杂的。鼻骨存在或缺失的识别是一项需要经验才能获得的专业技能，即使是对优秀的超声医师来说也是一样的。对基于颈项透明层和生化指标在妊娠早期筛查时，风险在1/101~1/1000的患者，推荐将鼻骨作为一个备用指标来进行筛查。

（九）非整倍体的其他软指标

1. 静脉导管血流反向

静脉导管将含氧量高的血液从脐静脉输送至冠状动脉和脑循环，静脉导管a波反向见于80%的21-三体综合征胎儿和5%的整倍体胎儿（图6.5）。

2. 三尖瓣反流

三尖瓣反流也被推荐为非整倍体风险评估的方法之一，Falcon等比较了77例21-三体综合征胎儿和232例染色体正常的11~14周的单胎妊娠胎儿。三尖瓣反流存在于57例21-三体综合征胎儿（74%）和16例（7%）整倍体胎儿中。三尖瓣反流与孕妇血清游离β-hCG和妊娠相关血浆蛋白A之间无相关性，研究者指出，联合超声和生化指标可以识别约90%的21-三体综合征胎儿，假阳性率为2%~3%。

利用颈项透明层和孕妇年龄（没有生化指标）进行妊娠早期的超声筛查时，联合其他超声软指标

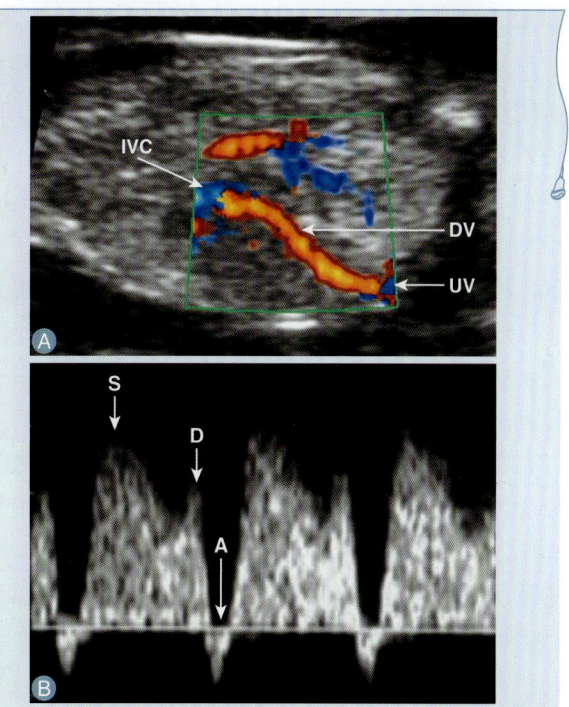

A.胎儿躯干斜矢状面的彩色多普勒血流（DV：静脉导管；IVC：下腔静脉；UV：脐静脉）；B.静脉导管异常的超声显示α波反向，α波缺失或者反向可发生于心力衰竭（合并或不合并心脏畸形和染色体异常）的胎儿（D：舒张期；S：收缩期）。

图6.5　静脉导管内的血流反向

如鼻骨、三尖瓣和静脉导管血流，可提高妊娠早期筛查的效果。当使用1个、2个或3个额外的超声软指标时，21-三体综合征的检出率分别为80%、87%和94%，假阳性率维持在3%。

（十）颈项透明层增厚且核型正常

颈项透明层增厚与先天性心脏病等胎儿结构异常的发生风险增加有关。在一项对29 154例妊娠10~14周的整倍体胎儿的研究中，Hyett等发现50例胎儿存在先天性心脏病，其中56%为1822例颈项透明层＞第95百分位数的胎儿。在一项妊娠早期应用颈项透明层增厚筛查严重先天性心脏病的效能评估的Meta分析中，研究者回顾分析了8项包括58 492例患者的独立研究，颈项透明层＞第99百分位数时，诊断先天性心脏病的敏感度为30%，如果将颈项透明层＞第99百分位数作为胎儿超声心动图的指征，16例转诊患者中就有1例有先天性心脏病。如果将转诊标准降低到颈项透明层＞第95百分位数，33例转诊病例中有1例有严重的先天性心脏病。FASTER试验的数据证实严重先天性心脏病的发生率随着颈项透明层的增厚而增加，虽然先天性心脏病的检出

敏感度仅为9.6%。这些研究人员得出结论，颈项透明层不是筛查心脏疾病的良好指标。然而，当颈项透明层为2.5 MoM值（第99百分位数）或更厚时应该进行胎儿超声心动图检查。在一项基于人群的研究中，研究者评估了妊娠早期颈项透明层增厚用于检测整倍体活产婴儿中严重的先天性心脏病的发生情况，证实了在头臀长一致的情况下，与颈项透明层＜第90百分位数者相比，颈项透明层＞第99百分位数时，患先天性心脏病的风险增加5倍，颈项透明层≥3.5 mm时，患先天性心脏病的风险增加12倍。

除先天性心脏病以外，颈项透明层增厚的胎儿发生其他多种先天性畸形的风险也增加（图6.6）。总结28项包含6153例颈项透明层增厚的整倍体胎儿的研究数据，严重畸形的发生率为7.3%（范围为3%~50%）。在颈项透明层＜第90百分位数的胎儿中严重畸形的发生率为1.6%，在颈项透明层为第95百分位数至第99百分位数的胎儿中增加到2.5%。在颈项透明层为3.5~4.4 mm的胎儿中的发生率为10%，在颈项透明层＞6.5 mm的胎儿中，这一比例大幅上升至46%，这些异常包括面裂、膈疝、腹壁缺损及许多其他结构异常。Timmerman等发现在染色体正常的颈项透明层增厚的胎儿中，口面裂畸形的发生风险增加。一项大样本研究调查了非整倍体胎儿颈项透明层增厚与严重的心外结构畸形的发生风险的关联性，颈项透明层为第95百分位数或颈项透明层≥3.5 mm时发生结构异常的风险大于颈项透明层＜第90百分位数者，最常见的异常包括脑积水、肺发育不全、小肠闭锁或狭窄、骨骼发育不良和膈肌异常。该研究并未发现Timmerman教授观察到的口面裂，但两项研究所观察的人群差异很大。在妊娠早期筛查时，针对颈项透明层增厚的胎儿应尽可能评估是否存在其他结构畸形。对选择继续妊娠者，在妊娠中期进行详细的结构评估尤其对胎儿心脏进行详细的评估是很有必要的。

对于染色体正常的胎儿，宫内死亡的风险随着颈项透明层的增厚而增加。在一项对6650例孕妇行颈项透明层筛查的研究中，颈项透明层＜第95百分位数的胎儿中流产、胎死宫内或因结构畸形终止妊娠者的发生率是1.5%，相对而言，颈项透明层＞第99百分位数的人群中的发生率为18%。Westin等对随机选择的16 260例整倍体胎儿进行研究，探究颈项透明层预测不良妊娠结局的准确性，不良妊娠结局

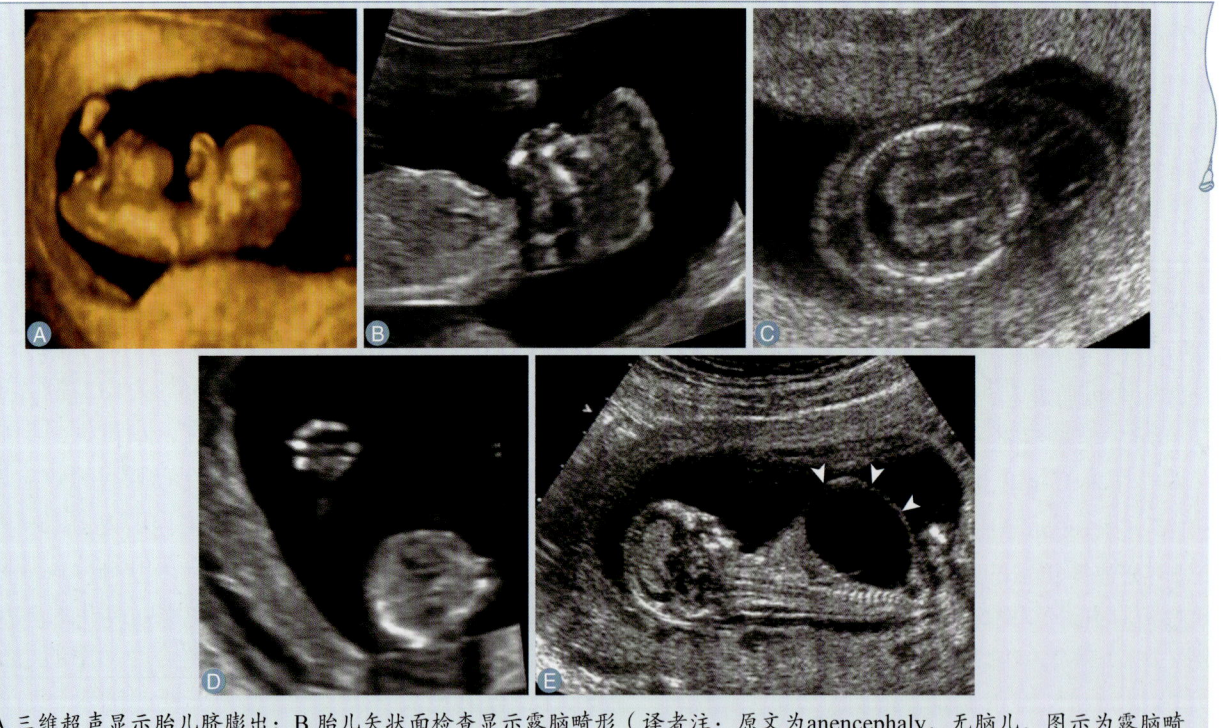

A.三维超声显示胎儿脐膨出；B.胎儿矢状面检查显示露脑畸形（译者注：原文为anencephaly，无脑儿，图示为露脑畸形）的头部轮廓不规则；C.胎儿头部横切面显示无叶型全前脑的单一脑室，注意：具有分隔的水囊瘤；D.胎儿手部切面显示多指畸形；E.胎儿矢状面显示胎儿盆腔内巨大囊性结构（箭头），这是巨膀胱的超声特征，注意：由于该胎儿孕周小，羊水量仍然正常。

图6.6　妊娠11~14周颈项透明层超声检查时发现的胎儿结构异常

的总发生率为2.7%，不良妊娠结局的风险随着颈项透明层的升高而增加。当颈项透明层≥3 mm时，不良妊娠结局的风险增加6倍；当颈项透明层≥3.5 mm时，不良妊娠结局的风险增加15倍；当颈项透明层≥4.5 mm时，不良妊娠结局的风险增加30倍。研究者得出结论，似然比可用于计算个体不良妊娠结局的风险，但无法可靠区分正常和不良妊娠结局。

并非所有颈项透明层增厚的胎儿都存在异常妊娠结局。2001年，Souka等报道了1320例颈项透明层≥3.5 mm的整倍体单胎胎儿，这些胎儿在妊娠14~16周和20~22周时进行了超声评估。在颈项透明层为3.5~4.4 mm组的无缺陷的活产婴儿的概率为86%；颈项透明层为4.5~5.4 mm组的无缺陷的活产婴儿概率为77%；颈项透明层为5.5~6.4 mm组的无缺陷的活产婴儿概率为67%。在颈项透明层≥6.5 mm的胎儿中，正常妊娠结局的概率为31%。共有200例胎儿（15.5%）存在结构异常，其中80%是在产前诊断的。共有1080例（82%）的存活儿，其中60例（6%）存在异常或发育迟缓，需要药物或手术治疗。在一组82例颈项透明层持续增厚但超声检查结构正常的胎儿中，19%存在不良妊娠结局。在980例妊娠中期检查正常的整倍体胎儿中，22例（2%）存在不良妊娠结局。在82例孤立性颈项透明层持续增厚的胎儿中，1例（1%）存在严重发育迟缓，而980例颈项透明层正常胎儿中，仅有4例存在严重发育迟缓（0.4%）。

Bilardo等回顾分析了675例颈项透明层增厚、已知核型和妊娠结局的病例。在该研究中，451例（67%）染色体核型正常，其中19%的整倍体胎儿妊娠结局不良，异常妊娠结局因颈项透明层增厚程度的不同而不同，从8%（颈项透明层>第95百分位数到3.4 mm之间）到80%不等（颈项透明层≥6.5 mm）。425例整倍体胎儿在妊娠中期进行超声检查，50例（12%）的胎儿存在异常。超声检查中可疑异常或异常的胎儿中，86%的妊娠结局不良。375例（88%）在妊娠中期超声检查正常的胎儿，96%的存活者结局良好。妊娠早期颈项透明层增厚但核型正常且妊娠中期超声检查正常的胎儿，4%存在妊娠结局不良，包括胎死宫内、结构畸形和遗传综合征。超声检查最容易漏诊的是心脏畸形，因此对颈项透明层增厚的胎儿需要进行详细的胎儿超声心动图检查。

Senat等前瞻性研究了颈项透明层≥第99百分位数且核型正常儿童的长期预后，研究人群包括179例接受妊娠中期超声筛查及胎儿超声心动图检查，17例胎儿异常，包括10例存在结构畸形、5例胎死宫内、1例流产及1例终止妊娠。在儿童2岁时对其进行随访，89%（在162例活产儿中）的儿童没有畸形，生长发育检查正常，11%的儿童在出生后发现存在结构异常。2例儿童（1.2%）出现了神经发育迟缓，其中1例儿童表现为孤立性的发育迟缓，而另1例儿童则表现为未经证实的综合征相关的发育迟缓。研究者得出结论，当核型正常且随增厚颈项透明层的消退、超声表现正常时，2岁时的妊娠结局未受到不良影响。该观点得到了Miltoft等的支持，他们对颈项透明层>第99百分位数以上且染色体正常胎儿进行了前瞻性研究，采用年龄与发育进程问卷进行评估，与对照组相比，超声检查结果正常组在2岁时发育迟缓的风险未增加。Sotiriadis等在文献综述中得出结论，与一般人群相比，颈项透明层增厚、结构正常且无明确遗传综合征的染色体正常胎儿出现生长发育迟缓的风险并不高。

医师在发现颈项透明层增厚时，应该由经验丰富的医师对遗传相关问题进行全面的评估。进一步的诊断性检测包括染色体微阵列分析，可以检测常规核型分析无法检测到的小片段的染色体异常。但染色体微阵列检查在颈项透明层增厚胎儿中的获益是有争议的。Schou等在100例颈项透明层增厚>第99百分位数或以上的胎儿中未检测到任何具有临床意义的染色体畸变。同样，Huang等在颈项透明层介于3~4 mm且无其他异常的胎儿中没有发现致病性拷贝数变异。Leung等报道，颈项透明层>3.5 mm且核型正常的胎儿中约8.3%存在染色体微小畸变。在超声检查发现存在其他畸形的胎儿中，20%存在致病性拷贝数变异，相比之下，超声未发现其他畸形的胎儿中，5.3%存在致病性拷贝数变异。在前瞻性的病例系列研究中，一组颈项透明层>3.5 mm且经定量荧光-聚合酶链反应显示染色体正常的胎儿中，染色体微阵列检查发现12.8%的胎儿存在致病性拷贝数变异，3.2%存在不明确意义的拷贝数变异。在最近的一项Meta分析中，Grande等报道颈项透明层增厚且核型正常的胎儿，染色体微阵列异常的检出率提高了5%，不明确意义的染色体畸变的比例为1%。颈项透明层增厚与很多遗传综合征相关，最常见的是努南综合征。

二、妊娠中期21-三体综合征筛查

尽管妊娠早期的风险评估便于患者及早决定是否继续妊娠，然而并不是所有进行产前检查的女性都能够接受早期妊娠风险评估。

超声检查是妊娠中期非整倍体风险评估的重要组成部分。约25%的21-三体综合征胎儿存在严重的先天异常，如心脏缺陷或十二指肠闭锁（图6.7）。识别21-三体综合征胎儿的关键是识别超声软指标，这些软指标是解剖学变异，通常妊娠结局正常，但在统计学上增加了胎儿患非整倍体的风险。其中一些软指标是大家熟知的，如颈部皮肤皱褶增厚和鼻骨短。其他软指标则是产前超声的特异发现，如心内强回声点、尿路扩张、股骨和肱骨长度偏短及肠管回声增强。当发现一种软指标时，我们应该对胎儿进行全面的超声检查，以寻找其他的软指标和结构异常。在患者进行非整倍体优先风险评估时，必须明确是否存在某种软指标及其相关的临床意义（图6.8～图6.10，表6.1～表6.3）。

表6.1 单个软指标筛查21-三体综合征的似然比

软指标	LR^{90}	LR^{91}	LR^{94}	LR^{109a}
颈部皮肤皱褶	11.0	–	17	3.79
肱骨短	5.1	5.8	7.5	0.78
股骨短	1.5	1.2	2.7	0.61
肠管回声增强	6.7	–	6.1	1.65
心内强回声点	1.8	1.4	2.8	0.95
尿路扩张	1.5	1.5	1.9	1.08
脑室扩张	–	–	–	3.81
鼻骨缺失或发育不全	–	–	–	6.58
迷走右锁骨下动脉	–	–	–	3.94
结构异常	–	3.3	–	–

注：[a] 通过给定软指标的阳性似然比乘以其他软指标的阴性似然比获得，不包括肱骨短，但包括鼻骨缺失或发育不全、轻度脑室扩张和迷走右锁骨下动脉。

表6.2 21-三体综合征单个和联合软指标的似然比

软指标（#）	LR^{90}	LR^{91}
0	0.36	0.2
1	2	1.9
2	9.7	6.2
3	115.2	80

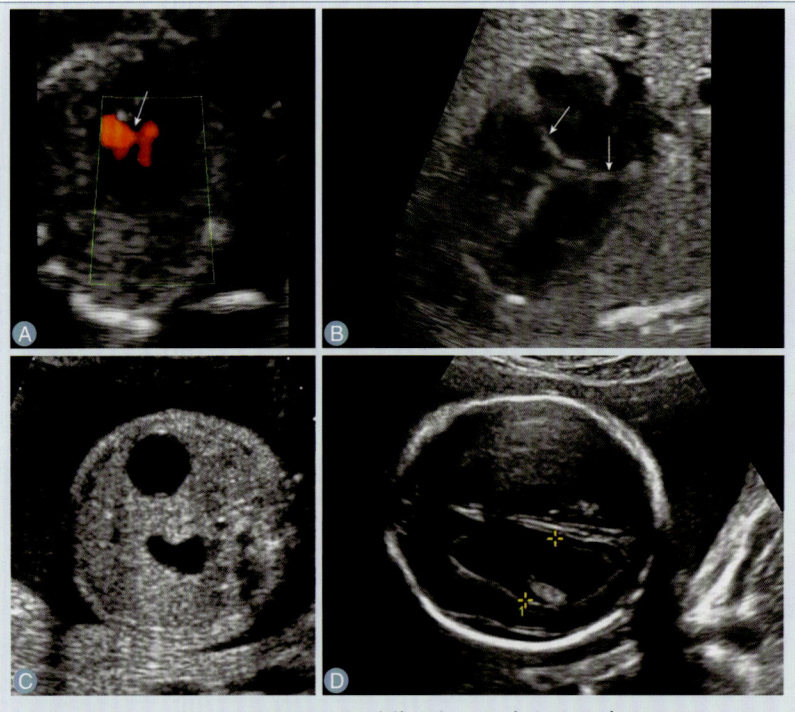

A.室间隔缺损，CDFI显示心脏四腔心切面的室间隔缺损（箭头）；B.房室共道畸形，胎儿心脏四腔心切面显示完全性通道，注意：二尖瓣和三尖瓣附着点位于同一水平，形成了共同房室瓣（箭头）；C.十二指肠闭锁，胎儿腹部横切面显示"双泡征"；D.脑室扩张，21-三体综合征胎儿的胎头横切面显示侧脑室扩张、脉络丛悬吊，注意：在检查过程中标尺置于侧脑室壁，这并非测量脑室的合适位置和标准切面。

图6.7 妊娠中期21-三体综合征胎儿存在严重的先天异常

表 6.3 检出率、假阳性率、阳性和阴性似然比的总估计值

软指标	DR	FPR	LR⁺	LR⁻
颈部皮肤皱褶	26.0	1.0	23.30	0.80
股骨短	27.7	6.4	3.72	0.80
肱骨短	30.3	4.6	4.81	0.74
肠管回声增强	16.7	1.1	11.44	0.90
心内强回声点	24.4	3.9	5.83	0.80
尿路扩张	139	1.7	7.63	0.92
脑室扩张	7.5	0.2	27.52	0.94
鼻骨缺失或发育不全	59.8	2.8	23.27	0.46
迷走右锁骨下动脉	30.7	1.5	21.48	0.71

DR：检出率；FPR：假阳性率；LR⁺：阳性似然比；LR⁻：阴性似然比。

来源：Modiied from Agathokleous M, Chaveeva P, Poon LC, et al. Meta-analysis of second-trimester markers for trisomy 21. Ultrasound Obstet Gynecol. 2013；41（3）：247-261.

（一）颈部皮肤皱褶

早期研究显示，颈部皮肤皱褶增厚存在于40%的21-三体综合征胎儿中，其假阳性率为0.1%。颈部皮肤皱褶的测量是在经胎头的横切面上进行的，该切面经过丘脑、向后倾斜包括大脑脚、小脑半球、小脑延髓池和枕骨。从枕骨表面至皮肤外缘表面进行测量（图6.8）。注意切面不要倾斜至枕骨下方，因为这将导致测值偏大而不准确。最初认为颈部皮肤皱褶≥6 mm为异常，后来确定5 mm为一个更灵敏的阈值，而两个阈值的特异度差异不大。颈部皮肤皱褶在观察者间变异很小（1 mm），因此颈部皮肤皱褶是一个重复性高的指标。最近，一些学者认为，由于颈部皮肤皱褶测值符合对数高斯分布，应该把其作为一个连续变量进行评估，制定与孕周相关的标准值，从而形成一种更加精准的风险评估方法。许多研究者已证实，颈部皮肤皱褶增厚是检查21-三体综合征的重要软指标，30多年后，其仍然是最重要的妊娠中期软指标之一。

21-三体综合征：常见的妊娠中期超声软指标

- 颈部皮肤皱褶
- 鼻骨缺失或发育不全
- 股骨短
- 肱骨短
- 肠管回声增强
- 心内强回声点
- 尿路扩张
- 轻度脑室扩张

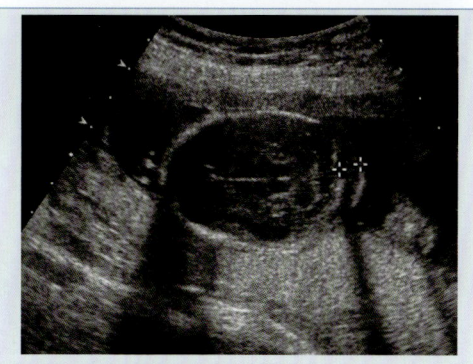

妊娠中期胎儿的胎头横切面显示增厚的颈部皮肤皱褶（测量），测值为6 mm。

图 6.8 颈部皮肤皱褶

（二）面部轮廓（鼻骨）

胎儿鼻骨的形态是重要的超声软指标，可用于识别21-三体综合征风险是否增加（图6.9）。应在胎儿面部轮廓的正中矢状面上评估胎儿鼻骨，但稍微倾斜角度（45°或者135°）能更有助于清晰显示鼻骨边缘。声束入射角应该与鼻骨长轴垂直。如果从鼻骨的"末端"（0°或180°）入射观察，鼻骨将错误地显示为缺失。Bromley等报道，因21-三体综合征的风险值在1/270或以上而接受羊膜腔穿刺术的239例胎儿中，6/16（37%）的21-三体综合征胎儿未检测到鼻骨。在鼻骨可显示的胎儿中，21-三体综合征胎儿的鼻骨平均长度短于整倍体的胎儿。根据双顶径/鼻骨长度预测21-三体综合征的受试者–操作者特征曲线，截断值≥11，可识别69%的21-三体综合征胎儿，其假阳性率为5%。其他研究者建议将鼻骨长度＜第5百分位数，或绝对测值＜2.5 mm作为预测非整倍体的阈值。

Vintzileos等对比了29例21-三体综合征胎儿与102例整倍体胎儿，回顾性地分析了遗传超声检查胎儿鼻骨的意义，41%的21-三体综合征胎儿存在鼻骨缺失，而整倍体胎儿均不存在鼻骨缺失。鼻骨缺失与颈部皮肤皱褶增厚一样，是21-三体综合征的强有力的软指标。

Odibo等认为评估鼻骨长度所占中位数（MoM）的倍数是使用该软指标的最佳方式。他们对非整倍体风险增加的3634例女性进行检查，其中，3197例（88%）女性的胎儿鼻骨评估成功，23例胎儿为21-三体综合征。鼻骨长度＜0.75 MoM是鼻骨发育不全的最好界定值，其敏感度和特异度分别为49%和92%，而双顶径/鼻骨长度＞11的敏感度和特异度分

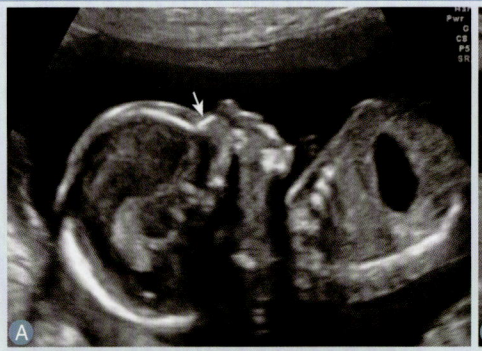
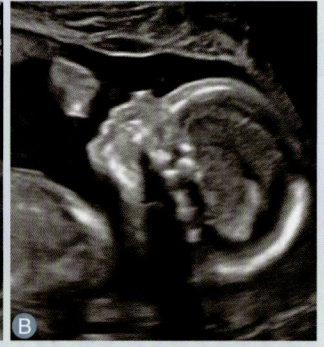
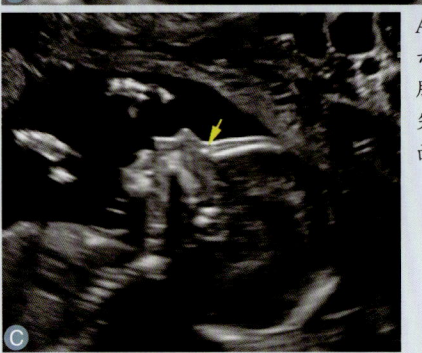

A.妊娠18周胎儿的颜面正中矢状面显示正常的鼻骨（箭头）；B.妊娠中期胎儿的颜面正中矢状面显示鼻骨缺失；C.妊娠中期胎儿的颜面正中矢状面显示鼻骨发育不全（黄箭头）。

图6.9 妊娠中期胎儿鼻骨的评估

别为61%和84%。这些研究者建议在进行妊娠中期遗传超声筛查时，将鼻骨缺失作为21-三体综合征的主要软指标，因为与鼻骨长度<0.75 MoM相比，鼻骨缺失更易于识别且特异度更好。

鼻骨缺失或发育不全的患病率因种族不同而异。Cicero等报道8.8%的非裔加勒比人存在鼻骨缺失或发育不全，而在高加索人胎儿中的比例为0.5%，因此高患病率限制了这一软指标在非裔加勒比人中的应用价值。

三维超声已被用来评估胎儿鼻骨是否存在。在20例21-三体综合征胎儿中，Benoit和Chaoui发现9例胎儿在二维超声上存在鼻骨缺失或发育不全，经三维超声评估显示6例胎儿存在双侧鼻骨缺失、3例存在单侧鼻骨缺失。最近报道，鼻前皮肤层厚度是妊娠中期和妊娠晚期检测21-三体综合征有用的软指标。在一项对159例21-三体综合征胎儿的回顾性分析中，Vos等报道了采用鼻骨长度、鼻前皮肤层厚度、鼻前皮肤层厚度/鼻骨长度及前额空间比来识别21-三体综合征胎儿。这些比值与孕周无关，在95.3%的21-三体综合征胎儿中至少可识别4种软指标之一。鼻前皮肤层厚度/鼻骨长度及前额空间比异常分别存在于86%和80%的21-三体综合征胎儿中。在核型正常且影像学表现正常的情况下，孤立的鼻骨缺失妊娠结局良好。

（三）股骨长度

股骨短是超声检测21-三体综合征的早期使用指标。预期股骨长度（股骨长度=-9.645+0.9338×双顶径）占正常股骨长度变异的94%。在40%的21-三体综合征胎儿中，股骨长度的测量值/期望值≤0.91，其假阳性率为5%。尽管大家一致认为21-三体综合征胎儿的股骨长度比整倍体胎儿短，但两者差异非常小，其临床应用存在争议。另外，股骨长度在不同种族胎儿中变化很大。与白种人胎儿相比，亚洲胎儿普遍存在短股骨，而黑种人胎儿存在长股骨。在很多人群中，这些差异导致股骨作为一种软指标的有效性被质疑。

（四）肱骨长度

相对于股骨长度，肱骨长度是一个更敏感和特异的21-三体综合征软指标。Benacerraf等发现在21-三体综合征胎儿中，肱骨长度短于预期长度，其测量值/期望值<0.9是检测21-三体综合征胎儿的最佳标准（预期股骨长度=-7.9404+0.8492×双顶径）。使用这一比值可识别50%的21-三体综合征胎儿，其假阳性率为6.2%。

（五）尿路扩张

在妊娠中期，当肾盂最大前后径≥4 mm时（图6.10A），认为存在轻度尿路扩张。17%~25%的21-三体综合征胎儿存在尿路扩张，而仅有

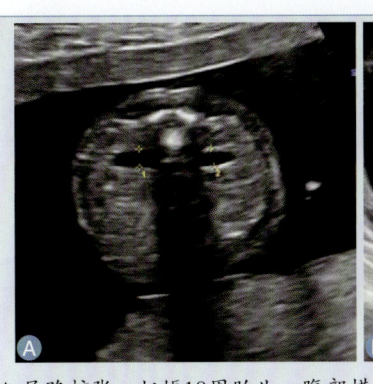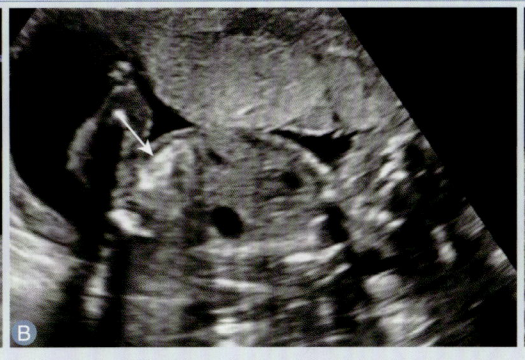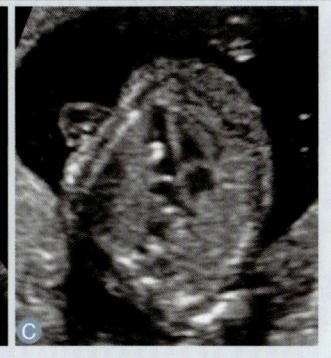

A.尿路扩张，妊娠18周胎儿，腹部横切面显示尿路扩张，肾盂最大前后径为4 mm（标尺），当胎儿脊柱位于12点或者6点时进行测量最佳；B.肠管回声增强，妊娠中期胎儿腹部矢状面显示局部肠管回声增强（箭头），注意肠管回声类似骨骼回声，参见动图6.4；C.心内强回声点，胎儿胸部横切面显示心脏四腔心切面上左心室内的2个强回声点。

图6.10 21-三体综合征胎儿妊娠中期的软指标

2%～3%的整倍体胎儿存在尿路扩张。

（六）肠管回声增强

在妊娠中期，肠管回声增强见于0.2%～0.8%的胎儿。回声增强是指操作者使用频率≤5 MHz的探头检查时，肠管表现为边界清楚的均质区域，其回声类似相邻的骨骼回声（图6.10B，动图6.4）。在肠管回声增强的胎儿中，其染色体异常的发生率为3%～27%。非整倍体胎儿的肠管回声增强可能与肠蠕动差和胎粪含水量降低有关。除非整倍体外，肠管回声增强也与囊性纤维化、感染（如巨细胞病毒）、原发性肠道异常及严重的生长受限有关。肠管回声增强也与胎儿摄入血液和胎儿即将死亡有关。

（七）心内强回声点

心内强回声点表现为心脏乳头肌区域类似骨骼回声的孤立的、明亮的白点（图6.10C）。心内强回声点常见于左心室，但也可见于右心室或双侧心室。大部分心内强回声点为单发，但有时也可见多发。这种超声表现是由乳头肌的钙化引起的，可见于16%的21-三体综合征胎儿和5%的整倍体胎儿。

心内强回声点是21-三体综合征胎儿和整倍体胎儿中最常见的孤立存在的软指标，可使21-三体综合征的风险增加2～4倍。由于心内强回声点在整倍体亚洲人群中高发，该软指标应用于亚洲人并不可靠。

心内强回声点的识别容易受技术因素，如心脏位置的影响。相对于心脏呈水平位、室间隔垂直于探头声束，心脏呈心尖位或心底位、室间隔朝向或背离探头声束时，更容易识别心内强回声点。当心内强回声点的回声等同于骨骼回声，且可在多个平面显示时，才能确认存在心内强回声点。胎儿心内

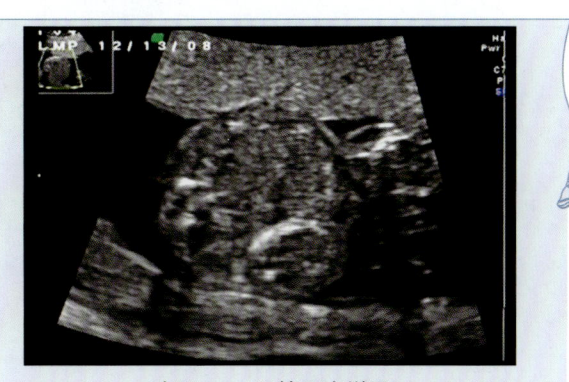

动图6.4 肠管回声增强

其他正常结构可能被误认为是心内强回声点，如右心室内的调节束。Winn等对200例妊娠18～22周的胎儿进行检查发现，"真"心内强回声点的发生率为11/200（5.5%），"假"心内强回声点的发生率为34/200（17%）。假心内强回声点最常见的位置为调节束、心内膜垫和三尖瓣环。

最近报道，迷走右锁骨下动脉是检测21-三体综合征的一种有用的产前超声软指标。最近的一项Meta分析报道迷走右锁骨下动脉在21-三体综合征胎儿中的发生率为23.6%，而在整倍体胎儿中的发生率为1.02%。当发现迷走右锁骨下动脉时，应进行遗传及超声检查，包括胎儿超声心动图，以及其与先验风险评估的相关性。

（八）结构异常

约25%的21-三体综合征胎儿可见结构异常，包括心脏畸形、十二指肠闭锁、脑室扩张和水肿（图6.7）。在约50%的21-三体综合征新生儿中可见心脏畸形，包括房室间隔缺损和室间隔缺损。随着技术的进步，产前发现80%～90%的21-三体综合征胎儿中存在这些异常。

（九）21-三体综合征的其他征象

在21-三体综合征胎儿中，其他特征偶尔可见，但不足以调整非整倍体的风险，包括髂骨角测量异常、耳朵长度异常、先天性指侧弯、中节指骨发育不全、草鞋足和额叶丘脑距离。这些特征很难标准化，而且在21-三体综合征和非21-三体综合征之间存在很大的重叠。当发现其他特征时，应进行遗传超声检查，包括对既定似然比的软指标进行评估，并评估相关先验风险。

据报道，脉络丛囊肿可见于21-三体综合征的胎儿。然而，学者们认为这是由于脉络丛囊肿的人群发病率引起，而不是由21-三体综合征引起。

（十）联合软指标

结合单个超声软指标可用来评估非整倍体的风险。在进行遗传超声检查的前几年，使用评分指数将软指标评为"主要"（颈部皮肤皱褶增厚或主要异常为2分）和"次要"（股骨短、肱骨短、肾盂扩张、肠管回声增强和心内强回声点均为1分）。累积积分达到2分或以上时可识别73%的21-三体综合征胎儿，其假阳性率为4%。Nyberg等建议使用Bayes定理和似然比来整合这些软指标进行风险评估，他们指出可以计算单个软指标的似然比，然后使用Bayes定理应用于患者的先验（假定）风险，根据是否存在某特定软指标得到非整倍体的修订风险。表6.1显示了使用单个软指标计算21-三体综合征似然比的4项研究比较。

多个软指标，即使是次要软指标，也比单个软指标具有更多的风险（表6.2）。Winter等的研究表明，遗传超声评分指数和超声风险评估方法对于21-三体综合征的检出率基本相等。使用似然比的优势在于，可以计算出患者非整倍体的特定风险，并与侵入性手术可能导致的流产风险进行均衡。即使在规模最大的研究中，具有孤立软指标的胎儿数量也很少，因此有学者建议，如果总体似然比是由每个软指标的阳性似然比和阴性似然比相乘计算出来的，修订后的非整倍体风险评估在统计学上更加可靠。

Agathokleous等利用1995年以来发表的数据，对21-三体综合征的妊娠中期软指标进行了Meta分析，计算了每个软指标的检出率、假阳性率、阳性和阴性似然比的加权独立估计值。

21-三体综合征：修订的风险比计算

修订风险＝先验风险×似然比

例1：使用单个软指标似然比的方法

使用四联筛查，25岁女性的21-三体综合征先验风险为1：500

详细的超声检查显示孤立性心内点状强回声（似然比≈2）

修订风险＝1：500×2＝1：250

例2：使用多个软指标似然比的方法

使用联合筛查，39岁女性的21-三体综合征先验风险为1：1000

详细的超声检查显示心内点状强回声和尿路扩张（两者的似然比≈6）

修订风险＝1：1000×6＝1：166

例3：使用单个软指标的阳性和阴性似然比的方法

肱骨短不用于计算

使用联合筛查，28岁女性的21-三体综合征先验风险为1：1000

详细的超声检查显示心内点状强回声和股骨短，无颈部皮肤皱褶增厚、尿路扩张、肠管回声增强、鼻骨异常及脑室扩张。

修订风险：1：1000×联合软指标的阳性/阴性似然比＝4.41（5.83×3.72×0.92×0.90×0.80×0.46×0.94）＝1/226

来源：Likelihood ratios in examples 1 and 2 are with permission from Bromley B, Lieberman E, Shipp TD, Benacerraf BR. The genetic sonogram: a method of risk assessment for Down syndrome in the second trimester. J Ultrasound Med. 2002; 21（10）: 1087-1096. Likelihood ratios in example 3 are with permission from Agathokleous M, Chaveeva P, Poon LC, et al. Meta-analysis of second-trimester markers for trisomy 21. Ultrasound Obstet Gynecol. 2013; 41（3）: 247-261.

遗传超声检查最好与基于公认筛查方案的先验风险评估一起使用。Souter等指出血清生化标记物分析和超声检查是独立的，可以相互结合使用来修正非整倍体的风险。一些研究者指出，遗传超声检查正常且血清筛查可靠的高龄孕妇，其胎儿患21-三体综合征的风险较低。已证实，胎儿不合并软指标可降低其21-三体综合征的风险（60%~90%），实际风险可能降低更多，因为很多研究在鼻骨被认为是妊娠中期风险评估的一个重要软指标之前就已经发表了。在最近的一项Meta分析中，不合并软指标可使唐氏综合征的风险降低7.7倍（表6.3）。

大多数关于遗传超声检查的研究都是在妊娠早期风险评估之前进行的，无论是联合筛查还是整体筛查。在妊娠早期风险评估之后进行遗传超声检查评估21-三体综合征的临床有效性存在争议。Rozenberg等在未选定人群中进行一项多中心的干预性研究，以评估妊娠早期联合筛查和妊娠中期超声检查的表现：妊娠早期联合筛查可检出80%的21-三体综合征胎儿，其筛查阳性率为2.7%；在妊娠中期超声检查中，使用颈部皮肤皱褶增厚或存在一种主要异常可将检出率提高至90%，其筛查阳性率为4.2%。

Krantz等进行了一项模拟研究，以评估遗传超声检查在妊娠早期风险评估后，在21-三体综合征序贯筛查中的作用。妊娠早期联合筛查的检出率为88.5%，其假阳性率为4.2%。在一项使用单个软指标似然比来修订妊娠早期筛查阴性患者的遗传超声随访中，发现了6.1%的21-三体综合征患者，其假阳性率为1.2%、总体检出率为94.6%、总体假阳性率为5.4%。如果采用单个方案，只对妊娠早期风险为1/300～1/2500的患者进行评估，其额外检出率为4.8%、假阳性率为0.7%、总体检出率为93%、总体假阳性率为4.9%。这些研究者得出结论，如果使用得当，妊娠中期的遗传超声检查可作为妊娠早期风险评估之后的序贯评估。

研究人员对21-三体综合征筛查前的7842例孕妇进行了FASTER试验，以研究遗传超声检查的临床应用价值，其中包括59例21-三体综合征胎儿。在设定假阳性率为5%时，联合筛查或整体检测加上遗传超声检查可将21-三体综合征的检出率分别从81%提高至90%、从93%提高至98%。而逐步或单个方案的检出率增加较小，分别从97%提高至98%、从95%提高至97%。其他研究表明，在联合筛查或序贯筛查之后进行遗传超声检查可能降低假阳性率，而21-三体综合征的检出率无明显变化。但是，在妊娠早期风险评估之后进行遗传超声检查可能会增加患者的焦虑，而不能提高21-三体综合征的检出率，甚至是错误的。从历史数据来看，发现孤立软指标，可能需要做产前诊断，从而存在胎儿流产的风险，但最近细胞游离DNA的使用提供了二级筛查方法，避免了产前诊断导致的胎儿流产风险。细胞游离DNA结果为阴性时，非整倍体筛查的软指标一般无临床意义。某些软指标，如股骨短、肠管回声增强或尿路扩张可能与其他临床情况有关。

三、18-三体综合征（爱德华综合征）

18-三体综合征是第二大常见的常染色体三体综合征，患病率在总出生儿中为4.8/10000。随着产前诊断技术的提高及18-三体综合征的高引产率，其活产儿患病率已经降至0.1/1000。18-三体综合征的患者生存能力有限，宫内检出的病例中44%在出生前死亡。约50%的18-三体综合征新生儿在出生1周内死亡，仅有5%～10%的存活儿能存活超过1岁。存活者均存在严重智力缺陷和身体残疾。

18-三体综合征的胎儿存在很多异常。由于这些结构异常的存在，77%～97%的18-三体综合征胎儿可通过超声识别。18-三体综合征胎儿较常见的结构异常包括先天性心脏畸形、中枢神经系统异常、脑积水、膈疝、脐膨出（70%的仅含肠管）和双手紧握（重叠指）（图6.11）。根据经验，妊娠中期和妊娠早期不能通过产前超声检查识别18-三体综合征，因为当时无法评估完整的结构，或者其他因素如手术瘢痕或者母体因素影响了胎儿的最佳显示。

18-三体综合征：常见超声表现
脉络丛囊肿
"草莓头型"
小脑异常，大枕大池
神经管缺陷
心脏畸形
脐膨出
食道闭锁
膈疝
紧握的双手，重叠指
桡骨异常，肢体短缩
畸形足，"摇椅足"
宫内生长受限（特别是合并羊水过多）

在18-三体综合征胎儿中，超声可观察到的特征因孕周而异。水囊瘤等异常在孕早期末和孕中期初更常见，而心脏缺陷和生长受限往往更晚才能被发现。在一项对47例18-三体综合征胎儿的回顾性研究中，Nybert等发现在妊娠24周前可识别14%的心脏畸形，而在妊娠24周后可识别78%的心脏畸形。在24周前，宫内生长受限胎儿的检出率为28%，而在妊娠晚期检出率为89%。宫内生长受限合并羊水

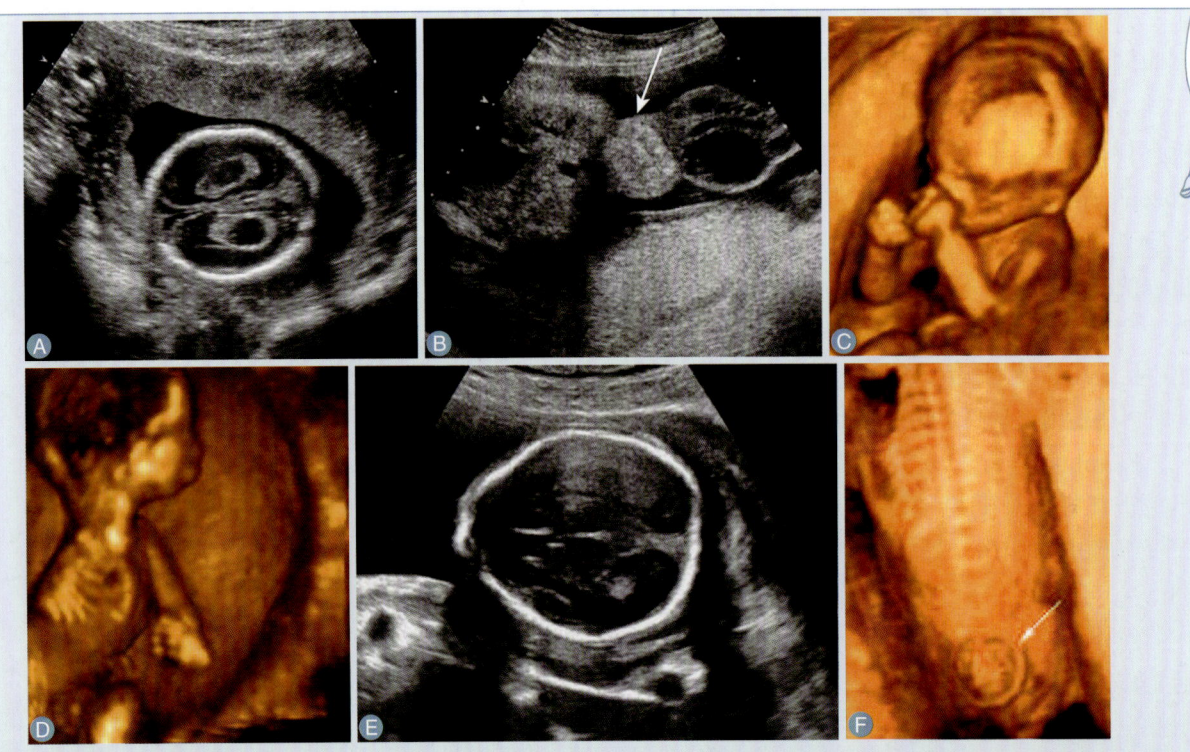

A.脉络丛囊肿，妊娠18周，经胎头检查显示双侧脉络丛囊肿；B.脐膨出，胎儿下腹部检查显示包含肠管的脐膨出（箭头）及脐带囊肿；C.紧握的拳头，妊娠中期胎儿的三维超声显示特征性紧握的双手和重叠指；D.桡骨异常，三维超声显示一侧桡骨异常，注意同时可见小下颌；E."草莓型"头颅；F.18周胎儿脊柱的三维超声显示神经管缺陷（箭头）。

图6.11　18-三体综合征胎儿妊娠中期的超声表现

过多是一种预后不良的观测结果，高度预示18-三体综合征。除以上提到的异常外，其他表现如桡骨缺失、摇椅足、畸形足、草莓头型（枕骨扁平、额骨前突）、形态异常的小脑及大枕大池也均有报道。

脉络丛囊肿

脉络丛囊肿的超声表现为脉络丛内的孤立无回声，是因神经上皮的折叠、分泌物阻塞和细胞脱落导致（图6.11A）。脉络丛囊肿可见于1%～2%的正常胎儿，最常发生于妊娠中期，常在妊娠28周之前吸收。约30%的18-三体综合征胎儿可见脉络丛囊肿。大部分18-三体综合征的胎儿同时存在其他结构异常，从而提示存在非整倍体。囊肿的数目、大小和单双侧在鉴别18-三体综合征胎儿与正常胎儿方面无意义。另外，脉络丛囊肿的吸收并不意味着核型正常。

当无其他异常发现时，孤立性的脉络丛囊肿对非整倍体的预测价值小。因此，在发现脉络丛囊肿后，医师应对胎儿进行详细的超声检查。当脉络丛囊肿孤立存在时，推荐根据公认的筛查方案与18-三体综合征的先验风险相关联。Cheng等报道了在既往筛查颈项透明层的人群中，当颈项透明层测量正常时，孤立性脉络丛囊肿并不增加18-三体综合征的似然比。此时，可以考虑非侵入性产前筛查和细胞游离DNA。对于孤立性脉络丛囊肿的胎儿不需要进行侵入性检查。

四、13-三体综合征（帕托综合征）

13-三体综合征是第三大常见的常染色体三体综合征，发病率在出生儿中为1.9/10000。随着产前诊断水平和13-三体综合征终止妊娠率的提高，其在活产儿中的发病率已降至0.03/1000。13-三体综合征胎儿合并许多结构异常和严重的智力障碍。常见异常包括前脑缺陷、眼部畸形、面裂、心脏畸形和四肢异常。未终止妊娠胎儿的宫内死亡率为46%，新生儿早期死亡率为93%，能够长期存活者罕见。13-三体综合征胎儿的超声检出率为90%～100%（图6.12）。

第六章 染色体异常

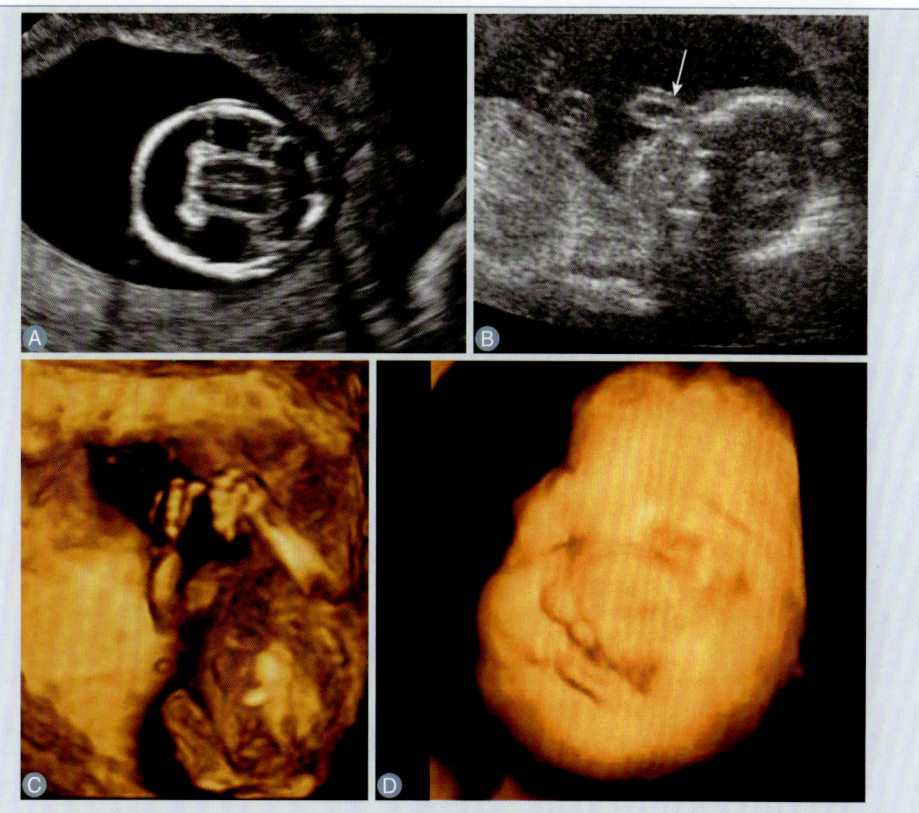

A.妊娠11周无叶型前脑无裂畸形；B.喙鼻（箭头）；C.妊娠14周三维超声显示轴后多指畸形；D.妊娠晚期胎儿三维超声显示一条大的中线面裂。

图6.12　13-三体综合征的超声表现

13-三体综合征：常见超声表现

前脑无裂畸形

小头畸形

神经管缺陷

面裂，眼部畸形

心脏畸形

心内强回声点

先天性膈疝

脐膨出

肾脏回声增强

轴后多指（趾）畸形

胎儿宫内生长受限

心脏和中枢神经系统畸形是最常见的异常。13-三体综合征胎儿最常见的中枢神经系统畸形是前脑无裂畸形、脑室扩张、小头畸形和后颅窝畸形。无叶前脑无裂畸形常伴严重的面部中线缺损，包括眼距窄、小眼、无眼、独眼和喙鼻。此外，13-三体综合征胎儿通常合并轴后多指（趾）畸形、手形态异常、肾脏回声增强、非典型钙化和宫内生长受限。

五、三倍体

三倍体指多了一整套染色体（共69条染色体），发病率与母亲的年龄无关。额外的一组染色体可以来自父系（双雄），通常来自双受精，也可以来自母系（双雌），来自二倍体卵子受精。来源于父系或母系的频率不同，父系来源病例的频率范围在20%～85%。三倍体的发病率为1%～3%，大多数自然流产。妊娠11～14周胎儿三倍体发生率为1/6614，妊娠20周后仍能存活的三倍体胎儿不常见。父系来源的三倍体胎儿通常与充满囊性回声的大胎盘和胎儿中度生长受限有关。母系来源的三倍体胎儿通常与小胎盘和非匀称型宫内生长受限有关。三倍体胎儿合并多种结构畸形，最常累及中枢神经系统、心脏和手（图6.13）。

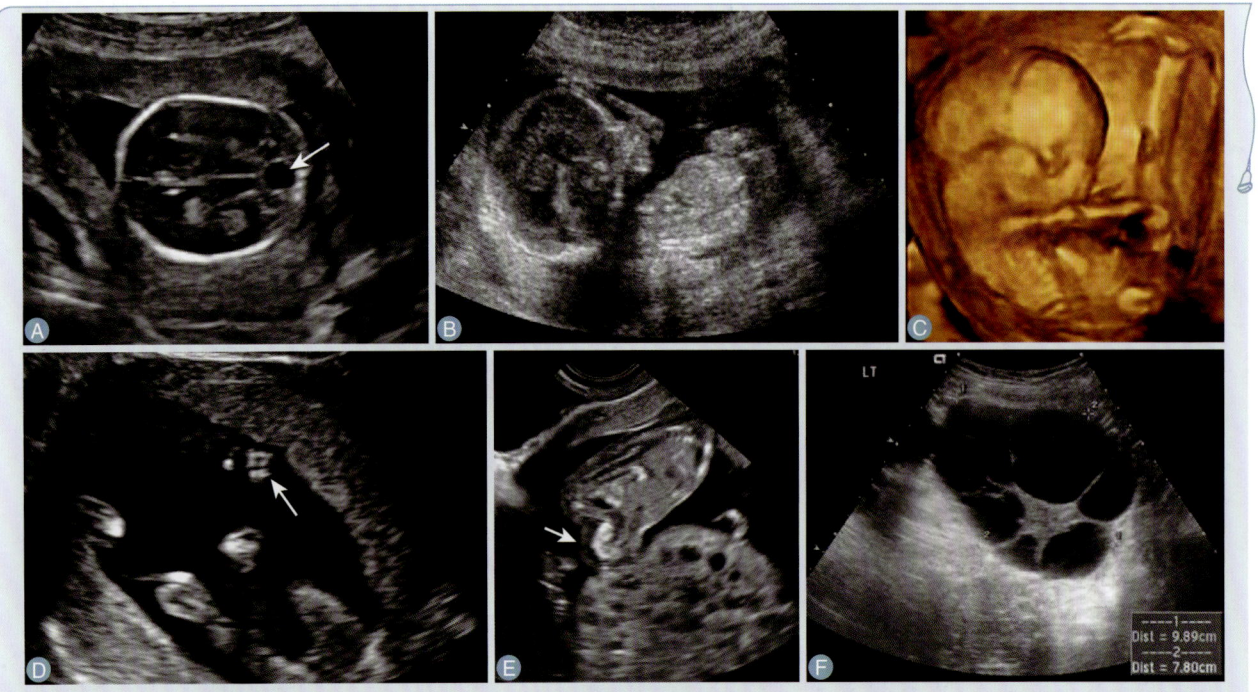

A.Dandy-Walker畸形（箭头）；B、C.非匀称型胎儿宫内生长受限，注意：头与躯体的大小不相称；D.并指畸形（箭头）；E.胎盘内多发囊性回声及脐膨出（箭头）；F.孕妇卵巢多发卵泡膜黄素囊肿。

图6.13 三倍体妊娠中期的超声表现

三倍体：常见超声表现
神经管缺陷
脑室扩张
后颅窝异常
小下颌
心脏异常
脐膨出
肾脏异常
马蹄内翻足
3~4指并指
非匀称型胎儿生长受限
胎盘异常（水肿或变小）
羊水过少

三倍体胎儿的母亲可合并多种并发症，包括早发型先兆子痫、双侧卵巢多发囊肿、妊娠剧吐和持续性滋养细胞肿瘤。

Jauniaux等报道70例妊娠13~29周产前超声诊断为三倍体的胎儿中，93%的胎儿合并结构异常，其中手部异常（主要为第3~4指并指）最常见（52%）。37%的胎儿合并脑室扩张。34%的胎儿合并心脏畸形，主要为房室间隔缺损。26%的胎儿合并小下颌畸形。29%的胎儿中胎盘呈"葡萄胎样"改变，44%的胎儿合并羊水量减少。72%的胎儿出现非匀称型胎儿生长受限，这些胎儿的胎盘在超声检查中表现正常。

六、X综合征（特纳综合征）

特纳综合征的染色体核型为45,X，通常由父系来源的X染色体缺失引起，其发生率与母亲年龄有关。约95%的此类妊娠发生自然流产。特纳综合征发生率在活产儿中为1/2000~1/5000。致死性特纳综合征在妊娠中期通常表现为伴巨大分隔的水囊瘤、全身淋巴水肿、胸腔积液、腹水和心脏畸形（图6.14）。

水囊瘤为淋巴系统畸形，表现为有分隔的囊性液性回声，最常见于胎儿头颈部后方。Azar等报道75%的颈后或双侧有分隔的水囊瘤胎儿合并染色体异常，最常见的是特纳综合征（94%）。虽然大多数妊娠中期水囊瘤的胎儿为特纳综合征，但其他核型异常也有报道，包括21-三体综合征、18-三体综合征、13-三体综合征及三倍体。通常特纳综合征胎儿的水囊瘤体积比其他核型异常的更大，也可能出现全身淋巴水肿，累及躯干和四肢。

10%~48%的特纳综合征胎儿可能会出现心脏

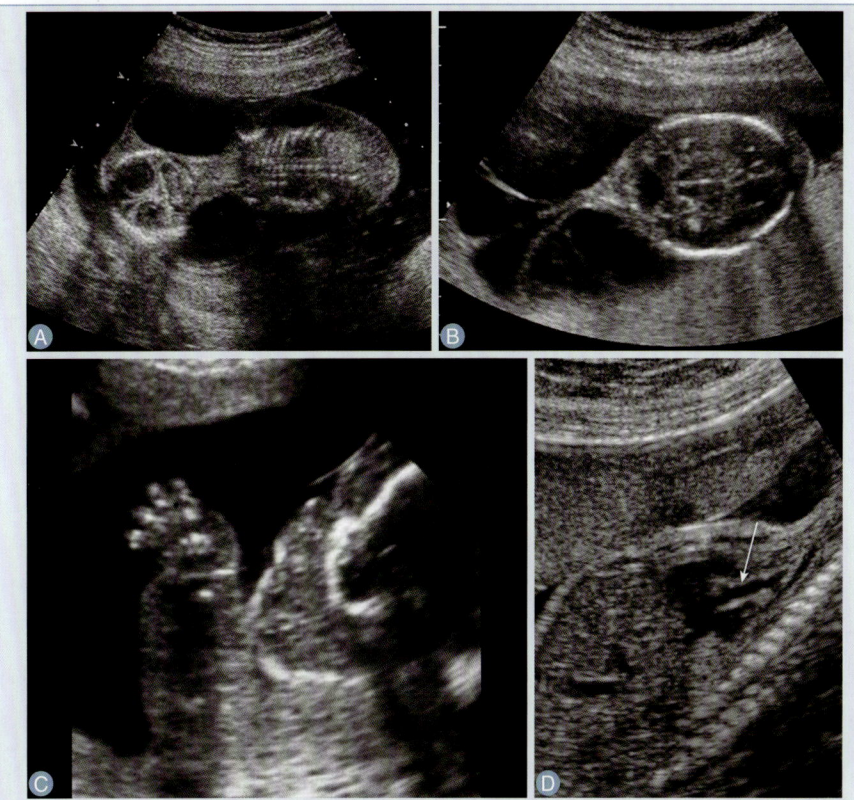

A、B.伴巨大分隔的水囊瘤；C.重度淋巴管扩张症胎儿的上肢水肿；D.主动脉弓离断胎儿的细小主动脉（箭头）。

图6.14　X综合征（特纳综合征）妊娠中期的超声表现

异常，最常见的是左心系统结构畸形，如主动脉缩窄。然而，由于很多胎儿在妊娠早期末或妊娠中期初诊断特纳综合征，这个时期无法进行全面的胎儿心脏评估，因此心脏异常的比例可能被低估了。Baena等报道了来自未选定人群的125例特纳综合征胎儿，其中67%的胎儿产前确诊，最常见的超声表现是水囊瘤（59%）和水肿（19%）。

七、游离DNA产前筛查非整倍体

近来，将孕妇外周血胎儿游离DNA检测纳入胎儿染色体非整倍体风险评估，改进了传统的风险评估模式。美国妇产科医师学会推荐对胎儿染色体非整倍体高风险的孕妇进行游离DNA检测。胎盘来源的游离DNA占孕妇血浆中循环游离DNA的10%~15%，早在妊娠10周即可用于筛查胎儿21-三体综合征、18-三体综合征和13-三体综合征，也可同时对性染色体进行分析。血浆中循环游离DNA来源于胎儿与母体的相对比例称为胎儿分数，其对检测结果的准确性至关重要。有研究报道了3种不同的游离DNA分析方法，包括：大规模平行鸟枪法测序、染色体选择性测序和单核苷酸多态性分析，每种方法对筛查21-三体综合征和18-三体综合征均具有较高的敏感度和特异度。虽然对13-三体综合征和X综合征的敏感度较低，但特异度很高。Gil等在最近的一项Meta分析中报道21-三体综合征的加权检出率和假阳性率为99.2%和0.09%，18-三体综合征的加权检出率和假阳性率为96.3%和0.13%，13-三体综合征的加权检出率和假阳性率为91%和0.13%，X综合征的加权检出率和假阳性率为90.3%和0.23%。性别鉴定的准确度一般超过98%。虽然有报告结果的游离DNA检测对常见的染色体三体有着较高的诊断准确率，但其仍属于一种筛查手段。假阳性结果可能出现在限制性胎盘嵌合体、真正胎儿嵌合体、孕妇染色体异常、双胎之一死亡或孕妇患恶性肿瘤。低水平胎儿嵌合体、循环中的游离DNA占比较低、测序深度不足或样本错误时可能出现假阴性结果。需要注意的是，1%~8%的人群可能会出现无法出具报告结果或结果无法解释的情况，该情况最有可能发生在循环中的游离DNA占比较低或者结果过于接近而无法解释。循环中的游离DNA占比较低与孕龄小、非整倍体和孕妇高BMI相关。无法出具报告的患者需要进一步遗传咨询，并进行详细的超声评估和诊断试验。对双活胎妊娠孕妇进行游离DNA筛查是可行的，但早期研究数据表明，双胎妊娠21-三体综合征和18-三体综合征的检出率略低于单胎妊娠，且检测失败率明显高于单胎妊娠。游离DNA检测相关的建议还在持续更新中，目前美国妇产科医师学会不推荐多胎妊娠女性进行游离DNA检测。

虽然普通人群中游离DNA检测的阳性预测值低于高危人群，但仍有着较高的诊断准确率。目前认为游离DNA检测筛查21-三体综合征和18-三体综合征比联合筛查具有更高的敏感度和特异度，更低的假阳性率和更高的阳性预测值，但无法检测到可以提示胎儿健康和预后的其他异常。虽然游离DNA检测是筛查靶向染色体异常极好的方法，但在做出任何与妊娠相关的不可逆决定前，进行产前咨询及再次确认阳性结果都是至关重要的。医师应告知患者，阴性结果并不能确保一定是正常妊娠，因为仍有其他三体、染色体异常和遗传疾病的风险。游离DNA可能检测不出16.9%~23.4%传统筛查方法可识别的染色体异常。游离DNA筛查在超声发现异常的患者中作用有限，需要进一步行诊断性检测。Benachi等报道，在超声检查发现胎儿异常的患者中，游离DNA筛查漏诊致病性染色体异常率至少8%。Shani等在一项针对3140例单胎妊娠孕妇进行侵入性诊断的回顾性队列研究中发现，220例（7%）存在有临床意义的染色体异常。根据目前公布的游离DNA检测率，包括报告无法出具结果的情况，在220例染色体异常的患者中，有99例（45%）患者的游离DNA无法检测。

八、诊断性检测

诊断性检测可在妊娠早期末通过绒毛活检或在妊娠中期通过羊膜腔穿刺术进行。诊断性检测可选择的种类增多，超越传统的核型检测，包括染色体微阵列分析，其可在基因层面上识别拷贝数变异。这些拷贝数变异可能是致病性的、良性的或意义未知的。4%~10%的结构异常但核型正常的胎儿，染色体微阵列分析可能会检测到异常的拷贝数变异。全外显子组测序可为产前诊断提供新思路。

绒毛活检术在妊娠10~13周进行。根据胎盘位置，在超声引导下经腹或经阴道获取绒毛组织。经腹绒毛活检术，将18号或20号针刺入胎盘并拔出针芯（图6.15A）。将带有2 mL细胞转运介质的20 mL注射器连接到针头上，引导针头在胎盘中来回移动，注射器在多个点位进行抽吸。拔出针头，通过针头吸取细胞转运介质来清除残留的绒毛。解剖显微镜下检查标本是否充分。经宫颈绒毛活检术（图6.15B），将带有硬质金属引导器的5.7-FR可弯曲绒毛活检术套管在定向监测下进入宫颈，然后在超声引导下进入胎盘（图6.15B）。撤出引导器，并将装有约2 mL转运介质的20 mL注射器连接到套管上。缓慢从胎盘中撤出套管，同时间歇性地进行抽吸。操作完成后，常规记录胎儿心率。丈夫为Rh阳性、本人为Rh阴性的孕妇需注射抗D免疫球蛋白。

应用荧光原位杂交、直接细胞遗传学分析或绒毛培养可对绒毛活检术标本进行检测。绒毛活检术存在的一个问题是胎盘来源的产前细胞遗传学诊断与胎儿核型之间存在差异。绒毛活检术相关的美国合作研究和其他大型注册研究发现，99.7%的病例基因诊断准确，假阳性率为1.1‰。这些研究均未发现有13-三体综合征、18-三体综合征和21-三体综合征的诊断错误。母体细胞污染发生率为0.8%~2.2%。约0.5%的绒毛活检术标本结果不明确，需要羊膜穿刺确认。限制性胎盘嵌合体见于0.7%~1.6%的患者，可能由减数分裂异常诱发的"三体自救"或发育中的桑椹胚有丝分裂异常引起。限制性胎盘嵌合体也可导致游离细胞DNA假阳性结果，某些情况下建议通过羊膜穿刺进行诊断性检测。

最近一项Meta分析报道，对妊娠<24周的胎儿行绒毛活检术检测的相关加权流产率为0.22%（95%CI，-0.71%~1.16%）。加拿大绒毛活检术-羊膜穿刺临床试验合作项目招募孕龄<12周的女性，并将她们随机分配到妊娠早期绒毛活检术组或妊娠15~17周羊膜腔穿刺组。两组间胎儿流产率无显著性差异。在最近的研究中，Caughey等对孕周相似且均拒绝干预措施的绒毛活检术组、羊膜腔穿刺组和对照组进行了比较，发现绒毛活检术组和羊膜腔穿刺组之间的胎儿校正流产率无显著性差异。早期关于术后胎儿口下颌-肢体发育不良综合征风险增加的担忧尚未得到证实。世界卫生组织关于绒毛活检术安全性的一份报告提到，除了妊娠8周进行绒毛活检术检查，其胎儿肢体发育畸形风险增加，

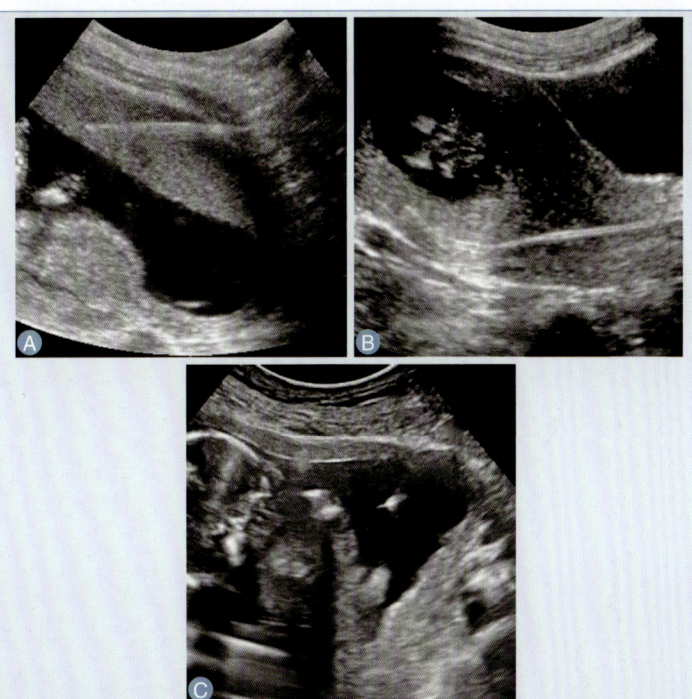

A.经腹绒毛活检术，横切面显示穿刺针进入胎盘；B.经宫颈绒毛活检术，矢状面显示一根导管穿过宫颈进入胎盘，要注意避开充盈的膀胱和羊膜腔；C.羊膜腔穿刺术，横切面显示穿刺针进入羊水。参见动图6.5。

图6.15　诊断性检测操作流程

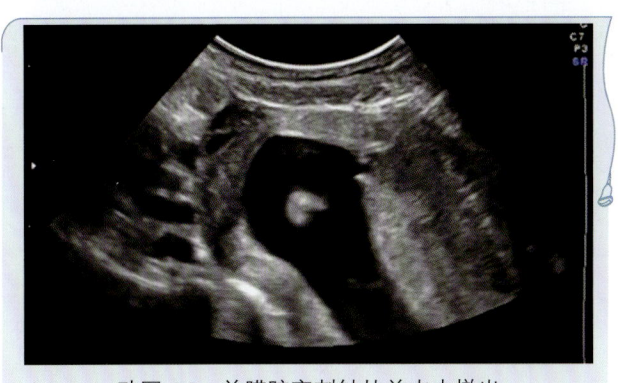

动图6.5　羊膜腔穿刺针从羊水中撤出

其余不同孕周胎儿肢体发育畸形的风险与普通人群相当。

遗传学羊膜腔穿刺术通常在妊娠15～20周进行（图6.15C）。超声引导定位羊水厚径较大的位置。多数使用22号3.5英寸长的脊髓穿刺针（图6.15C，动图6.5）。体型较大的患者需要使用更长的穿刺针。尽可能避开胎盘，但穿过胎盘进行操作也是安全的。通常采集15～20 mL的羊水（根据经验相当于每周抽出1 mL）。对多胎妊娠进行羊膜腔穿刺术时，要注意分辨每个羊膜囊。最近一项Meta分析报道，妊娠24周前手术相关流产率为0.11%（95%CI，-0.04%～0.26%）。诊断性检测研究间的异质性限制了对绒毛活检术或羊膜腔穿刺术操作相关流产率的精确估计，但后续增加的手术相关风险非常低（0.2%和0.1%）。常引用的手术流产率"<1/（300～500）"。虽然90%以上羊膜腔穿刺术后接受期待治疗的患者妊娠结局良好，但可能会出现羊水渗漏。妊娠11～13周进行羊膜腔穿刺与流产率升高、胎膜早破、马蹄内翻足及羊水培养失败率增高有关，因此不推荐在此期间进行穿刺。与其他胎儿手术一样，操作完成后常规记录胎儿心率。丈夫为Rh阳性、本人为Rh阴性的孕妇需注射抗D免疫球蛋白。

九、结论

在过去的30年中，对非整倍体风险评估已进展到仅根据孕妇的年龄或颈项透明层厚度已不足以评估胎儿染色体异常的风险。产科超声检查结合孕妇血清分析已成为评估妊娠早期和中期非整倍体风险的有效方法。不同的非整倍体胎儿妊娠中期超声表现不同，临床医师可以根据超声表现做出相应的推测诊断。游离DNA检测能够准确高效地筛查21-三体综合征和18-三体综合征，也能在一定程度上筛查13-三体综合征，但无法识别其他通过联合筛查或诊断性检测能够发现的染色体异常。核型分析是诊断胎儿结构异常的标准。微阵列分析确定拷贝数变异，可以增加临床重大疾病的检出率，特别是胎儿结构异常。当怀疑存在染色体异常时，最佳的诊断策略为筛查包括颈项透明层在内的多个软指标，筛查结果为阳性后进行诊断性检测。对年龄≥40岁的孕妇，最佳选择是将游离DNA作为主要的筛查手段。

（孟祥丽，闫亚妮，张娟，张思敏，郭翠霞，和平，李贞，张莉译；武翀校对；吴青青，孙丽娟审校）

参考文献

扫码观看

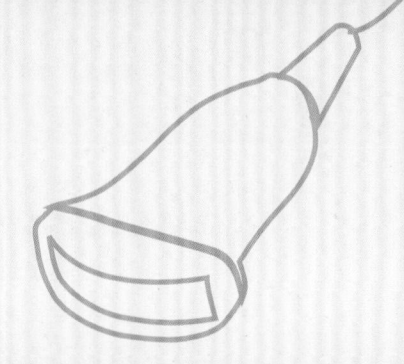

第七章　多胎妊娠

Mary C. Frates

章节大纲

一、合子性或绒毛膜性

二、绒毛膜性的判断

三、常见问题

四、双胎之一宫内死亡

五、单绒毛膜妊娠并发症

　　（一）双胎输血综合征

　　（二）双胎贫血-红细胞增多序列征

　　（三）双胎反向动脉灌注序列征

六、单羊膜囊双胎

七、连体双胎

> **关键点总结**
> - 多胎妊娠在围产期的发病率和死亡率均高于单胎妊娠。
> - 绒毛膜性是导致多胎妊娠出现特有并发症的主要因素。
> - 胎儿出现生长发育差异和先天畸形的比例在所有类型的多胎妊娠中均有所增加。
> - 在一胎死亡的单绒毛膜囊双胎中,存活胎儿发生严重颅脑损伤和其他器官损伤的风险较高。
> - 超声可以诊断单绒毛膜囊双胎特有的综合征,包括双胎输血综合征、双胎贫血-红细胞增多序列征、双胎反向动脉灌注序列征和连体双胎。

随着辅助生殖技术的发展,多胎妊娠在产科的发生率日益增高。大部分的多胎妊娠为双胎妊娠,也可出现超过双胎的情况。双胎妊娠的自然发生率为1/80,然而这一数字仍在持续攀升。根据美国疾控中心人口统计数据显示,尽管2013年美国总出生人口数量与2012年相比呈现基本稳定、略有下降的趋势。然而,双胎的出生率却达到新高,平均每1000名新生儿中就有33.7对双胞胎出生。自1998年起,三胎及三胎以上多胎妊娠的出生率开始下降,到2013年为每10万个新生儿中有119.5对多胞胎。对辅助生育技术使用的限制在一定程度上是导致三胎及三胎以上多胎妊娠发生率在1998年达到最高点后开始下降的原因。多胎妊娠与单胎妊娠的产前注意事项相同,不过前者发生早产和胎儿生长受限的风险相对更高。2013年,每2个双胎妊娠中有1个以上胎儿,以及每10个三胎妊娠中有9个以上胎儿为早产儿或低体重出生儿。因此,影像学医师必须充分了解在多胎妊娠过程中的一些特有的情况及其所导致的可能并发症。

一、合子性或绒毛膜性

双胎可由两个不同的受精卵(异卵)或同一个受精卵(同卵)发育而来。在自然发生的双胎中,约2/3是双卵双胎,1/3是同卵双胎。当2个卵子与2个精子受精时为双卵双胎。双卵双胎的发生率与产妇的年龄(随产妇年龄增加而增加)、种族和家族史相关。当单个卵子与单个精子受精时,受精卵在受精后第2~14天发生分裂,出现了同卵双胎。受精卵的不同分裂时间决定了同卵双胎形成的不同类型。同卵双胎的自然发生率在全球范围内基本一致(3.5‰),并且在发展过程中不受母亲年龄、种族或其他已知因素影响。然而,随着体外辅助生育技术的发展,同卵双胎的发生率较预期增加了2~12倍。据报道,在接受辅助生育的患者中,胚胎移植时间可影响同卵双胎的发生率,在第5~6天移植其发生同卵双胎的概率高于在第2~3天移植的患者,而接受辅助孵化技术的患者出现同卵双胎的概率则更高。双胎以上的多胎妊娠则可能包含任何合子性的组合。

相较于评估合子性特征,判定绒毛膜性对确定双胎类型在双胎妊娠的管理中更为重要。绒毛膜性

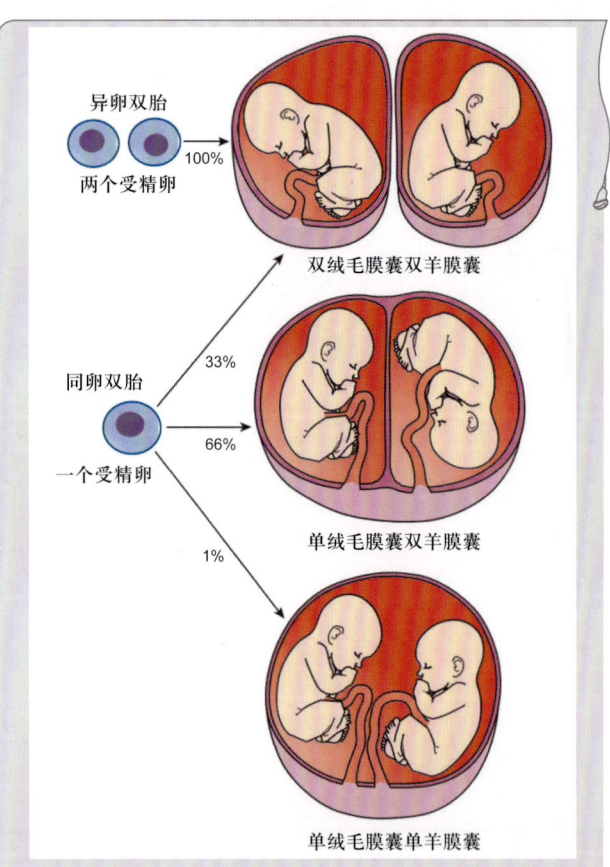

在双胎妊娠中,2/3是异卵双胎,1/3是同卵双胎。所有异卵双胎均为双绒毛膜囊双羊膜囊妊娠;同卵双胎可以是双绒毛膜囊双羊膜囊(33%),单绒毛膜囊双羊膜囊(66%),或单绒毛膜囊单羊膜囊(约1%)。

图 7.1 双胎合子性和胎盘的图示说明

是多胎妊娠特有并发症的主要决定因素，其中，单绒毛膜囊妊娠发生风险的概率最高。因此，准确判断绒毛膜性对双胎妊娠的合理的产科监测至关重要。

双卵双胎为双绒毛膜囊双羊膜囊，这意味着每个胎儿都有自己的胎盘（绒毛膜）、羊膜和羊水。两个胎儿分别生活在各自独立的宫内环境中，且双胎基因不同。与之相比，基因相同的同卵双胎的绒毛膜性则有3种可能。当受精卵在受精后4天内发生分裂，双胎会有各自独立的胎盘（绒毛膜）、羊膜和羊水（双绒毛膜囊双羊膜囊双胎，占1/3）。而在较晚时间分裂的同卵双胎则共用1个胎盘（绒毛膜），但每胎有各自的羊膜（单绒毛膜囊双羊膜囊双胎，占2/3）。当受精卵在第7～14天分裂时，双胎将共用胎盘（绒毛膜）、羊膜和羊水（单绒毛膜囊单羊膜囊双胎，约占1%）（图7.1）。分裂如果发生在受精14天之后的任意时间则会导致连体双胎。多胎妊娠风险的增加与绒毛膜性相关，而非合子性，因此超声在明确双胎妊娠的类型中起着关键作用。利用超声在孕早期即能够非常容易且准确地确判断绒毛膜性。每个胚胎必须同时判断其绒毛膜性和羊膜囊性。

二、绒毛膜性的判断

超声检查对多胎妊娠的评估从孕早期就非常重要。在孕早期，超声既可首次提示存在双胎及双胎以上多胎妊娠的可能性。使用经阴道超声是孕早期（＜8周）的标准检查方法，如果孕早期经腹部超声检查结果不明确时，经阴道超声可以帮助明确诊断。绒毛膜性的判断宜在妊娠早期进行，因为此时妊娠囊较小且界线清晰，可以明确其数量。妊娠囊的数量可用于判断绒毛膜的数量（图7.2，动图7.1）。应评估每个妊娠囊内是否存在卵黄囊、胚胎及胎心搏动。仔细评估每个妊娠囊的内容物，发现一个以上的卵黄囊或胚胎对于明确单绒毛膜囊双胎及双胎以上多胎至关重要。除明确绒毛膜性外，孕早期超声也能准确地推算妊娠时间，这对于多胎妊娠的管理显得尤为重要。首次超声检查报告必须明确妊娠类型，包括每胎的绒毛膜性及胎龄，这将有助于确定妊娠时间和指导妊娠管理。对于通过体外受精受孕的患者，应通过胚胎移植日期来确定胎龄。对于自然受孕的多胎妊娠，如果胚胎大小相似，则通过测

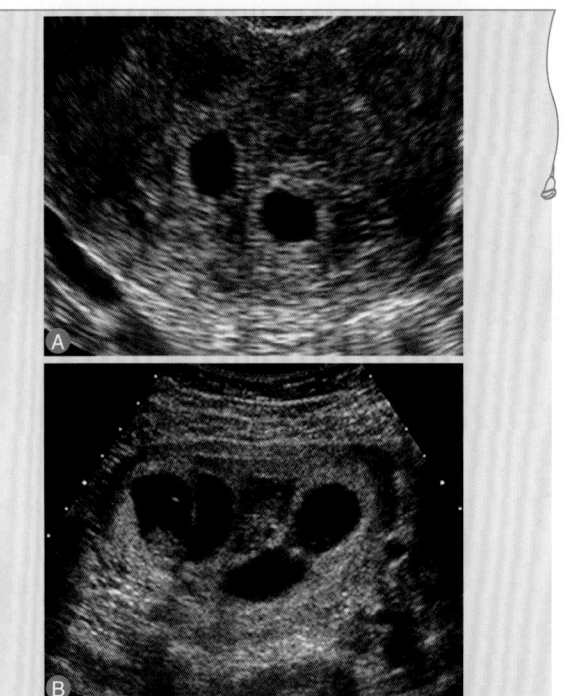

A.孕早期的双绒毛膜囊双胎妊娠，可见2个独立的妊娠囊；B.辅助生育后的五胎妊娠，可见5个独立的妊娠囊，每个囊内都有1个存活胚胎。参见动图7.1。

图7.2 妊娠囊的数量与相应绒毛膜性的图示

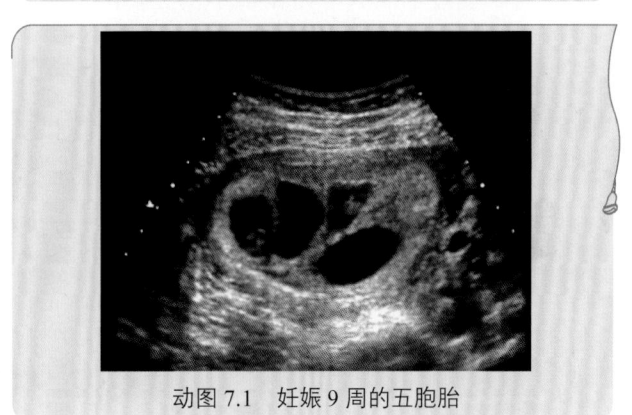

动图7.1 妊娠9周的五胞胎

定头臀长的平均值可以准确地判断胎龄。如果胚胎的大小明显不同，则应根据最大胚胎的头臀长的测值来决定妊娠时间，因为孕早期胎儿的大小不一致往往与较小胚胎的发育异常相关。

孕早期评估多胎妊娠的一个潜在假象是"看起来像双胎"。在孕早期（＜7周）可能会低估宫腔中妊娠囊的数量，而且也难以明确每个妊娠囊的内容物。可能会发现第2个或第3个妊娠囊，或者也可在一个妊娠囊内看到另一个胚胎。相对而言，由于孕早期发生流产的概率高，双胎也可能"消失"。然而无论其绒毛膜性如何，妊娠8周前双胎之一停育对存活胎儿的影响极小。

如果在宫腔内见到2个独立的妊娠囊即表明为双绒毛膜囊双胎。在1个妊娠囊内见到2个卵黄囊则为单绒毛膜囊妊娠，此时仍需进一步评估其羊膜囊性。既往的研究认为，妊娠囊内的卵黄囊数量可以帮助准确预测羊膜囊数量。也就是说，1个妊娠囊中如有2个卵黄囊，则对应单绒毛膜囊双羊膜囊双胎，若2个胚胎并1个卵黄囊，则为单绒毛膜囊单羊膜囊双胎。然而，最新的研究指出，即便有2个卵黄囊也可以是单羊膜囊双胎，1个卵黄囊也可为双羊膜囊双胎。因此，多胎妊娠需要在孕早期即进行密切地随访以确定其羊膜囊性。妊娠7周后可在胚胎的周围识别出羊膜结构，但其表现可能不明显。在妊娠8周、妊娠9周或更晚的孕周时，羊膜方可清晰显示。超声在孕早期确定绒毛膜性的准确度极高，尤其当使用高分辨率的经阴道超声探头时（图7.3，动图7.2）。一项大型的多中心研究表明，超声在妊娠20周前能够准确地判断93.6%的双胎妊娠的绒毛膜性，诊断的准确性在妊娠14周前最高。在这一队列研究中，对绒毛膜性评估的误诊率随着孕周增长而增加。

随着孕囊逐渐增大并占据整个宫腔，两者会彼

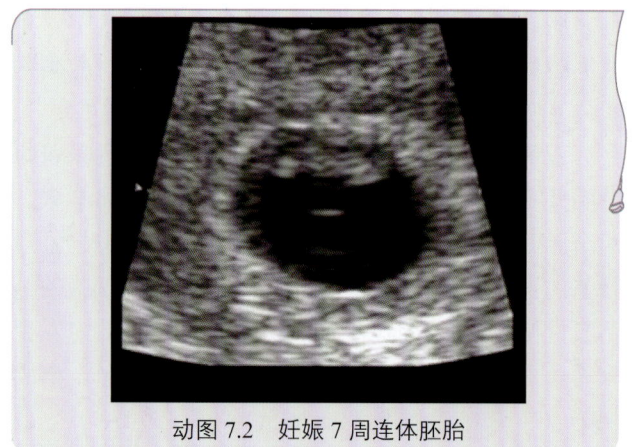

动图7.2 妊娠7周连体胚胎

此挤压，导致难以判定是否为2个独立的妊娠囊。因此在孕早期末及之后的孕周，可以通过观察超声的其他特征来判断绒毛膜性（表7.1）。

首先，应确定胎盘的位置。如果有2个独立的胎盘，则表明为双绒毛膜囊妊娠。但是约有50%的双绒毛膜妊娠的胎盘在超声上会发生融合。如果只看到1个胎盘，则应在胎盘的胎儿面寻找双胎峰或Delta征来判断是否为双绒毛膜囊妊娠。此征象是指胎盘以三角的形态延伸至双胎间分隔膜。2层羊膜和

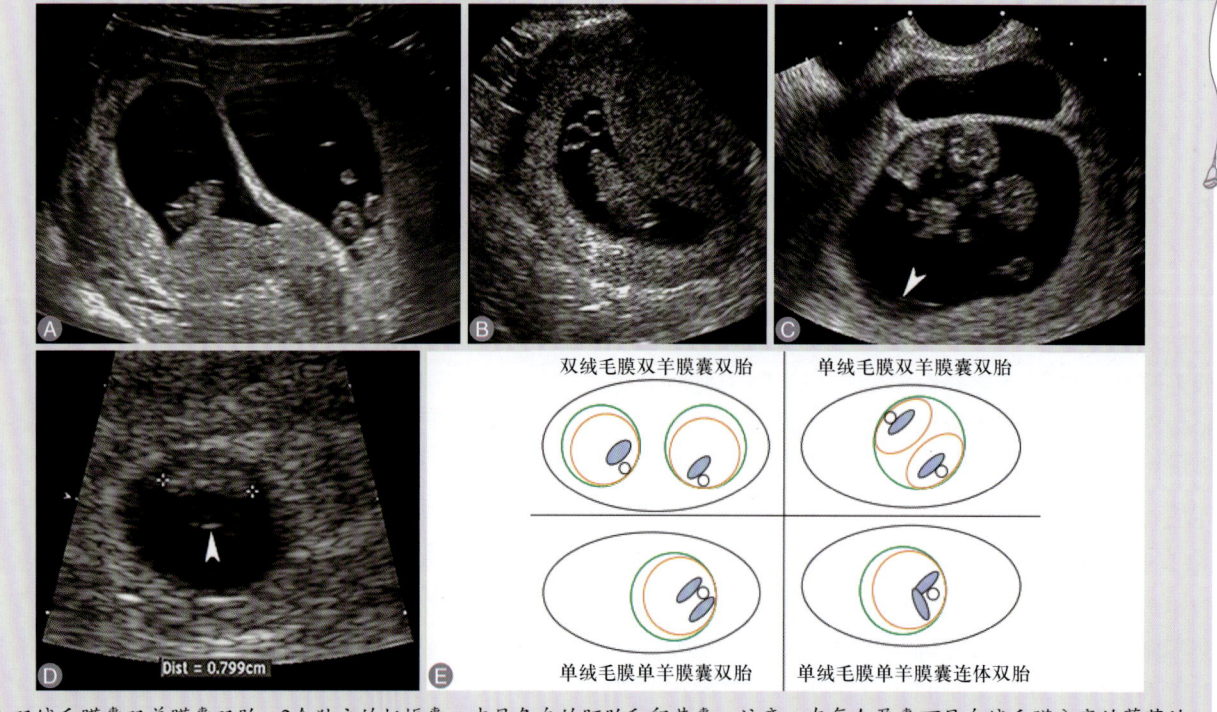

A.双绒毛膜囊双羊膜囊双胎，2个独立的妊娠囊，内见各自的胚胎和卵黄囊，注意：在每个孕囊可见自绒毛膜分离的薄菲的羊膜囊；B.单绒毛膜囊双羊膜囊双胎，单个妊娠囊内包含2个卵黄囊和2个胚胎（图中只显示了1个胚胎）；C.单绒毛膜囊单羊膜囊双胎，单个妊娠囊内包含2个胚胎及1个包绕在周围的羊膜囊（白箭头）；D.单绒毛膜囊单羊膜囊连体双胎，1个妊娠囊、1个羊膜囊（白箭头）和1个包含2个心管搏动的大胚胎，参见动图7.2；E.相应的孕早期胚胎示意图（蓝色：胚胎；棕色：羊膜囊；绿色：绒毛膜囊；小黑圈：卵黄囊）。

图7.3 孕早期双胎

2层绒毛膜构成双绒毛膜囊妊娠的双胎间隔膜，增殖的绒毛膜在隔膜间延伸并分离羊膜，从而形成尖峰或三角形的结构（图7.4）。这个征象仅出现在隔膜的附着处而非整个隔膜，而且随着孕周的增大会逐渐变得难以辨认。

在单绒毛膜囊妊娠中，双胎间的分隔膜则仅由2层羊膜组成，无绒毛膜成分。2层羊膜与胎盘或单个绒毛膜形成T形结构（图7.5）。双绒毛膜囊妊娠双胎间隔膜为4层（2层较厚的绒毛膜与2层较薄的羊膜），而单绒毛膜囊妊娠中隔膜为2层（2层较薄的羊膜），前者较后者更厚，但据此判断绒毛膜性并不如前述的其他超声特征更为可靠。当胎儿足够大到可以评估其解剖结构时，胎儿性别可以帮助辨别双胎类型。双胎若为不同性别，则肯定是双绒毛膜囊妊娠；而同一性别，则可能是双绒毛膜囊妊娠，或单绒毛膜囊妊娠。当出现胎儿躯体或脐带互相缠绕时，可准确地判断为单羊膜囊双胎（图7.6，动图7.3）。双胎以上的多胎妊娠可为任何绒毛膜性和羊膜囊性的组合，因而需要多种方法来确定其妊娠类型（图7.7，动图7.4）。

表 7.1　妊娠中晚期绒毛膜性和羊膜性的超声诊断要点

双绒毛膜囊	单绒毛膜囊双羊膜囊	单绒毛膜囊单羊膜囊
2个独立的胎盘或融合为1个独立胎盘	单胎盘	单胎盘
双胎峰	T字征	—
不同或同一性别	同一性别	同一性别
厚分隔膜	薄分隔膜	无分隔膜
—	—	脐带缠绕

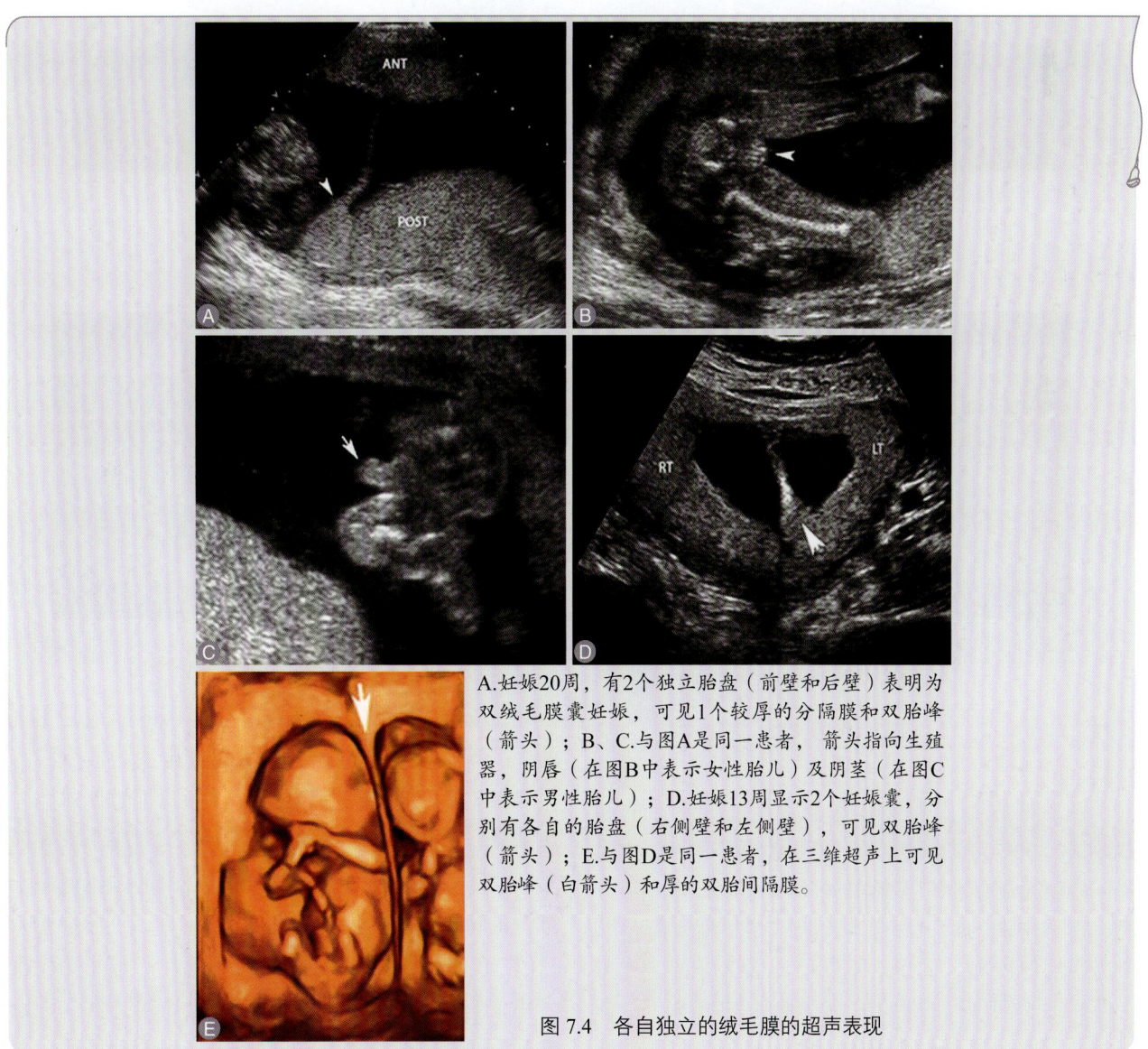

A.妊娠20周，有2个独立胎盘（前壁和后壁）表明为双绒毛膜囊妊娠，可见1个较厚的分隔膜和双胎峰（箭头）；B、C.与图A是同一患者，箭头指向生殖器，阴唇（在图B中表示女性胎儿）及阴茎（在图C中表示男性胎儿）；D.妊娠13周显示2个妊娠囊，分别有各自的胎盘（右侧壁和左侧壁），可见双胎峰（箭头）；E.与图D是同一患者，在三维超声上可见双胎峰（白箭头）和厚的双胎间隔膜。

图 7.4　各自独立的绒毛膜的超声表现

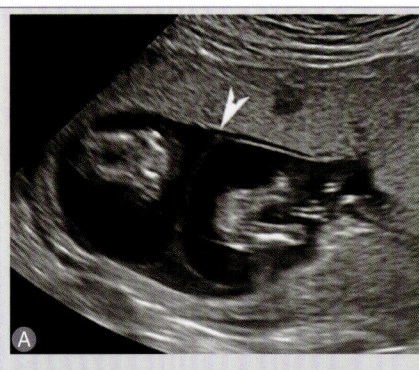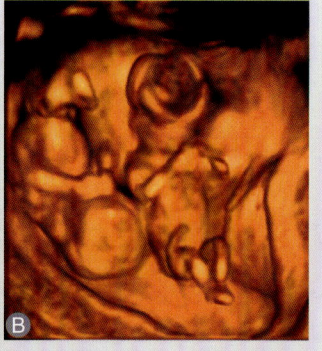

A.妊娠12.5周,单绒毛膜双羊膜囊双胎妊娠,每个胎儿周围均可见羊膜包裹,其与前壁胎盘接触处形成T形结构(白箭头);B.同一患者,单绒毛膜双胎的分隔膜在三维超声上不能显示。

图7.5 单绒毛膜双胎的超声表现

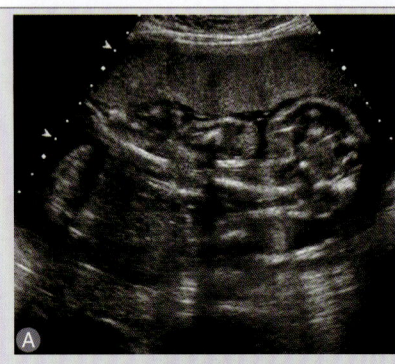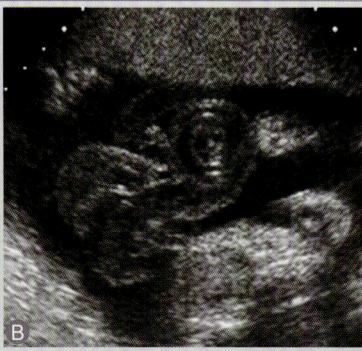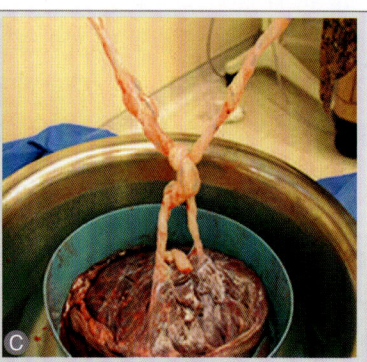

A.左侧胎儿的腿环绕右侧胎儿的身体,参见动图7.3;B.妊娠22周,单羊膜囊双胎,脐带打结;C.与图B为同一患者,妊娠30周分娩时可见打结缠绕的2条脐带。

图7.6 单绒毛膜单羊膜囊双胎妊娠26周的超声表现

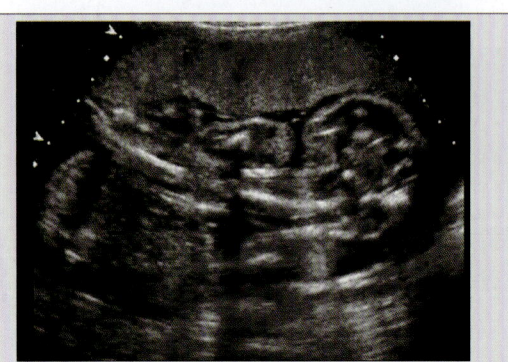

动图7.3 妊娠26周单绒毛膜单羊膜囊双胎　　动图7.4 妊娠13周三绒毛膜三胎可见3个独立胎盘

三、常见问题

多胎妊娠不仅需要对每个胎儿进行全面的超声评估,更要考虑其所特有的问题。超声的一个重要作用就是持续标记多胎妊娠中的每个胎儿直至分娩。在孕中期的第一次超声检查或孕早期末测量颈项透明层厚度时,即可对不同胎儿做出标记。先露(最靠近子宫颈)的胎儿命名为胎儿1(或A)。即使胎儿有时会离开先露位置,此胎儿在整个妊娠期应始终标记为胎儿1。只要最初超声的标记是正确的,一般后续胎儿的位置不太可能会发生改变,不过当胎儿间的分隔膜附着于子宫颈附近时偶尔会发生变化。非先露的胎儿命名为胎儿2(或B)。在两胎以上的多胎妊娠中,胎儿在子宫内的位置可用于标记的特征——三胎中胎儿2在右上方,三胎中胎儿3在左上方,反之亦然。在多胎妊娠中,除了胎先露者标记为1号,其他胎儿的标记没有标准方法。无论选择哪种方法,都需要在超声报告中明确描述,并

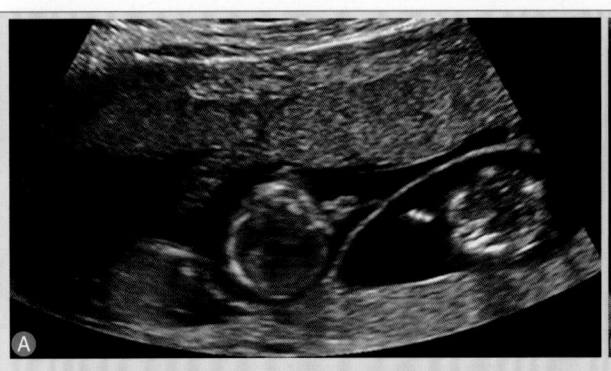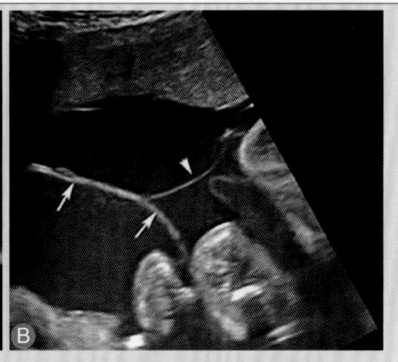

为了明确每个胎儿的绒毛膜性和羊膜囊性，必须分析多个超声表现。A.三绒毛膜三胎，妊娠13周，有3个独立的胎盘，左侧可见后壁胎盘，另见2个似乎融合的前壁胎盘，但存在双胎峰，参见动图7.4；B.妊娠26周时的三胎妊娠，有薄的（三角箭头）和厚的（箭头）2个分隔膜，符合双绒毛膜囊三羊膜囊三胎妊娠。

图7.7　三胎妊娠的分类

在后续的所有检查中重复使用。除了近子宫颈外，确认胎儿位置的其他线索包括胎盘位置、性别、双胎生长不一致和其他任何潜在的异常。对于双胎以上多胎妊娠，应在每次检查中报告胎盘或绒毛膜性，这将有助于超声医师进行标记。例如，双绒毛膜囊三羊膜囊三胎：三胎中胎儿1胎盘位于前壁，三胎中胎儿2（右上）和胎儿3（左上）共用后壁胎盘。

清晰地显示胎儿间的分隔膜十分重要，然而在妊娠晚期和单绒毛膜妊娠中则可能非常困难。大多数单绒毛膜囊妊娠是双羊膜囊，羊膜未显示通常是由于羊水过少或胎儿部分重叠造成的。对每个胎儿的羊水量需分别进行评估。羊水量应由经验丰富的医师进行主观评估或检测最大羊水池的垂直深度（参见《超声诊断学（第5版）：胎儿及新生儿分册》第九章）。妊娠囊内羊水深度>8 cm为羊水过多，<2 cm为羊水过少。偶尔可能观察到双胎间的隔膜分离，即羊水在隔膜间通过。不过此征象并未证实与妊娠不良结局相关。

应评估每个胎儿的脐带内是否存在3条血管，因为单绒毛膜囊和双绒毛膜囊多胎妊娠的单脐动脉的发生率均高于单胎。在多胎妊娠中，17%~22%存在脐带附着点异常及与其相关的不良妊娠结局，而这一比例在单胎妊娠中仅为8%。脐带附着点异常包括边缘附着（占双胎的11%）和帆状附着（占6%），应记录每个胎儿脐带的胎盘附着位置（图7.8，动图7.5）。在使用辅助生育技术的妊娠中常会出现1个胎儿或2个胎儿的脐带帆状附着及宫内生长受限。

众所周知，双胎妊娠的围产期发病率和死亡率均高于单胎妊娠，其发生风险与绒毛膜性密切相关。双胎以上多胎妊娠其风险则更高。主要并发症包括早产、宫内生长受限、一胎或多胎宫内死亡。在一项针对3600多例双胎妊娠的研究中，96%的双绒毛膜双胎妊娠、86%的单绒毛膜双羊膜囊双胎和67%的单绒毛膜单羊膜囊双胎中可以最终成功地分娩2名活产婴儿。在妊娠22周之前，单绒毛膜双胎的自发性双胎流产风险显著高于双绒毛膜双胎，单绒毛膜单羊膜囊双胎的风险又显著高于单绒毛膜双羊膜囊双胎。另一关于多胎妊娠的大型研究显示，当排除胎儿异常和胎儿宫内流产时，多胎妊娠的新生儿结局与相似孕龄出生的单胎婴儿相似。很显然，早产是导致多胎妊娠不良结局的重要影响因素。

多胎妊娠中存在胎儿的生长差异已被公认。普遍来说双胎胎儿比单胎胎儿小，而且单绒毛膜双胎表现得更为明显。生长的差异在妊娠>30周后最为显著。单绒毛膜双胎的生长模式改变与不均衡的胎盘共享有关，而双绒毛膜双胎生长的差异则可能受最初胚胎植入子宫的部位是否更有利于生长影响（图7.9，动图7.6）。研究已经证实超声可以准确地评估双胎和三胎的胎儿体重，是监测多胎妊娠的重要手段，因为胎儿的生长不一致会增加胎儿流失的风险。双胎生长发育不一致是指胎儿的体重差异达到15%~25%时，由以下公式确定：（较大胎儿估计重量－较小胎儿估计重量）/较大胎儿估计重量×100%。北美胎儿治疗中心推荐每4周进行一次超声检查以评估胎儿的生长情况。其他机构认同双绒毛膜双胎的超声检查间隔时间为4周，但建议单绒毛膜双胎从妊娠16周至分娩期间的超声检查间隔时间应为2周，因为后者的内在风险较高。有证据表明，超声监测（包括每2周检查一次）同时适用于

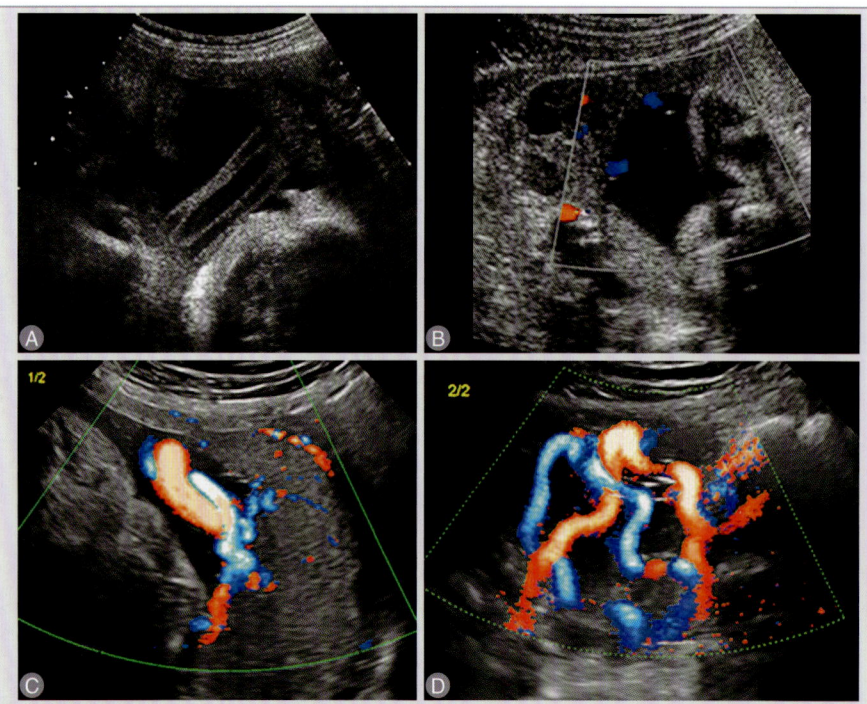

多达1/4的双胎妊娠伴有脐带的异常附着。A.妊娠34周双胎,可以看到接近胎盘的直的孤立血管,参见动图7.5;B.与图A为同一患者,CDFI显示在胎盘表面可以看到单独的血管(蓝色);C.妊娠29周单绒毛膜妊娠双胎之一,能量多普勒显示脐带正常附着于胎盘;D.与图C为同一患者,能量多普勒显示另一个胎儿伴有脐带帆状附着。

图 7.8　帆状脐带附着

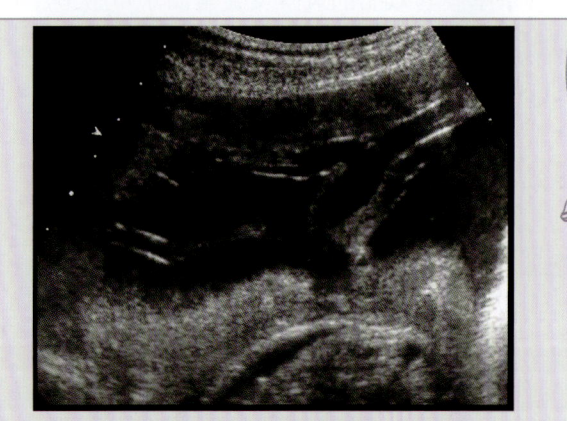

动图 7.5　妊娠 34 周双胎脐带帆状附着

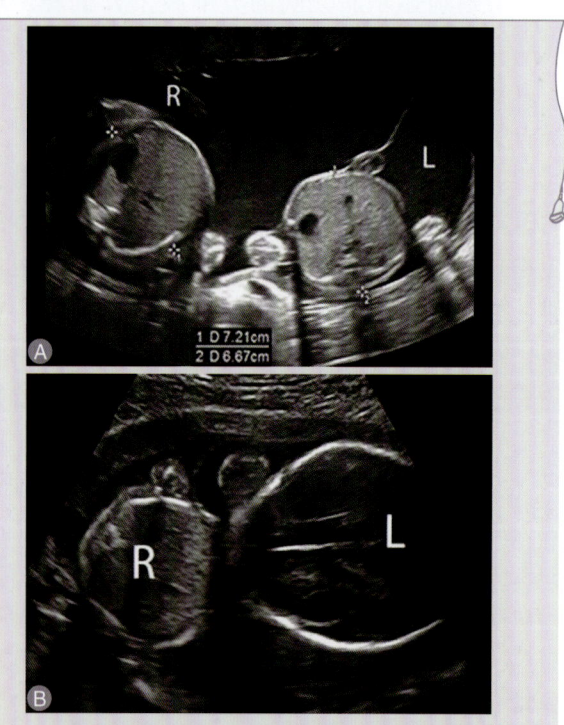

A.妊娠28周的单绒毛膜双羊膜囊双胎,位于母体右侧(R)的胎儿更大,羊水更多,左侧胎儿(L)较小且羊水较少;B.妊娠24周的双绒毛膜双羊膜囊双胎,与左侧胎儿的头部(L)相比,右侧胎儿的腹部(R)明显更小,并且存在羊水过少,右侧胎儿约妊娠19周大小,左侧胎儿生长正常。参见动图7.6。

图 7.9　双胎生长差异

单绒毛膜和双绒毛膜双胎,更频繁的超声监测则适用于任何存在双胎生长不一致或其他并发症的多胎妊娠。一般来说,如果没有胎儿生长受限、原因不明的羊水过少或孕妇高血压等适应证,不推荐进行常规脐动脉多普勒超声检查。如果在没有明确指征的情况下进行多普勒超声检查,其异常结果往往会导致不必要的干预措施,如产前住院治疗及加强监测,但这些措施并不能改善预后。

所有类型的双胎发生胎儿先天性畸形的风险均有所增加。先天性异常在单胎妊娠中的发生率为2%~3%,而在所有类型的双胎中其发生率则翻

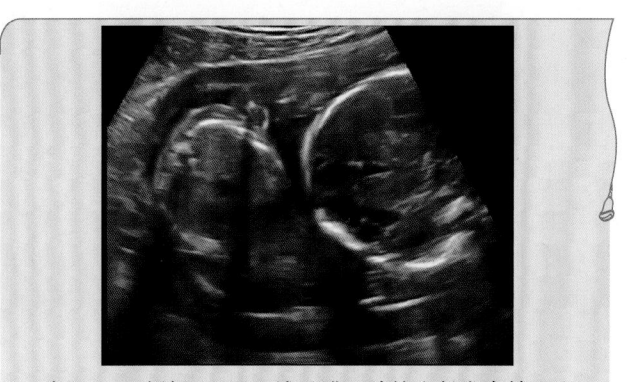

动图7.6 妊娠24周双绒毛膜双胎的生长发育情况和羊水差异

倍。此外,单绒毛膜双胎的发生率是双绒毛膜双胎的2倍。除染色体异常外,所有类型的先天性异常的发生风险均可能增加。因此,建议对所有妊娠18~22周的双胎进行完整的胎儿系统筛查。单绒毛膜双胎发生先天性心脏病的风险尤为增加,发生率可高达7.5%。患有双胎输血综合征的胎儿,其先天性心脏病的发病率最高。单绒毛膜妊娠被认为是需要对胎儿进行超声心动图检查的指征。

四、双胎之一宫内死亡

4%~7%的双胎妊娠会发生双胎之一宫内死亡。最近一项关于妊娠12周双活胎妊娠结局的大型研究表明,单绒毛膜双羊膜囊双胎在妊娠22周后,发生双胎之一宫内死亡的概率是双绒毛膜双胎的2倍。双胎间生长发育不一致的程度越高,发生胎儿死亡的概率就越大。因此,双胎之一宫内死亡的情况并不少见,且通常发生于孕晚期。在此类妊娠中,有少数病例会发生另一个胎儿随之死亡,此现象更可能出现在单绒毛膜双胎中,且单羊膜囊双胎的发生风险尤其高。在双胎之一死亡后,幸存的胎儿出现不良结局的风险增加,其与妊娠的绒毛膜性相关,因为可能存在共用胎盘中吻合血管。

在出现单个宫内死亡的双绒毛膜妊娠中,没有明显危害存活胎儿的风险,但其早产率会增加。然而,在单绒毛膜双胎中,存活胎儿发生严重脑损伤的风险可高达25%~34%。出现这些情况的原因可能是胎儿出血。当第一个胎儿死亡时,胎盘内吻合血管的阻力突然下降,血液从存活胎儿身上分流,随后存活胎儿出现贫血、低血压和重要器官的灌注不足。该机制已在存活胎儿宫内贫血的记录中得到证实。发育过程中的中枢神经系统最容易受到严重伤害,而且受损后结局可能并不会即刻体现。脑缺血的超声表现与早产儿相似,即颅内出血、大脑中动脉梗死和脑室周围白质损伤,以及随后出现的白质软化(图7.10)。伴发肾损伤时,可导致肾皮质坏死和肢体短缩。同时存在双胎输血综合征和双胎之一宫内死亡会显著增加存活胎儿脑损伤的风险。

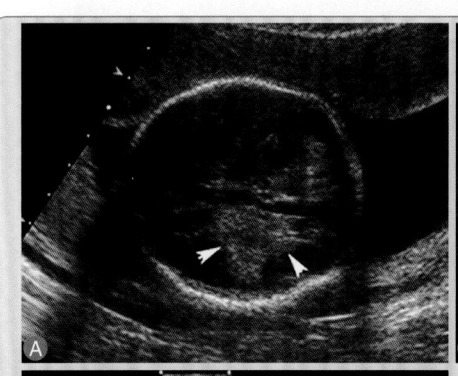 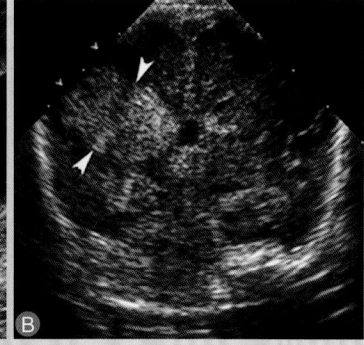 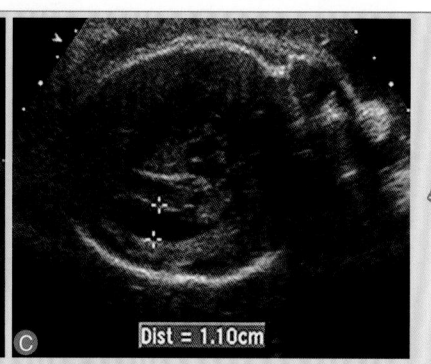

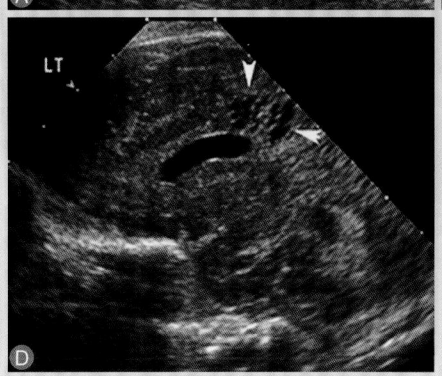

A.羊水减量术后24小时的胎头横切面(抽出羊水1800 mL),可见与侧脑室相延续的高回声病变,符合脑实质出血(箭头);B.与图A为同一患者,显示分娩后同一个胎儿的颅脑超声(出生后第1天,羊水减量术后48小时),右侧可见大量脑实质出血(箭头);C.妊娠30周的单绒毛膜双胎,在3周前双胎之一发生了宫内死亡,幸存胎儿出现新发的脑室扩张;D.与图C为同一患者,出生后第3天(1周后),新生儿颅脑超声显示脑室周围顶叶的囊性区域(箭头),符合脑室周围白质软化,这是4周前发生双胎之一宫内死亡的后遗症

图7.10 单绒毛膜双胎妊娠发生胎儿宫内死亡的后遗症

五、单绒毛膜妊娠并发症

在单绒毛膜妊娠中出现的生长发育不一致、早产和宫内死亡风险的增加都与2个胎儿共用1个胎盘相关。大部分的单绒毛膜胎盘存在2个胎儿-胎盘循环之间相互交叉的血管连接,允许双胎之间进行微量的血液交换。吻合可以是表层的或深层的,分为3种类型:动脉-动脉(AA)、动脉-静脉(AV)和静脉-静脉(VV)吻合(图7.11)。动脉-动脉吻合通常是双向的且管径很小,存在于87%的胎盘中。动脉-静脉吻合是单向的、深层的,存在于94%的单绒毛膜胎盘中。静脉-静脉吻合是双向的、表层的,只发生在极少数的胎盘中。在单绒毛膜胎盘中,3种吻合方式的联合所导致的胎儿间血液交换的程度和方向不同是本节描述的单绒毛膜性特有的并发症及常见的与胎儿生长和存活相关问题的原因。

(一)双胎输血综合征

这个常见的并发症(表7.2)发生于10%~23%的单绒毛膜双胎。其定义是在单绒毛膜双胎妊娠中,供血儿羊水过少(最大垂直深度<2 cm),伴膀胱缩小或膀胱空虚,以及受血儿羊水过多(最大的垂直深度>8 cm),伴膀胱过大。最初认为双胎输血综合征包括了羊水和胎儿的血细胞比容差异。然而,现在已知双胎输血综合征并不会出现宫内输血,因为2个胎儿的血细胞比容通常相似,因此该过程可以定义为"双胎羊水过少或羊水过多综合征"。有双胎输血综合征的胎儿与没有双胎输血综合征的胎儿相比,有相同数量的动脉-静脉吻合,以及更多的静脉-静脉吻合。然而,更多的动脉-动脉吻合似乎具有保护作用。双胎间不均衡的血管吻合会导致血液从一个胎儿流向另一个胎儿,从而出现血容量超负荷的胎儿(受血儿)、肾灌注不良及尿量减少的低血容量胎儿(供血儿)。

双胎输血综合征通常在妊娠16~26周首次发现(图7.12,动图7.7),建议对所有单绒毛膜妊娠进行一系列的超声监测以评估其发展,包括每2周进行一次胎儿羊水和膀胱的检查。于1999年提出的分级系统(表7.3)有利于该综合征的早期诊断。

双胎输血综合征始于双胎羊水量和膀胱容量不一致,可进展为严重的羊水过少("贴附儿")、双胎之一水肿和潜在的胎儿死亡。当供血胎周围羊水量过少时会出现"贴附儿",从而导致双胎间的羊膜与该胎儿密切贴合而无法被识别。与羊水过多且可以自由活动的另一胎儿相比,羊水过少、胎儿运动受限,似乎紧密附着在子宫壁上的胎儿通常显

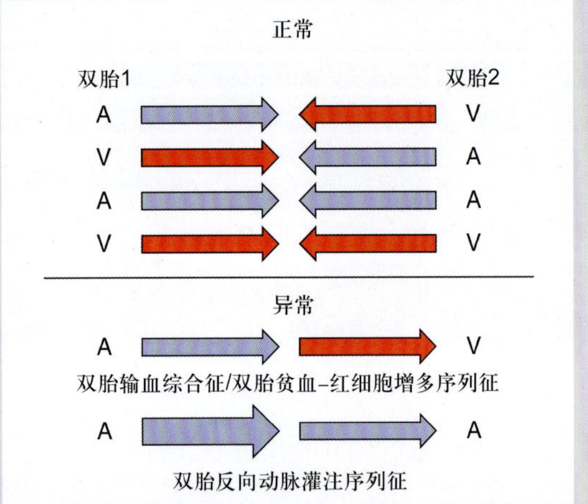

图7.11 单绒毛膜胎盘包含动脉-动脉(AA)、动脉-静脉(AV)和静脉-静脉(VV)吻合,血流不均衡会导致独特的并发症,如双胎输血综合征、双胎贫血-红细胞增多序列征和双胎反向动脉灌注序列征。蓝色:动脉或低氧血流;红色:静脉或氧合血流。

图7.11 单绒毛膜胎盘的血管吻合模式

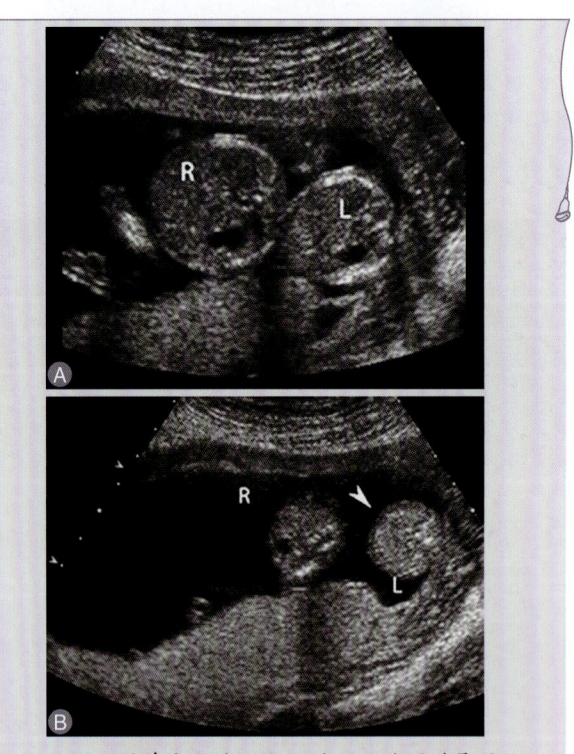

A、B.妊娠16周单绒毛膜双胎,2个胎儿腹围差异明显,较小的胎儿位于母亲左侧(L),其羊水量明显少于右侧较大胎儿(R),双胎之间可见菲薄的羊膜(箭头),参见动图7.7。

图7.12 早期双胎输血综合征(Ⅰ级)

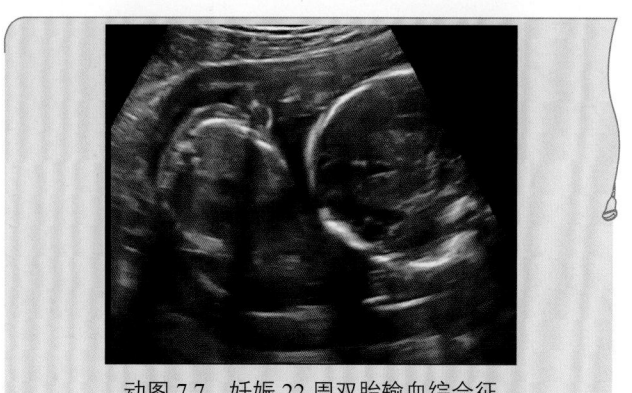

动图 7.7　妊娠 22 周双胎输血综合征

得悬浮或"嵌顿"（图 7.13）。除羊水差异外，还可能表现为双胎生长发育不一致（估算胎儿体重差异＞20%，供血儿小于受血儿）、供血儿生长发育受限及受血儿因容量超负荷引起的心脏增大。约 3/4 的 I 级胎儿在不治疗的情况下可以保持稳定甚至好转，而对于 III 级或更高级别的胎儿，其围产期流失率在 70%～100%。双胎输血综合征的治疗方法之一是胎儿镜激光手术治疗，该手术已经在全球范围内专业的医学中心开展。另一种侵入性较小的替代方法是进行多次羊膜腔穿刺术以平衡羊水量，以期降低早产风险。

表 7.2　双胎输血综合征的并发症

供血儿	受血儿
羊水过少，可能导致"贴附儿"	羊水过多
宫内生长受限，胎儿小	可能发生水肿
膀胱小/膀胱空虚	膀胱过度充盈伴或不伴肾盂扩张胎儿较大心脏增大
若能活产，预后较好	出生后存活率低

表 7.3　双胎输血综合征 Quintero 分级

分级	表现
I 级	羊水量差异（供血儿羊水过少，受血儿羊水过多）
II 级	供血儿膀胱空虚
III 级	供血儿脐动脉舒张期血流缺失或反向
IV 级	一胎或双胎胎儿水肿
V 级	胎儿之一发生宫内死亡

来源：Modified from Quintero R, Morales W, Allen M, et al. Staging of twin-twin transfusion syndrome. J Perinatol. 1999; 19（8）：550-555.

（二）双胎贫血-红细胞增多序列征

2007 年，Lopriore 等首次报道了双胎贫血-红细胞增多序列征，2 例患者最初拟诊断为双胎输血综

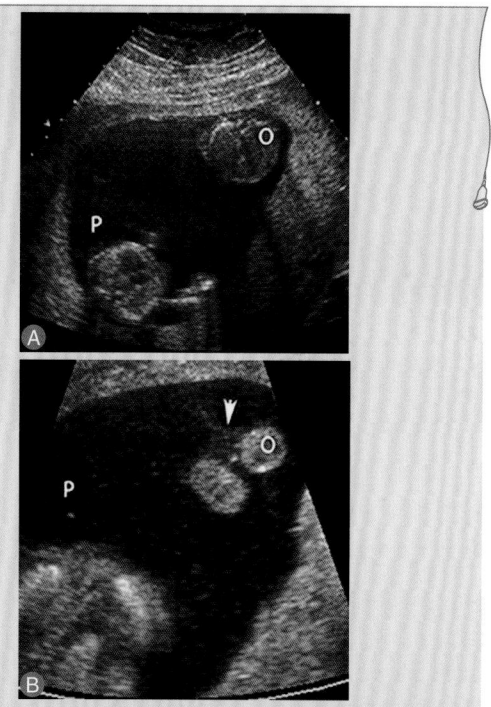

A、B. 妊娠 16 周，单绒毛膜双胎，由于羊水严重过少，胎儿之一（O）贴附于子宫前壁，另一胎儿（P）位于后方，在大量羊水中自由活动。在"贴附儿"双腿之间有少量羊水，周围的羊膜几乎无法显示（箭头）。

图 7.13　双胎输血综合征之"贴附儿"

合征，但不伴有羊水量差异。当红细胞在胎盘吻合血管中不均衡地持续流动时，会导致双胎之一贫血（供血儿），而另一胎血容量增多（受血儿），进而发生双胎贫血-红细胞增多序列征。输血发生在流速极慢且单向流动的动脉-静脉吻合中，持续时间较长。双胎贫血-红细胞增多序列征在单绒毛膜双胎中发生率约为 5%，而继发于双胎输血综合征激光治疗术后吻合血管残留所致的双胎贫血-红细胞增多序列征发生率更高。双胎贫血-红细胞增多序列征常出现双胎羊水量不均衡，但差异不及双胎输血综合征明显。产前通过多普勒超声评估胎儿大脑中动脉可以诊断双胎贫血-红细胞增多序列征。多普勒超声评估大脑中动脉已被证实是一种准确且无创的方法，可以明确是否存在胎儿宫内贫血，在许多医学中心已经几乎取代了经皮脐血穿刺取样术。正确的大脑中动脉超声检查方法至关重要，因为错误的方法可能导致假阳性而误诊贫血。胎儿贫血可表现为大脑中动脉收缩期峰值流速增高（＞1.5 中位数），而血容量增多的胎儿则表现为大脑中动脉收缩期峰值流速减低（＜1.0 中位数，参见《超声诊断

学（第5版）：胎儿及新生儿分册》第九章中表9.2）。双胎贫血-红细胞增多序列征其他少见的超声表现包括2种不同的胎盘回声，回声不同的胎盘对应不同的胎儿血液循环。通常双胎贫血-红细胞增多序列征发生的孕周晚于双胎输血综合征，因此其发病率及死亡率均明显低于双胎输血综合征。但迟发的双胎贫血-红细胞增多序列征可导致胎儿生长发育不一致，甚至造成胎儿宫内死亡。对于孕晚期单绒毛膜双胎，推荐每隔两周进行一次大脑中动脉流速的评估。

（三）双胎反向动脉灌注序列征

双胎反向动脉灌注序列征是一种罕见的畸形，发生于双胎之一心脏缺如或其心功能严重不全，且单绒毛膜胎盘内存在大量不均衡的动脉-动脉吻合时。双胎之一（心脏正常的泵血儿）的脐动脉血流经胎盘进入另一个胎儿的脐动脉，为血流反向灌注。血流随后向下进入受血儿的髂动脉供应下肢，再从脐静脉反向回流至胎盘，经胎盘内的静脉-静脉吻合回流至泵血儿。受血儿体内血液含氧量低，且其血液循环仅存在于膈肌以下；膈肌以上常伴有严重畸形，包括心脏、头部和上肢的缺如或畸形，而膈肌下方的结构可完全发育，故又被称为"无心胎"或"无心怪物"。该胎儿脊柱及下肢可发育正常，因此活动自如（图7.14，动图7.8）。双胎反向动脉灌注序列征发生的确切机制尚不明确，但可能与受血儿宫内死亡有关，受血儿缺乏正常跳动的心脏，依靠反向血流灌注维持生长和发育直至死亡。另一种可能的情况是，受血儿可能最初就发育异常。双胎反向动脉灌注序列征可在孕早期及孕中期初的超声检查中因未发现心跳而误诊为死胎。应用彩色和脉冲波多普勒超声检查，可识别无心胎脐动脉和脐静脉的反向血流（图7.15）。泵血儿会继发高输出量性心力衰竭及羊水过多，因此其发生宫内死亡的风险较高，尤其当无心胎的体重超过泵血儿体重的70%时。此时通过干预阻断无心胎的异常血液循环可改善泵血儿的预后。

六、单羊膜囊双胎

单羊膜囊双胎妊娠是指2个胎儿共处于同一羊膜囊内，显而易见也在同一个绒毛膜囊内。这一类双胎妊娠较为罕见，是所有双胎妊娠中发病率和死亡率最高的一种。在妊娠10~12周时若未发现双

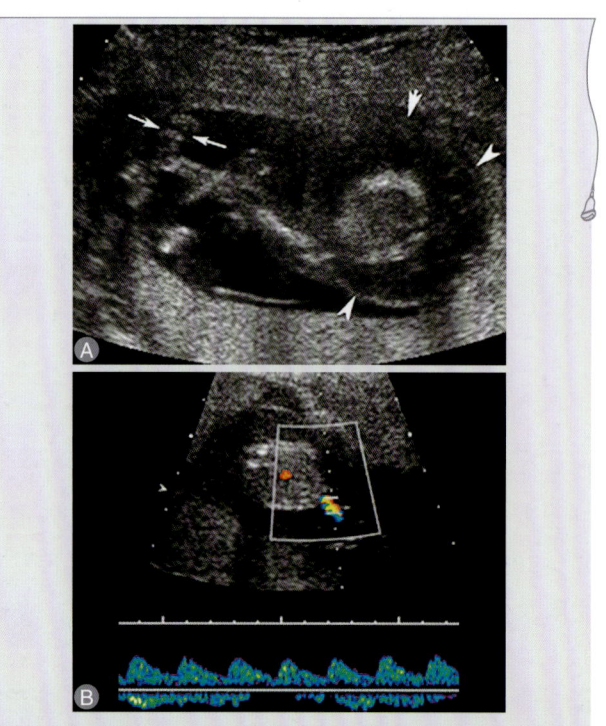

A.妊娠16周无心胎，胎儿躯干可见明显软组织水肿（三角箭头）及足内翻（箭头），尽管没有心脏或上半身，胎儿仍有活跃的胎动，参见动图7.8；B.与图A为同一患者，无心胎脐动脉血流反向，可见搏动的动脉血流进入脐部。

图7.14 双胎反向动脉灌注序列征

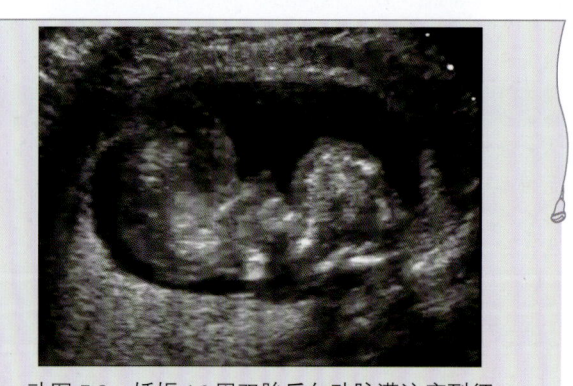

动图7.8 妊娠16周双胎反向动脉灌注序列征

胎间的分隔膜，则应考虑单羊膜囊双胎的可能，如在任意孕周发现2个胎儿的脐带互相缠绕，则可诊断为单羊膜囊双胎（图7.16，图7.17，动图7.9，动图7.10）。经阴道超声检查的图像分辨力更佳，在孕早期末即可以明确双胎之间有无分隔膜。与双羊膜囊双胎一样，单羊膜囊双胎胎盘中血管吻合类型也分3种，但后者的动脉-动脉吻合相比于前者更为多见，动脉-静脉吻合则较少，静脉-静脉吻合的出现概率大致相同。除具有单绒毛膜双胎妊娠所有潜在的并发症风险外，单羊膜囊双胎妊娠在任意孕周

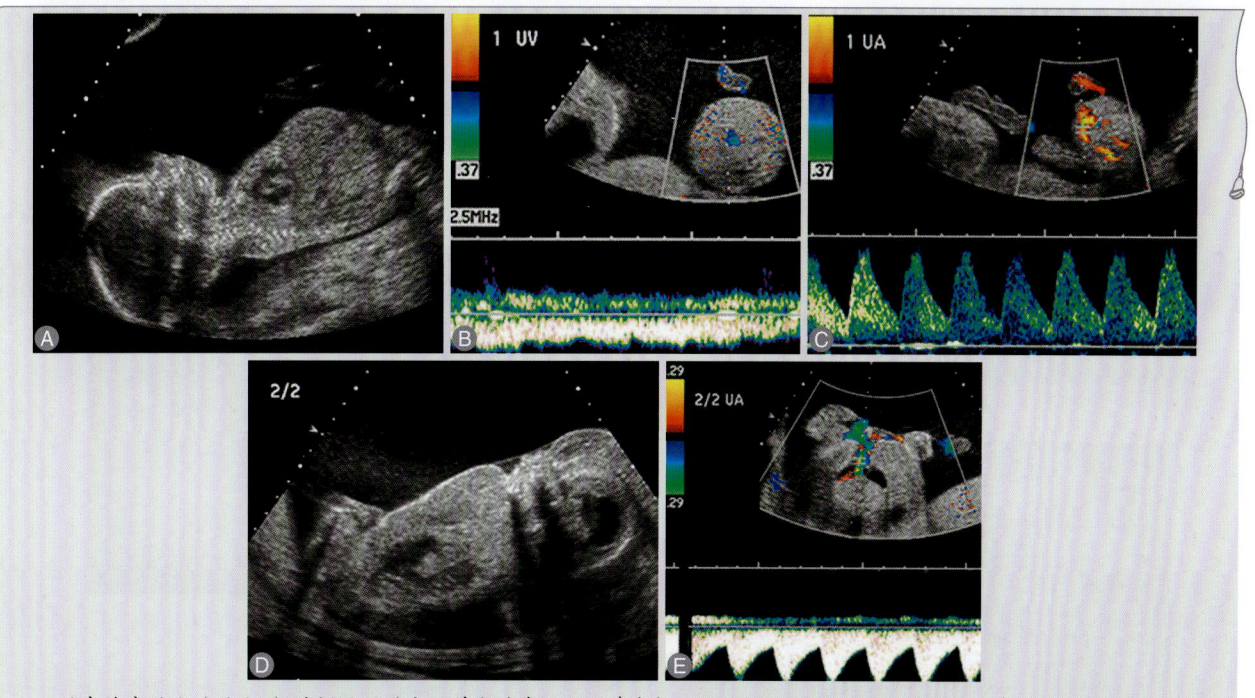

A.双胎中健康胎儿（胎儿1）的侧面观（由于羊水过多而显示清晰）；B.胎儿1肝内脐静脉血流方向正常（进入胎儿）；C.胎儿1脐动脉血流方向正常（离开胎儿）；D.双胎中无心胎（胎儿2）侧面观显示异常的躯体，伴有明显的皮肤增厚及羊水过少；E.胎儿2脐动脉血流反向（进入胎儿）。

图7.15　双胎反向动脉灌注序列征的多普勒评估

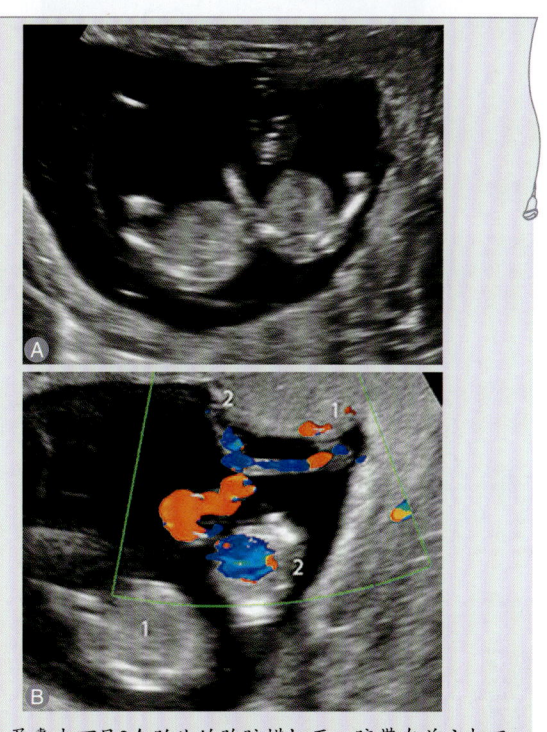

A.1个孕囊内可见2个胎儿的胸腔横切面，脐带在前方相互缠绕；B.对应的CDFI显示脐带缠绕在一起，随即分开并各自插入前壁胎盘，参见动图7.9。

图7.16　妊娠12周单绒毛膜单羊膜囊双胎

都有发生脐带打结或缠绕的风险。然而，脐带缠绕的临床意义尚不明确。研究表明超声诊断脐带缠绕

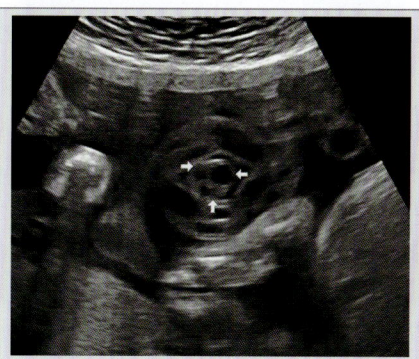

超声横切面显示1个胎儿的脐带松散地缠绕在另1个胎儿的脐带上，参见动图7.10。

图7.17　妊娠28周单绒毛膜单羊膜囊双胎

并不能改善此型妊娠的结局。高达20%的单羊膜囊双胎妊娠会出现不同的胎儿畸形。单羊膜囊双胎宫内意外死亡的风险较高，且往往出现双胎死亡，可能与脐带压迫导致大的动脉-动脉吻合从而引起胎儿出血有关。通过密切监测及尽早分娩，单羊膜囊双胎的存活率可达80%。

七、连体双胎

连体双胎是一种罕见的单羊膜囊双胎，与胚胎发生分裂较晚有关。双胎可通过皮肤的任何部位相

面的超声检查,从而对双胎共用的内脏及血管进行最为准确的评估(图7.18,动图7.11)。此型双胎中脐带可能会融合,一条脐带内可见3根以上血管。建议对此型胎儿进行超声心动图检查,因其心脏异常与胎儿的预后高度相关。

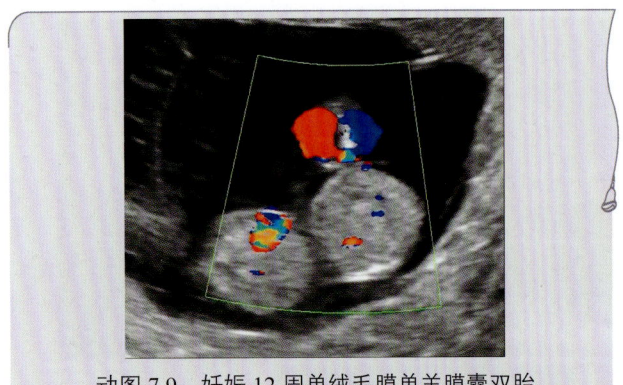

动图 7.9　妊娠 12 周单绒毛膜单羊膜囊双胎

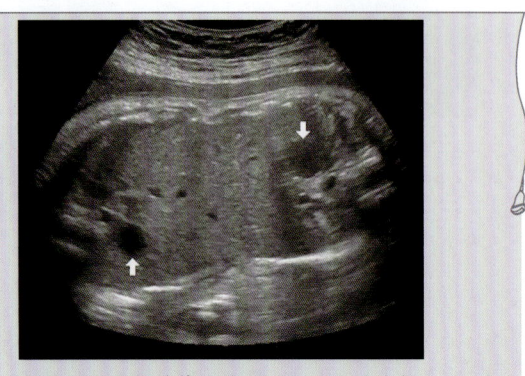

2个胎儿共用1个肝脏(箭头为2个胎儿的胃泡),且2个胎儿心脏融合,参见动图7.11。

图 7.18　妊娠 35 周单绒毛膜单羊膜囊连体双胎

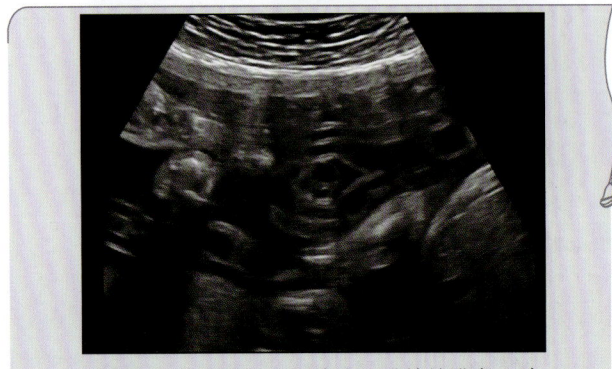

动图 7.10　妊娠 28 周单绒毛膜单羊膜囊双胎

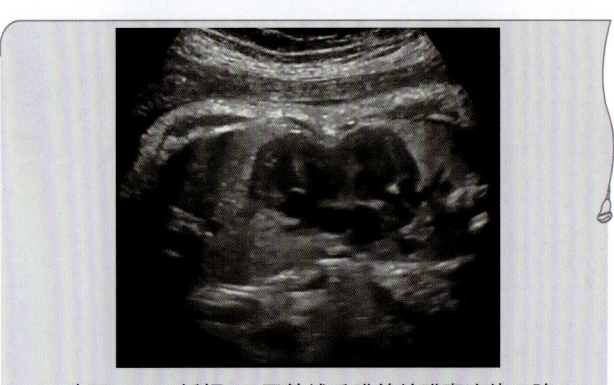

动图 7.11　妊娠 35 周单绒毛膜单羊膜囊连体双胎

连,通过显示2个胎儿间相连的皮肤可做出诊断。连体双胎的宫内发生率约为1/50 000次妊娠,宫内死亡发生率为60%,且出生后的死亡率也很高。连体双胎依据其连体部位进行分类,但每对连体双胎都具有其各自特殊的解剖特征。通过超声细致检查每个胎儿及全面分析双胎连体的程度对于精准评估手术分离的预后至关重要。连体双胎在孕早期末即可诊断(图7.3D),但仍需在妊娠18~20周进行细致全

(李凡,杜晶,张会萍译;杜联芳,王莉审校)

参考文献

扫码观看

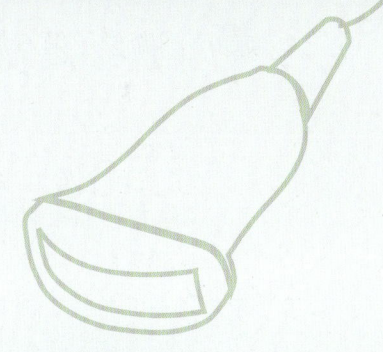

第八章　胎盘的超声评估

Thomas D. Shipp

章节大纲

一、胎盘发育
　（一）胎盘外观
　（二）胎盘大小
　（三）胎盘血管及多普勒超声表现
　（四）羊膜、绒毛膜分离
　（五）超声弹性成像
二、前置胎盘
三、胎盘植入
四、胎盘早剥
五、胎盘梗死
六、胎盘肿瘤
七、胎盘间质发育不良
八、葡萄胎

九、胎盘形状异常
　（一）轮状胎盘
　（二）副胎盘
　（三）双叶胎盘
十、脐带
　（一）大小和外观
　（二）脐带胎盘附着
　（三）帆状及边缘性脐带胎盘附着
　（四）血管前置
十一、分娩期及产后胎盘
　（一）第三产程
　（二）妊娠物残留
十二、结论

关键点总结

- 胎盘在妊娠前半程生长快速，在妊娠期继续发育至成熟。
- 孕早期，胎盘常靠近或覆盖宫颈内口；孕晚期，大多数胎盘可移行为正常位置。超声检查尤其是经阴道超声检查，对确定胎盘位置非常重要。
- 胎盘植入的发生率逐渐上升，超声对该病的检出至关重要，尤其对于高危患者的意义重大。胎盘植入最主要的超声征象为：胎盘内异常腔隙、胎盘-肌层间低回声界线消失、子宫-膀胱分界线中断及彩色多普勒血流的异常表现。
- 胎盘梗死较为常见，尤其是合并子痫前期、孕妇血管性疾病、血栓形成等高危因素的患者更易发生该情况。
- 胎盘形状异常、脐带胎盘插入位置异常均较常见。
- 血管前置与围产期发病率及死亡率增加相关。对所有孕妇特别是高危孕妇应评估血管前置的风险。
- 产后异常出血时，应评估是否有妊娠物残留。子宫内膜的高回声团常高度提示妊娠残留物。

多数美国孕妇在孕期至少会做1次超声检查，可常规评估胎盘。胎盘发育异常可导致子痫前期、宫内生长受限和胎盘早剥等妊娠并发症。其他胎盘及脐带异常，如前置胎盘、胎盘粘连、胎盘植入、胎盘穿透、血管前置等，若不能在产前识别，可导致母胎发生严重并发症。及时发现上述异常可改善妊娠及分娩管理。因此，超声仔细检查胎盘可加强对患者的诊治，改善预后。

一、胎盘发育

孕早期，胚胎被羊膜和绒毛膜包饶。绒毛形成于妊娠4~5周，是胎盘的基本结构。妊娠8周时，整个绒毛膜表面由绒毛覆盖（图8.1）。随后，包蜕膜侧的绒毛组织退化，形成平滑绒毛膜。与基蜕膜相邻的绒毛发育为叶状绒毛膜，随后形成胎盘。胎盘的胎儿面由绒毛膜板和绒毛组成；胎盘的母体面由

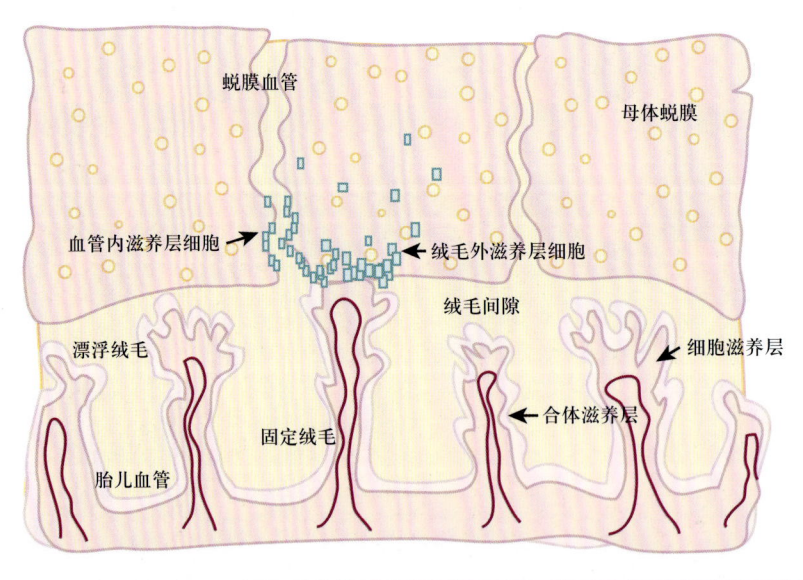

胎盘中的胎儿衍生物由胎儿血管及胎盘子叶（绒毛）组成。绒毛由细胞滋养层细胞包饶胎儿血管构成。细胞滋养层细胞由多核细胞层覆盖，称为合体滋养层。固定绒毛与母体子宫内膜即蜕膜直接接触。母体血管系统穿过子宫内膜，血液由此流入绒毛间隙中，胎盘绒毛浸在其中。母体及胎儿血管之间由滋养层、绒毛基质、胎儿血管内膜分隔。固定绒毛的细胞滋养层细胞可转变为侵袭性表型，称为绒毛外滋养层细胞，可深入母体蜕膜。其中一些绒毛外滋养层细胞，即血管内滋养层细胞，嵌入母体血管壁内。

图8.1 人类胎盘微结构

基蜕膜组成，向绒毛间隙这一巨大的蓄血池开放。胎儿绒毛浸入绒毛间隙的母体血液中。固定绒毛起自于绒毛膜板，附着于基蜕膜上，从而固定胎盘。妊娠末期，绒毛表面积达12～14 m^2。这类胎盘见于人类及其他啮齿动物，称为绒毛膜间隙血窦。

（一）胎盘外观

超声上，孕早、中期胎盘回声略高于周边肌层（图8.2A）。胎盘附着部，即基底部与其下方肌层有明显分界。胎盘边缘常见小窦状回声结构，称为胎盘边缘血窦（图8.2B），绒毛间隙血流由此汇入母体静脉循环。医师不应将该区域误诊为胎盘剥离。

胎盘血池（静脉池，至少为2 cm×2 cm）见于5%的孕妇（图8.2C，动图8.1），为绒毛间隙的无胎盘绒毛树区域，表现为胎盘内低回声结构，其内可见血液流动。胎盘血池形态不规则，可为细窄的裂隙状回声，形态可随妊娠进展发生变化。较大的胎盘血池（最大径＞5 cm）与宫内生长受限相关。

随着胎盘的成熟，胎盘内可见点状高回声（图8.2D，图8.2E）。胎盘梗死可表现为胎盘内低回声区伴高回声边缘。

（二）胎盘大小

胎盘常呈圆形，中央可见脐带插入，常可见胎盘形状变异。在妊娠18～20周时，胎盘长度可达最大宽厚度的6倍。妊娠前半程，胎盘的平均厚度（单位：mm）与妊娠周数大致一致。妊娠24周前，若胎盘厚度＞4 cm（40 mm），应怀疑有异常，包括缺血-血栓性损伤、胎盘出血、绒毛膜血管瘤、胎儿水肿等（图8.3，动图8.2）。

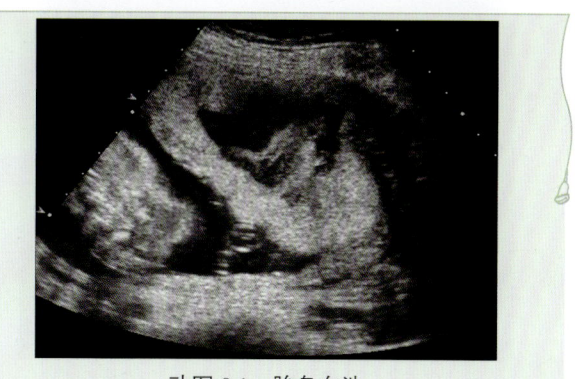

动图8.1 胎盘血池

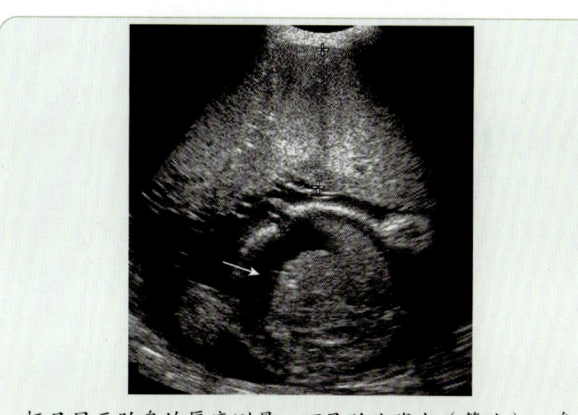

标尺显示胎盘的厚度测量，可见胎儿腹水（箭头），参见动图8.2，胎盘绒毛膜炎，胎盘增厚。

图8.3 胎儿水肿和胎盘增厚

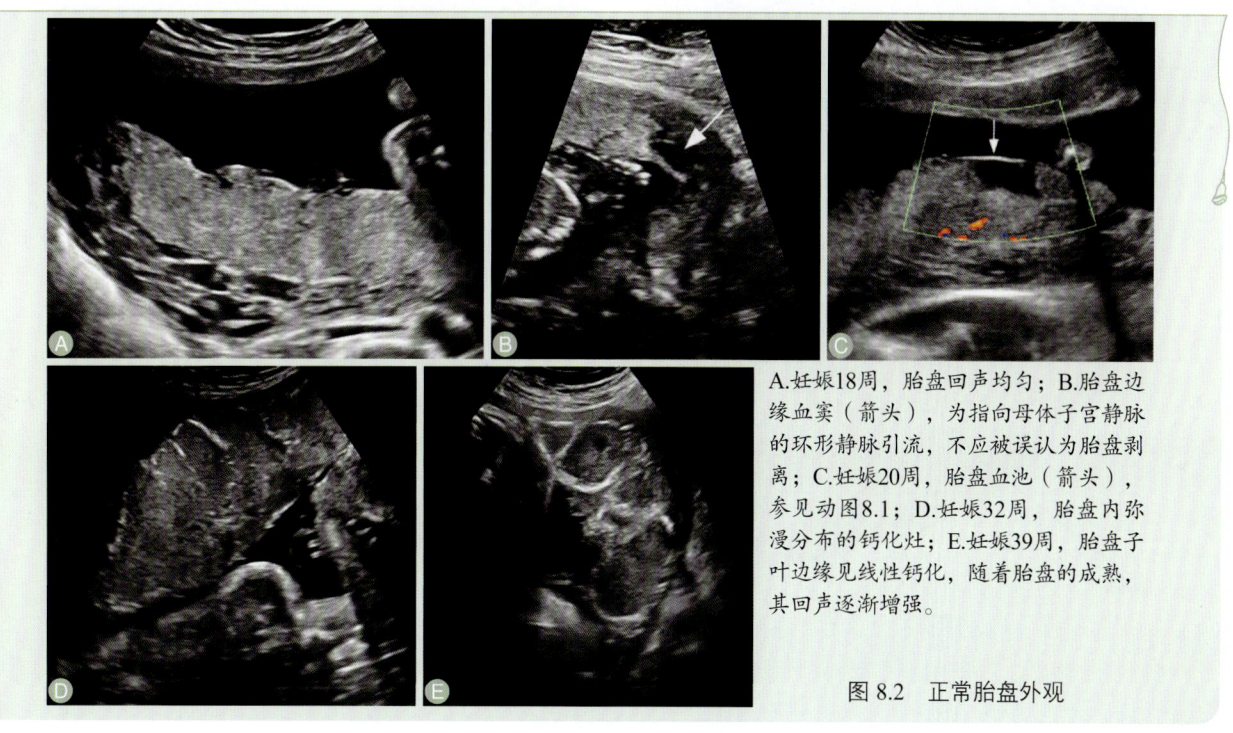

A.妊娠18周，胎盘回声均匀；B.胎盘边缘血窦（箭头），为指向母体子宫静脉的环形静脉引流，不应被误认为胎盘剥离；C.妊娠20周，胎盘血池（箭头），参见动图8.1；D.妊娠32周，胎盘内弥漫分布的钙化灶；E.妊娠39周，胎盘子叶边缘见线性钙化，随着胎盘的成熟，其回声逐渐增强。

图8.2 正常胎盘外观

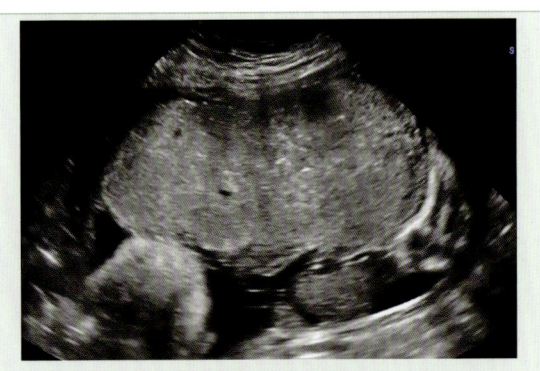

动图 8.2　胎盘增厚

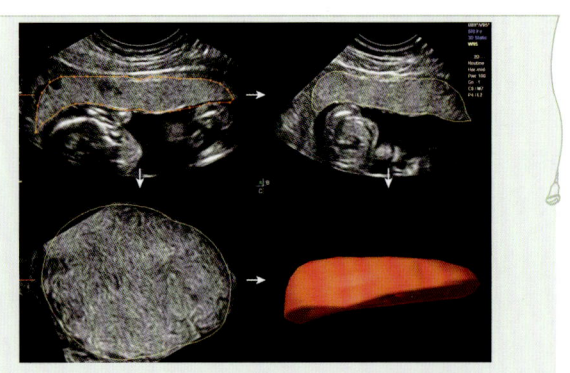

图 8.4　孕中期胎盘容积的三维超声评估

因胎盘形状多变，二维灰阶超声测量胎盘体积难度较大。多平面体积计算可获得以 1.0 mm 为间隔的连续胎盘切面，通过手动勾勒胎盘边缘可计算胎盘容积。近期关于三维超声的文献研究中，常使用虚拟器官计算机辅助分析软件等，目标区域的三维容积成像可旋转，并勾勒感兴趣区的边界，从而计算胎盘体积（图8.4）。

胎盘体积估算是孕早期评估的重要部分。子宫动脉多普勒分析对于评估宫内生长受限及妊娠高血压综合征（简称妊高征）的影响有一定作用，但尚不足以作为评估滋养层侵袭的唯一指标，部分原因是该检查通常在妊娠中后期。孕早期胎盘体积过小预示子宫动脉灌注异常。综合分析子宫动脉多普勒参数及胎盘体积，可识别出妊高症、胎盘早剥、宫内生长受限的高危孕妇。早孕期胎盘体积与胎盘重量、胎儿出生体重相关，但并不能预测子痫前期的发生。非整倍体胎儿的孕早期胎盘体积比（胎盘体积/头臀长）较低，53%的患儿该测值低于正常范围的第10百分位数。双胎妊娠及三胎妊娠中每个胎儿的胎盘体积分别为相应孕周单胎妊娠胎盘体积的83%和76%。

妊娠 15～17 周前，胎盘体积增长明显；自妊娠 15～17 周开始至分娩前，胎盘体积增长约4倍，而同期胎儿体积增长达50倍。孕中期胎盘体积与孕妇营养

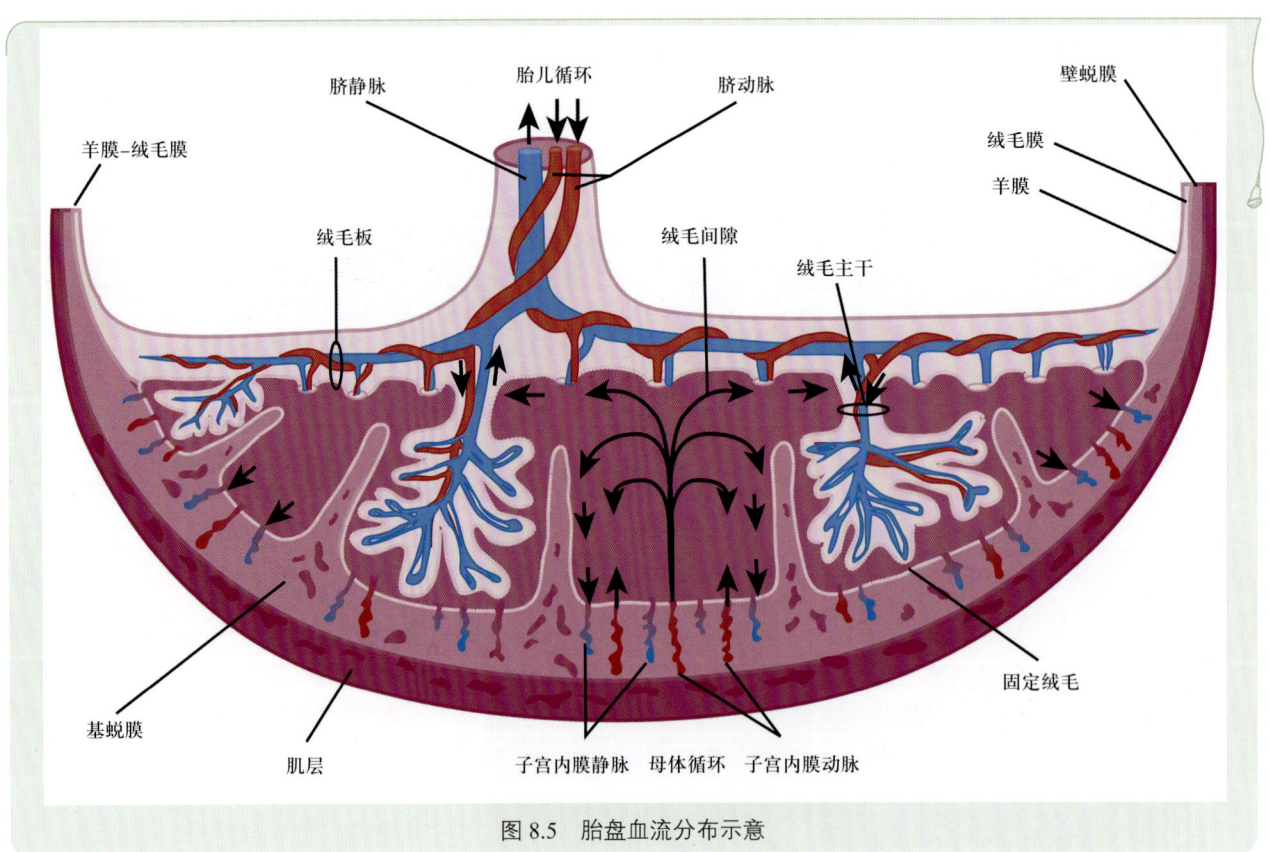

图 8.5　胎盘血流分布示意

状况、胎儿出生体重及妊娠结局相关。

（三）胎盘血管及多普勒超声表现

人类胎盘是盘状的血窦绒毛型胎盘，经由多个绒毛完成营养交换。绒毛周围为绒毛间隙，内含母体血液。绒毛为绒毛板发出、向绒毛间隙突出的芽状突起。绒毛与胎儿血循环直接相连，母体血液由发育中的螺旋动脉进入绒毛间隙，并与绒毛滋养层直接接触（图8.5）。绒毛间隙的母体血流量取决于螺旋动脉的血流量。母体血管性疾病（如高血压）可导致血流量受限而直接影响妊娠。

孕早期绒毛间隙即出现血流。自妊娠12周起，CDFI可检出绒毛间隙及螺旋动脉血流，但在此之前是否存在血流尚不清楚。妊娠12周前，二维灰阶超声显示绒毛间隙血流可能提示妊娠失败。

彩色和能量多普勒超声可观察胎盘内绒毛动脉的血流，胎盘内绒毛动脉数的减少与宫内生长受限相关。三维能量多普勒超声可通过评估胎盘血流信号的减少及相应区域的血流量减少来更好地检测胎盘血管生成及相关病理生理学变化。由于胎盘不同取样部位的流量差异较小，三维超声评估高危妊娠（如妊高征、宫内生长受限）可能会有一定价值。多名研究者的最近研究表明，子痫前期患者的三维胎盘血流指数下降，而妊娠相关血浆蛋白A、子宫动脉多普勒指数对评估没有帮助，但在评估模型中加入三维胎盘容积计算及计算机辅助胎盘钙化分析可改善评估结果。上述指标对于预测子痫前期的作用还需进一步研究。孕早期三维能量多普勒超声监测的胎盘血流指数不能区分正常及正在进展为宫内生长受限的胎儿。然而，近期的动物模型研究表明，区分胎盘微血管中的母体及胎儿血流，可进一步了解胎盘血流及其对胎盘功能的影响。

（四）羊膜、绒毛膜分离

通常在孕中期初，羊膜与绒毛膜会融合。妊娠17周后，羊膜和绒毛膜未融合是一种罕见的妊娠期并发症，常合并多种异常表现。既往有羊膜腔穿刺术史是羊膜绒毛膜分离的危险因素，其余相关因素包括宫内生长受限、早产、羊水过少、胎盘早剥及唐氏综合征（图8.6）。

（五）超声弹性成像

有研究采用超声弹性成像来鉴别绒毛膜下血肿及前置胎盘。一项更严格的研究表明，在正常妊娠

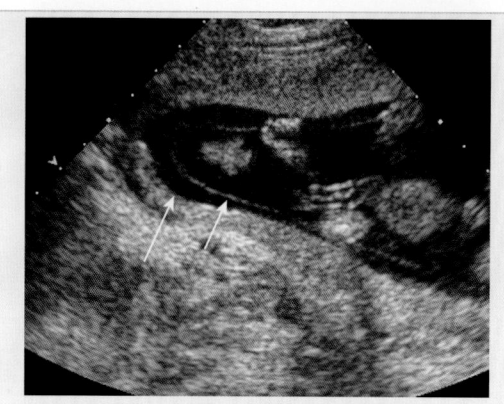

羊膜（短箭头）与绒毛膜（长箭头）分离。

图8.6　孕中期羊膜与绒毛膜分离

及先兆子痫患者中，胎盘剪切波及应变弹性成像的表现不同。对胎盘这一新领域的研究，为未来提供了更多希望。

二、前置胎盘

前置胎盘指在产道中胎盘位置低于胎儿。在分娩时，前置胎盘的发生率约占所有妊娠的0.5%。前置胎盘的特征是孕中期、孕晚期出血，可危及孕妇和胎儿生命。过去40年间，在产前检出前置胎盘后，行孕期管理和剖宫产，孕产妇及围产期胎儿死亡率均有下降。准确诊断前置胎盘对于改善孕妇及新生儿预后均至关重要。

既往对胎盘位置的评估多是通过宫颈指检子宫下段和胎盘关系来完成的。采用这种潜在有创的评估方法，可将前置胎盘分为完全性前置胎盘、部分性前置胎盘、不完全性前置胎盘、边缘性前置胎盘、胎盘低位、胎盘远离宫颈内口等。这种分类方法并不完全适用于超声评估胎盘和宫颈内口的相对关系。利用超声检查评估胎盘位置，既提高了医师对子宫内胎盘的认识，又简化了前置胎盘的术语（图8.7）。完全性前置胎盘指宫颈内口完全被胎盘覆盖，需要与中央型前置胎盘相鉴别，前者指胎盘基质有一部分覆盖宫颈内口，后者指胎盘中央覆盖宫颈内口。边缘性前置胎盘是指胎盘组织达到或接触宫颈内口边缘。低置胎盘指胎盘下缘在宫颈内口2 cm内，但是并未覆盖宫颈内口的任何部位。目前使用超声评估胎盘位置时，已经不采用"不完全性前置胎盘"或"部分性前置胎盘"的诊断，只有在临床医师内检后需要"双保险"确定胎盘边缘时才使用。

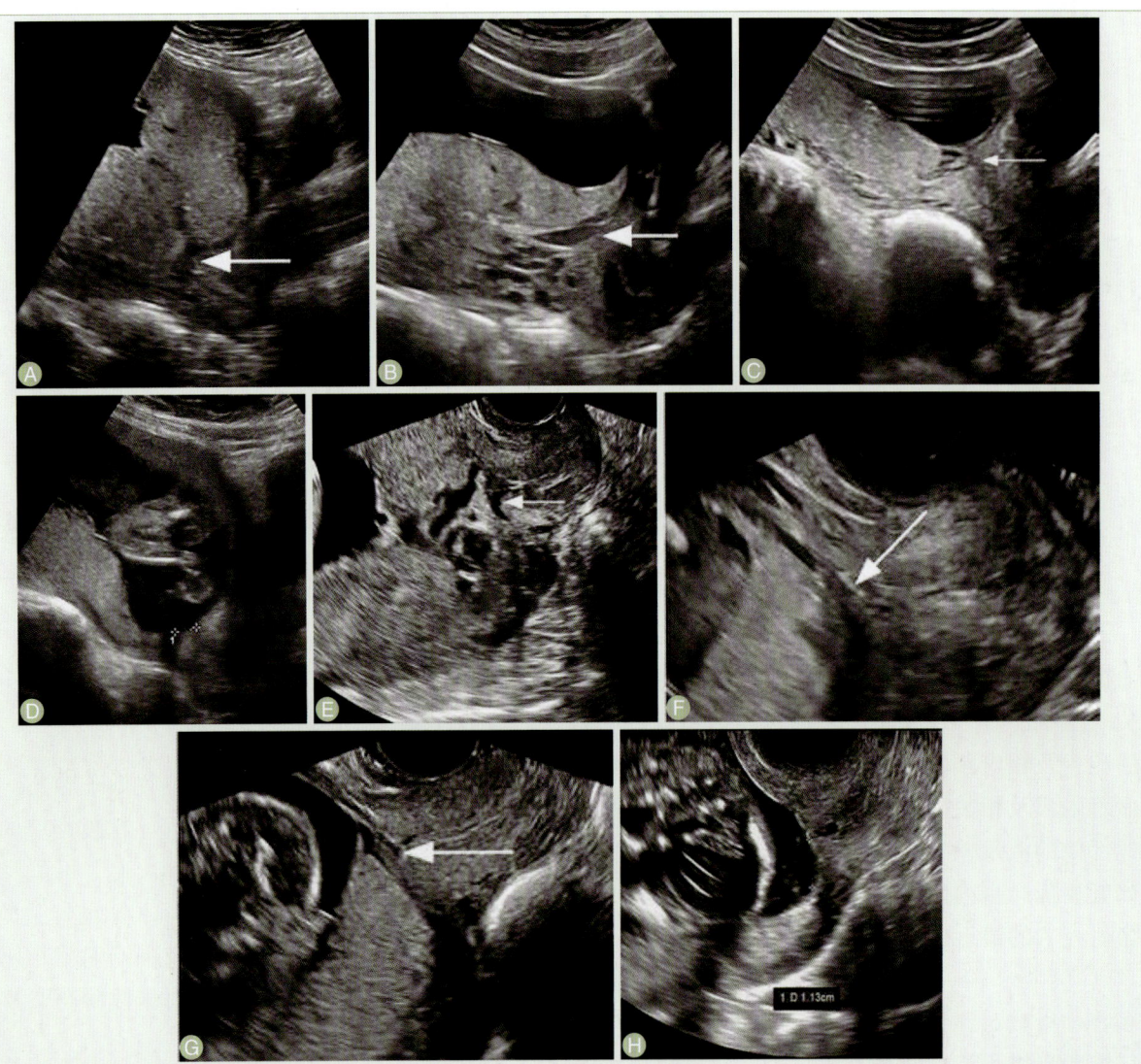

经腹部超声（图A~图D）和经阴道超声（（图E~图H））确定胎盘与宫颈内口的相对位置（箭头）。如果经腹部超声显示不清，则应使用经阴道超声。A、E.完全性中央型前置胎盘；B、F.完全性前置胎盘，胎盘后壁；C、G.边缘性前置胎盘；D、H.低置胎盘。标尺显示胎盘下缘至宫颈内口的距离。

图 8.7 胎盘位置

多数情况下，可经腹部超声检查观察宫颈内口并确定胎盘与宫颈的相对关系。影响宫颈显示的因素包括：既往腹部手术史、肥胖、胎头位置过深或过低、母体膀胱充盈过度或充盈不佳及子宫肌层收缩。经阴道超声检查可安全、准确地显示宫颈内口。宫颈距离经阴道超声探头的位置较近，超声医师在检查时可采用高频探头，因此分辨率更佳，可更好地显示宫颈内口。随着分辨率的提高，超声医师可准确判断胎盘下缘与宫颈内口的相对位置。当经腹部超声评估胎盘下缘距离宫颈内口2 cm以内时，约25%的患者行经阴道超声后，可改善医师对胎盘位置的判断。当胎盘下缘距离宫颈内口>2 cm时，常可阴道分娩；胎盘下缘距离宫颈内口<2 cm时，与出血相关，可能需行剖宫产。

虽然前置胎盘也可发生于未产妇，但其主要与既往剖腹产次数（1次剖宫产史OR值为4.5，4次剖腹产史OR值为44.9）、产次增加（"既往剖宫产次数"外的独立变量）、孕妇年龄增加等危险因素有关。

孕中期初，胎盘占据宫腔大部分，常靠近宫颈。随着子宫的增大，位于宫颈内口附近的胎盘比例减少。这种胎盘位置的相对变化可以通过胎盘移行理论来解释。"动态胎盘"理论表明，随着子宫的增大，胎盘自宫颈内口"移开"。目前尚不清楚该主要机制是否为子宫下段的不成比例伸展，使得胎盘虽未与子宫壁分离，也可移至远离宫颈内口的位置。该理论也可解释完全性中央型前置胎盘并不能消退为低置胎盘，是因为这种情况下子宫下段扩张不会导致这类前置胎盘的缓解。

孕中期末，胎盘覆盖宫颈内口距离<2 cm的患者，88%以上可通过阴道分娩；若每周胎盘远离宫颈内口的移行速度达3.0～5.4 mm，常可阴道分娩；若每周移行0.3～0.6 mm，则需行剖宫产，且患者的围产期并发症也较高。

胎盘在妊娠10～16周时覆盖宫颈内口距离为1.4 cm，或妊娠20～23周时覆盖过宫颈内口2 cm，预测分娩时前置胎盘的效力最好。Mustafa等提出，若胎盘在妊娠11～14周时覆盖过宫颈内口2.3 cm，足月前置胎盘的可能性为8%、敏感度为83%、特异度为86%。根据目前的资料，除完全性中央型前置胎盘外，还有哪些低置胎盘患者能得到缓解尚难以预测。因此，如果孕早期发现低置胎盘，则需行详细的超声检查以评估胎盘位置。在一项大型回顾性研究中，若妊娠16～24周，胎盘位置较低（距离宫颈内口<2 cm），1.6%在足月或近足月时有持续低置胎盘或前置胎盘。

对于低置胎盘孕妇，孕晚期初胎盘下缘特征为"薄"（厚1 cm和（或）胎盘边缘角度<45°）或"厚"（任何其他类型的胎盘）可预测分娩并发症。胎盘边缘较厚时更易发生产前出血，胎盘边缘较厚与剖宫产率、胎盘植入、低出生体重儿和分娩时胎龄较小有关。有趣的是，最近一项关于孕早、中期的研究表明，胎盘边缘较薄且角度较小可预测前置胎盘。虽然该参数尚未在临床应用，但可能有助于在较早的孕周即识别分娩时不会出现前置胎盘的患者。

三、胎盘植入

正常胎盘附着但不侵入子宫肌层。分娩时，子宫肌层收缩引起胎盘内血供突然中断，胎盘与蜕膜面分离。分娩后，胎盘异常黏附在子宫壁，称为胎盘粘连；胎盘进一步侵入子宫肌层，称为胎盘植入；少部分胎盘穿透子宫浆膜层，称为胎盘穿透。胎盘粘连、胎盘植入和胎盘穿透（除非另有说明以下均称为"胎盘植入"）是严重的妊娠并发症，与母体失血、子宫切除术和妊娠物残留有关。超声检查能在产前识别胎盘植入，从而前瞻性地制订分娩计划、改善母婴结局。

胎盘粘连（或胎盘植入及胎盘穿透）可见于任何妊娠患者，主要风险因素包括既往子宫手术史（风险随着既往剖宫产次数的增加而增加）、前置胎盘、不明原因的母体血清甲胎蛋白升高、母体细胞游离胎盘催乳素升高和孕妇高龄。既往无前置胎盘及剖宫产史的孕妇发生胎盘植入的基线风险为0.26%。随着既往剖宫产次数的增加，胎盘植入的风险几乎呈线性增长，对于剖宫产≥4次的孕妇增加至10%。对于前置胎盘且无瘢痕子宫的孕妇，发生胎盘植入的风险为5%；前置胎盘且有1次剖宫产史的孕妇，发生胎盘植入的风险为24%；前置胎盘且剖宫产≥4次的孕妇，发生胎盘植入的风险增加到67%。

胎盘植入有相应的超声征象。多数病例合并前置胎盘，胎盘附着于子宫较低部位，即剖宫产瘢痕部位。因此，采用经阴道超声可以更直接地评估胎盘。胎盘植入的超声征象包括正常胎盘后方与子宫肌层间的低回声界面缺失、膀胱与子宫肌层或浆膜层间的高回声带变薄或中断、局灶外凸性包块及多发胎盘血池（图8.8，动图8.3）。

前置胎盘伴胎盘植入的CDFI征象包括胎盘内弥漫分布的腔隙血流、胎盘和膀胱或宫颈间的血管扩张、正常的胎盘下静脉血流缺失、胎盘-肌层界面中断部位的桥接血管（血管垂直于胎盘长轴穿入）。三维超声也有助于评估胎盘植入部位的血管解剖结构。二维灰阶超声和CDFI可见胎盘粘连的征象，但胎盘植入和胎盘穿透的征象更为明显（图8.8，图8.9，动图8.4，动图8.5）。三维彩色和能量多普勒超声有助于显示此类胎盘中大量迂曲的血管。血管腔隙明显增多且伴有湍流或"龙卷风样"的血流信号，提示胎盘植入或胎盘穿透的可能性增加。

最近的多项研究描述了胎盘植入的超声特征。一项近期的Meta分析表明，应用超声异常表现（胎盘多发腔隙、胎盘-肌层低回声界面缺失、子宫-膀胱界面异常和彩色多普勒血流表现等）检出胎盘植入的敏感度为91%、特异度为97%。"胎盘植入指数"包括既往剖宫产次数、胎盘位置、是否存在胎盘异常腔隙及其等级、子宫肌层最薄处的厚度、是否存在桥接血管等因素，其ROC曲线下面积为0.87（95%CI，0.8～0.95）。评分为0～9分时，胎盘植入的可能性为2%～96%。需要进一步研究来优化用于产前诊断胎盘植入的病史与超声参数。

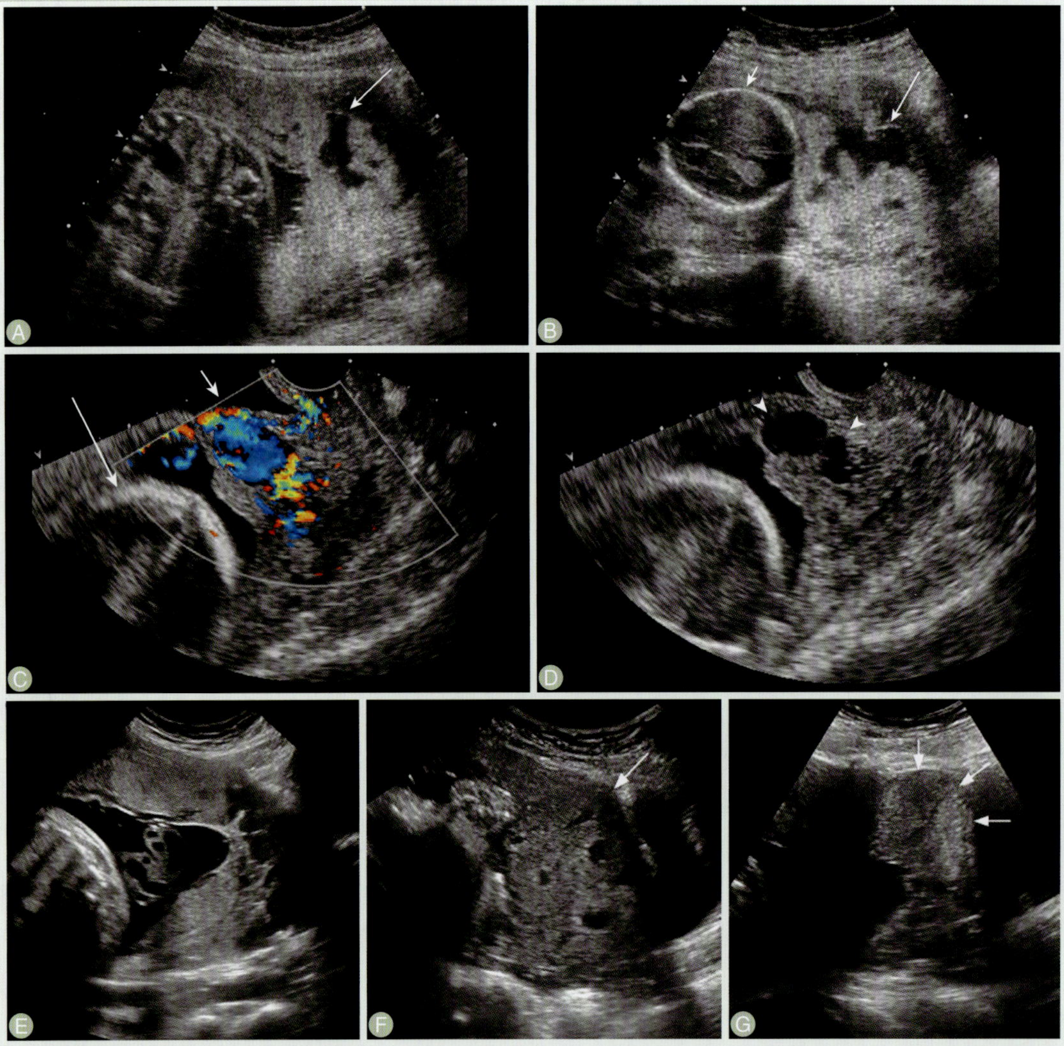

A.孕晚期经腹部超声显示胎盘（静脉）血池（箭头）；B.另一患者，孕中期经腹部超声显示多发胎盘血池（长箭头）和胎头（短箭头）；C.另一患者，孕中期经阴道超声显示胎盘内部和下方彩色血流信号丰富（长箭头：胎头；短箭头：母体膀胱）；D.与图C为同一患者，可见多发胎盘血池（箭头）；E.胎盘粘连，既往子宫下段剖宫产瘢痕区域胎盘多发血river；F.胎盘植入，可见胎盘血池，胎盘和子宫肌层间低回声带消失（箭头）；G.胎盘穿透，子宫下段胎盘隆起，凸向膀胱后壁（箭头）。参见动图8.3（胎盘粘连）、动图8.4（胎盘植入）和动图8.5（胎盘穿透）。

图 8.8　胎盘植入伴胎盘血池

与产科超声检查中的许多情况一样，早期诊断胎盘植入更受青睐。在有剖宫产史的孕妇中，妊娠10周前，妊娠囊位于子宫腔下段；孕早期，胎盘异常腔隙、胎盘-肌层界面不规则、前置胎盘等均与胎盘植入有关（图8.10）。剖宫产瘢痕部位的异位妊娠是胎盘植入的前兆。当诊断不明确或表现非特异时，MRI检查可能有助于诊断，尤其是胎盘后壁且覆盖于既往瘢痕处（如子宫肌瘤切除部位）时（图8.11）。

胎盘植入的典型与非典型表现，对于分娩管理是必不可少的。准确的产前诊断有助于保留子宫、避免分娩时大出血。治疗方案包括术前放置髂内动脉球囊导管、超声引导下通过子宫底经典剖宫产切口将胎儿自胎盘上缘上方娩出。

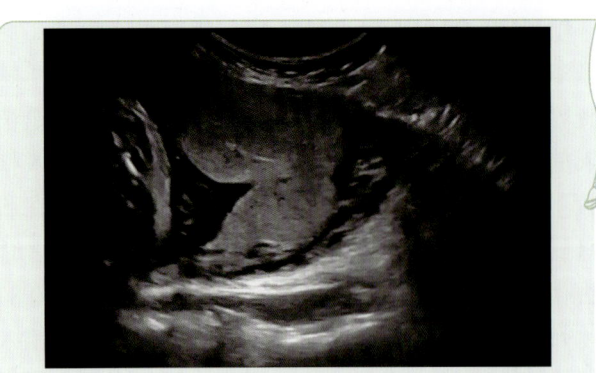

动图 8.3　胎盘粘连

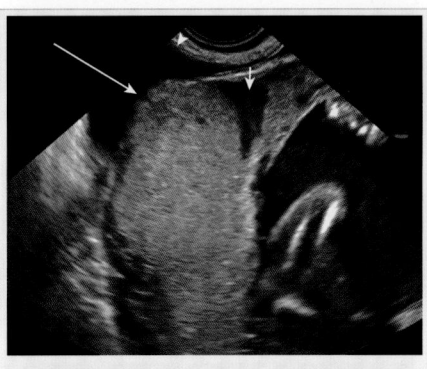

孕晚期经阴道超声显示胎盘与子宫间低回声带消失，胎盘（长箭头）向母体膀胱内突起（三角箭头）。短箭头：胎盘血池。

图 8.9　胎盘穿透

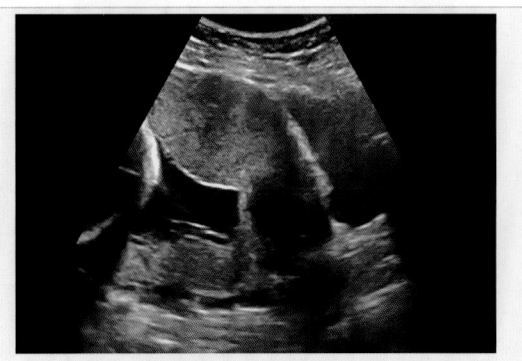

动图 8.4　胎盘植入

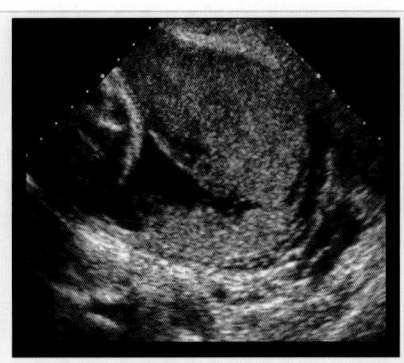

动图 8.5　胎盘穿透

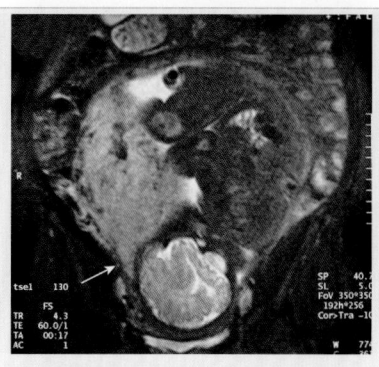

Coronal T2-weighted MR image shows an absent myometrial-placental interface in a posterolateral location *(arrow)* surrounded by normal myometrial-placental interface in a patient with previous posterior myomectomy. This region was not well evaluated with ultrasound.

FIG. 8.11　Placenta Accreta

（With permission from Levine D. Placenta accreta: evaluation with color Doppler, power Doppler and fast MRI. Radiology. 1997; 205: 773-776. 注：版权方要求保留英文）

四、胎盘早剥

胎盘早剥是孕晚期阴道出血的主要原因之一，可导致围产期死亡。患者常出现孕晚期阴道出血，伴有腹部或子宫疼痛，或诱发分娩。其发病率约为0.5%，胎盘早剥史、高血压、胎膜早破、宫内生长受限、绒毛膜羊膜炎、羊水过多、孕妇易栓症、孕妇药物滥用（烟草、酒精、可卡因等）、孕妇外伤和高龄都是胎盘早剥的危险因素。胎盘早剥的诊断常基于临床表现，胎盘后方血凝块常表现为等回声，与胎盘或子宫肌层回声接近，难以被超声检查识别。胎盘和子宫壁之间的胎盘下血肿即为胎盘早剥（图8.12，动图8.6，动图8.7），应与绒毛膜下血肿相鉴别。绒毛膜下血肿位于绒毛膜下方而非胎盘

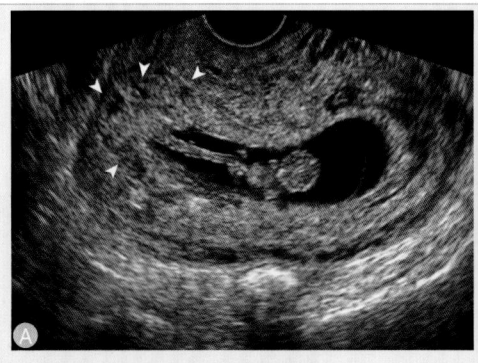
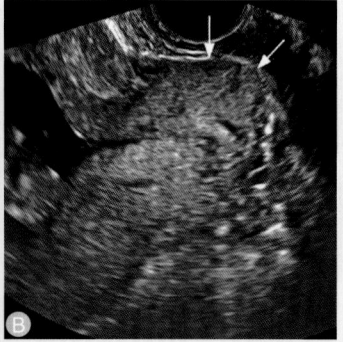

A.脐带插入口位于子宫下段，箭头示多发的小的胎盘血池，该患者既往有一次剖宫产史，随后提示为前置胎盘伴胎盘植入；B.另一患者，既往有2次剖宫产史，胎盘组织自前次剖宫产瘢痕处向膀胱后壁突起（箭头）。

图 8.10　孕早期胎盘植入

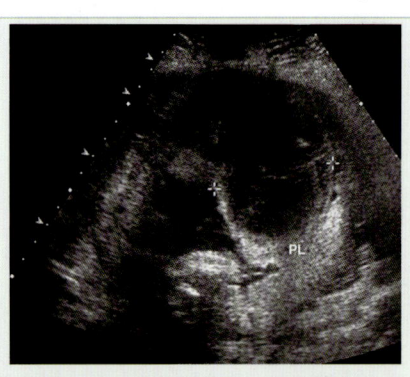

经腹部超声检查发现血肿（标尺）将胎盘（PL）自子宫壁分离并隆起，参见动图8.6和动图8.7。

图8.12　胎盘早剥

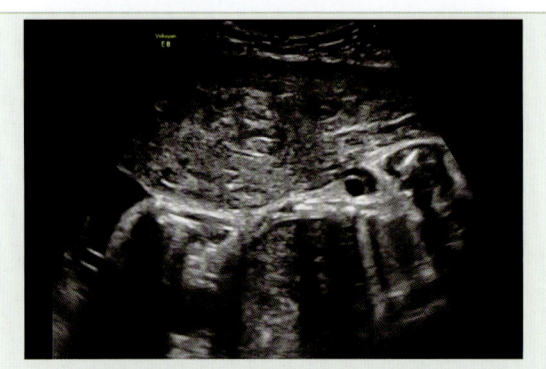

动图8.6　胎盘早剥（1）

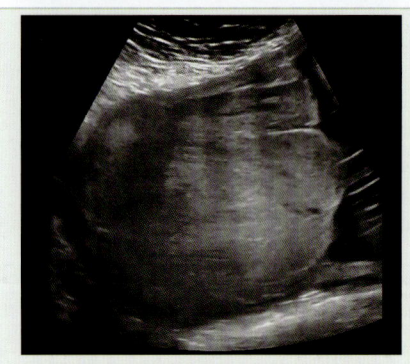

动图8.7　胎盘早剥（2）

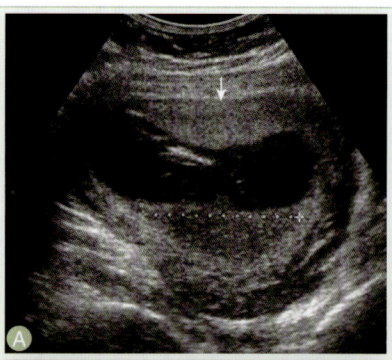

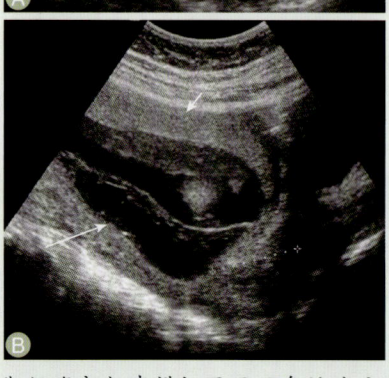

A.孕中期经腹部超声横切面显示急性绒毛膜下血肿（标尺）和前壁胎盘（箭头）；B.同一患者，后续随诊时经腹部超声正中矢状面显示绒毛膜下血肿（长箭头）回声更低，覆盖于宫颈上方（标尺），短箭头：胎盘。

图8.13　绒毛膜下血肿

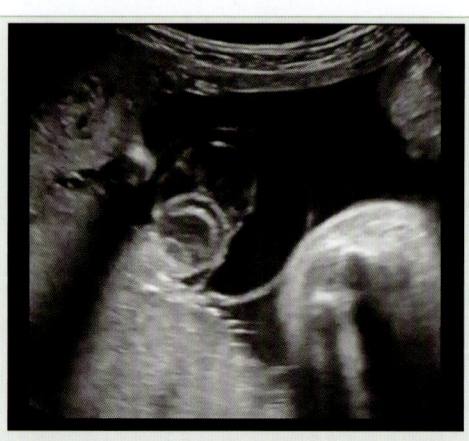

动图8.8　胎盘血肿（1）

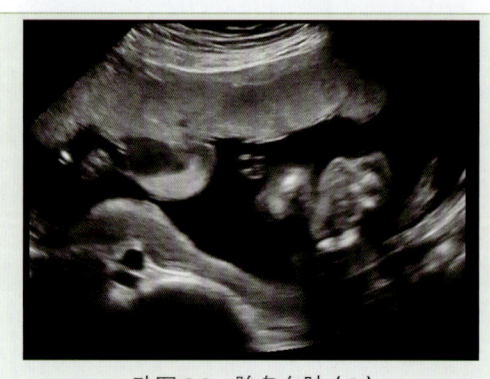

动图8.9　胎盘血肿（2）

下方，可以在孕期任何时候发生，但多见于孕期前半程，其形态会随着血肿机化而改变（图8.13A）。胎盘前血肿较为罕见，可能为胎儿血管出血引起，位于绒毛膜下胎盘胎儿面（图8.14，动图8.8，动图8.9）。胎盘前血肿为胎儿血液积聚，预后较差；当出血量较大时，这些血肿有时被称为Breus胎块（Breus mole，布罗伊斯胎块，血肿性胎块，译者注：蜕膜下多发性血肿）。胎盘前血肿与母体高血压有关。

急性血肿与胎盘回声相似，超声检查难以辨别，诊断较为困难。随着血肿机化，其回声减低

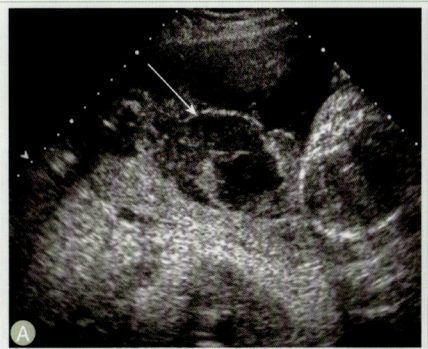
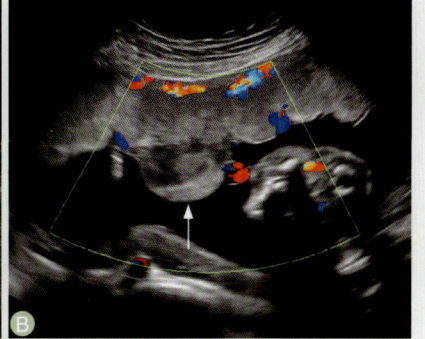
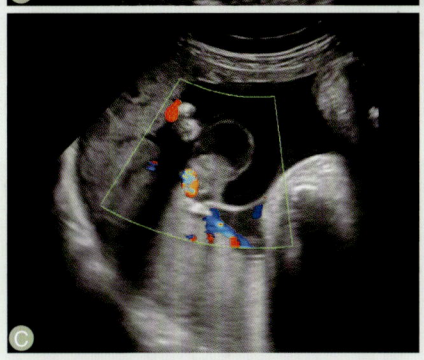

A. 孕晚期初，经腹部超声显示胎盘胎儿面血肿（箭头），胎儿伴有严重的宫内生长受限，于超声检查后2天胎死宫内；B、C. 2例不同的胎儿，均为胎盘前血肿，参见动图8.8和动图8.9。

图8.14 胎盘前血肿

（图8.13B），接近于子宫肌层回声。急性血肿的间接征象是胎盘明显增厚，预后较差。

尽管胎盘早剥是临床诊断，但超声检查也能发挥重要作用。超声可以发现体积较大的血肿（图8.15），其更具有临床意义。Glantz和Purnell报道，超声识别胎盘早剥的敏感度、特异度、阳性预测值和阴性预测值分别为24%、96%、88%和53%。他们提出如果超声检出血肿，则早产、低出生体重儿和入住新生儿重症监护病房的风险增加。血肿体积增大和胎盘受累范围增加与胎儿死亡率增加有关。

五、胎盘梗死

胎盘梗死可发生在胎盘的局部或者整个胎盘，其病因与血管因素有关。胎盘的母体面基底板梗死是一种弥漫性病变，在胎盘母体面和基底板处至胎盘基质纤维蛋白样物质沉积，覆盖绒毛进入胎盘实质。绒毛周围的纤维蛋白阻碍了母胎间的营养交换。这两种异常均与羊水过少、脐动脉多普勒血流异常、宫内生长受限、中枢神经系统损伤及胎儿死亡有关。胎盘母体面的梗死在后续妊娠中会重复发生。外周梗死常在足月时发生，但若梗死灶长径>3 cm或累及范围超过胎盘面积5%时，与围产期死亡率增加有关。母体与胎儿的易栓症均可导致胎盘梗死。

胎盘母体面梗死的超声特征为胎盘内高回声团

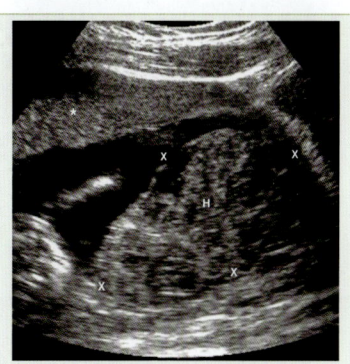

经腹部超声显示较大血肿（H和标尺），胎盘（*）位于前壁。

图8.15 体积较大的胎盘血肿

块（图8.16A）或胎盘增厚。胎盘母体面的高回声区域尤为明显，可伸入到胎盘实质内，这可以是成熟胎盘的正常表现。随着胎盘组织的机化，胎盘内高回声团块也可伴中央低回声区。母体面胎盘梗死也常出现绒毛膜下囊肿（图8.16B），继而出现胎盘基底板钙化，有时会非常明显（图8.16C）。胎盘母体面梗死的高回声肿块与胎盘绒毛膜血管瘤的超声表现相似。

由母体血管性疾病引起的胎盘梗死常导致子宫胎盘缺血及绒毛梗死，表现为胎盘内高回声边缘的囊性病变，不一定位于胎盘母体面或基底板（图8.17，动图8.10，动图8.11）。如果在孕早期发现，行肝素抗凝治疗可能会改善预后，但需要进一步研究来制定治疗指南。

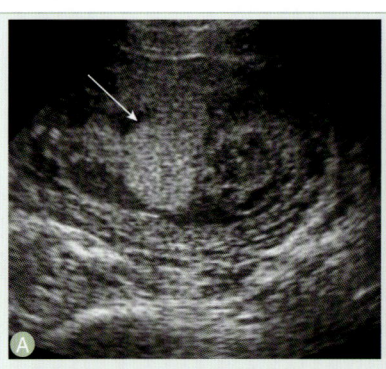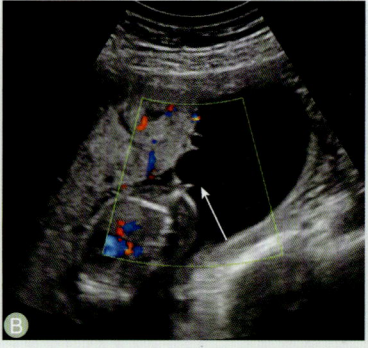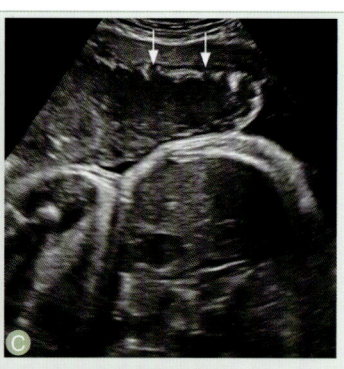

A.孕晚期经腹部超声检查提示胎盘内高回声团块（箭头）由母体面突向胎盘实质内；B.另一名患者，孕中期末CDFI显示胎盘绒毛膜下囊肿（箭头）；C.另一名患者，高回声的胎盘（箭头）提示胎盘母体面梗死。

图8.16　胎盘母体面梗死

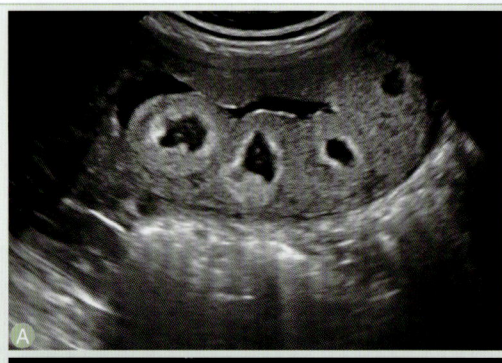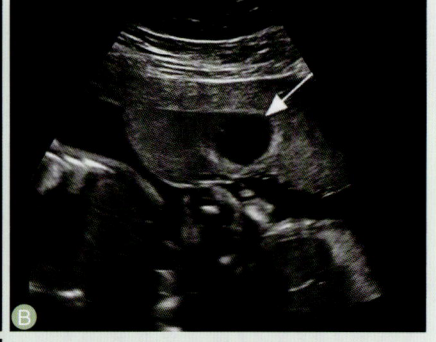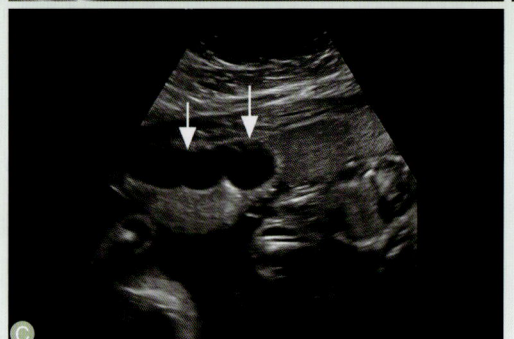

A.孕晚期经腹部超声显示胎盘内多发囊肿，囊肿边缘为高回声，内部回声透声性好；B.另一名重度宫内生长受限患者，单发胎盘梗死灶，表现为边缘高回声的囊肿（箭头）；C.另一名严重先兆子痫患者，可见多发囊肿，边缘为高回声，内部透声性好（箭头），参见动图8.10和动图8.11。

图8.17　严重子痫前期患者伴胎盘梗死

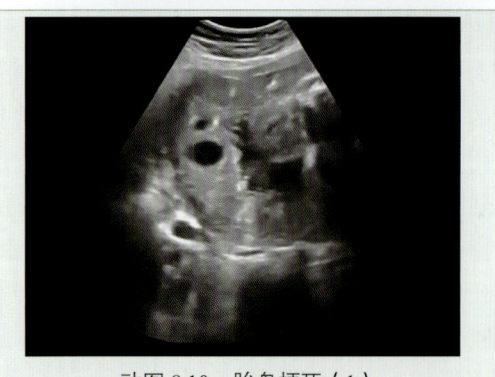

动图8.10　胎盘梗死（1）

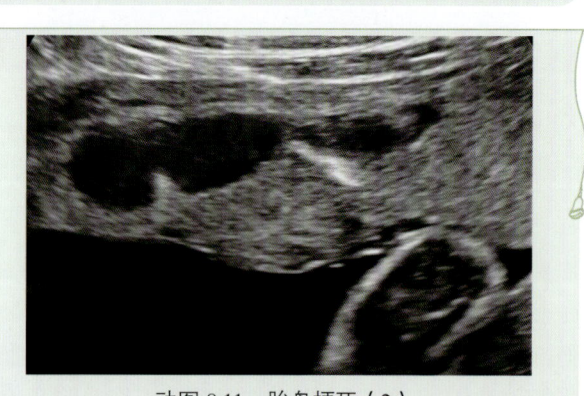

动图8.11　胎盘梗死（2）

六、胎盘肿瘤

实性胎盘肿瘤包括绒毛膜血管瘤、羊膜下血肿、绒毛膜下血肿和胎盘出血，应与充满液性回声的胎盘囊性病变相鉴别，如胎盘囊肿和胎盘静脉池。如前所述，胎盘梗死也可能为"肿块样"外观。

产前超声检出的胎盘胎儿面绒毛膜下胎盘囊肿多数是无临床意义的，与胎盘实质内的囊肿类似

（图8.18）。大多数胎盘囊肿的胎儿预后正常。较大的囊肿（直径>4.5 cm）与宫内生长受限有关。胎盘母体面梗死也可伴发胎盘囊肿。

胎盘最常见的良性肿瘤是绒毛膜血管瘤，发病率约为1%（图8.19）。虽然大多数绒毛膜血管瘤无症状，但若其体积较大，则可导致高输出量性胎儿

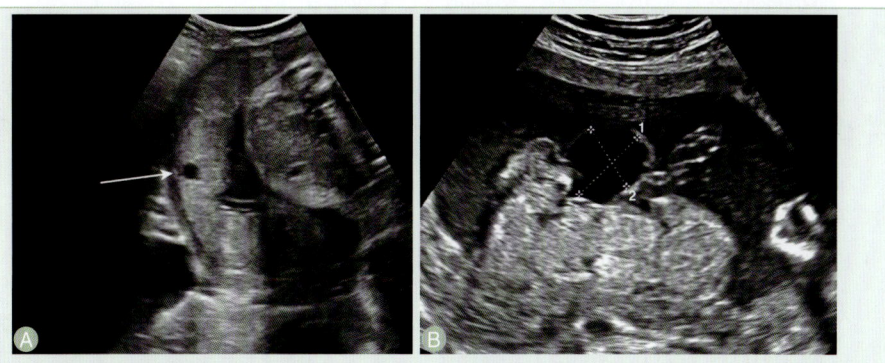

A.孕晚期经腹部超声显示1个小的胎盘囊肿（箭头）；B.孕中期经腹部超声检查提示胎盘表面囊肿（标尺）位于脐带胎盘入口附近。

图 8.18　胎盘囊肿

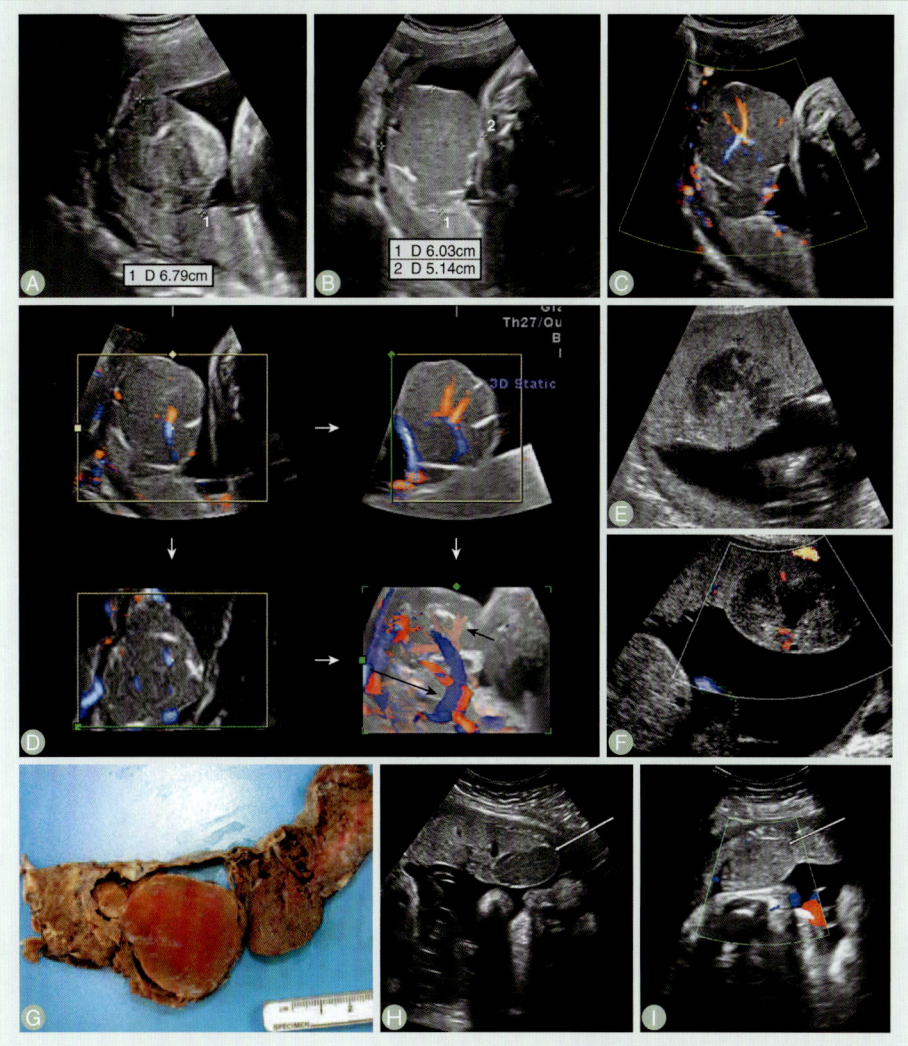

A.经腹部超声显示胎盘内不均质回声肿瘤（标尺）；B.另一患者，经腹部超声显示胎盘内均匀等回声肿瘤（标尺）；C.另一患者，经腹部CDFI显示肿瘤内见血流信号；D.与图C为同一患者；三维CDFI显示胎盘肿瘤中的滋养血管（黑长箭头）和血管系统（黑短箭头）；E、F.另一患者，二维灰阶超声和CDFI提示小的乏血管的绒毛膜血管瘤；G.绒毛膜血管瘤病理标本；H、I.另一患者，胎盘绒毛膜血管瘤（箭头），图I为图H 4周之后的声像图，绒毛膜血管瘤回声与胎盘回声类似且相对均匀。

图 8.19　绒毛膜血管瘤

心力衰竭、贫血、水肿和死亡。绒毛膜血管瘤的超声表现为胎盘内边界清楚的实体肿瘤，与胎盘回声相比，可为从低回声到高回声的各种表现。血管瘤的直径＞5 cm，常提示高危患者且预后较差。彩色或能量多普勒超声有助于检出实体肿块内部血流量增加，从而诊断绒毛膜血管瘤。但在较小的绒毛膜血管瘤中，不一定能显示血流信号。绒毛膜血管瘤内血流较少，常提示预后较好；血流量明显增加，则常与围产期预后不良相关，主要与高输出量性心力衰竭有关。这些患者需要密切随访，监测羊水过多和胎儿水肿的相关征象。彩色或能量多普勒超声显示血流量减少时，提示预后改善。三维能量多普勒超声有助于绒毛膜血管瘤的诊断，并且可以量化肿瘤内的血流量。

当胎儿有水肿风险时，宫内治疗可改善围产期结局。治疗措施包括注射促凝物、微线圈栓塞术、胎儿镜下激光血管阻断术、宫内输血、羊水减量术（针对羊水过多的患者）和酒精注射。

母体恶性肿瘤很少转移至胎盘，而在转移至胎盘的恶性肿瘤中，以恶性黑色素瘤、乳腺癌、胰腺癌和结肠癌转移最为常见，这些转移通常为镜下所见，并不影响胎盘功能。

七、胎盘间质发育不良

胎盘间质发育不良的大体病理及镜下表现与部分性葡萄胎类似，表现为胎盘增厚和小囊性病变。CDFI检查时，胎盘多发囊肿内可见血流信号，胎盘呈"花窗玻璃样"外观。与部分葡萄胎相反，

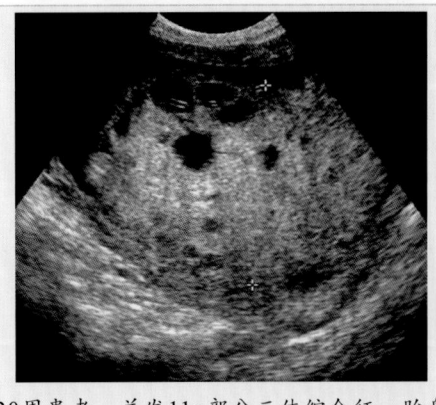

妊娠20周患者，并发11p部分三体综合征，胎盘体积明显增大（胎盘厚度为8 cm，标尺），伴多发囊性区域。

图8.20 胎盘间质发育不良

胎盘间质发育不良胎儿可表现正常，其宫内生长受限也比较常见，还可与11p部分三体综合征有关（图8.20）。该病中绒毛呈囊状，合并扩张血管，核型通常正常。

八、葡萄胎

妊娠滋养细胞疾病包括完全性葡萄胎（图8.21）、部分性葡萄胎及绒毛膜癌。这些胎盘异常已在第五章中详细讨论。

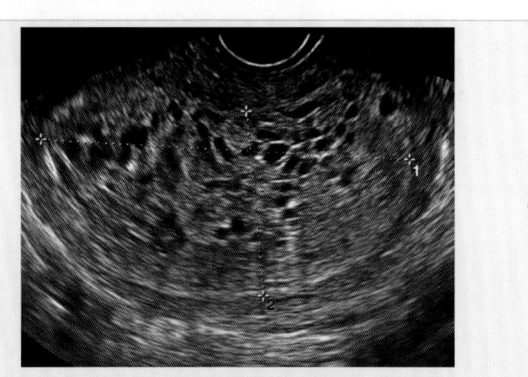

孕早期末经阴道超声显示宫腔内中等量的妊娠组织，伴有多发囊腔。

图8.21 葡萄胎

九、胎盘形状异常

胎盘形状异常种类多样，有些很常见，有些较罕见。新的证据表明，胎盘形状异常由孕早期胎盘血管异常所导致，也可导致脐带胎盘插入部位异常。

（一）轮状胎盘

在轮状胎盘中，平滑绒毛膜的插入部位并非位于胎盘边缘，而是靠近胎盘中心。病理学家在胎盘边缘处观察到纤维蛋白沉积及出血的证据。对于完全性轮状胎盘，由于叶状绒毛膜的收缩可形成环状结构。这种变化使胎盘和胎膜不成比例地折叠，导致绒毛膜板较基底板小；随着膜皱襞的形成，可在皱襞内看到融入其中的透明绒毛。

轮状胎盘的超声表现为胎盘边缘的膜呈卷曲状，朝向胎盘绒毛膜板中心（图8.22，动图8.12，动图8.13）。胎盘边缘卷曲的膜可能很厚，通常只累及一小部分胎盘，称为胎盘架。轮状胎盘易与子宫粘连（图8.23A）、子宫纵隔（图8.23B）和羊膜带混淆。仔细识别膜的插入点，确定胎盘的卷曲边缘与胎盘回声相似，可做出正确判断。

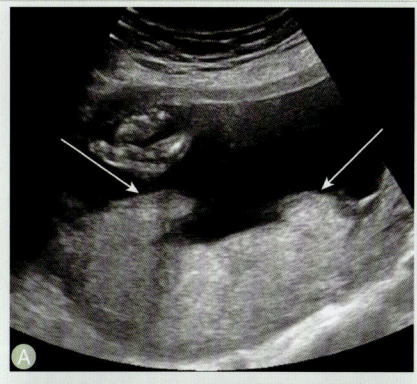
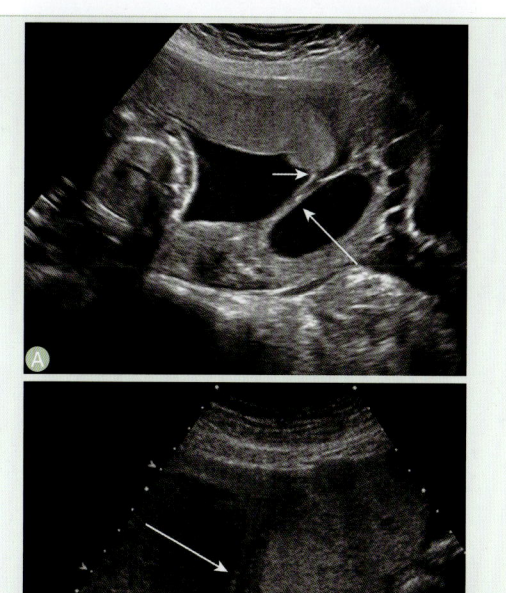

A.孕晚期初经腹部超声显示胎盘边缘卷曲（箭头）；B.孕中期经腹部超声显示胎盘架（箭头），回声与其余胎盘回声相似，参见动图8.12和动图8.13。

图8.22 轮状胎盘

A.胎盘与子宫肌层粘连带（长箭头），短箭头示胎盘边缘；B.孕中期经腹部超声检查可见子宫纵隔（箭头），部分胎盘位于子宫纵隔上。

图8.23 易与轮状胎盘相混淆的情况

如果发现轮状胎盘，即使显示仅累及小部分的胎盘，也需仔细评估胎盘的其余部分，以确定是否整个胎盘均受累。三维超声检查对于诊断完全性轮状胎盘有帮助，表现为"安装在车子上的轮胎征"或"轮胎征"。完全性轮状胎盘与不良新生儿结局相关，包括胎盘早剥、早产、羊水过少、宫内生长受限、紧急剖宫产、Apgar评分<7分和围产期死亡等。幸运的是，完全性轮状胎盘罕见，而部分性轮状胎盘较为常见，应视为正常变异。

Shen等研究孕中期胎盘架，评估这些超声表现能否持续到孕晚期，发现妊娠13～16周时超声检出胎盘架的比例为11%。值得注意的是，胎盘架不会超过胎盘范围的25%，而且孕晚期超声未能检出1例部分性轮状胎盘，所有新生儿的预后均较好。最近一项分娩后胎盘检查的大规模研究发现，完全性轮状胎盘的发生率为1.8%，在产前均未检出。

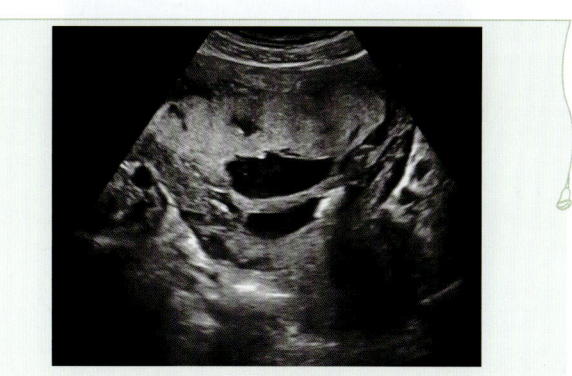

动图8.12 轮状胎盘（1）

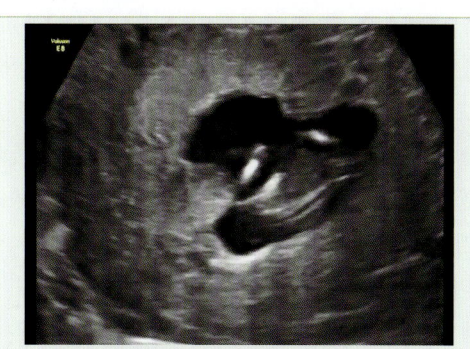

动图8.13 轮状胎盘（2）

（二）副胎盘

副胎盘或副叶胎盘是指除主胎盘之外的一叶或多叶胎盘组织（图8.24）。其发病率高达6%。由于副叶中有胎盘组织，其与主胎盘间一定有胎儿的动静脉连接。若产前超声未能发现副胎盘，则可能出现分娩后胎盘副叶残留。副胎盘也可覆盖宫颈，作为前置胎盘的变异表现。更重要的是，应关注主胎

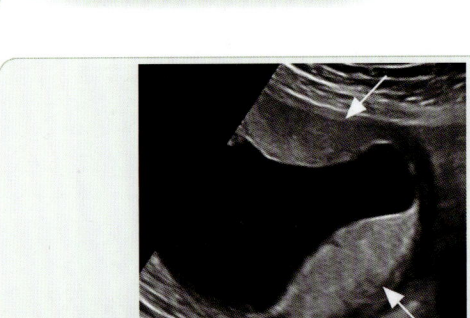

A.经腹部超声显示2个胎盘结构（箭头）；B.CDFI显示副胎盘和主胎盘间的胎儿血管连接。

图 8.24　副胎盘

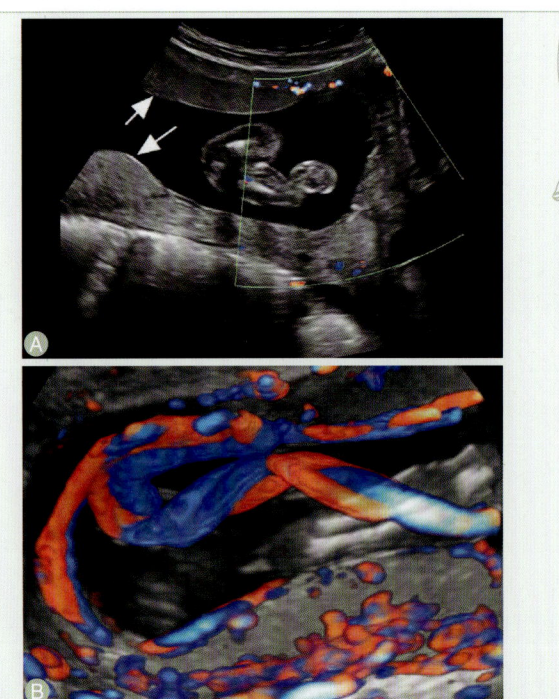

A.孕晚期经腹部超声显示双叶胎盘,2个胎盘大小相似（箭头）；B.三维CDFI显示脐带插入上叶,可见两叶之间的胎儿血管连接,参见动图8.14。

图 8.25　双叶胎盘

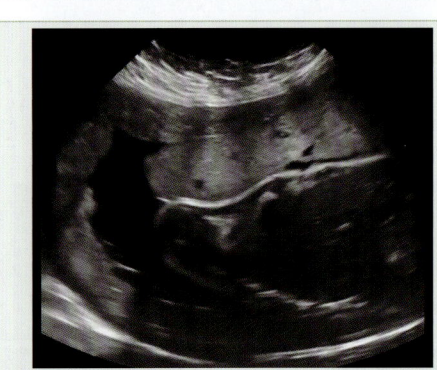

动图 8.14　双叶胎盘

盘和副胎盘之间连接的胎儿血管的位置,若靠近宫颈则可能发生血管前置。

发现副胎盘时,识别主胎盘和副胎盘间的连接血管至关重要。但有时识别较困难,部分原因是图像质量较差,特别是在孕周较大时。另外,有时连接血管并非沿着主、副胎盘间的最短距离走行。因此,至少应评估宫颈内口处是否存在胎儿血管。

（三）双叶胎盘

双叶胎盘由2个大小相似的胎盘叶组成,二者被介于其间的膜隔开（图8.25,动图8.14）。两叶之间必须有血管连接,脐带可能插入两叶间的胎膜中。虽然双叶胎盘很少见,但其与副胎盘的发生风险类似。然而双叶胎盘可能有更多未受华通胶保护的游离血管,需要更仔细地评估胎盘循环。

十、脐带

（一）大小和外观

脐带长度各异,尚无确定的标准长度。但极端的脐带长度仍与异常结局有关。脐带过短与孕早期影响胎儿运动的疾病,如运动不能综合征、非整倍体染色体异常和严重胎儿宫内生长受限有关。脐带过长与多种影响脐带血流的疾病相关,包括脐带过度螺旋、脐带真结、绕颈多周和脐带脱垂等,可导致胎儿窒息或死亡。

脐带直径的潜在意义尚未明确。孕早期胎儿大小与脐带直径相关,脐带偏细可能对流产有提示意义。多中心数据表明,脐带直径异常提示可能存在胎儿染色体异常。孕中期、孕晚期影响脐带直径的最主要因素是包绕脐血管的支持成分华通胶。反映妊娠32周前脐带华通胶横切面积与胎儿生物学参数间相关性的列线图已见报道。孕中期脐带增粗与非整倍体染色体异常有关。脐带细窄与胎儿宫内生长受限有关；脐带增粗与糖尿病、巨大儿、胎盘早剥和

Rh同种免疫等有关。由于脐带大小与胎儿生长的关联重叠较多，因此并不能作为筛查上述异常的有效指标。

关于脐带的螺旋方式，病理学文献指出，活产单胎中83%的脐带向左螺旋，12%向右螺旋，5%的脐带无螺旋。产前可确定脐带螺旋程度。脐带螺旋指数的计算是用脐带螺旋的周数除以脐带长度（单位：cm，图8.26）。产前平均脐带螺旋指数为0.44±0.11，出生后为0.28±0.08。脐带螺旋程度与华通胶含量无关。孕中期的脐带螺旋程度与足月时的脐带螺旋指数无明显相关性。

无螺旋脐带可伴有单脐动脉、多胎妊娠、胎死宫内、早产、非整倍体染色体异常、边缘性及脐带入口帆状附着（图8.27）。脐带螺旋程度偏低与胎儿生长水平偏低有关。

脐带真结的发生率为1%~2%。部分脐带真结属正常变异，但仍可导致胎儿死亡率增加。通过"悬

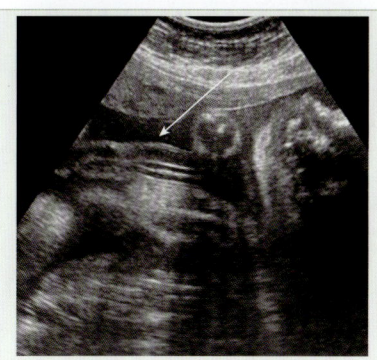

图8.27 孕中期无螺旋脐带

挂套索征"等声像图表现，二维、三维及四维超声可产前诊断脐带真结。三维超声可能有助于提示脐带真结，但多个相邻的蜷曲脐带可表现为假结样外观。

脐带囊肿可见于妊娠期全程，好发于脐带的胎儿端（图8.28）。多数囊肿起源于尿囊管和脐肠系膜管，而假性囊肿可能由华通胶液化形成，脐带表现为水肿外观（图8.29）。所有脐带囊肿都与胎儿结构和染色体缺陷有关，因此发现脐带囊肿时应对胎儿结构进行详细检查。孕早期发现的脐带囊肿通常会消退，无后遗症。13-三体和18-三体是最常见的脐带囊肿相关染色体异常，泌尿生殖系统和消化系统异常是最常见的相关结构畸形。

脐带血管异常与胎儿不良结局有关。脐动脉瘤与血管异常、18-三体和胎死宫内有关。脐动脉自发性破裂导致脐带血肿也有报道。

脐带肿瘤极为罕见，最常见的是脐带血管瘤，表现为不均质的包块周边围绕着多个囊性区域。脐带血肿与胎儿死亡风险增加有关。

脐带绕颈（脐带环绕胎儿颈部）通常见于孕中期、孕晚期，是分娩期常见的情况。孕晚期末，脐

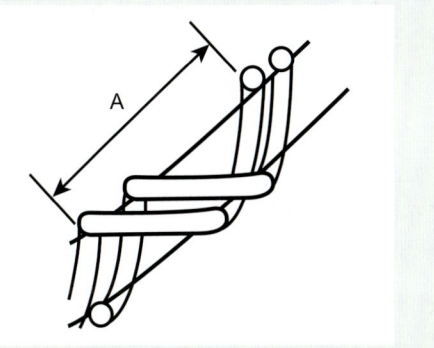

脐带螺旋指数定义为同一脐动脉绕脐静脉旋转一周所经过的直线距离（A，单位：cm）的倒数。

图8.26 脐带螺旋指数

[With permission from Otsubo Y, Yoneyama Y, Suzuki S, et al. Sonographic evaluation of umbilical cord insertion with umbilical coiling index. J Clin Ultrasound.1999；27（6）：341-344.]

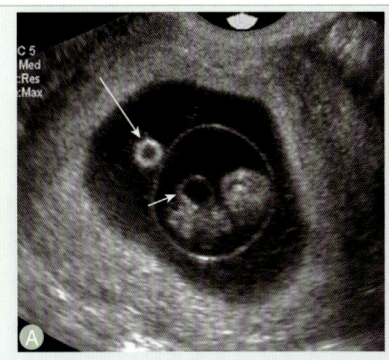 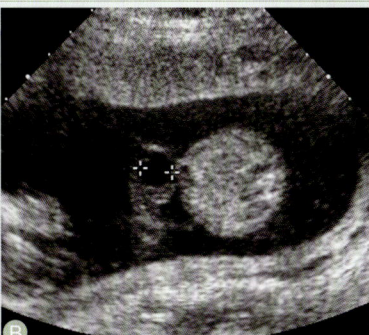 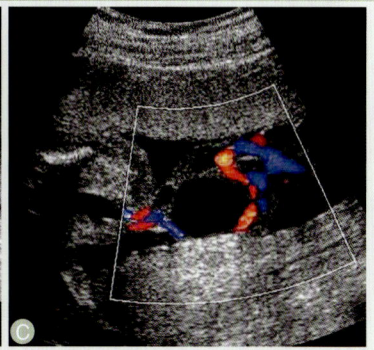

A.孕早期初经阴道超声显示羊膜腔外的卵黄囊（长箭头）和脐带囊肿（短箭头）；B.孕早期经阴道超声显示位于胎儿腹壁脐带入口处的脐带囊肿（标尺）；C.CDFI显示囊肿周边的脐带血流。

图8.28 脐带囊肿

带多圈绕颈在胎儿颈部皮肤形成压迹，提示需要进一步的评估，但处理原则尚未明确，尤其孕晚期由于声影的干扰，识别脐带绕颈的周数存在一定困难。

正常脐带包含3条血管，1条脐静脉将含氧量高的血液输入胎儿，2条脐动脉将低氧血液自胎儿输出。单脐动脉见于1%～2%的妊娠（图8.30，动图8.15），可通过观察羊水中的游离脐带或胎儿膀胱旁的脐动脉做出诊断。虽然与非整倍体染色体异常及肾脏、心脏等多种胎儿异常有关，但单纯的单脐动脉通常无特殊意义。

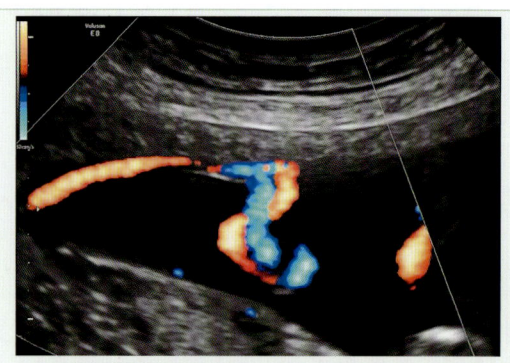

动图8.15　帆状脐带胎盘附着及单脐动脉

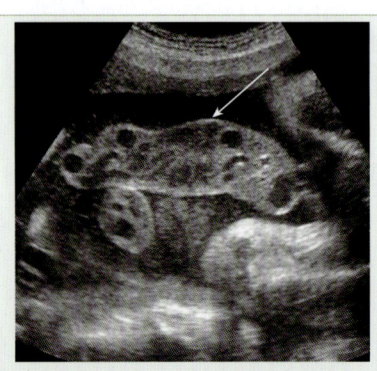

孕晚期经腹部超声显示脐带水肿区（箭头），位于胎儿腹壁脐带入口附近。

图8.29　脐带水肿

（二）脐带胎盘附着

脐带胎盘附着部位通常位于胎盘中央。二维灰阶超声联合彩色或能量多普勒超声可显示脐带胎盘附着部位，对于发现脐带血管异常具有重要意义（图8.31，动图8.16）。

（三）帆状及边缘性脐带胎盘附着

帆状脐带胎盘附着指脐带插入胎盘之外的胎膜上（图8.32，动图8.15）。边缘性脐带胎盘附着指脐带插入部位位于胎盘边缘，也称"球拍状"胎盘（图8.33）。单胎妊娠帆状脐带胎盘附着的发生率约为1%；边缘性脐带胎盘附着的发生率约为7%。多胎妊娠中这两类脐带插入部位异常更为常见，并与单脐动脉、单绒毛膜囊双胎生长不一致中较小胎儿有关。

产前超声对孕中期、孕晚期帆状脐带胎盘附着的识别非常可靠。Sepulveda等采用二维灰阶超声联合彩色多普勒血流成像对脐带胎盘附着的识别率达99%以上，并能准确识别全部的帆状脐带附着。帆状脐带附着可能自孕中期10周时即被检出，妊娠11～14周进行颈项透明层筛查时可常规检出。帆状脐带附着与胎儿宫内生长受限、早产、先天性发育异常、低Apgar评分、胎儿和新生儿死亡、胎盘滞留及产后出血有关。边缘性脐带胎盘附着与胎儿宫内生长受限及早产无关，但可能伴有血管前置。

脐带插入口位于胎膜上导致胎盘外的脐带走行段缺乏华通胶的保护，可引起多种并发症。华通胶可保护脐带内的脐血管。但当脐血管在胎膜内走行时，由于缺乏华通胶，血管受压甚至破裂的风险增加。与对照组相比，第一和第二产程中，帆状脐带附着胎儿的产时胎心率表现出更多的变异减速和无加速。胎膜内游离脐血管的长度较长、脐带插入口位于子宫下段而非中上段，均与胎心率异常相关。帆状脐带附着于子宫下1/3时，胎儿不良胎心率模式

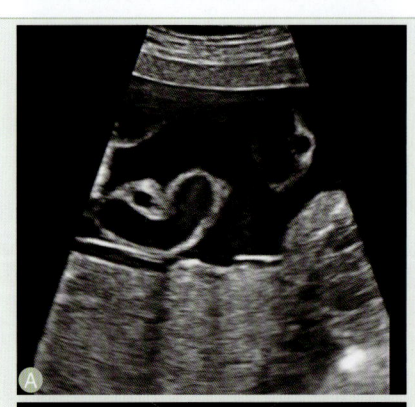

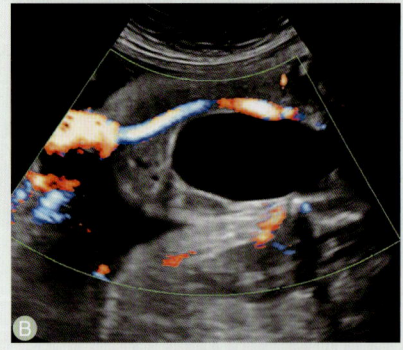

A.二维灰阶超声显示脐带仅包含1条脐动脉和1条脐静脉；B.CDFI显示胎儿膀胱旁仅见1条脐动脉，参见动图8.15。

图8.30　单脐动脉

和紧急剖宫产的发生率高于脐带插入口位于子宫中上部的胎儿。由于帆状脐带附着常位于子宫下部，因此经阴道超声检查对于诊断至关重要。

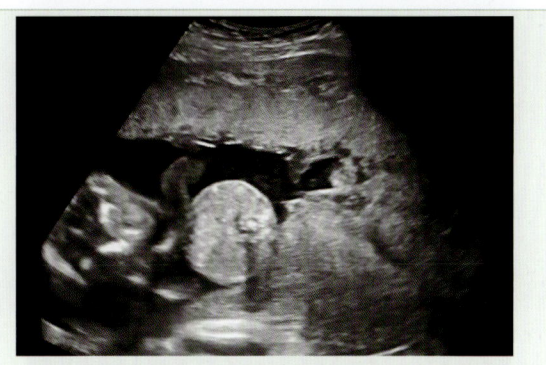

动图 8.16　脐带胎盘附着

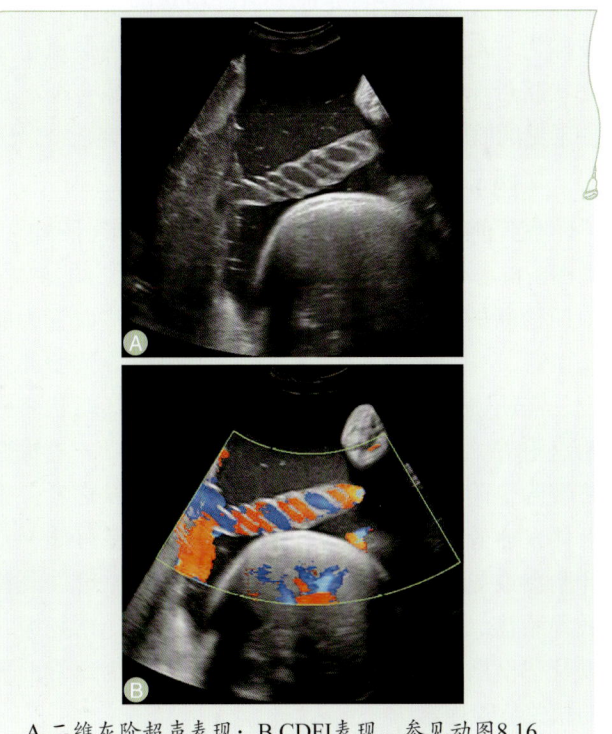

A.二维灰阶超声表现；B.CDFI表现。参见动图8.16。

图 8.31　正常脐带胎盘附着

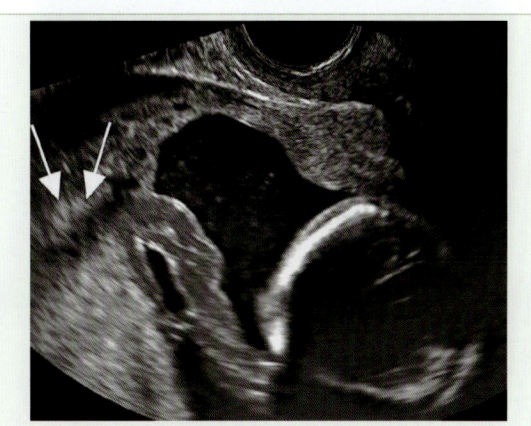

二维灰阶超声显示脐带胎盘插入口位于胎盘边缘（箭头）。

图 8.33　边缘性脐带胎盘附着

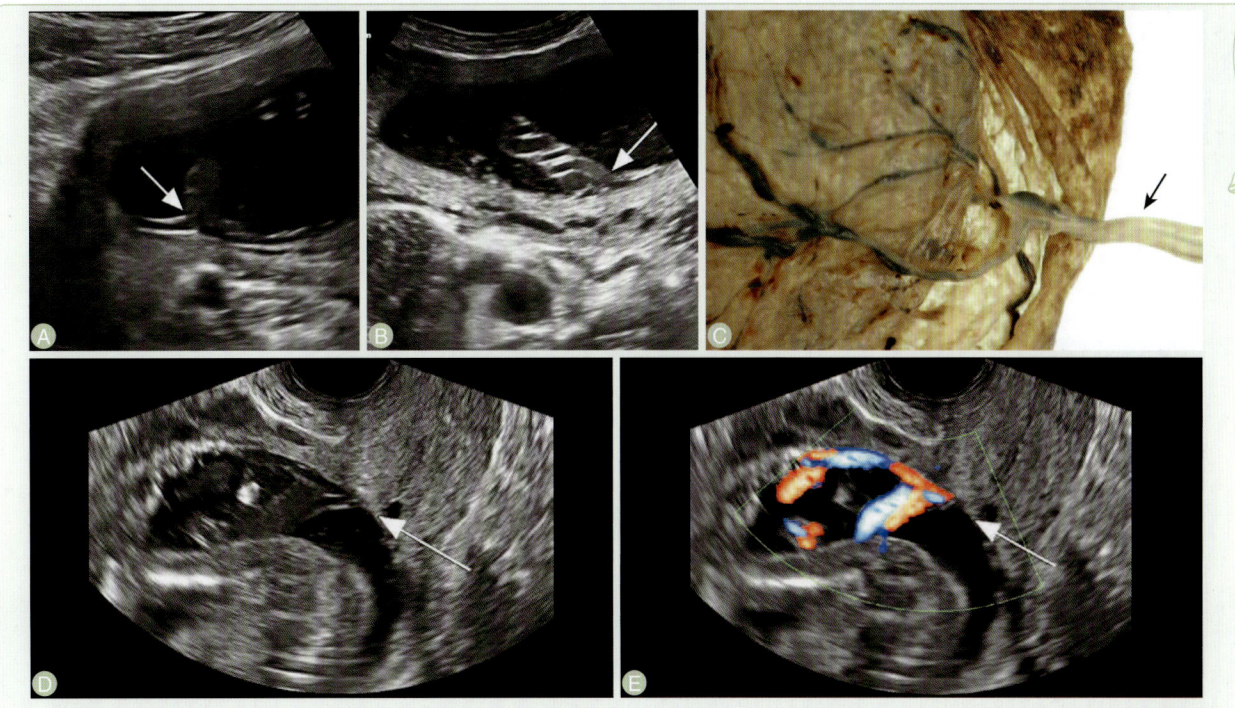

A、B.孕中期经腹部超声显示脐带插入口位于胎盘之外的胎膜上（箭头），参见动图8.15；C.娩出胎盘标本见脐带（箭头）及脐血管自胎膜下走行至胎盘；D、E.另一患者，经阴道二维灰阶超声（图D）及CDFI（图E）显示帆状脐带附着累及宫颈内口（箭头）。

图 8.32　帆状脐带胎盘附着

分支状脐带胎盘附着是一种罕见的脐带插入异常，与帆状脐带附着有一定重叠。表现为脐血管提前分支，插入胎膜后再进入胎盘组织（图8.34）。分支状脐带胎盘附着的外观类似红树林的根系，因此被称为"红树林征"。近期一份病例报告报道了分支状脐带胎盘附着合并胎盘滞留及胎儿综合征。这一罕见的脐带插入异常仍有待进一步的研究。

（四）血管前置

血管前置是指脐带血管覆盖于宫颈内口（图8.35，动图8.17），发病率约为0.6/1000次妊娠，约25%孕中期诊断的前置血管最终消退。由于这些血管为胎儿血管，一旦破裂，即使少量失血也可导致胎儿死亡。需明确排除血管前置的高危因素包括帆状脐带胎盘附着，其胎膜下血管可跨越宫颈内口。边缘性脐带胎盘附着，尤其是存在胎膜内血管异常者，也可伴发血管前置。考虑到新生儿预后不良可能，双叶胎盘或更常见的副胎盘亦需排除前置血管。既往低置胎盘、前置胎盘、多胎妊娠、体外受精妊娠，以及孕早期脐带胎盘附着于子宫下1/3均为血管前置的相关危险因素。

一旦明确诊断血管前置，产科干预对改善预后

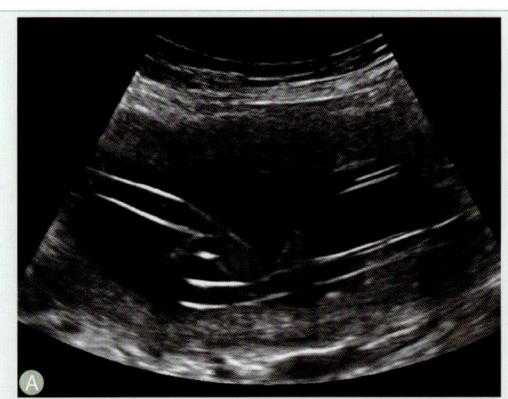
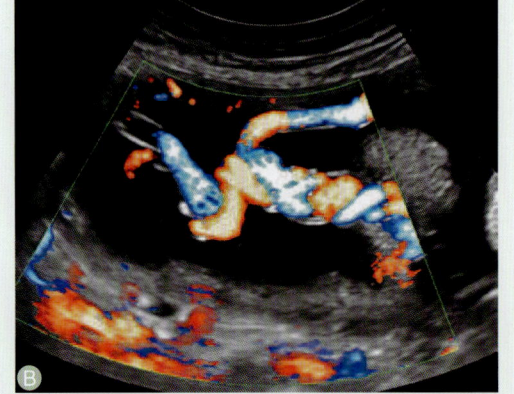

A、B.二维灰阶超声和CDFI显示分支状脐带胎盘附着，注意脐血管呈分支状插入胎膜内。

图8.34　分支状脐带胎盘附着

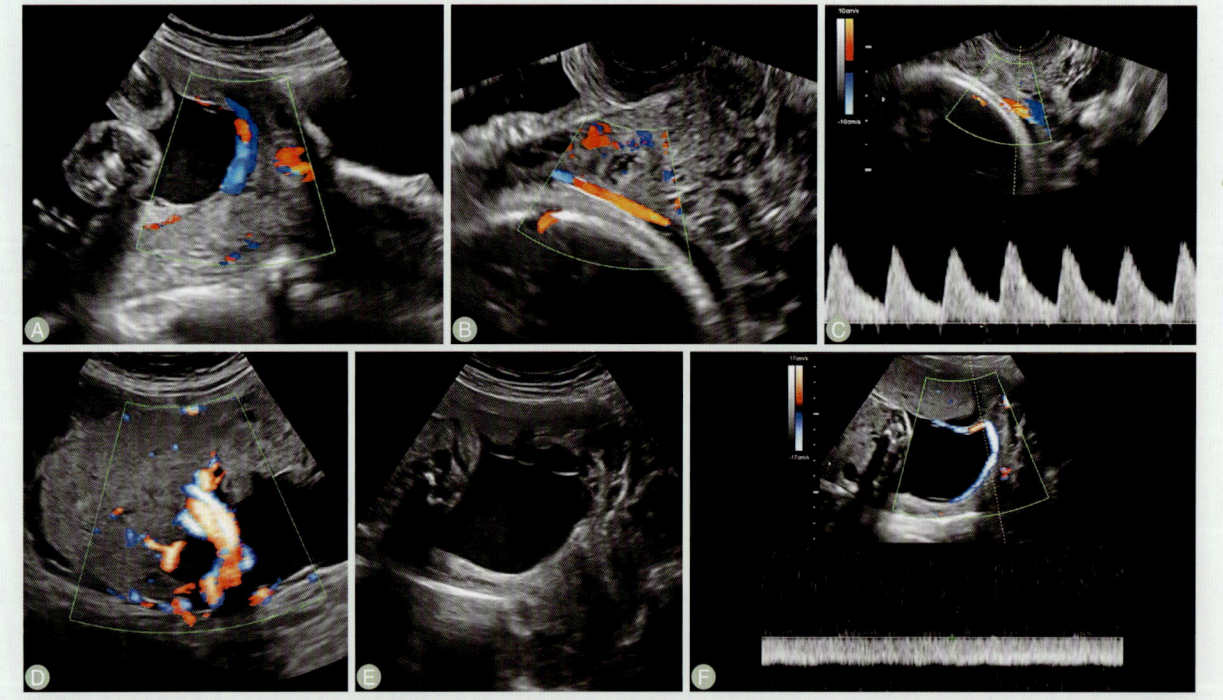

A.经腹部CDFI显示脐带血管覆盖于宫颈内口；B.经阴道CDFI显示脐带血管覆盖于宫颈内口，图中下部可见胎儿颅骨结构；C.彩色和频谱多普勒超声显示覆盖于宫颈内口的血管为胎儿脉动脉血流，符合血管前置；D.CDFI显示正常的脐带胎盘入口；E.与图D为同一患者，正常宫颈内口区域灰阶声像图；F.彩色和脉冲波多普勒超声显示胎盘血管覆盖于宫颈内口，符合血管前置，即使脐带胎盘附着位置正常，胎盘血管也可自胎盘发出游离分支，走行于胎盘外。参见动图8.17。

图8.35　血管前置

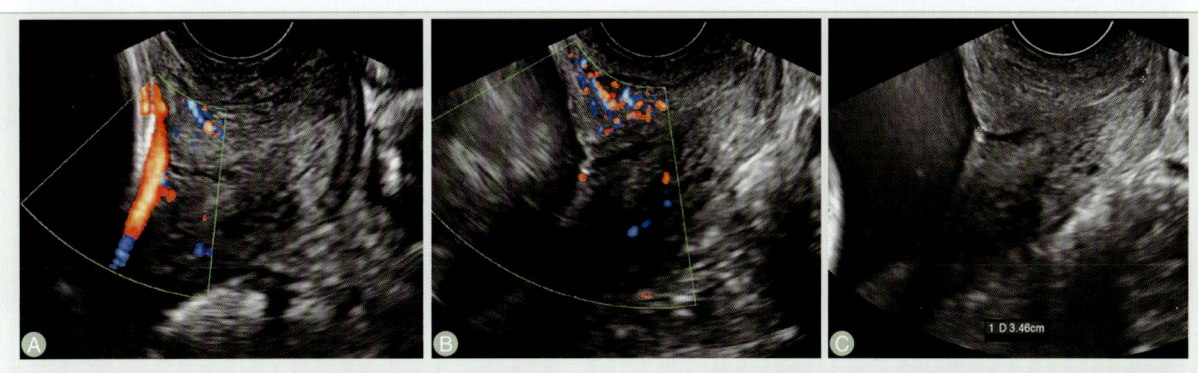

A.经阴道CDFI清晰地显示一条血管跨越宫颈内口,胎儿颅骨紧贴于宫颈;B.推动胎头远离宫颈内口后,CDFI未见前置血管;C.二维灰阶超声显示宫颈处(标尺)无血管覆盖。

图8.36 假性血管前置

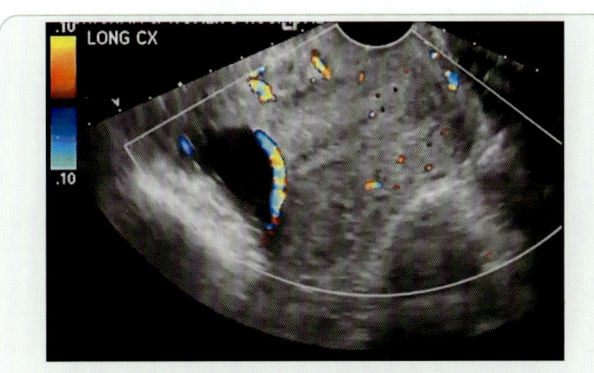

动图8.17 血管前置

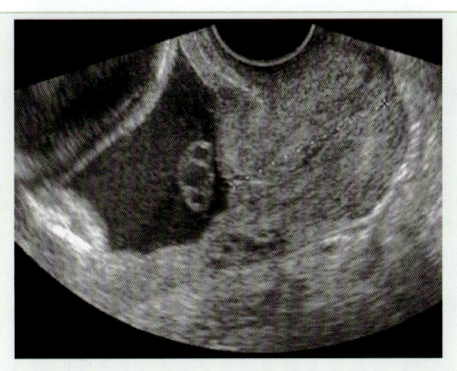

经阴道超声显示一段正常脐带漂浮于宫颈内口处,标尺示宫颈,脐带横切面可见3条血管。

图8.37 脐带先露

有重要意义。目前建议在妊娠28~32周使用皮质类固醇(促胎肺成熟),妊娠30~34周考虑住院治疗,在妊娠34~37周终止妊娠,以避免分娩或胎膜破裂时发生血管破裂的风险。如果在妊娠35周前出现早产、胎膜破裂或出血,应考虑提前终止妊娠。

胎儿血管覆盖宫颈内口即可诊断为血管前置。在二维灰阶超声识别血管的基础上,CDFI或能量多普勒能够提升对血管的显示。脉冲多普勒超声通过判断心率来自胎儿而非孕妇从而确认该血管为胎儿动脉。三维超声可能有助于诊断血管前置,特别是三维能量多普勒超声,可描绘异常血管。检查医师应谨慎识别,尤其在彩色或能量多普勒条件下,勿将行经子宫下段或宫颈内口处的脐带误诊为血管前置(图8.36)。这种情况时,脐带可在宫颈内口处自由漂浮,称为脐带先露(图8.37),而非血管前置。应关注细节,通过动态检查及超声随访明确诊断。

十一、分娩期及产后胎盘

(一)第三产程

超声可在第三产程即从胎儿娩出到胎盘娩出的过程中发挥作用。第三产程延长合并胎盘滞留可有多种原因,如胎盘粘连导致胎盘未剥离,宫缩乏力或无力导致胎盘剥离困难,有时感染也可导致胎盘滞留。以上异常情况治疗方式不同,超声可辅助鉴别第三产程延长的多种原因,改善患者的处置。

已有报道通过二维灰阶超声研究胎盘剥离的机制。CDFI可较为特异地评估子宫肌层和胎盘间血流,提供第三产程中胎盘剥离的信息。胎盘剥离方式因既往剖宫产史和第二产程延长而异。

(二)妊娠物残留

可疑妊娠物残留的典型表现为异常出血。妊娠物残留常见于孕中期自然流产、极早孕周早产、药物流产和未诊断的胎盘粘连。产后宫腔内见高回声内膜包块应考虑存在妊娠物残留(图8.38)。妊娠物残留包块可延伸至子宫肌层,包块内可见血流信号,以此可与血凝块鉴别。但缺乏血流并不能排除妊娠物残留。由于妊娠物残留血流信号丰富,应注意勿将血流丰富的妊娠物残留误诊为子宫动静脉畸

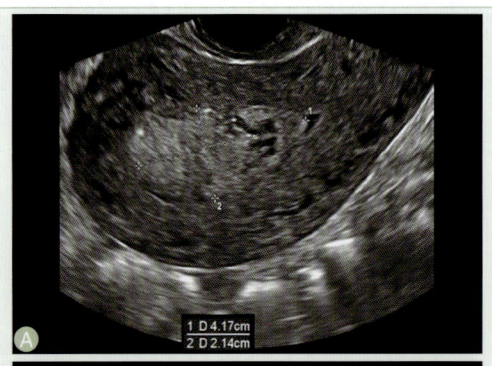
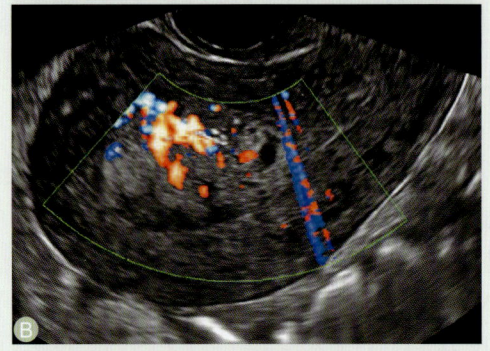

A.经阴道二维灰阶超声显示子宫（内膜）腔内不均质的高回声组织；B.同一患者，经阴道CDFI显示子宫内膜包块内丰富的血流信号，符合妊娠物残留的诊断。

图8.38 妊娠物残留

形。事实上，子宫内膜包块血流丰富时强烈提示妊娠物残留。子宫内膜厚度<10 mm且无血流信号时，提示不存在妊娠物残留，具有较高的阴性预测值。内膜包块内存在钙化灶高度提示妊娠物残留，这些钙化来自妊娠期成熟的胎盘组织。

十二、结论

产前超声可识别与胎盘发育及功能相关的多种异常。超声技师与超声医师应掌握胎盘的基本解剖和生理特征，以此确认产前超声的异常发现，为孕产妇和新生儿的最佳预后提供支持。

（张一休，陈程，张睿译；戴晴，王莉校对）

参考文献

扫码观看

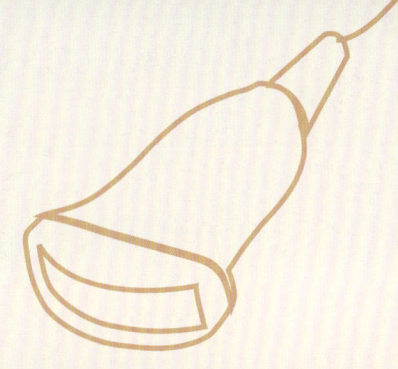

第九章 宫颈超声与早产

Hournaz Ghandehari and Phyllis Glanc

章节大纲

- 一、早产
- 二、宫颈超声
  - （一）经腹部超声
  - （二）经会阴或阴唇超声
  - （三）经阴道超声
  - （四）技术局限性和不足
  - （五）正常宫颈
  - （六）宫颈短
- 三、自发性早产的预测
  - （一）产科因素
  - （二）宫颈漏斗
  - （三）宫颈长度变化率
  - （四）宫颈动态改变
  - （五）其他超声特征
- 四、宫颈评估的临床应用
  - （一）无症状患者
  - （二）有症状患者
- 五、宫颈异常的管理方案
- 六、结论

关键点总结

- 宫颈长度与早产风险之间存在显著的相关性。
- 宫颈长度>3 cm，对于预测早于妊娠34周分娩的阴性预测值很高。
- 经阴道超声检查是测量宫颈长度最可靠的方法。
- 宫颈短是宫颈评估中最可靠的单一参数。
- 孕周越小，宫颈长度越短，在妊娠34周前出现自发性早产的风险越大，最佳预测值为宫颈长度<25 mm。
- 宫颈长度变化率可能是比宫颈长度更好的预测指标。

一、早产

早产是指早于妊娠37周的分娩，受地理环境、社会经济及种族的影响，其总体发生率为5%~11%，在一些欧洲国家可低至5%，美国为15%，而在一些非洲国家则可高达18%。早产是除先天异常或非整倍体染色体异常以外，导致新生儿疾病及死亡的主要原因。早产儿在出生后第一年内发生死亡的风险是足月儿的40倍。

早产可引起呼吸窘迫、脑室内出血、败血症和早产儿视网膜病变综合征等直接后果。从长远来看，早产儿占脑瘫儿童的1/2、视力异常儿童的1/3、慢性肺病儿童的1/4及智力低下儿童的1/5。早产的影响可一直持续到成年，其表现为行为异常的发生率增加、教育成就水平降低、生育成功率降低（不利于受孕及活产），以及其子女早产的发生率增加等。

此外，早产的风险将在后续妊娠中持续存在，再次妊娠发生早产的风险增加2倍，而且对于早产次数≥2次的女性而言，再次妊娠发生早产的风险高达50%。鉴于早产后果严重且影响深远，所以识别自发性早产的高危人群非常重要，从而通过干预来改善新生儿结局。

约85%的早产是自发性的，传统上可分为3类：早产临产（规律宫缩伴宫颈管消失和宫颈扩张）、早产胎膜早破（在没有规律宫缩和宫颈变化的情况下发生的胎膜破裂）和宫颈机能不全（在没有规律宫缩的情况下出现宫颈扩张）。宫颈机能不全可以进一步分为宫颈器质性损伤和功能性不全，前者指宫颈无法抵御宫内压力的升高，以至于无法保持闭合状态；后者指通常在足月才发生的宫颈成熟（扩张和消失）的过早激活。尽管有上述分类，自发性早产其实更应该被描述为导致早产发生的一系列生物学事件，因为影响子宫收缩、胎膜破裂和宫颈成熟的生物化学介质是相似的，如前列腺素、基质金属蛋白酶及其抑制剂、促炎性细胞因子和抗炎细胞因子家族，所以说早产的过程往往是相互重叠的，尤其是宫颈的变化可能早于胎膜破裂和子宫收缩，尽管其尚无器质性或功能性不全。

基于"宫颈是早产潜在病理过程中的解剖标志物"这一概念，宫颈评估已被用于预测自发性早产。宫颈指检仅能测量从宫颈外口到宫颈阴道交界处的长度，而不是到盆腔内宫颈峡部的位置。因此，与超声检查相比，宫颈指检低估了超过80%妊娠中晚期孕妇的宫颈长度，平均差异可达到12 mm。更重要的是，宫颈扩张起始于宫颈内口，因此，即使宫颈已经开始缩短和（或）扩张，宫颈外口在指检时仍可能表现正常。目前，主要通过超声检查来评估宫颈，尤其推荐经阴道超声检查。本章节回顾了宫颈超声检查技术及其在预测早产中的应用。

二、宫颈超声

宫颈超声检查方法有以下3种：经腹部超声、经阴道超声和经会阴（阴唇）超声。面对不同的临床情况每种检查方法各有其优缺点。闭合宫颈的长度与发生早产的风险相关性最密切，是报告中最重要的参数。附加描述里可说明有无宫颈漏斗。

（一）经腹部超声

经腹部超声检查一般与孕中晚期的产科超声检查同时进行，是测量闭合宫颈长度的常规筛查工具。

经腹部超声检查的探头频率为3 MHz及以上，在下腹部中线、耻骨联合上方开始纵向检查宫颈。标准图像应同时显示宫颈内口、宫颈外口、宫颈管和宫颈的轮廓（图9.1）。膀胱过度充盈会影响宫颈长度的测量。因为增大的膀胱会压迫子宫下段，导致宫颈假性变长或掩盖宫颈管扩张。长度<2 cm的宫颈难以与阴道和膀胱组织相辨别。

在孕中期，当膀胱未充盈时，可以利用羊水作为声窗来检查宫颈。探头自脐部以下向下方倾斜时，即可获得宫颈长轴切面。当膀胱未充盈时，宫颈看起来更为竖直且饱满（图9.2）。当宫颈外口难以识别时，会导致宫颈长度测量出现误差。

母体肥胖及胎头入盆均可导致宫颈难以评估。无论孕周大小，经腹部超声测量宫颈长度的可重复性都相对较差。研究显示，经腹部超声进行宫颈筛查的有效性尚存在争议，其采用宫颈长度≤25 mm，这个诊断标准是可以改变的，意味着为了提高灵敏度，可能需要更高的诊断界值。然而，面临的挑战是，在低风险孕妇中，由于宫颈机能不全导致宫颈短的发生率很低，所以需要很大的样本量才能得出有意义的统计学结果。

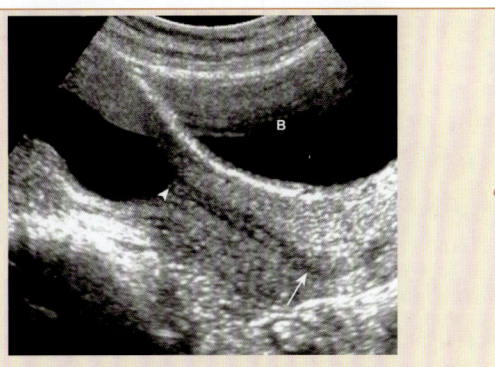

患者膀胱充盈时进行经腹部超声检查，于宫颈的长轴正中切面显示宫颈内口（三角箭头）到宫颈外口（长箭头）间的宫颈管。B：膀胱。

图9.1　正常宫颈（1）

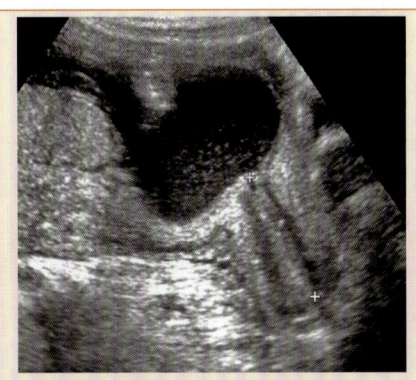

患者膀胱未充盈时进行经腹部超声检查，利用羊水作为声窗获得宫颈长轴正中切面，标尺为宫颈管。

图9.2　正常宫颈（2）

（二）经会阴或阴唇超声

经会阴超声检查适用于经腹部超声检查无法清晰显示宫颈，且因患者个人原因或有顾虑、感觉不适而无法接受经阴道超声检查的患者。医师在进行经会阴超声检查前应嘱患者排空膀胱，可使用频率≥3 MHz的腹部探头，并使用探头保护套以尽量降低感染发生的风险。在检查时，患者取仰卧位并外展髋部，将探头放置在阴道口处的小阴唇之间，声束朝向阴道走行方向，以获取矢状面。在纵切面上，阴道位于膀胱和直肠之间（图9.3），宫颈呈水平走行，与阴道成直角。其中，86%~96%的患者使用这种检查方法可以显示宫颈全长。然而，有时宫颈外口会被直肠内的气体或耻骨联合遮挡而无法清晰显示。尽管一些研究指出，经会阴超声测量宫颈的可重复性很差，但也有研究表明，有经验的操作者仍然可以获得较好的可重复性和准确性。经会阴超声检查的操作者经验依赖性限制了其实用性。与经阴道超声检查相比，经会阴超声需要更长的学习时间以保证检查结果的可靠性及可重复性。Cicero等的研究表明，在对200例患者进行检查的早期学习阶段，由于受声影的影响，50%的经会阴超声检查图像并不足以评估宫颈；在随后的第二阶段中，78%的患者即可获得可靠的检查图像。由于经会阴超声宫颈检查受孕周和操作者经验的影响很大，因此应仅将其作为因心理、文化或医学原因而无法接受经阴道超声检查患者的替代检查方法。

（三）经阴道超声

经阴道超声是准确评估宫颈大小和特征的"金标准"，医师在检查前应嘱患者首先排空膀胱。尽管可以使用厚垫子或三角垫来抬高患者的臀部，但

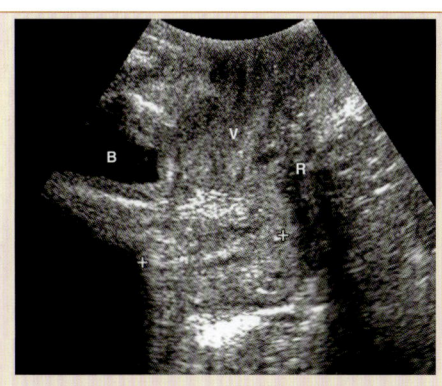

宫颈（标尺）水平走行，几乎垂直于声束；阴道（V）近乎竖直走行。B：膀胱；R：直肠。

图9.3　经会阴超声检查正常宫颈

更推荐使用配有脚蹬的妇科检查床来进行检查。患者取截石位，仰卧并髋部外展，将覆盖有保护套的腔内探头（≥5 MHz）置于阴道内并保持在长轴上，应在动态实时可视状态下置入探头直到显示宫颈。通常情况下，探头仅置入阴道3～4 cm，宫颈即可显示在有效聚焦范围内（图9.4）。根据宫颈在阴道中的位置，探头可能需要向前、向后和（或）侧向移动。请参照"宫颈长度的标准化测量"以提高宫颈测量的可重复性。

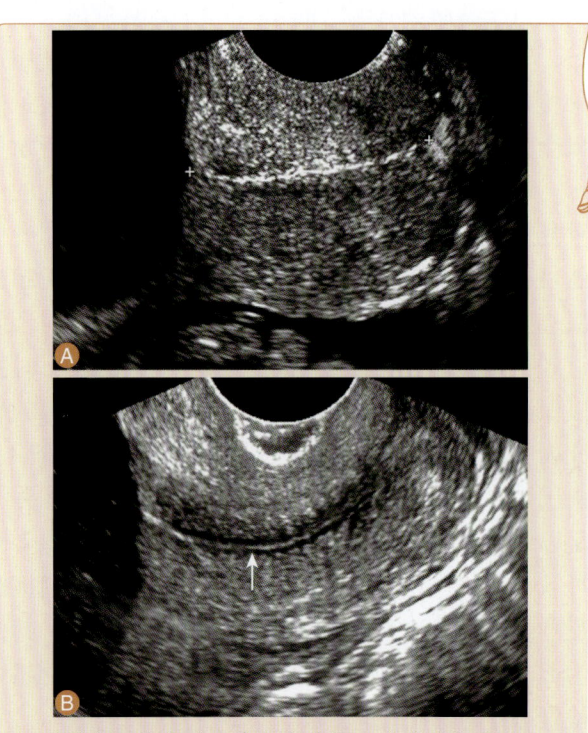

A.测量宫颈长度时，建议查看标尺放置的位置；B.正常的宫颈管腺体区，宫颈管显示为线状高回声（箭头），周围包绕的低回声区代表宫颈管腺体区。

图9.4　经阴道超声检查正常宫颈

图像上应显示对称的宫颈外口，宫颈管至宫颈前、后唇表面的距离基本一致。若宫颈前唇薄于后唇，可能是由于探头过度用力。当探头过度用力时，还可以表现为宫颈回声增强（图9.5）。

当宫颈呈弯曲状态时（宫颈管中心点与宫颈内、外口连线的偏移距离>5 mm），宫颈长度可沿着宫颈进行描记测量，或使用两段直线距离相加的总和。使用上述方法时，观察者间变异系数可减低至3.3%。

经阴道超声检查优于经腹部超声检查，前者的探头频率更高、距离宫颈更近，所以分辨率更高。经阴道超声检查的潜在并发症包括前置胎盘孕妇出血风险增加、探头接触宫颈诱发宫缩导致孕妇宫颈缩短，以及并发于胎膜早破的绒毛膜羊膜炎等。但尚无证据显示，在未足月胎膜早破后进行经阴道超声检查，会导致并发绒毛膜羊膜炎或新生儿败血症的风险增加。对前置胎盘孕妇进行经阴道超声检查也是安全的，并不会增加出血的风险，但建议确保探头是在实时可视化的前提下小心置入。

宫颈长度的标准化测量

探头放置于阴道前穹隆

沿宫颈管长轴方向显示宫颈黏膜回声，获取宫颈标准矢状面

退出探头直至图像变得模糊，再以适当的压力置入探头，并获得图像（避免过度用力导致宫颈延长）

将图像放大至宫颈至少占据全屏的2/3，需清晰地显示宫颈内口和外口

沿宫颈管测量自宫颈内口至外口的距离

至少测量3次，记录宫颈长度的最小值（单位：mm）

来源：With permission from Berghella V, Bega G, Tolosa JE, Berghella M. Ultrasound assessment of the cervix. Clin Obstet Gynecol. 2003；46（4）：947-962.

迄今为止，经阴道三维超声检查评估宫颈长度仅局限于建立妊娠期间宫颈长度的正态分布曲线。总体而言，相比于传统二维超声，经阴道三维超声测量的宫颈平均长度似乎更长，但是观察者内或观察者间的差异性很大。目前，尚无关于经阴道三维超声评估宫颈长度和预测自发性早产关系的研究报告。

（四）技术局限性和不足

如前所述，经腹部超声检查的局限性之一是胎先露部位（特别是胎儿头先露时）会遮挡宫颈，尤其在妊娠晚期。其次，宫颈短或膀胱充盈不佳时，也会导致测量不准确；反之，膀胱过度充盈时，则可能导致宫颈假性延长。

经阴道超声检查评估宫颈的技术局限性和不足也有很多，如孕妇体型肥胖会影响图像质量、肠气干扰导致的图像显示不清。

当子宫下段肌肉收缩时紧贴宫颈，可能会导致宫颈的假性延长（图9.6）。辨别的主要方法是发现宫颈过长（>5 cm）及"宫颈"近端较厚，后者其实是由于宫颈内口与子宫下段肌层紧密相贴，导致看

起来厚度超过宫颈外口。实际上，宫颈内、外口的厚度应大致相等。子宫下段收缩时间较短，持续时间很少超过15 min。

与子宫下段收缩相关的另一个假象是宫颈的"假性扩张"，其原因是子宫下段收缩，导致子宫前后壁肌层部分或完全接近（图9.7），在闭合的宫颈内口上方呈现"漏斗样"改变。辨别的主要方法是识别过长的宫颈（>5 cm），而正常宫颈位于假性扩张处的尾侧，该声像图表现往往是一过性的。

（五）正常宫颈

宫颈在超声声像图上表现为明显的等回声软组织结构。宫颈管通常为线状高回声，周围包绕低回声的宫颈管腺体区（图9.4B）。宫颈管有时可呈低回声并伴有全程的、极轻微的扩张。宫颈软组织内可见良性的纳氏囊。

已有许多关于正常妊娠宫颈长度的研究。在孕早期由于宫颈腺体增生，宫颈的长度也随之增加。Salomon等通过大样本研究获得了不同孕周经阴道超声检查宫颈长度的参考曲线（图9.8）。研究表明，在妊娠约20周时，宫颈长度的第10、第50和第90百分位数分别为32.3 mm、41.9 mm和50.5 mm。宫颈长度在妊娠第10～40周呈进行性线性缩短。

（六）宫颈短

为了探究宫颈长度和自发性早产（妊娠35周前分娩）之间的关系，Iams等在1996年发表了一项前瞻性多中心研究，该研究纳入未经选择的单胎孕妇，并在妊娠24周和28周时进行经阴道超声检查。结果显示，2次检查的宫颈长度具有可比性，而且数据呈正态分布，妊娠24周时宫颈长度为（35.2±8.3）mm（均数±标准差），妊娠28周时为（33.7±8.5）mm。

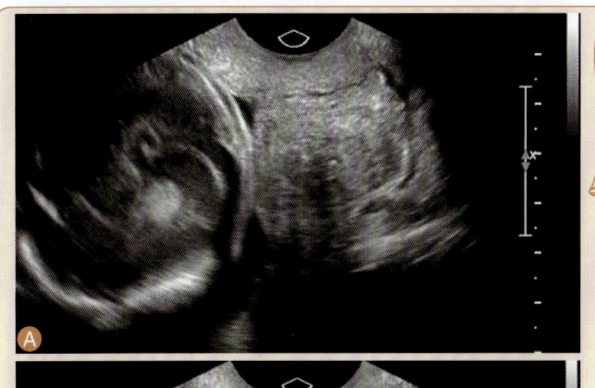
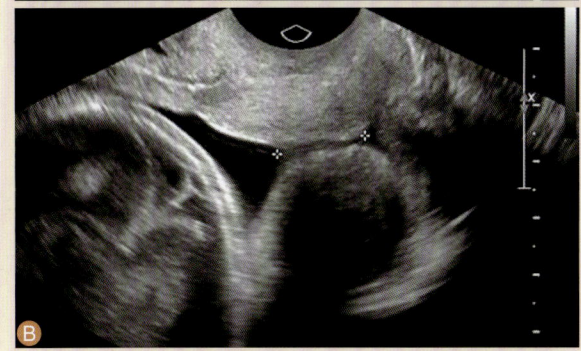

A.用力过度时，宫颈前唇比后唇薄，导致宫颈假性延长，宫颈回声增强；B.用力适当时，宫颈前唇和后唇厚度基本相等，标尺所示为正确的宫颈长度测量。

图 9.5　操作不当的经阴道超声宫颈检查

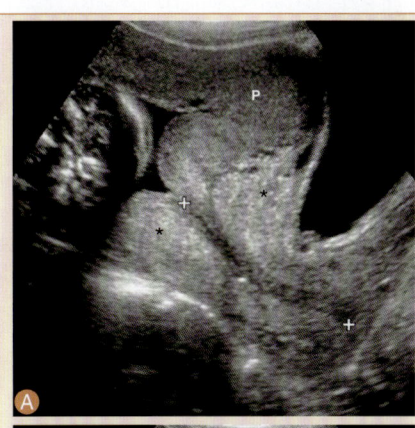
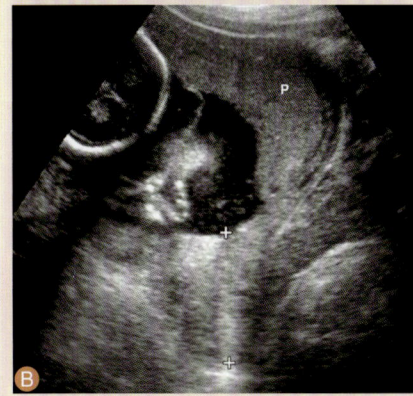

A.经腹部超声纵切面显示子宫下段肌层收缩（*）导致宫颈假性延长（标尺），测量的宫颈长度为7.4 cm；B.宫缩停止后，宫颈长度（标尺）为4.2 cm。P：胎盘。

图 9.6　子宫收缩

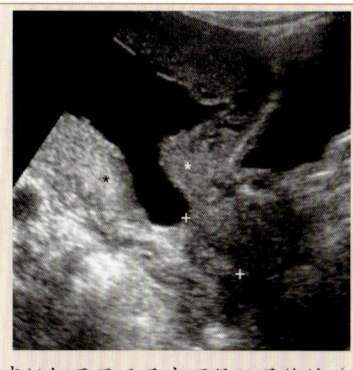

经腹部超声纵切面显示子宫下段肌层收缩（*）导致宫颈假性扩张，闭合段宫颈长度（标尺）为3.5 cm。

图 9.7　宫缩导致的宫颈假性扩张

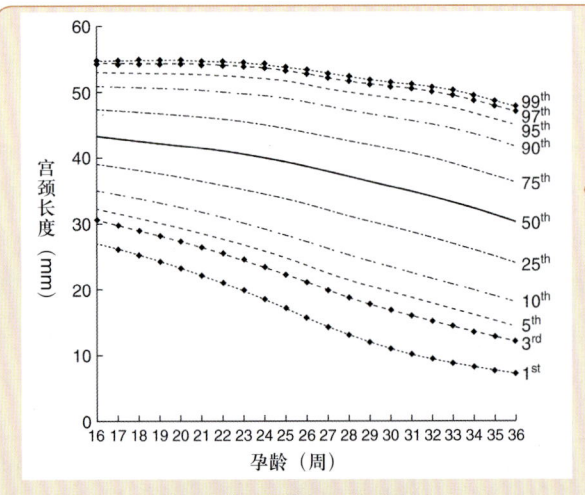

图示为第1~第99百分位数。

图9.8 不同孕周的宫颈长度值参考范围

[With permission from Salomon LJ, Diaz-Garcia C, Bernard JP, Ville Y. Reference range for cervical length throughout pregnancy: non-parametric LMS-based model applied to a large sample. Ultrasound Obstet Gynecol. 2009; 33（4）: 459-464.]

研究也得出了宫颈长度与自发性早产发生率之间的关系（图9.9）。相比于宫颈长度≥第75百分位数（40 mm）的早产风险，宫颈长度<26 mm（第10百分位数）或宫颈长度<13 mm（第1百分位数），自发性早产的风险分别增加6.49倍和13.99倍。这项里程碑式的研究将"宫颈短"定义为宫颈长度<25 mm（或在妊娠第24~28周时，宫颈长度<第10百分位数，图9.10）。

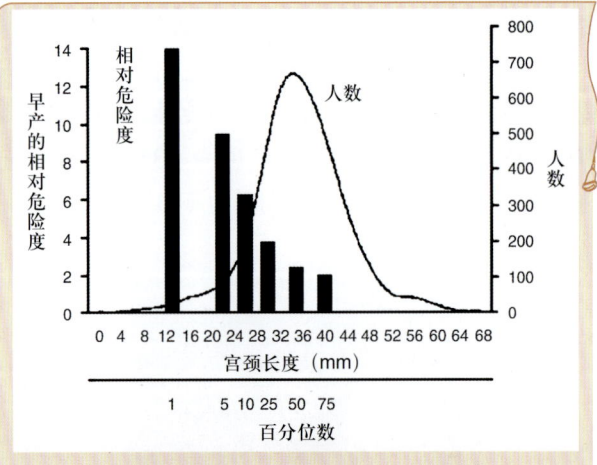

妊娠24周时经阴道超声评估宫颈长度百分位数，对应妊娠35周前早产的相对危险度。

图9.9 宫颈长度百分位数和早产风险排序

[With permission from Iams JD, Goldenberg RL, Meis PJ, et al. The length of the cervix and the risk of spontaneous premature delivery. National Institute of Child Health and Human Development Maternal Fetal Medicine Unit Network. N Engl J Med. 1996; 334（9）: 567-572.]

从这项研究开始，基于经阴道超声评估宫颈长度和自发性早产风险的相关研究已超过50项。Honest等在2003年对46项研究（其中包括31 000多例无症状单胎孕妇）进行了Meta分析，其结论是：经阴道超声评估宫颈长度预测自发性早产的价值与孕周大小和自发性早产的定义（孕周<32周、孕周<34周或孕周<37周分娩）有关。总之，孕周越小、宫颈越短，发生自发性早产的风险越大。当宫颈长度<25 mm且自发性早产的定义为孕周<34周分娩时，其预测价值最高（表9.1）。

表9.1 基于不同孕周的宫颈长度（<25 mm）预测自发性早产[a]

分娩孕周	<20周	20~24周	24~28周
<32周	4.1（1.6~10.1）	4.19（2.6~6.7）	尚无数据
<34周	6.2（3.2~12.0）	4.40（3.5~5.4）	4.0（3.1~5.2）
<37周	8.7（3.8~19.9）	25.6（8.5~76.7）	3.1（1.1~8.9）

注：[a]数据以似然比形式显示，置信区间95%百分位数。
来源：Modiied from Honest H, Bachmann LM, Coomarasamy A, et al. Accuracy of cervical transvaginal sonography in predicting preterm birth: a systematic review. Ultrasound Obstet Gynecol. 2003; 22（3）: 305-322.

一些研究试图结合其他因素来提高经阴道超声检查的预测价值，包括利用孕产史和宫颈阴道分泌物中的胎儿纤维连接蛋白浓度来创建风险评估模型。

需要注意的是，既往研究评估宫颈长度的时间都是在妊娠28周或更早之前。一些研究表明，在妊娠30周后进行经阴道超声检查，测量的宫颈长度对任何定义的自发性早产均没有预测价值，其原因可能是宫颈长度在妊娠30周后会逐渐缩短，长度与最终分娩的时间无关。

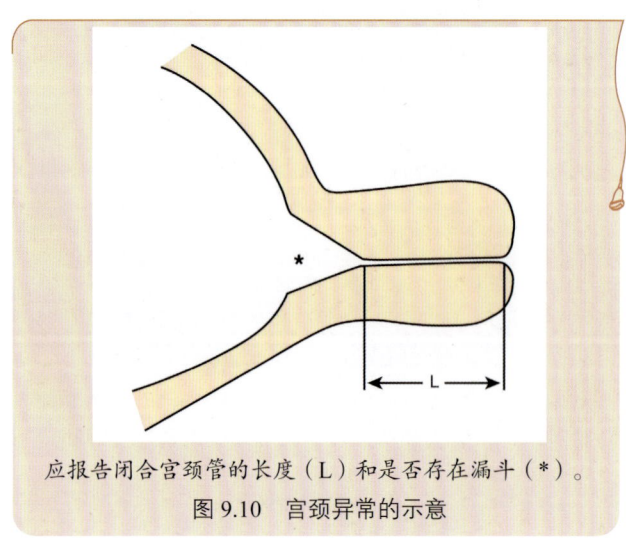

应报告闭合宫颈管的长度（L）和是否存在漏斗（*）。

图9.10 宫颈异常的示意

经阴道超声检查评估宫颈长度和预测自发性早产的争议之处在于并非所有在任意孕周被明确诊断为宫颈短的孕妇都会发生早产。经阴道超声作为一种良好的检查方法，对于识别哪些孕妇将会在足月或近足月分娩的阴性预测值很高。然而，有超过一半的孕妇在妊娠20周时，其宫颈长度<25 mm，却直到妊娠34周后才分娩。

三、自发性早产的预测

（一）产科因素

Celik等建立了一个模型来预测59 000例单胎孕妇出现自发性早产的风险，评估通过联合孕妇的人口统计学资料（年龄、种族、身高、体重、吸烟状况、宫颈手术史和孕产史）及妊娠20～24周宫颈长度的预测能力。其中，宫颈长度是自发性早产的最佳单一预测指标，而通过联合孕产史可以进一步提升预测能力，但联合孕妇的背景资料不能提升预测能力。通过联合孕产史和宫颈长度，对极早期（<28周）、早期（28～30周）、中度（31～33周）和轻度（34～36周）早产的预估检出率分别为80.6%、58.5%、53.0%和28.6%，假阳性率为10%。这些数据显示，与单因素模型相比，联合筛查模型具有更好的预测价值。其他一些更小规模的研究也得出了相似的结论。

胎儿纤维连接蛋白是一种将羊膜绒毛膜与蜕膜相结合的糖蛋白。当出现炎症或羊膜绒毛膜与蜕膜分离时，会释放于宫颈阴道分泌物中。最新的研究显示，将胎儿纤维连接蛋白与宫颈长度相结合可提升诊断效能。然而，胎儿纤维连接蛋白的阳性或阴性结果仅在超声测量宫颈长度<30 mm时才有预测价值。对于宫颈长度>30 mm或宫颈长度在15～30 mm，且胎儿纤维连接蛋白为阴性的孕妇，其发生早产的风险是很低的。

（二）宫颈漏斗

宫颈漏斗是指宫颈内口扩张伴有胎膜疝入宫颈管内>5 mm，对于宫颈漏斗测量的应用尚存在争议（图9.11，图9.12，动图9.1）。To等研究指出，4%的孕妇存在宫颈内口漏斗。宫颈越短，则越可能出现宫颈漏斗。当宫颈长度<15 mm时，宫颈漏斗的发生率约为98%；反之，当宫颈长度>30 mm时，宫颈漏

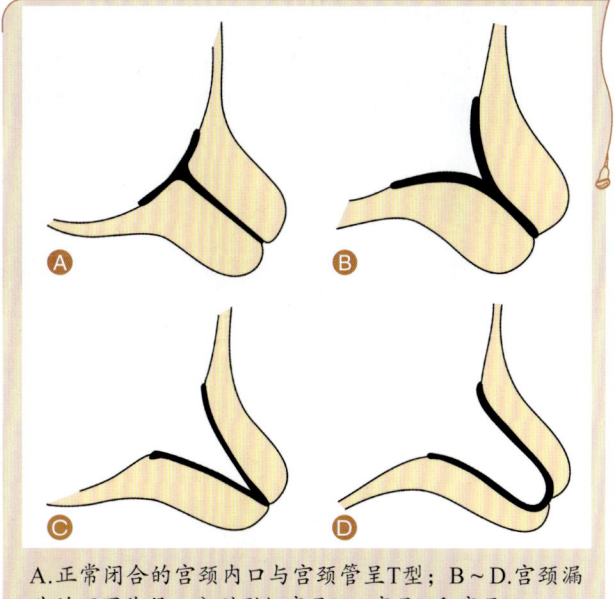

A.正常闭合的宫颈内口与宫颈管呈T型；B～D.宫颈漏斗的不同阶段，分别似字母Y、字母V和字母U。

图9.11　正常宫颈和宫颈漏斗形状示意

斗的发生率则仅有1%。宫颈漏斗患者发生自发性早产的风险增高。然而，联合宫颈漏斗形成与宫颈长度，对于预测早产并无价值。相较于宫颈长度，剩余闭合的宫颈长度作为独立因素比宫颈漏斗的测量更有预测意义。而且，宫颈漏斗的形状或大小与自发性早产风险也不相关。因此，宫颈漏斗最好是作为分类变量来进行描述（有或无），其意义的解读也应当基于宫颈长度的测量和孕产史。

（三）宫颈长度变化率

Honest等在Meta分析中证实了孕期单一时间点的宫颈长度作为独立预测因素与自发性早产风险之间的相关性。然而早产的发生是一个连续的过程，处于尚未确定和不断变化的进程中。因此，进行性变短的宫颈可能比单次测量异常的宫颈长度更有意义。相比于"短但稳定"的宫颈，"短且进行性变短"的宫颈对于早产风险的预测价值更大。Naim等在一个未经选择的患者队列研究中指出，如果宫颈长度在连续检查过程中逐渐变短，每单位变化所导致的发生自发性早产的风险比升高6.8倍（单位：每月长度减少10 mm）。Owen等指出，对于有早产风险的孕妇，相较于在妊娠16～18周做单次的宫颈长度测量，连续测量宫颈长度直至妊娠24周能够显著提高预测自发性早产的能力。同样，对于自发性早产高危的孕妇（基于孕产史），如果其宫颈长度>25 mm且在妊娠12～20周保持稳定，那么所有孕妇都能够足

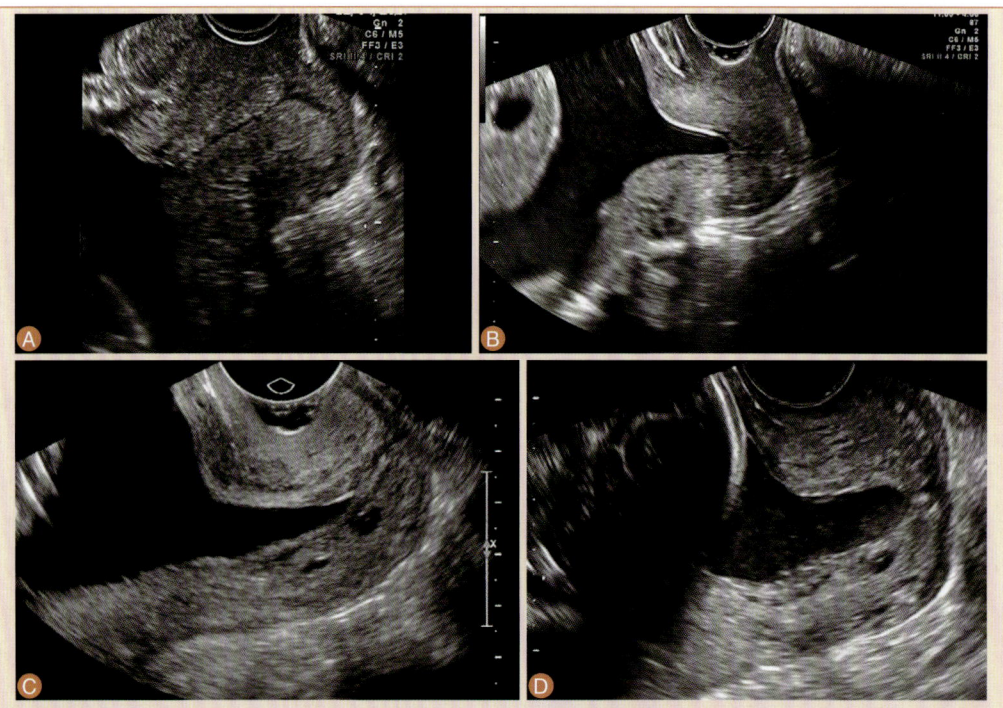

A.经阴道超声显示正常宫颈,宫颈内口闭合,呈T形;B~D.经阴道超声显示羊膜囊不同类型的疝入,形似字母Y、字母V和字母U,在这类呈U形扩张的宫颈漏斗中已经没有剩余的闭合宫颈管结构(图D)。

图9.12 正常宫颈和宫颈漏斗

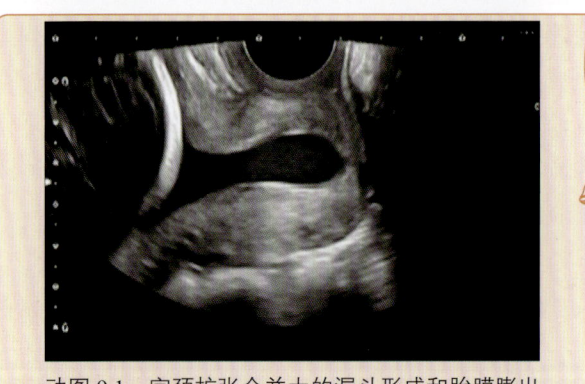

动图9.1 宫颈扩张合并大的漏斗形成和胎膜膨出

月分娩。那些宫颈长度连续变短(最终<15 mm),并且在妊娠20周前就出现变短的孕妇接受了宫颈环扎术,所有孕妇都在妊娠30周后分娩。Groom等和Szychowski等也报道了相似的结果。这些研究认为以下3点非常重要。

• 连续的宫颈长度测量对于预测自发性早产非常重要;

• 早产高危的孕妇其宫颈长度逐渐变短,可能在孕中期胎儿筛查进行常规宫颈评估的时间点之前就发生了。因此,提倡在孕中期初就要开始连续的宫颈评估;

• 孕中期宫颈进行性变短可以鉴别出真正的宫颈机能不全的孕妇,这部分患者可以受益于宫颈环扎术以预防早产。

(四)宫颈动态改变

宫颈动态改变是指在实时经阴道超声检查时,宫颈出现自发性变短、变长及宫颈漏斗形成(图9.13)。然而,宫颈动态改变对于预测早产的意义并不像宫颈短那么明确。Owen等指出,对于无症状高危孕妇在连续评估中出现的动态宫颈长度变短会明显提高对早产的预测。伴有宫缩的患者相较于无症状的患者,也更容易出现宫颈的动态改变。不过在这两种临床情况中,对比"宫颈的动态改变",闭合宫颈的最小长度才是预测自发性早产的最佳指标。临床已经应用一些无创的加压技术以诱发宫颈变化,从而提高经阴道超声预测早产的能力。这些加压实验包括经宫底加压(按压宫底15 s,诱发宫颈长度缩短>5 mm)、孕妇处于站立状态或咳嗽。一些小型研究显示,经宫底加压是评估宫颈最有效的工具,同时对于预测宫颈进行性变短也是最敏感的。

(五)其他超声特征

除宫颈长度外,还有其他一些超声特征也被用于预测自发性早产,包括宫颈管扩张、宫颈管腺体区域缺失及羊水碎屑。这些表现独立于宫颈长度,

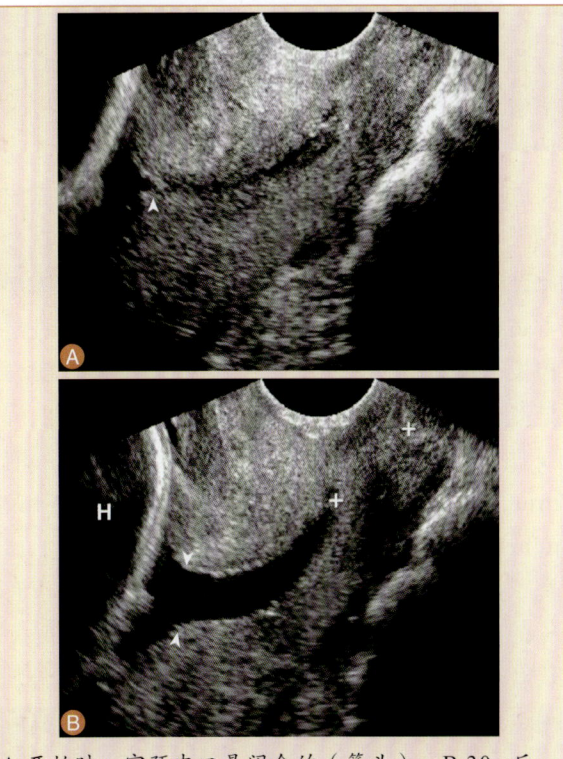

A. 开始时，宫颈内口是闭合的（箭头）；B. 30 s 后，宫颈内口漏斗形成（箭头），剩余闭合段宫颈长度为 12 mm（标尺）。H：胎头。

图 9.13　经阴道超声显示宫颈管的动态扩张

均与早产发生的风险相关。宫颈管扩张至 2～4 mm，使得自发性早产发生概率提高了 5.5 倍。宫颈管腺体区域表现为沿着宫颈管走行的低回声带（图 9.4B）。在 388 例未经选择的孕妇中，妊娠 21～24 周出现的宫颈管腺体区域缺失对于预测 35 周前出现自发性早产有很大价值（似然比为 129）。

"沉积物"或碎屑在超声上表现为临近宫颈的自由漂浮的有回声的物质（图 9.14，动图 9.2，动图 9.3）。超声引导下对于即将早产的孕妇的沉积物

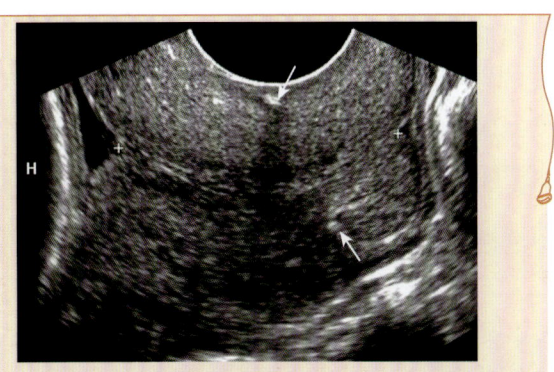

经阴道超声显示长度为 28 mm 的闭合的宫颈管（标尺），环扎的缝线显示为高回声（箭头）。H：胎头。

图 9.14　宫颈环扎术

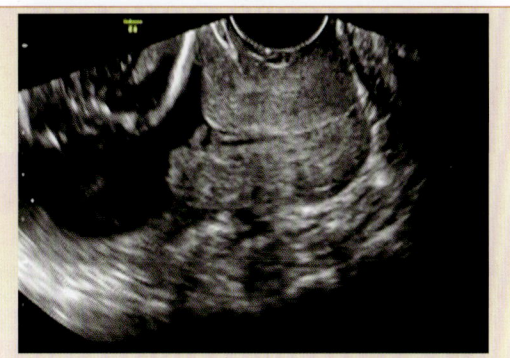

动图 9.2　宫颈管闭合，内口可见漂浮的羊膜腔碎屑

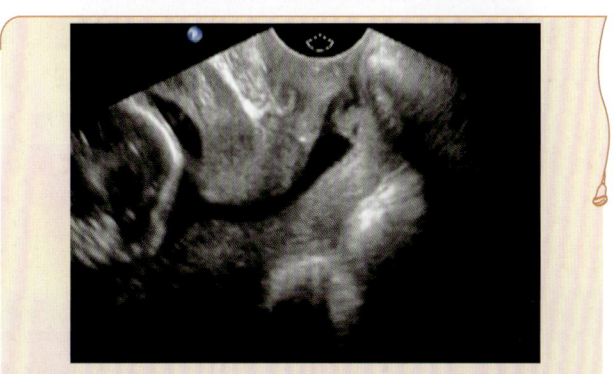

动图 9.3　宫颈扩张，宫颈管临近外口处可见漂浮的碎屑

进行了抽吸，微生物学检查显示其为炎症细胞和细菌团块。沉积物的存在是自发性早产、未足月胎膜早破、羊水内的微生物浓度增加及无症状的自发性早产高危患者发生组织学绒毛膜羊膜炎的独立危险因素。更重要的是，联合沉积物与宫颈短相较于宫颈短作为单一因素能够更准确地预测自发性早产。

宫颈：经阴道超声显示的异常[a]
最短的闭合段宫颈长度＜25 mm
显示宫颈漏斗
经宫底加压实验阳性
存在羊膜腔碎屑
与前次经阴道超声测量比较，宫颈长度缩短 8～10 mm

注：[a] 孕周＜30 周。

四、宫颈评估的临床应用

（一）无症状患者

1. 普通孕妇筛查

预防早产是卫生保健的重要事宜。只有约 10% 的自发性早产孕妇有早产史，也就是说余下的约 90% 的

早产孕妇并没有合并早产史，是低风险患者。

有研究表明，无论宫颈长短，超过95%的无早产史单胎孕妇都有其他影响因素导致其发生早产的风险增加。因此"低风险"这个名词可能需要重新定义。两项大型临床随机对照试验显示，对于无早产史孕妇在孕中期使用经阴道超声评估宫颈长度来筛查早产高危患者（宫颈长度<20 mm），结合孕中期至产时对其使用阴道黄体酮凝胶，可有效降低高达45%的早产（<33周）发生。

此外，该方案还降低了呼吸窘迫综合征（早产儿最常见的并发症）的发生率，显著降低了婴儿死亡或发病的比例，减少了低体重儿（<1500 g）的比率，改善了新生儿结局。一个对五项大型随机对照试验研究的患者个体数据进行Meta分析的结果显示，无论孕妇有无早产史，如果超声提示宫颈短，阴道黄体酮凝胶治疗都有效。阴道黄体酮凝胶对于预防早产都是有效的，推荐在妊娠19～24周普遍进行经阴道超声的宫颈长度评估。有两项独立研究展示了这种方法的成本效益，其中一项研究指出每100 000例孕妇接受筛查可以节省1900万美元。

因此，Ⅰ级证据表明，经阴道超声筛查发现宫颈短的单胎低风险孕妇，后续对其进行阴道黄体酮凝胶治疗有益于预防早产及改善新生儿结局。单胎妊娠的经阴道宫颈测量符合许多有效筛查的标准。然而由于数据不足，为预防早产而对无早产史的单胎妊娠孕妇进行普遍筛查仍然存在很大争议。

在进行胎儿结构筛查或其他指征的经腹部超声检查时，如果在妊娠28周前的任何时间点发现闭合的宫颈长度<25 mm，或者存在其他可疑征象，如宫颈管扩张、宫颈显示不清而呈"水囊样"扩张的子宫下段，以及宫颈管内可见脐带或其他胎儿结构时，提示需要经阴道超声检查进一步明确。

随机对照试验显示，对于低风险但宫颈短的孕妇进行宫颈环扎术来延长妊娠期的做法，并无益处，这点在之后的章节也会讨论。抗生素治疗和卧床休息也无助于预防宫颈短的孕妇出现自发性早产。

提示需要经阴道超声随访的经腹部超声表现
闭合宫颈长度<25 mm（妊娠28周前任意时间）
宫颈管扩张
宫颈显示不清合并"水囊样"扩张的子宫下段
可疑脐带或其他胎儿结构进入宫颈管内

2. 高危孕妇筛查

早产病史。具有自发性早产病史的患者，其再发率增加2倍。建议把经阴道超声测量宫颈长度作为一种监测手段，以评估患者的个体早产风险并识别出高危患者。Iams等指出，在合并其他危险因素时，宫颈长度预测早产更为有效。妊娠22～24周宫颈长度<25mm的孕妇，有早产史者的相对风险较无早产史者高约10倍。Berghella等的研究显示，自发性早产的再发风险受宫颈总长度和测量时的孕周影响，但与早产的次数和早产的孕周无关。孕周每增加1周，自发性早产的风险则降低5.5%；宫颈长度每增加1 mm，自发性早产的风险则降低6%。Crane和Hutchens进行了一项系统回顾性研究（纳入了14个研究），共包含2258例无症状高危孕妇。对于有早产史的孕妇，在妊娠<20周和妊娠20～24周时，宫颈长度<25 mm，其发生自发性早产的似然比分别为4.3和2.8。在这个研究之后，Seaward等对75个高危孕妇的研究也发现，妊娠24周以后进行宫颈测量，其预测价值有限；在妊娠24～30周时，宫颈长度<25 mm或宫颈长度<15 mm，并不能预测自发性早产（定义为妊娠<32周或妊娠<35周的分娩）或不良围产期结局。就像之前讨论过的，宫颈变化率对于预测高危（或低风险）孕妇可能是更好的指标。

多胎妊娠。双胎或多胎妊娠发生自发性早产的风险增加，50%的双胎在妊娠35周前分娩，而三胎的平均分娩孕周为32周。已有一些研究利用经阴道超声检查以期明确孕妇的个体风险。双胎孕妇在妊娠20～22周宫颈长度<25 mm或宫颈漏斗形成，都是预测早产发生的指标，但在妊娠27周仅有宫颈长度<25 mm才是预测早产发生的指标。宫颈长度<25 mm发生早产的风险似然比是5.4倍；一旦宫颈长度>30 mm，自发性早产的发生率则仅有4%。对于三胎妊娠，文献报道使用相同的诊断界值，即妊娠14～20周宫颈长度<25 mm，对于自发性早产的阳性预测值可达83%。

早产的风险因素
宫颈短
早产病史
宫颈畸形（如米勒管异常）
宫颈手术史，如宫颈环形电切术
多胎妊娠
羊水过多

宫颈异常和宫颈手术。既往的宫颈手术（宫颈锥切活检术或激光切除术）、已知的子宫或宫颈先天性异常，如双子宫、双角子宫或宫内己烯雌酚暴露，显著增加自发性早产风险。研究人员试图明确宫颈长度<25 mm是否能为已知先天性子宫异常女性发生自发性早产的最佳预测值，结果跟预期一样，与双角子宫或纵隔子宫的女性相比，单角子宫女性的平均宫颈长度最短，而自发性早产的发病率最高。然而，其分娩时的平均胎龄通常>30周。使用妊娠20周后宫颈长度30 mm作为预测值，自发性早产的发生率增加了13倍；在妊娠14~23周时，如果宫颈长度<25 mm，自发性早产的发生率高达50%。宫颈锥切活检术或激光切除术（宫颈环形电切术）后，宫颈的平均长度更短。宫颈环形电切术和宫颈锥切活检术导致自发性早产的风险增加3.45倍，其原因可能是由于手术对宫颈长度及功能的影响。同时，宫颈长度>30 mm对于识别自发性早产低风险的患者预测价值最高，其阴性预测值可达97%。

未足月胎膜早破。尽管经阴道超声评估未足月胎膜早破发生的风险的似然比随着宫颈长度（<20 mm）的不断缩短而升高，但总体而言，与预测自发性早产相比，其对未足月胎膜早破的阳性和阴性预测值仍相对较低。未足月胎膜早破发生后仍可以进行经阴道超声评估，该操作并不会增加绒毛膜羊膜炎或新生儿败血症的风险。宫颈长度<20 mm预示着发生未足月胎膜早破的潜伏期<48 h。

羊水过多。羊水过多是导致自发性早产的一个危险因素，可能与子宫扩张诱发的子宫活动或器质性宫颈机能不全有关。一项小型研究探讨了羊水过多的严重程度、宫颈长度及自发性早产三者间的相关性，结果显示，宫颈长度的逐渐缩短与分娩孕周提前有关，但与羊水过多的严重程度无关。宫颈长度<15 mm与更小胎龄分娩相关。

胎儿治疗。基于宫颈长度是导致自发性早产的潜在病理过程的解剖标志这一假设，临床医师试图利用宫颈长度来量化接受胎儿干预治疗患者发生早产的风险，然而治疗本身就会增加自发性早产的风险。对于接受多胎妊娠减胎术，如从三胎减至两胎的孕妇（妊娠<14周），宫颈长度<30 mm对预测术后分娩早于33周有67%的阳性预测值。同样，激光治疗双胎输血综合征前，宫颈长度<30 mm与自发性早产相关，而与产次、双胎之一宫内死亡、疾病严重程度及手术过程中的羊水减量无关。

（二）有症状患者

当患者出现与早产相符的症状（宫缩、阴道流液或流血），会被评估为自发性早产高危孕妇，尽管其中2/3诊断为先兆早产而收治入院的孕妇可以足月分娩。Honest等将妊娠34周前发生自发性早产的风险总结如下：如果宫颈长度<30 mm，妊娠20周前，自发性早产的风险增加2.0倍；妊娠20周后，自发性早产的风险则增加2.3倍。无论多大孕周出现宫颈漏斗，自发性早产的风险增加4.7倍。相反，经阴道超声测量宫颈长度>30 mm时，几乎不可能发生早产，其阴性预测值高达98%~99%。多项研究表明，超声评估宫颈长度在区分有早产症状患者的真假分娩发动中具有重要意义。

如前所述，宫颈阴道分泌物中胎儿纤维连接蛋白的检测能够提高宫颈长度<30 mm的患者预测早产的准确性。

1. 宫颈机能不全和宫颈环扎术

宫颈机能不全是指由于子宫颈的功能性或器质性不全导致其不能维持妊娠至足月分娩。典型的临床表现为孕中期宫颈的急性无痛性扩张，进而诱发胎膜膨出和（或）未足月胎膜早破并导致早产。宫颈机能不全在所有妊娠中的发病率为0.5%~1.0%，复发风险达30%。宫颈功能性不全是指宫颈过早成熟（宫颈的缩短和扩张通常发生在妊娠晚期），大多数与泌尿生殖系统或宫腔的感染及炎症相关，因此复发风险低。宫颈器质性损伤定义为由宫颈创伤所导致的宫颈结构不完整，包括宫颈裂伤、宫颈切除术、宫颈锥切术或诊断性刮宫及治疗性流产术前的宫颈过度扩张，也可能与宫内己烯雌酚暴露或子宫畸形相关。孕中期宫颈持续缩短和对宫底加压反应呈阳性，提示妊娠期相关的宫颈器质性损伤。

目前尚未证实非手术方法，包括限制活动、卧床休息和禁止性生活对治疗宫颈机能不全有效。此类患者可能会受益于宫颈环扎术，即一种用于加强宫颈管结构完整性的缝合手术。

宫颈环扎术的适应证包括以下内容。

- 病史指征（预防性）环扎术：适用于在没有临产或胎盘早剥的情况下发生不明原因孕中期分娩的患者。有3项随机对照试验报道了这种方法的有效性：其中2项研究发现，临床结局没有显著改善；另一项研究则发现，环扎术组的患者在33周前发生早产的风险较低。

- 体格检查指征（"紧急"）环扎术：适用于在没有临床或胎盘早剥的情况下出现严重宫颈扩张的患者。基于一项小型随机试验和回顾性研究的有限数据表明，这些女性可能会从中获益。
- 超声检查指征：提示妊娠24周前宫颈短（<25 mm）且既往有早于妊娠34周早产史的单胎妊娠患者。

许多研究比较了采用病史指征和超声指征并连续进行经阴道超声监测的环扎术患者的围产期结局。针对以上多项研究结果，最新的2篇综述得出以下结论，然而这些结论仅限于单胎妊娠患者。

- 大多数有宫颈机能不全的患者，可以在孕中期通过连续经阴道超声检查进行安全监测。
- 通过连续经阴道超声监测宫颈长度，超过一半的患者可以避免接受病史指征环扎术。
- 监测时间应从妊娠16周开始，到妊娠24周结束。
- 既往有妊娠34周前自发性早产史的患者，尽管单胎妊娠且妊娠24周前宫颈短（<25 mm）不能作为宫颈机能不全的诊断标准，但现有证据表明，宫颈环扎术在这种情况下仍可能有效。宫颈环扎术与减少早产的发生及降低新生儿发病率和死亡率相关。

超声已被应用于术中引导放置宫颈环扎线，特别是当宫颈较短时，以确保缝合材料准确放置在宫颈组织内，避免损伤膀胱黏膜或直肠。一旦放置到位，宫颈环扎线在超声显示为沿着宫颈管分布的一个或多个密集"点状"回声（图9.14）。宫颈环扎术后的评估包括环扎线距宫颈内口、外口的距离及环扎线上下闭合段宫颈管长度。宫颈环扎术后，宫颈长度评估对预测自发性早产仍有价值。研究显示，不论因何种指征接受宫颈环扎术，如果术后剩余的闭合宫颈长度<15 mm，或者存在"缝线处漏斗"（宫颈管开放处达到缝合线水平，图9.15），则患者发生妊娠32周前分娩的风险都会显著增加。而在妊娠30周后，宫颈环扎术后的宫颈评估预测价值不大。

当宫颈阴道部缺失或受损（宫颈切除术、宫颈锥切活检、分娩创伤）时，就不能在此处放置宫颈环扎线。此时可以通过腹腔镜或开腹手术在宫颈峡部放置环扎线。当使用经阴道超声进行评估时，这种经"腹部"放置的环扎线的密集点状回声将出现在临近膀胱和子宫下段的位置（图9.16）。

哪些患者不应实施环扎术？对于既往无早产病史的患者，在孕中期偶然发现宫颈短并不能作为诊断宫颈机能不全的标准，而且这种情况也不是宫颈环扎术的明确指征。对于宫颈长度<25 mm的双胎妊娠患者，宫颈环扎术可能会增加早产风险，因此也不推荐在此类人群实施宫颈环扎术。此外，单纯针对以下指征的宫颈环扎术其临床获益尚缺乏研究证据，包括既往行宫颈环形电切术、宫颈锥切活检术或米勒管先天异常。

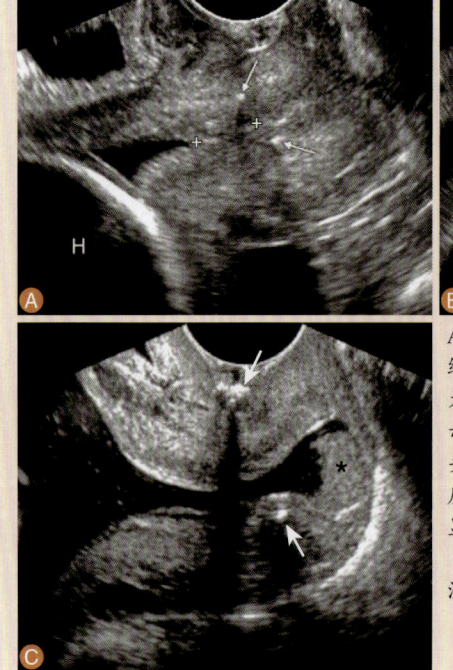
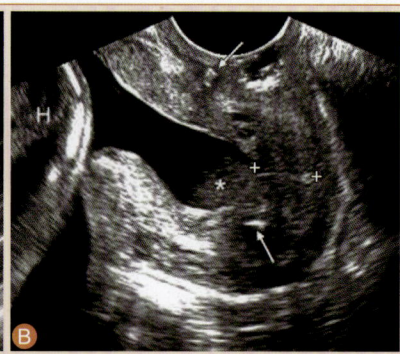

A.经阴道超声显示羊膜囊轻度膨出，缝合线（箭头）上方闭合的宫颈长度为10 mm（标尺）；B.经阴道超声显示膨出的羊膜囊达到缝合线水平（箭头），环扎线下方剩余的闭合宫颈长度为10 mm（标尺）；C.经阴道超声显示膨出的羊膜囊超过缝合线水平（箭头）。H：胎儿头部；*：羊水沉积物。

图9.15 宫颈环扎术后漏斗形成

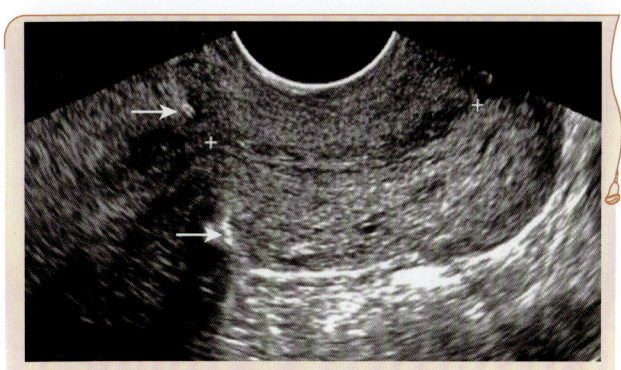

图 9.16 经腹的宫颈环扎术

经阴道超声对宫颈机能不全患者进行检查，矢状面显示宫颈内口处可见高回声缝合线（箭头），长且闭合的宫颈管，宫颈长度为4.5 cm（标尺）

2. 宫颈机能不全与阴道子宫托

子宫托是一种硅胶装置，在过去50年中一直用于预防早产。有2项随机对照研究评估了这种治疗措施在孕中期单胎妊娠经阴道超声提示宫颈短且没有早产史孕妇中的应用价值。其中一项研究肯定了其疗效（PECEP试验），另一项研究来自中国，结果显示，使用这种装置并没有带来显著益处。

2010年的Cochrane综述（在上述2项试验研究发表之前）没有发现任何设计良好的随机临床试验，用于验证或者驳斥子宫托在单胎妊娠中的益处。然而，非随机试验的证据表明，子宫托在预防早产方面有一定的益处。截至目前，子宫托的临床应用价值尚存争议。

3. 阴道黄体酮和 17α-己酸羟孕酮

需要注意的是，黄体酮和17α-己酸羟孕酮具有不同的化学结构、药理作用、临床适应证和安全特性。黄体酮是一种天然孕激素，而17α-己酸羟孕酮是一种合成孕激素。阴道黄体酮被推荐应用于宫颈短的女性（有或没有早产史）以预防早产的发生。17α-己酸羟孕酮目前则被推荐应用于单胎妊娠、既往有早产史的女性以预防早产。目前，由于接受17α-己酸羟孕酮治疗的女性其死产率和流产率有非显著性增加，17α-己酸羟孕酮已经收到药物安全警示，而阴道黄体酮尚无此类问题的报道。

五、宫颈异常的管理方案

由于提高了自发性早产高危孕妇的检出能力，并且得益于宫颈环扎术和黄体酮激素治疗等干预措施，宫颈长度测量目前主要针对高危妊娠人群的筛查，并有望在未来广泛应用于所有妊娠人群。对其应用仍需明确的是：评估的频率、首次评估的孕周及妊娠30周后评估的价值。综上所述，建议按照如下方案进行管理（图9.17，图9.18）。

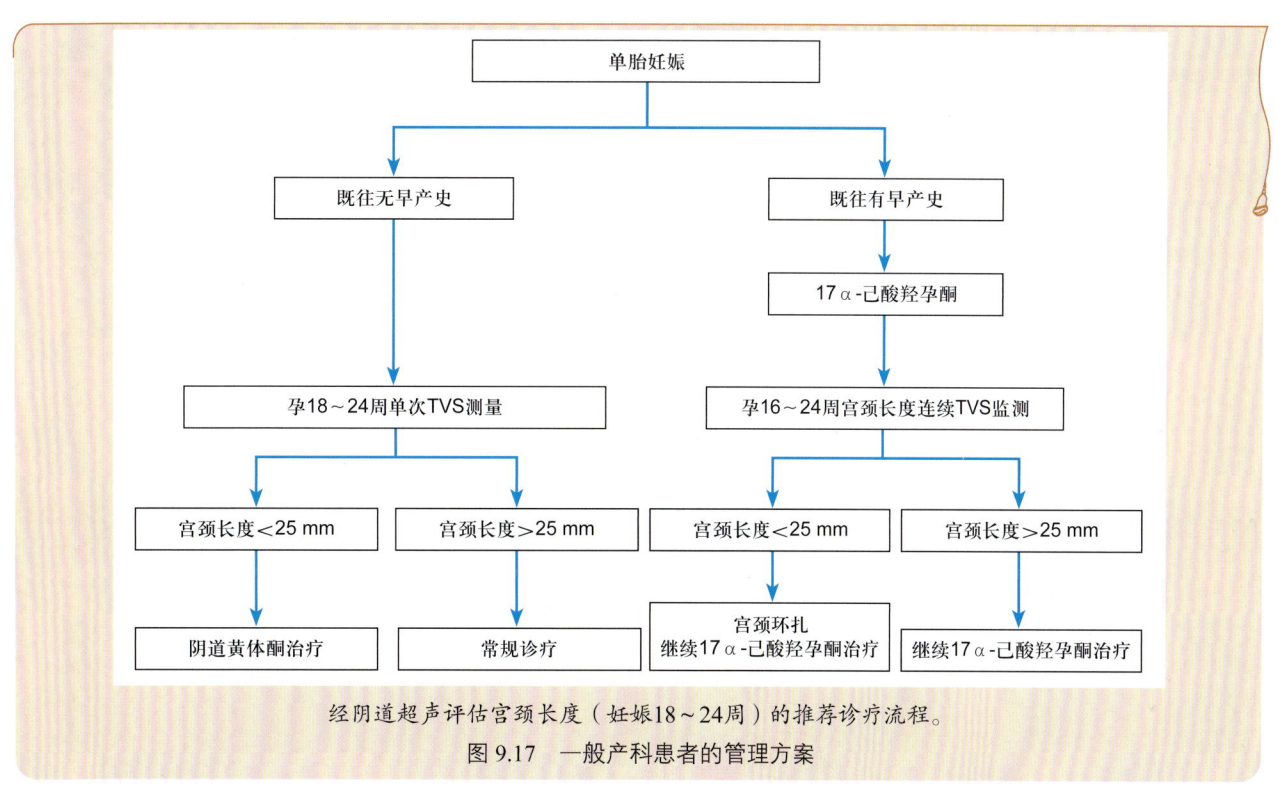

经阴道超声评估宫颈长度（妊娠18～24周）的推荐诊疗流程。

图 9.17 一般产科患者的管理方案

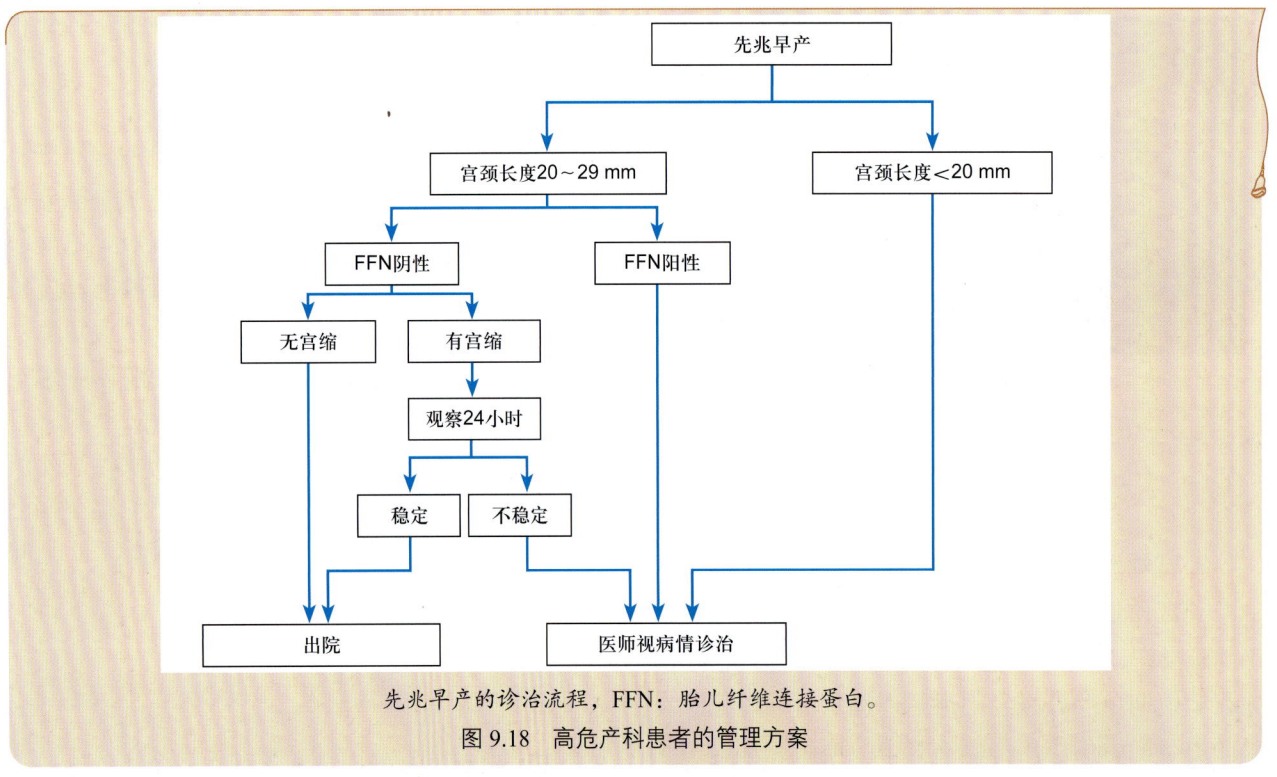

先兆早产的诊治流程，FFN：胎儿纤维连接蛋白。

图 9.18 高危产科患者的管理方案

六、结论

经阴道超声是妊娠期评估宫颈的标准方法。宫颈长度最常应用于预测自发性早产的发生。宫颈长度的评估应考虑自发性早产的母体危险因素（产科病史、子宫收缩）、孕周、宫颈漏斗、对宫底加压的反应、既往的测值、宫颈腺体区的存在和羊水碎屑。孕中期宫颈长度<25 mm为妊娠34周前发生自发性早产的最佳预测值。宫颈"短"（<25 mm）不是用于诊断即将发生自发性早产，而是用于量化此类事件风险增加的工具。

致谢

感谢Whittle、Fong和Windrim博士，他们为本书的上一版编写了内容，这些内容奠定了本章的基础。

（吴曼丽，曲恩泽，陈莹，林欣译；张新玲，王莉审校）

参考文献

扫码观看